全国高等学校"十三五"医学规划教材

"十二五"普通高等教育本科国家级规划教材

（供临床·基础·预防·护理·口腔·检验·药学等专业用）

医学细胞生物学

Yixue Xibao Shengwuxue

第 4 版

主　编　胡以平

编　者（以姓氏笔画为序）

于鸿浩　桂林医学院　　　　　　左　伋　复旦大学

朱家鹏　南京中医药大学　　　　朱海英　海军军医大学

孙玉洁　南京医科大学　　　　　李　刚　南昌大学

李　冰　青岛大学　　　　　　　李冬娜　海南医学院

李红枝　广东药科大学　　　　　李红智　温州医科大学

辛　华　山东大学　　　　　　　张　军　同济大学

张焕相　苏州大学　　　　　　　罗深秋　南方医科大学

郑　红　郑州大学　　　　　　　赵俊霞　河北医科大学

胡以平　海军军医大学　　　　　胡启平　广西医科大学

胡劲松　西安交通大学　　　　　焦海燕　宁夏医科大学

U0323558

高等教育出版社·北京

内容简介

本教材是"十二五"普通高等教育本科国家级规划教材,由来自国内 19 所院校的教师和专家共同完成。

本教材基于我国当今医学教育的特点和医学生知识结构的需求,以细胞在个体发育过程中的生物学行为为主线,系统地介绍了医学细胞生物学的基本理论、基本知识和基本技术,并从宏观和发展的视角,引入了时空动态概念、数量概念和系统概念。本教材共 4 篇 19 章,分为概述、细胞的结构及其功能、细胞的生命现象及其发生与延续和细胞与生物工程。配套数字课程(基础版),包括内容丰富的拓展知识、教学 PPT 和自测题。

本教材供临床、基础、预防、护理、口腔、检验、药学等专业用,也可供医学、药学及生物学相关专业的研究生、教师、科研人员、药师、临床医生,以及医师执业考试者使用。

图书在版编目(CIP)数据

医学细胞生物学 / 胡以平主编 . -- 4 版 . -- 北京:高等教育出版社,2019.4(2021.11 重印)

ISBN 978-7-04-051711-8

Ⅰ. ①医… Ⅱ. ①胡… Ⅲ. ①医学—细胞生物学 - 高等学校—教材 Ⅳ. ① R329.2

中国版本图书馆 CIP 数据核字(2019)第 065715 号

策划编辑 瞿德竑		责任编辑 瞿德竑		封面设计 张 楠		责任印制 赵义民

出版发行	高等教育出版社	网　　址	http://www.hep.edu.cn	
社　　址	北京市西城区德外大街4号		http://www.hep.com.cn	
邮政编码	100120	网上订购	http://www.hepmall.com.cn	
印　　刷	北京中科印刷有限公司		http://www.hepmall.com	
开　　本	889mm×1194mm　1/16		http://www.hepmall.cn	
印　　张	22.75	版　　次	2005 年 8 月第 1 版	
字　　数	660 千字		2019 年 4 月第 4 版	
购书热线	010-58581118	印　　次	2021 年 11 月第 6 次印刷	
咨询电话	400-810-0598	定　　价	53.60元	

数字课程（基础版）

医学细胞生物学
（第4版）

主编　胡以平

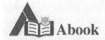

医学细胞生物学（第4版）

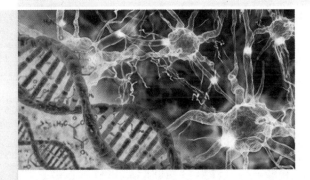

　　医学细胞生物学（第4版）数字课程与纸质教材一体化设计，紧密配合。数字课程包括学习目标、拓展知识（包含动画、微课）、教学PPT和自测题，丰富了知识的呈现形式，拓展了教材内容。在提升课程教学效果的同时，为学生学习提供思维与探索的空间。

| 用户名： | 密码： | 验证码： | 5360 | 忘记密码？ | 登录 | 注册 |

http://abook.hep.com.cn/51711

扫描二维码，下载Abook应用

欣闻胡以平教授主编的"十二五"普通高等教育本科国家级规划教材《医学细胞生物学》(第4版)即将出版,在此,我要向胡以平教授及其编写团队表示衷心的祝贺!

做一件好事、一件有意义的事、一件有水平的事可能不太难,不过能够长期坚持做下去,越做越好,实属不易!作为教育部的"普通高等教育本科国家级规划教材",《医学细胞生物学》已经先后出版了3版。我有幸为这部教材的每个版本都作了序,亲眼见证了其初创、发展、完善和优化的过程,而且其每一个版本都给了我惊喜。最初,我是希望这部教材能够承担起细胞生物学与医学教育"对接"的功能,将细胞生物学的理论知识、思想方法和研究技术引入医学教育,为我国新型医学人才的培养发挥其应有的作用。现在看来这个目标非常好地实现了,因为这部教材不仅实现了两个学科形式上的"对接",而且从内涵上非常巧妙地在医学教育的知识体系中"融合"了细胞生物学的基本知识体系,成为了医学生知识体系的一个基本组成部分。

在我看来,胡以平教授主编的这部教材是很有特色的。在它的第1版问世时,我就注意到,它把知识介绍与思维启发的关系处理得恰到好处,把细胞生物学与医学知识体系相结合的点找得很准。而特别令人欣赏的是,他在这本教材中引入了"细胞与个体发育之间的关系""细胞的个性与共性之间的关系",以及"细胞在个体发育中的时空、动态、数量和整合"等新的概念。这样的处理,使同学们所学到的细胞是"活的细胞",是"个体发育过程中的细胞",是"人体结构和功能稳态维持中的细胞"。更重要的是,这样处理可以增加知识的趣味性,激发同学们的学习兴趣,也留给同学们想象和思考的空间。我认为,这正是新时期创新型医学人才培养的需要,也正是我们国家医学科学高水平发展的需要。当然,这样的知识体系和框架设计也开启了我国《医学细胞生物学》新时期教材建设的先河,适应了国际上生物医药领域发展的需求。

当今医学科学的发展确实很快,但许多重大医学问题(如肿瘤、冠心病、糖尿病、神经系统疾病及老年性疾病等疾病的防治)的解决仍然是生物科学与医学科学工作者的共同任务。我相信,细胞生物学是认识和理解人体的生长发育、人体结构和功能的稳态维持及疾病发生发展的现象和机制的一个必不可少的视角。我也相信,一个具有扎实细胞生物学基础的医学科学工作者无论在临床实践或在转化研究中一定可以表现出更高的创新能力。如同前几版的序言一样,我还是要借此机会重申,希望你们更注重"批判性"(critical)思维方式的养成,要敢于质疑现有的理论,要敢于提出新的具有挑战性的问题。因为这种批判精神不仅有助于"医学细胞生物学"的学习,而且会有助于你们今后的学习和未来的发展。

中国科学院院士

发展中国家科学院院士

中国细胞生物学会名誉理事长

裴　钢

2018 年 10 月 26 日于上海

前言 PREFACE

  根据教育部 2018 年 1 月发布的《普通高等学校本科专业类教学质量国家标准》的基本要求,结合我国医药院校"医学细胞生物学"课程的开设情况,以及本教材上一版在各院校中使用后的师生反馈意见,本次修订在维持原基本结构体系的基础上,着重对内容做了优化和精简。将原第六章中的核糖体、内膜系统和线粒体分别设置为章,使全书的总章数增至 19 章。考虑到细胞生物学领域的最新发展,以及医学科学的特殊需求,此次修订也增加了一些新的内容,如细胞黏附分子和类器官及基因组编辑等。与此同时,基于课堂教学和扩展学习的特点,优化了"数字课程"的内容和结构体系,增加了"拓展知识",供学生拓展课外知识,并实现了与教材内容的一体化设计。此外,在版式设计方面也做了很大的调整和改动,采用双色印刷,大大改进了教材的视觉效果。我希望,这个新修订的版本能够更加适合同学们的"学"和教师们的"教",在我国医药领域创新型人才的培养中发挥应有的作用。

  本教材的编者来自 19 所院校,他们都是活跃在我国医学细胞生物学教学和研究领域的一线专家。在此次编写中,他们付出了大量的心血和劳动。现在的这个版本,实际上是国内热心于医学细胞生物学教学的专家们长期合作和努力的结果。在此,我要向未参加本届编委会的前三届编委会的专家们表示特别的致敬和衷心的感谢。他们是四川大学的 杨抚华 教授、中国医科大学的宋今丹教授和陈誉华教授、北京大学的李凌松教授、浙江大学的李继承教授、西安交通大学的宋土生教授、陆军军医大学(原第三军医大学)的杨恬教授、新乡医学院的杨保胜教授、哈尔滨医科大学的徐晋教授和大连医科大学的茅卫锋教授。

  在这一版本脱稿之际,我要特别感谢中国细胞生物学会名誉理事长裴钢院士。他一直关心着这本教材的编写和使用,总是热心地为每一个版本作序。当然,更要感谢他对我国医学细胞生物学发展的肯定,以及对广大医学生成长的希望。

  此次修订,得到了高等教育出版社、海军军医大学教务处和基础医学部大力支持,在此一并表示感谢。同时,也对海军军医大学的李建秀和张红霞等同志对修订工作的支持表示感谢。

由于编者水平有限,书中不足或错误在所难免,欢迎广大师生、读者和专家不吝指正。

胡以平

2018 年 11 月于上海

目录　CONTENTS

第一篇　概　述

第二篇　细胞的结构及其功能

第五章　细胞膜及其表面 ············ 58

第六章　核糖体 ················· 123

第三篇　细胞的生命现象及其发生与延续

在地球上,所存在的物质可大致分为生物体和非生物体两大类。从化学上讲,它们都由各种化学元素组成,这似乎没有什么特别。但如果从表现形式上讲,那么它们的差别就显得十分令人惊讶。其中,最为本质的差别就在于生物体有生命,而非生物体则没有。然而,到底什么是生命？它的本质是什么？以及它是如何发生的？这些都是目前还不能真正回答的问题,也是生物学家和相关领域的科学家一直在探讨和关心的问题。

地球上的生物种类很多,估计有 1 000 万～1 亿种。就其外观和生活习性来说,它们之间总是有差异存在,而且其程度还可以是非常显著的。如生活在陆地上的老虎与生活在海洋中的海草,需要在显微镜下才能观察到的细菌与肉眼就能看到的大树等。然而,就其内在特性而言,它们都由细胞组成;而且,其细胞的基本功能又大都具有相似的发生机制。所以,生物学的基本任务是要通过对于共性和个性这两个角度的探讨,以实现对于生命本质的认识。

细胞生物学是生物学的一个分支学科,它的基本任务是从细胞的层面去认识生命的本质。在 20 世纪中叶,由于"基因—蛋白质—表型"之间关系的破译,以及人类和许多生物类型基因组结构的认识,使细胞生物学的研究有了新的思路。由此,也形成了以细胞生命现象为中心的多层面、多学科和(或)多领域的整合性研究模式。这样的发展趋势,再加上细胞是所有生物体结构和功能的基本单位的科学事实,客观上显示了细胞生物学在生命本质认识中的重要性。

人体是由细胞组成的,它的各种生理现象或病理改变的发生,同样服从于生物学的基本原理。所以,对于一个医学生或医学科学工作者来说,必须要有一定的细胞生物学基础。本篇是本教材的引言,目的是希望通过对于细胞与人体关系的理解,以及细胞生物学的过去、现在与将来等方面的了解,以说明细胞生物学与医学的关系,并帮助学生理解建立一个从细胞层面去认识各种医学问题的知识体系的重要性。同时,通过对于细胞的起源与进化,以及细胞基本特征的介绍,使同学们的知识范围能够从动物细胞扩大到整个生物界,乃至无机界。这对于生命现象本身的认识和创新思维的形成将是有帮助的。在此基础上,本篇还重点地介绍了当今细胞生物学中的一些基本的研究方法。这部分内容可以帮助同学理解细胞生物学的知识是如何产生的,而且有助于以后的医学实践或科学研究。

第一章　细胞生物学与医学

细胞生物学(cell biology)是探讨细胞生命现象的发生规律及其本质的科学。细胞的生命现象是细胞生命特性的表现形式,主要有细胞的生长、分裂、分化、遗传、变异、发育、运动、兴奋传导、信号转导、癌变、衰老及死亡等。细胞是由各种化学物质通过特定方式所组成的一个具有空间特性和时间特性的四维体系,也是生物体结构和功能的基本单位。细胞生命现象的研究,是以物理学、化学和数学的基本原理为思想方法,运用实验生物学和分子生物学等学科或领域的理论知识和技术方法,从分子水平、亚细胞水平、细胞水平及个体水平所进行的分别研究或综合性研究。然而,细胞也有一些经典实验生物学难以解释的特性,这也使得细胞生命现象的发生机制显得十分奥妙。

细胞生物学兴起于 20 世纪 50 年代,它是在先前早已存在的细胞学(cytology)的基础上发展起来的。当今的细胞生物学已是现代生物学(modern biology)的重叠核心学科(overlapping core discipline)之一,它不仅能对细胞本身的各种生物学现象进行不同学科层面的分别研究或者整合性的系统解释,而且能为各种生物医学问题的认识或深层次研究提供理论体系和技术平台。同时,也作为现代生物技术的基本组成部分,对生物体遗传性状的改造及其利用发挥着重要的作用。特别值得关注的是,新近发展起来的基因组学(genomics)、蛋白质组学(proteomics)、干细胞生物学(stem cell biology)和单细胞生物学(single cell biology)等新兴学科或领域的知识和信息的大量产生,以及基因组编辑等高集成性的实验研究体系的引入,使细胞生物学又进入了一个新的快速发展时期。

医学细胞生物学(medical cell biology)是从细胞角度探讨人类个体发育、组织器官功能活动,以及疾病发生等生命现象发生机制的科学。它的学科基础主要涉及细胞生物学中真核细胞(特别是动物细胞)的基本知识体系,是当代医学科学的基本组成部分。

第一节　细胞学的诞生与发展

细胞学是当今细胞生物学的前身,它的诞生和发展反映了人们对于生物体结构的认识由肉眼水平向显微水平深入的过程。在这一过程中,不仅积累了关于细胞本身的形态、结构、功能及进化方面的知识,而且对动物与植物的相似性、生物体中细胞与个体的关系,以及个体疾病发生与细胞的关系等高层次科学问题也开始有了认识,由此而构成了随后细胞生物学兴起的科学基础。

一、细胞的发现

细胞被发现于 300 多年前。它的发现,是显微镜的发明与应用的结果,也是细胞学萌芽的标志。显微镜是一种微观形态的观察工具,是在放大镜(当时广泛用于古董鉴定)和望远镜的基础上发展起来的。最早的显微镜出现于 1590 年,由荷兰眼镜商 Hans Janssen 和他的儿子 Zacharias Janssen 制造。这种显微镜由两个透镜组成,其长度超过 1.83 m,由于其光学性能不够理想,故未显示出特别的实用性。

在随后的几十年中,显微镜的技术改进速度很快,出现了平凸透镜、螺旋式镜筒和聚焦装置等结构,使显微镜的光学性能得到了显著的提高,并在科学研究中开始有了实用价值。到 19 世纪中叶,复式显微镜的结构和性能已经趋于理想和稳定,而且,其基本设计也被沿用至今。

在显微镜的这一发展过程中,特别值得注意的是英国物理学家 R. Hooke(1635—1703)。他于 1665 年发表了《显微图谱》(*Micrographia*)一书,描述了他采用自制的复式显微镜观察软木(栎树皮)及一些其他的植物组织,发现它们为许多微小孔隙所组成的蜂窝状结构,并将这些微小孔隙称为细胞(cell)。"cell"一词来源于拉丁名词"*cellulae*",是指蜂巢中六边形的小孔。其实,Hooke 当时所观察到的,只是细胞死亡后所残存下来的、由细胞壁所构成的孔隙,而并非后来真正意义上的细胞。尽管如此,他的发现在科学上仍然具有里程碑意义,因为他将人们对于生物体的认识引向了微观水平,而且"cell"一词也被沿用至今。

事实上,最早观察到真正活细胞的科学家是 J. Swammerdan(1637—1680)。他于 1668 年,用高倍简单显微镜(由一个透镜组成)在虱子和青蛙上观察到了血细胞。但也有人认为,应该是荷兰的生物学家 A. Leeuwenhoek,因为他于 1674 年在池塘水中发现了原生动物。这可能与 J. Swammerdan 的发现是在他去世许多年之后才被发表有关。在此之后,许多学者对不同的生物体进行了观察,使得关于细胞的认识逐步加深。然而,细胞基本结构被真正认识则经历了 100 多年的时间。在此过程中,许多学者对此有过重要的贡献,如:A. Leeuwenhoek(1700 年)在鲑鱼的红细胞中发现了细胞核;W. Hewson(1777 年)在无脊椎动物的红细胞中观察到了细胞核;F. Fontana(1781 年)在鳗鱼皮肤的上皮细胞中发现了细胞核;G. R. Treviranus(1805 年)发现毛茛科植物花蕾中的相邻细胞之间有膜作为界限,而且发现,通过这个界限还可将两个相邻的细胞分开,而不会造成细胞损伤,并由此提出了"细胞是彼此分离的单位"的观点;J. Moldenhawer(1812 年)通过细胞分离的方法证实了细胞的个体特性;P. J. F. Turpin(1829 年)提出了"植物体是由互不依赖的单个细胞组成的聚合体"的观点。随后,F. J. F. Meyen(1830 年)发表了第一篇关于植物解剖和结构的综述,提出了"细胞是一个由膜所包围的实体"的观点。这一观点的提出,标志着"细胞是一个空腔或小室"的概念的废除。同时,也意味着"细胞"被赋予了一个全新的内涵。

二、细胞学说的形成

随着对细胞认识的不断加深,以及利用显微镜对生物体的广泛观察,人们逐渐意识到了细胞在各种生物体的结构和功能中的统一性。这一发展,集中地体现在 19 世纪 30—50 年代细胞学说(cell theory)的正式形成。

经典的细胞学说主要表述了四个基本概念:① 所有生物体都是由细胞构成的。② 细胞是生物体结构和功能的基本单位。③ 细胞是生命的基本单位。④ 细胞来源于已经存在的细胞。细胞学说从整个生物界的层面说明了动物和植物的统一性、细胞与生物体的结构和功能之间的相互关系,以及生物体中各种细胞的起源。这些概念的明确提出,不仅为当时的细胞研究提供了一套理论体系,也为后来细胞学的形成和发展奠定了科学基础。同时,也将生物学的研究推进到了微观水平。恩格斯曾对细胞学说给予过高度的评价,并将其与进化论和能量守恒定律并列为 19 世纪自然科学的三大发现。

客观上讲,细胞学说是 R. Hooke 发现细胞后近两个世纪的探索的全面总结和科学整合。然而,对其具有突出贡献的科学家则应该是德国的植物学家 M. J. Schleiden(1804—1881)和动物学家 T. Schwann(1810—1882),因为他们于 1838 年和 1839 年分别发表了"所有植物体都是由细胞及其产物组成"和"所有动物体都是由细胞组成"的观点。而一般认为,他们关于动物和植物的这一相似观点的发表,是细胞学说正式形成的标志。也正因为如此,M. J. Schleiden 和 T. Schwann 的名字便与细胞学说联系到了一起。这就如同 20 世纪 50 年代 J. D. Watson 和 F. Crick 的名字与 DNA 双螺旋结构的关联性一样。但值得注意的是,A. Braun 于 1845 年提出了"细胞是生命的基本单位"的观点,使细胞学说的概念从动物和植物扩大到了整个生物界。再有就是,病理学家 R. C. Virchow(1821—1902)对于细胞学说的发展也有过重要的贡献。因为他于 1885 年提出了"细胞来源于细胞"的观点,纠正了 M. J. Schleiden 在 1838 年的论文中就细胞起源问题所提出的"非细胞形成"(free cell formation)的观点。而且,R. C. Virchow 还利用病理学的实验证据,强调了细胞学说同样适合于医学。

细胞学说的提出,以及其被广泛地接受和应用,将当时的生物学研究从宏观水平和大体水平引入到了微观水平,同时也导致了对于细胞本身认识的深入。特别是在 19 世纪下半叶,显微镜油镜(放大倍数和分辨率明显提高)的投入使用,再加上显微镜标本制备中的切片、固定和染色等技术的发展,使细胞的许多内部结构在一个相当短的时期内被先后发现,而且其相关知识一直被沿用至今。如 T. Boveri 和 V. Beneden 于 1887 年发现了中心体,C. Garnier 于 1897 年发现了内质网,C. Benda 于 1898 年发现了线粒体,C. Golgi 于 1897 年和 1898 年先后发现并命名了内网器(即高尔基复合体)等。这些发现,意味着从根本上改变了先前认为"细胞质是由均一的原生质所组成"的观点。与此同时,细胞的许多重要生理活动也被相继发现,如 F. A. Schneider 于 1873 年首先描述了细胞分裂过程中细胞核的变化,并发现了细胞分裂的前期、中期,以及纺锤体的形成。对于细胞分裂这一生命现象来说,他的发现应该是最早的,但遗憾的是,由于他的论文发表在一个读者很少的杂志中,以致在 8 年之后才被一篇关于细胞分裂的综述文章所引用,并由此而得到介绍。W. Flemming 于 1892 年首先精确地描述了细胞分裂的过程,并发现处于分裂状态的细胞中有姐妹染色单体移向细胞两极的现象,而且称细胞分裂为有丝分裂(mitosis)。E. von Beneden 于 1883 年发表了染色体遗传连续性的原理,并报告了在生殖细胞发生中有染色体数目减少的现象,而且提出了"精子和卵子为单倍体,在受精后便恢复为二倍染色体数目"的概念。O. Hertwig 和 E. Strasburger 于 1884 年分别提出"细胞核是遗传特征的载体"等。通过这一时期的快速发展,人们对于细胞的结构和生理活动开始有了比较全面的认识。同时,也从科学的角度加深了对于细胞学说的理解和接受程度。

至此,关于细胞的研究已经逐步成为当时生物学(biology,这一名词最早由 K. F. Burdach 于 1800 年创造,并用来指人体形态、生理和精神方面的研究)中一个重要的而且是十分活跃的分支学科,即细胞学(cytology)。一般认为,比利时生物学家 J. Carnoy 于 1884 年创刊的《细胞学杂志》(La Cellule),是细胞学开始作为一门独立学科的标志。但也有人认为,德国的胚胎学家和解剖学家 O. Hertwig 于 1892 年出版的《细胞与组织》(Zelle and Gewebe)是细胞学形成的标志。无论如何,细胞学在这一时期已经成为一个独立的学科,而且对当时整个生物学的发展发挥了重要作用。细胞学对当时生物学的影响,集中表现在细胞学的理论知识开始被用于生物体的发育和遗传问题的探讨。E. B. Wilson 于 1896 年发表的题为《发育和遗传中的细胞》(The Cell in Development and Heredity)的论文全面地总结了细胞学说创立后的半个世纪中关于细胞研究的主要成就,反映了当时细胞学的发展主流及其在整个生物学中的地位。也正是由于细胞学的发展,以致后来发现的孟德尔定律、摩尔根发现的连续性遗传现象,以及动物胚胎发育的现象等生物学问题才有了合理的解释。

我国的生物学家贝时璋先生对于细胞产生的方式提出过"细胞重建"(cell reformation)的观点。1932 年,他在杭州采集到一种头部形态很特别的南京丰年虫(一种甲壳类动物),发现其性别为"中间性别",即非雌非雄,亦雌亦雄。进一步研究发现,这种中间性别的丰年虫在其生活的某一时期中,可以发生性别的转变(即转变成雌性或雄性)。而且,在这种中间性别的丰年虫的卵母细胞中观察到了新形成的细胞。在结合一些其他的相关研究后,他认为这种新细胞是以卵母细胞细胞质中的卵黄颗粒为基础材料,经由"自组织"的方式而逐渐形成的。贝时璋将这种细胞形成的方式称为"细胞重建"。在后来的研究中,他又证明了,不论是生殖细胞还是体细胞,不论是真核细胞还是原核细胞,都有细胞重建现象的存在。

然而,贝时璋所发现的这种"细胞重建"的新细胞产生方式,在动物个体生长发育中的生物学意义及其与普遍存在的"细胞分裂"的新细胞产生方式之间的关系,则需要进一步的认识。

    ◆ **拓展知识 1-1-1**　贝时璋生平

◆ 拓展知识 1-1-2　贝时璋：70 年的细胞重建研究

三、其他学科的渗透

进入 20 世纪以后,细胞学的研究开始有了其他相关学科(如胚胎学、遗传学、化学、物理学、数学、生理学及病理学等)的技术和方法的介入,使得 200 多年来仅仅局限于通过光学显微镜对细胞结构和功能进行简单观察的局面发生了改变,也由此导致细胞学进入了一个新的发展时期。在这一时期中,主要的进展有:

1. 组织细胞培养技术的建立　最早是美国生物学家 R. G. Harrison 于 1907 年将蛙胚的神经管组织置于淋巴液中培养,发现有神经细胞长出,而且还注意到了轴突的"外向性生长"。他的工作使人们知道了细胞可以在体外培养,由此也意识到了体外培养的细胞有可能作为相关研究的实验材料。随后,美国的实验生物学家 A. Carrel 于 1912 年培养了鸡心脏的成纤维细胞(据称,他当时所培养的细胞在实验室里生长了34 年),并由此发展起来一套比较规范的组织细胞培养技术。这套技术的出现,对细胞学后来的发展影响很大,因为它使体外活细胞的研究成为可能。

2. 细胞膜理化特性认识的加深　首先是 C. E. Overton 采用渗透实验,于 1895 年首次证明了细胞膜具有半透性,而且发现物质的脂溶性高低与其进入细胞的能力有关,并于 1900 年首次提出了细胞膜具有脂质特性的概念。随后,荷兰人 E. Gorter 和 F. Grendel 采用化学和数学的方法对红细胞膜进行研究,于 1925年首次提出了"细胞膜是由类脂双层结构组成"的观点。这一观点陆续得到了其他一些学者的证实和修正,并且成为后来出现的液态镶嵌模型的科学基础。

3. 细胞中核酸和蛋白质分析技术的出现　早在 19 世纪中叶,人们就陆续知道了细胞是由蛋白质和核酸组成的。然而,这些知识都是来自于将细胞核和细胞质分开后,分别进行化学分析的结果,而对于它们在完整细胞内的存在与分布情况则知道甚少。1924 年,R. Feulgen 和 H. Rossenbeck 创立了可以特异性地对细胞内 DNA 进行原位染色的方法(被称为"富尔根染色"),证实了先前已有的关于 DNA 只存在于细胞核的观点。1936 年,T. Caspersson 报道了一种由他发展的紫外线显微镜,这种显微镜可以用来测定单个细胞中核酸和蛋白质的含量。如果结合富尔根染色法,还可将 DNA 和 RNA 区分开。随后,J. Brachet(1940 年)又创立了可以特异性地对细胞内 RNA 进行定位染色的方法,而且发现 RNA 可存在于细胞核、核仁和细胞质中。值得注意的是,J. Brachet 和 T. Caspersson 分别采用不同的实验方法,几乎同时发现了"处于快速蛋白质合成状态的细胞中的 RNA 含量明显高于处于休止状态的细胞"的现象,并分别提出了"RNA 在蛋白质合成中具有中心作用"的观点。这些进展,为后来 DNA 双螺旋模型和中心法则的提出奠定了知识基础。

4. 电子显微镜(简称电镜)的出现与应用　1933 年,德国的电气工程师 E. A. F. Ruska 发明了世界上的第一架电子显微镜(Ruska 因此于 1986 年获得了诺贝尔物理学奖)。1939 年,德国 Siemens 公司根据 Ruska 的设计生产了世界第一架商用电子显微镜。随后,电子显微镜便开始被应用于包括生物学在内的许多领域。在生物学中,由于电子显微镜的放大倍数(可上百万倍)和分辨率都很高,故在细胞、病毒、核酸、蛋白质,甚至原子等微小粒子的结构分析中显示出了极高的有效性。也正是由于电子显微镜的投入应用,使得对细胞结构的认识进入了超微水平,而且出现了对细胞的所有结构都从超微水平进行重新认识的全新局面,由此便促进了细胞学理论和知识的丰富和发展。

第二节　细胞生物学的兴起

细胞生物学兴起于 20 世纪 50 年代以后。因为在那之后,电子显微镜技术、细胞化学技术和细胞组分分离技术得到了综合应用,再加上分子生物学的兴起和发展,人们对细胞的认识从显微水平进入到了超微水平,乃至分子水平。然而,最为突出的进展则表现在人们对于经典细胞学说中"细胞是生物体结构和功能的基本单位"这一概念的深入理解,使得细胞成为生物学中探讨生命现象发生规律及其本质的一个综合性的研究层面或研究体系。也正是由于这一发展趋势的形成,细胞的研究不再仅仅是"为了认识细胞而研究细胞",而是被赋予了"通过细胞去解读生命"的全新内涵。所以,此时的"细胞学"的学科地位已经上升到了生物学的层面,也正因为如此,出现了"细胞生物学"(cell biology)这一全新的学科名称。

一、细胞结构知识的深入和整合

从显微水平、超微水平和分子水平对结构的综合认识,是 20 世纪 40—60 年代细胞科学快速发展的主要内容。这些进展主要有赖于电子显微镜本身的发展与应用。1945 年 3 月,美国 Rockefeller 大学的 A. Claude、K. R. Porter 和 F. Fullam 在《实验医学杂志》(*The Journal of Experimental Medicine*),发表了世界上的第一张完整的细胞电镜照片。其照片显示的是一个体外培养的、来源于鸡胚的成纤维细胞,放大倍数为 1 600 倍。这张照片的发表,标志着电子显微镜在细胞结构研究方面成功应用的开始。

后来,随着电子显微镜性能的提高、超薄切片技术的发展,以及生物化学和细胞组分分离等理论和技术的介入,细胞结构研究出现了一个快速发展的阶段,由此产生了大量的关于细胞结构方面的新知识,也由此形成了一个在显微水平、超微水平和分子水平可以高度统一的知识体系。从历史上看,电子显微镜技术对于这一发展阶段的贡献至少表现在以下三方面:

1. 细胞显微结构从亚微水平的重新认识 光学显微镜(简称光镜)对于细胞结构的认识发挥了重要作用,但由于其放大倍数(最大为 1 000 倍)和分辨率(最小分辨距离为 0.2 μm)的限制,通过这一手段能够得到的信息也是有限的。如细胞或组织切片在经过一定的特殊染色之后,在光学显微镜下,线粒体看上去就是一些点状物,高尔基复合体或内质网看上去就是一些点片状或网状的染色斑,而根本看不清楚其精细的结构。然而,电子显微镜的放大倍数可达几十万倍,两点之间的分辨率可达 1 nm 以下。因此,通过电子显微镜便可观察到各种细胞结构的精细结构,如内质网、高尔基复合体及线粒体实际上都是由膜所组成的,而且都有其各自的结构特征;中心体实际上是由管状结构所组成的复合体;细胞周围确实有细胞膜的存在(光镜下看到的实际上是细胞质外侧的界面,而并非真正看到了细胞膜)。而且还发现,细胞膜和细胞内的所有由膜组成的结构(统称膜相结构,membranous structure)的膜的垂直切面在电子显微镜下,都表现为"暗—明—暗"的结构特征,由此也出现了"单位膜"(unit membrane)的概念。

2. 细胞结构的全面认识 在光学显微镜下,细胞结构显得似乎非常简单,因为能够见到的就是细胞核、细胞质,以及细胞质中一些散在的结构。但在电镜下,可观察到的细胞结构则是相当复杂的。除光镜下可见的那些结构外,还能观察到一些在光镜下观察不到的结构。例如,与蛋白质合成相关的核糖体,与细胞消化功能有关的溶酶体,与细胞解毒功能有关的过氧化物酶体,与细胞骨架组成相关的微管、微丝及中间纤维等。还发现在核周围的核膜是由双层的膜组成的,并有核孔的存在。

3. 多层面结构知识的整合 电子显微镜的分辨范围很宽,其下限可为 100 nm(正好进入了光学显微镜的分辨范围),其上限可达 1 nm(不仅远远地超过了光学显微镜的分辨范围,而且其理论分辨能力已经达到原子水平)。也正是由于电子显微镜分辨力的范围很宽,再加上各种生物化学技术以及细胞组分分离技术的应用,使得人们对于细胞结构的认识在显微水平、亚微水平和分子水平上得到了统一。如细胞中的线粒体经特殊的染色之后,在光学显微镜下呈颗粒状,而在高倍放大的电子显微镜下则为由双层膜组成的囊状结构,而且其内膜又折叠成许多的嵴状结构。在其嵴的表面还附有许多颗粒状结构,经细胞化学分析知道,这些颗粒状结构实际上就是先前早就知道的 ATP 合成酶复合体。这一关系的明确,不仅丰富了线粒体结构方面的知识,而且也实现了生物化学中能量代谢的功能定位;细胞膜在光学显微镜下实为细胞内外界限的这样一个推论概念,而在电子显微镜下则可以直接地观察到它的存在,并且还可观察到它的呈"暗—明—暗"的双层结构。这一结构特征与生物化学分析的结论恰好吻合,即细胞膜是由双层脂质组成,电镜下所见到的两个致密层实际上就是类脂双层。由于这一关系的认识,使得细胞膜的亚微结构与分子组成得到了统一，而且也成了理解细胞膜的生物学特性的知识基础。又如，细胞分裂间期的细胞核和分裂过程中的染色体在光镜下分别呈现为圆球状和杆点状，而在化学上早就知道核物质主要是核酸和蛋白质，也正是因为在电子显微镜下看到 DNA 分子，以及由 DNA 和蛋白质组成的串珠状的核小体结构，由此才认识到了细胞核的形态特征在细胞周期中的动态关系，也由此知道核酸和蛋白质与细胞核和染色体的关系。当然，电子显微镜技术在研究核酸和蛋白质等方面也发挥重要作用。

二、细胞"时空"特性的认识

随着对细胞结构认识的深入和发展，人们逐步意识到细胞内各种结构的空间分布及其相互关系都是特定的，细胞各种生命活动的发生也同样具有其特定的空间位置和特定的时间顺序。这一进展也主要是由于电子显微镜技术、细胞化学技术和细胞组分分离技术综合应用的结果。因为电子显微镜技术实现了细胞内部精细结构的认识，而细胞化学技术和细胞组分分离技术则实现了对各种内部结构的生物化学特性及其生理功能的认识。由此，至少促使了以下几方面的进展：

1. 细胞质中化学物质的区域化　细胞质中有很多细胞器(organelle)，如细胞核、线粒体、内质网、高尔基复合体、溶酶体及过氧化物酶体等。凡是含有酶的细胞器，都是由膜包围而成，而且在细胞生长和代谢活动中都具有各自特定的生物学功能。例如，细胞核(由双层膜围成)中含有与 DNA 和 DNA 复制及转录有关的各种酶，与细胞各种生命活动遗传信息的复制及转录有关；线粒体(由双层膜围成)中含有的与柠檬酸循环及氧化磷酸化等相关的酶系，与细胞能量代谢相关；高尔基复合体(为单层膜围成的扁平囊状结构)中含有各种糖基化酶、水解酶及硫酸化酶等，与蛋白质的加工及修饰有关；溶酶体(为单层膜围成的囊泡状结构)中含有各种水解酶类，与细胞的消化功能有关。对细胞质中的这种区域化特性的认识，使人们知道了细胞质中各种化学反应之所以能够有序地进行，而不会相互干扰的结构基础。

2. 细胞器存在的时空特性　细胞质中细胞器的种类很多，每一种细胞器的数量则又可以很多。有人做过估计，如果把一个细胞质中所有的细胞器聚集在一起，其体积可能要占细胞质总体积的一半以上。实际上，这些细胞器在细胞质中的排布总是与细胞的功能活动相适应的，而并不是随机分布的。例如，线粒体与细胞的能量代谢有关，它的分布大多集中于能量需求的部位；细胞核、内质网、高尔基复合体与蛋白质的生物合成及修饰有关，它们在细胞质中的分布就具有位置上的相邻性，有时还可见有按上面所述顺序，并朝细胞膜方向排布的趋势。特别值得注意的是，在细胞质中发现由蛋白质纤维交织而成的网状结构(即细胞骨架)的存在，得到细胞质中的各种细胞结构都被"网络"于其中的直接证据，这就使人们知道了细胞的这些内部结构在细胞质中具有特定空间排布特性的结构基础。当然，各种细胞结构的空间位置也并不是固定不变的，它们常常随细胞所处状态的不同而发生变化。例如，在早期发育的胚胎细胞中，细胞器的空间排布随其发育进程的变化就十分明显；在干细胞分化的过程中，各种细胞器的数量及其空间排布也是随其分化的进程而改变；当细胞处于有丝分裂间期时，中心体位于细胞的中央，而在有丝分裂期间则移向细胞的两极。

3. 细胞器功能活动的时空特性　细胞质中的各种细胞器都具有各自特定的功能，且在整个细胞的生理活动过程中，它们的功能活动具有高度的时空特性，由此保证各个细胞器在细胞生理活动中功能活动的统一性和协调性。例如，哺乳动物肾小管上皮细胞靠基膜一侧的细胞膜与原尿中电解质的重吸收有关(其能量需求很高)，线粒体在这一侧的细胞质中的含量就非常丰富，因为线粒体能够提供所需的能量；呼吸道上皮细胞或肠道上皮细胞有分泌黏蛋白的功能，在这些细胞靠管腔一侧的细胞质中，内质网和高尔基复合体就特别发达，因为它们与分泌蛋白的合成有关；又如，在饥饿状态时，肝细胞中溶酶体的数量可以大量增加，由此加速肝细胞中肝糖原的水解，以补充血液中葡萄糖的浓度。

4. 细胞在个体中存在的时空特性　细胞是生物体结构和功能的基本单位，但在多细胞生物体中，不同的细胞类型总是具有不同的存在形式。即便是同一细胞类型，当它们在不同的发育阶段也可表现出不同的生理功能。例如，在成年人体中有 2×10^{14} 个细胞，它们至少可被分为200种类型。这些细胞都以其特定的形态结构存在于人体特定的空间位置，并发挥其特定的功能作用。如皮肤细胞存在于体表，具有保护的作用；肝细胞存在于肝内，具有物质代谢功能。当然，在一具体个体生长和发育的过程中，它们的存在位置和功能作用也有可能随其个体的需要而发生相应的改变。例如，在胚胎的早期发育阶段，就存在着细胞的频繁迁移和胚胎结构的重组。又如，在成体中的造血干细胞存在于骨髓中，但在分化为成熟血细胞（如红细胞及各种白细胞）之后便通过血液循环在其他组织器官中发挥功能。再如，胰腺中的消化液产生细胞，通常是在进食之后其功能活动就进入旺盛状态，以产生大量的消化液进入肠道，配合各种营养物质的消化。细胞时空特性的认识，意味着关于细胞的知识已经从局部的或分散的一般认识，发展成为一个具有时空特征的、四维的知识体系。同时，也意味着300多年来一直认为"细胞是一个由膜围成的囊，细胞质中的各种成分或结构仅为囊中之物"的观点从根本上得到了修正。

三、细胞"单位"概念的深化

"细胞是生物体结构和功能的基本单位"是细胞学说的基本概念之一，也是19世纪上叶细胞学说提出之时就被广泛接受的基本概念之一。然而，这一概念在整个生物学层面的普遍应用则是在20世纪50年代以后。因为在这之后，至少以下几方面认识的深入，引起人们对这一概念的重视。

1. 细胞独立生存的潜能性　来自细胞体外培养方面的大量证据提示，任何一个细胞（即便是来自多细胞生物体）在适当的条件下都可能具有单独存活的能力，并表现出生长、分裂及分化等基本的细胞生物学特性。例如，人体的皮肤组织中含有许多不同的细胞类型，如果采用一定的方法将其组织解散，使其各种细胞悬浮于人工合成的培养液中，并将它们置于培养皿中，在一定的条件下进行体外培养，我们将会发现这些细胞都可以附着在培养皿的表面而存活下去。当然，不同类型细胞的存活能力差别很大，有些不能分裂增殖，只能存活很短的时间；有些能够分裂增殖，但分裂的次数很有限，随后便慢慢地死亡；有些则能保持旺盛的分裂增殖能力，并能在体外长期生存。细胞存活能力的这种差别不仅表现在体外培养的条件下，而且在体内也是如此。因为生物体的任何组织都是由许多不同种类的细胞所组成，而且所有组织中的细胞都具有不断更新的特性。在任何一种特定组织中，总是有些类型的细胞本身已经进入了不能分裂的状态，而只有存活的能力（其时间可能有长有短）；但也有一些类型的细胞则具有分裂增殖的能力（其能力可能有高有低）。这些方面知识的大量积累，至少从一个侧面支持"任何细胞都具备独立生存潜能"的观点。

2. 细胞中物质代谢体系的完整性　分子生物学的兴起和生物化学的介入，对于细胞这一特性的认识发挥了重要作用。1953年 J. D. Watson 和 C. Crick 提出了 DNA 双螺旋模型学说，1960年 C. Crick 提出了中心法则（central dogma），以及1965年 M. Nirenberg 等完成了遗传密码的破译，再加上微生物遗传学中关于基因结构和功能等方面认识的深入，促使"基因—RNA—蛋白质—表型"之间相互关系理论体系的产生，并形成了一套全新的专门用于分析基因、RNA 和蛋白质的结构和功能的实验研究体系，也由此获得了许多关于蛋白质代谢方面的知识，而这些知识又与"生物体中各种蛋白质的生物合成都是发生在细胞之中"的科学结论十分一致地吻合，因为没有发现任何在生物体中除细胞以外的其他场所有蛋白质生物合成的现象。与此同时，随着对各种细胞结构和功能方面认识的深入，人们又知道了任何一个细胞都具备各种物质代谢和细胞基本生命活动所需要的结构基础和功能体系。这些方面的进展从分子水平和亚微结构水平说明细胞是生物体中物质代谢的基本单位，也与"任何一个细胞都有独立生存潜能"的概念相吻合。

3. 细胞基本生物学特性的相似性　在自然界中，生物体的类型很多，与之相应的细胞类型就更多。即便是在同一个生物体（指多细胞生物体）中，其细胞的类型也可能有很多种，例如人体中的细胞类型就达200多种。而且，即便是同一类型的细胞，它们在其相应的生物体（或所生存的环境）中的分化状态也有可能各不相同。不同类型的细胞，通常可表现出特定的形态结构，并执行一定的功能活动，如骨骼肌细胞呈长梭形，具有收缩功能；白细胞呈球形，与机体的免疫功能有关。虽然不同细胞的形态特征和功能特征可能各不相同,但它们却都具有最基本的细胞生物学特性,如细胞的存活、细胞的分裂、细胞的运动,以及细胞的衰老等。这些基本的生命现象是各种类型细胞所共有的,而且具有相似的发生机制。因为在 20 世纪 50—60 年代,通过对细胞亚微结构方面的研究就已知道,在任何一种类型的细胞(成熟的红细胞除外)中可发现所有细胞器的存在,但对于不同类型的细胞而言,各种细胞器的丰富程度则有很大的差别。当然,近年来关于分子水平的研究也有类似的发现,如与细胞分裂、细胞运动或细胞衰老等基本生命现象相关的分子基础在不同类型的细胞之间,甚至在来自不同物种的细胞之间,都具有很高的相似性。

细胞"单位"概念在不同角度和不同层面的验证,使得对生物体各种生命现象的认识及其发生机制的探讨有了一套新的理论体系和研究思路,这也意味着为细胞生物学与分子生物学和遗传学的交叉重叠提供了理论基础。一般认为,由这三个学科交叉而成的学科群是现代生物学中的"重叠核心学科"(overlapping core discipline),也有人将其称为"统一生命科学"(unified science of life)。

细胞生物学的兴起有一个连续发展的过程,很难给出一个明确的时间点。然而,有一种说法在目前的接受程度较高,即将 E. de Robertis 与 W. W. Nowinski 和 F. A. Saez 合作的《细胞生物学》(*Cell Biology*)一书于 1965 年的正式出版作为细胞生物学兴起的标志,因为这是第一本以"细胞生物学"为标题的专著,也是第一本从生物学层面描述细胞的专著。

第三节　细胞生物学的发展趋势

细胞生物学是近几十年发展起来的,并且很快就跃居到现代生物学中重叠核心学科的地位。从整个生命科学发展的态势来看,细胞生物学的这一学科地位在 21 世纪将会继续提高,并将逐步显示出对社会和经济发展的巨大影响。然而,随着对人类基因组和蛋白质组认识的深入,以及新的研究思想和实验研究技术的发展,细胞生物学本身的体系结构也有可能发生改变。而实际上,这一发展趋势已经形成。

一、思想方法

随着研究的深入,特别是人类和一些动物基因组组成的不断明了,人们越来越意识到,不能用传统研究思路进行探讨的问题似乎很多。例如,采用分子生物学的方法,可以找出参与细胞某一生命现象发生或结构组成的相关分子,而且也有可能做到对于每一种相关分子数量的分析。对于一个无机的体系来说,如果知道其相关的分子集合体,就可以按化学和物理学的原理对其分子集合体的整体行为进行预测和描述。然而,对于细胞这样的生命体而言,则似乎不遵守这样的原理,因为它总是会表现出不同于无机世界里分子集合体整体行为的巨大差异。有人认为,对于这种巨大差异的认识,可能不是简单地通过大量的工作就能解决的,而很可能要有赖于新的思想方法的产生,以及其相关研究体系的应用。而且认为,在 21 世纪,这一方面的问题可能会有较大的发展。

实际上,"细胞是生命活动的基本单位"这一个概念早已得到普遍接受。然而,生命到底是什么? 这则是一个长期存在、至今尚无明确答案的问题。早在 19 世纪以前,对于这一问题的观点就有很多,它们大致地被分为两个派别,即"还原论(reductionism)"和"活力论(vitalism)"。还原论认为,生命物质与非生命物质没有本质区别,都是由自然界所存在的化学元素(如碳、氢、氧、氮、磷、硫及钙等)组成,同样遵循自然界无机物质运动的基本规律;而活力论则认为,构成生命的物质完全不同于自然界的无机物质,它们是受一种非自然的,也许是不可知的"生命力"所支配。

19 世纪上叶之后,还原论在整个生命科学中逐步地取得了统治地位,而活力论的观点则被逐步地削弱。因为在这期间,F. Wohler 于 1828 年利用无机化合物的氨和氰酸铅合成了尿素(这是第一个人工合成的有机化合物);L. Pasteur 于 1862 年采用肉汤做灭菌实验证明了生物"自然发生"的不可能性;达尔文(C. R. Darwin) 于 1859 年发表了物种起源,以及 R. Virchow 于 1855 年提出了"细胞是来源于已有的细胞"

的观点。这些事实和观点直接冲击了活力论的"非自然的"和"不可知"的观点。进入20世纪以后,还原论指导下的"机械式类推的线性方式",自然地成为生命科学研究的基本思想方法。特别是1944年,奥地利物理学家薛定谔(Erwin Schrodinger)出版的《细胞是什么?——活细胞的物理学观》一书,使得这一思想方法得到了集中的体现。该书以还原论的思想为基础,全面系统地阐述了"生命原则上可以通过物理学或化学的原理来诠释"的观点。随后的半个多世纪,由于这一思想体系的指导,再加上化学家和物理学家的介入,细胞的组成结构和分子基础方面的研究成为细胞科学,乃至整个生命科学发展的主流。由此所得的研究成就,也构成了当今细胞生物学知识体系的基本内容。就目前的发展趋势来看,这一思想体系在细胞生物学的未来发展中将继续适用。

◆ 拓展知识1-1-3 薛定谔生平

◆ 拓展知识1-1-4 薛定谔:生命是什么

然而,在大量研究中也发现,有许多生命现象,若仅以还原论的思想方法来解释,似乎是有困难的。例如,细胞中的DNA复制装置、RNA剪接体、核孔以及核糖体结构的组装等,看上去完全可以用传统的机械式思维方式加以理解,但如果仔细研究一下,你将会发现,这种装配并非一般物理学或化学的原理所能完全解释的,而确实有可能存在着某种"其他机制"。有人认为,这种所谓的"其他机制"可能就属于"活力论"的范畴,只不过我们现在还未能认识到它而已。也有人认为,还原论推动了人们对细胞生命现象物质基础的认识,而活力论则有可能推动人们对细胞生命现象发生机制的认识。然而,活力论所说的"生命力"到底是什么?目前还不能定义。但是,若将其暂时理解为"一般物理学原理或化学原理以外的某种原理"也许是可以的。在细胞生物学的未来发展中,基于细胞的时空特征、非线性关系及其网络特征等因素而发展起来的高层次的整合性研究体系,如系统生物学(systems biology),就很有可能推进对活力论中所谓"活力"本质的认识。当然,一定还会有一些其他新的、更为有效的研究思路和技术体系的出现和介入。就目前的发展趋势来看,到21世纪末,我们可能会具备相当的从分子水平、细胞水平和个体水平探讨"活力"本质的能力,而且也很可能会积累很多这方面的知识。

实际上,活力论在20世纪只是处于一种静止状态,而并非被推翻。就连薛定谔本人也承认"有些生命物质的行为是难以用物理学的普遍定律来加以解释的",并认为"需要去发现在生物体中占支配地位的新物理学定律"。

二、对细胞本身的认识

从基因组学和蛋白质组学的发展,我们将会知道哪些(甚至有多少)分子组成细胞,进而可以回答细胞中一些基础性的问题。例如,细胞骨架的组成需要多少蛋白质,编码细胞黏附分子和细胞间信号转导受体的基因有多少,细胞中有多少离子通道、转录因子及细胞因子,以及基因和蛋白质的复杂性与进化的关系等。

为了认识这些组成分子的功能形式,蛋白质的生物化学(biochemistry)和生物物理学(biophysics)可能会重新活跃起来,并与结构生物学(structural biology)一起产生大量关于生物大分子装配方面的信息。进而,这些信息可能会有助于人们对细胞的分子结构和细胞功能的分子行为等方面的认识。同时,具有实时(real time)观测功能的显微镜或生物物理技术的应用,也将有助于研究细胞内各种大分子参与细胞结构和功能活动的动态过程。由此,也许能够回答长期困惑我们的许多问题,如在细胞分裂过程中,染色体向两个子细胞的分离、细胞存活与增殖的调控、染色体装配的过程与调控、RNA转录的调控、细胞骨架与细胞功能活动的行为关系、细胞极性的发生、蛋白质的定位分布以及细胞迁移等。

目前,我们已经知道许多细胞内信号转导的通路,按照现有的进展速度,更多的细胞信号转导知识将被我们了解。然而,这一发展也将产生一些新的问题。例如相同的信号分子为何能够产生不同的反应,细胞如何对外来信号发生反应以及我们是否可以更远地预测它们的发生等。

当然,上述问题的解决,很可能需要更多具有定量特性的研究手段。为此,我们首先可能要做的就是收集大量的与细胞各种科学问题相关的分子信息、不同生化反应之间的速率,以及不同反应之间的关联等方面的资料。然后,将对这些资料进行整理和分析。这一过程可能会有更多的数学方面的思路、方法或模型的应用,一些特殊的计算工具也可能会产生和应用。通过这方面的工作,有可能回答一些诸如某一特定通路中如果发生某些环节的抑制、过表达或特定基因突变及事件发生后的结局等之类的问题。而且,化学生物学(chemical biology)也可能与遗传学互补,以设计出一些可以人为控制细胞生物活动,并具有高度特异性的抑制物、激活物或修饰物等。值得注意的是,近年来开始出现了"化学生物学"或其他"某某生物学"之类的学科名称,这也从一个侧面反映了生物学在未来自然科学中的地位,因为在20世纪出现的是"生物化学"或其他"生物某某学"之类的学科名称。

三、细胞与个体

任何一个细胞都具有独立生存的潜能。但在自然情况下,能够真正独立自主生存的细胞可以说是没有的。绝大多数的细胞都是在与相邻细胞密切接触的条件(或环境)下存活的,即便是我们所熟悉的各种单细胞生物体,它们的生存实际上也并非是真正独立的或自主的生存。因为它们总是需要不断地通过扩散作用从其他细胞获得相关信号或所需物质,甚至还可能需要与其他细胞暂时性地相互接触。然而,要真正地认识细胞的生命活动是如何发生的,一个很重要的方面就是要了解细胞之间是如何协调的。在这一点上,当今的细胞生物学家已经开始把注意力集中到多细胞生物体中各种类型细胞的活动方式及它们之间的协调方式上。

为了达到这一目的,基因工程动物可能是最为有效的研究体系。因为它是一个四维体系,可以做到对某一特定基因的定点修饰,甚至可以做到对同一个体中某些特定类型细胞中基因组的定点或定时的修饰,进而分析在一个完整的个体中某些特定类型细胞中的基因活动,或其相应蛋白质的功能。因此,在探讨细胞与个体之间的关系方面是十分有效的。当然,目前常用的一些分子遗传学或分子生物学技术也仍然是十分有用的。例如,从基因入手去分析细胞中相关生物化学反应过程的正向遗传学(forward genetics)的研究思路,从蛋白质入手去探讨基因活动规律的逆向遗传学(reverse genetics)的研究思路,可以用于细胞间相互关系的探讨;RNA干扰和反义技术可以用于分析细胞中某一特定生化反应过程被定点干扰后的结果。当然,也一定还会出现一些更为有效的、可以用来探讨在体外研究中所鉴定分子在活体中的作用的新技术或新方法。

四、细胞与社会

很多自然科学家都预言,像20世纪的物理学对当时社会发展产生的影响一样,细胞生物学对21世纪的社会发展将产生重大的影响。就目前细胞生物学的状况和发展态势来看,这一预测是有道理的。很显然,细胞生物学可能会通过对医学科学发展的推动而比较直接地影响人类的健康。而且,目前正在发展的干细胞研究、细胞与组织工程、基因治疗、遗传工程和克隆动物等细胞生物学的应用研究领域将会不断地成熟和完善,并由此对人类健康和社会经济等方面产生影响。对细胞生物学家乃至所有的科学家而言,这一发展趋势是一件好事情,但对于其他领域的一些人士来说,它也可能会引起一些忧虑。因为就目前来说,在人为干预生命起始、改善生命质量及延长生命等人类健康方面细胞生物学已经具备了一定的技术能力,而且这些技术能力还在不断地发展和提高。因此,有人担心这样的发展会引发伦理观念上的矛盾。而实际上,目前就已经有了关于干细胞、胚胎组织、克隆、基因组编辑及转基因食物等方面的争议,而且这些还仅仅是矛盾的起始。随着细胞生物学的进一步发展,完全有可能会引发更多的伦理和公共政策方面的问题。当然,从科学发展史来说,这种情况的出现是正常的。因为要说明一件事情是有效的和可行的,通常比较容易,但要证明它是无害的则通常不那么容易,因为这需要一定时间,甚至需要很长的时间。再加上,有些事件在伦理观念上的界定本来就是很难的。有一个事例可以部分地反映科学的发展与伦理的关系,即转基因动物出现之初,伦理方面的争议是很热烈的,但随着这一领域的发展和宗教方面对这一领域认识的深入,这种争论就慢慢地消失了。

细胞生物学是近几十年发展起来的一门新兴学科,已显示的势头和前景确实令人鼓舞。目前我们正在感受生命科学中基因组学和计算机生物学对社会的影响。不久的将来,我们就会越来越多地感受到细胞学对社会的影响,特别是对人类健康的影响。

第四节　细胞生物学在医学科学中的地位与作用

早在 1859 年,德国病理学家 R.Virchow 就出版过《细胞病理学》(*Cell Pathology*)一书,并提出了"病理改变是由于细胞异常造成的"观点,这意味着细胞学知识很早就进入了医学科学。在随后的 100 多年中,细胞与医学的关联一直就备受关注,而且,细胞生物学领域所产生的各种新理论、新技术总是首先或很快地在医学中得到应用。就目前来说,细胞生物学已经成为医学科学的重要基础,也是医学科学水平发展的理论支持和技术平台。

一、细胞与人体的生长发育

人体结构的基础单位是细胞。人体的发育是从受精卵开始的,它要经历胎儿、新生儿、青少年、青年人、成年人及老年人这样一个发育和衰老的过程。在此过程中,包含极其复杂的细胞生物学机制。例如,一个受精卵(即一个细胞)要变成一个细胞总数可达 2×10^{14} 个的成人体,这就涉及细胞的分裂增殖以及遗传学的稳定传递等方面的问题。

一个受精卵,在经历无数次细胞分裂的过程中,要产生出 200 多种不同类型的细胞,并由此形成特定的组织和器官,这就涉及细胞分化以及细胞为什么能够分化等方面的问题;一个人体总是有一定的形态结构,各种器官有一个特定的空间排布,这就涉及细胞活动的空间调控;人体体温、血压及血糖等有一个特定的范围,过高或过低都属于不正常。这些生理指标的形成和维持都与细胞的一些特定生理行为有关。再有就是人的衰老与死亡,以及肿瘤的发生等医学问题,都有非常直接的细胞生物学基础。所以,细胞生物学的理论知识对于理解人体的生长发育是十分重要的。

二、细胞与人类疾病

细胞是人体结构和功能的基本单位。人体的各种表现以及各种生理功能的维持,都是通过细胞的正常行为来实现的。相反,人类各种疾病(包括创伤或感染性疾病)的发生,则是由于细胞结构或功能行为异常的结果。这一观点已经得到普遍接受,客观上也的确如此。有人认为,如果从细胞生物学的角度来看,医生给患者治病,实际上是在直接地或间接地解决细胞的问题。如果仔细地分析一下,你会发现医生的行为大致上可以分为两类:一类是主动地剔除或损伤某些特定的细胞。例如,肿瘤的治疗实际上就是通过手术、药物或射线等方法去掉、杀死或抑制肿瘤细胞;感染性疾病的治疗实际上是利用药物或其他方法杀死或抑制病原体。当然,也有可能同时使用一些药物或其他方法保护人体细胞或增加人体细胞的某些功能。另一类则是影响或调整某些细胞的生物学行为。例如,心血管疾病的治疗,就可认为是通过药物或其他方式调整心血管某一些细胞的功能活动;伤口的愈合实际上也是细胞生长的结果。医生所做的事情主要是清理伤口、防止病原微生物的感染,以及采用机械的方式缝合伤口等,以便于细胞的生长。当然,对于临床医生来说,这种看法似乎间接了一些,但至少可以说明一点,即细胞也是疾病发生和发展的基本单位。

另外,细胞生物学的知识和技术方法在临床疾病诊断中的应用也是十分常规的。如病理学对于细胞类型、增殖能力及分化状态等的判断,以及疾病转归的预测等就是以细胞生物学的知识理论为基础的。

三、细胞与医学研究

基于"细胞是人体结构和功能的基本单位",也是"人体疾病的基本单位"的概念,细胞生物学的理论知识和研究方法对于医学科学发展的意义和作用就显而易见了。

就目前来看,细胞生物学中有许多基础科学问题的研究进展很快,很有可能会成为医学科学高水平发展的一个新的基础。例如,对与细胞生命活动相关的分子基础的认识,就可能推动具有高度靶向性的、可以直接干预细胞生物学行为的治疗性药物的设计;对细胞损伤和衰老机制的认识,可以用来指导人类损伤性疾病或老年性疾病的预防和治疗手段的研究;各种干细胞方面知识的产生,可以帮助人类相关疾病治疗手段的发展;心脏病和肿瘤是目前人类的主要死亡原因,细胞生物学已经成为这些疾病防治研究的理论基础,而且其依赖性越来越强。另外,感染性疾病的防治研究也非常需要细胞生物学方面的理论知识和技术方法,因为病原微生物的感染是微生物与人体细胞的接触,并与其发生反应的过程。然而,在这一过程中,本身就有十分复杂的细胞生物学基础方面的问题。因为临床上早就知道这一个现象,即不同的个体或家族可能具有对同一种致病微生物敏感性的差异。现在已经知道,这种现象与细胞表面某些特定受体的差异有关。

以上这些例子,从不同侧面说明了细胞生物学在医学科学发展中的意义。当然,医学科学的发展也可以帮助细胞生物学的发展,因为对于疾病状态下细胞行为的认识可以为细胞生物学中一些基础问题的探讨提供一些新的线索。

◆ **拓展知识 1-1-5**　细胞生物学中有望对医学科学产生重要影响的几个进展

（胡以平）

思考题

1. 通过对细胞的发现与细胞学说形成的了解,你从中可以得到什么启示?
2. 如何理解细胞生物学是现代生物学的核心学科之一?
3. 如何理解细胞生物学在医学科学中的作用和地位?

数字课程学习

📖 学习目标　⬇教学 PPT　📝 自测题

<table>
<tr><td>第二章</td><td># 细胞的起源与进化</td></tr>
</table>

在漫长的生物进化历程中,地球上逐渐出现了由进化水平不同、种类繁多、千姿百态的生物组成的有机自然界。在这绚丽多彩的有机自然界中,无论是最简单的单细胞生物,还是非常复杂的高等生物,它们的结构都由细胞构成的,它们的各种生命现象(如生长、发育、遗传及变异等)都是通过细胞的功能活动来实现的。细胞是生物体结构和功能的基本单位。大量事实证明,无论是什么生物的细胞,它们的基本结构和基本生命现象都是相似的。所以,了解一些关于细胞的起源与进化方面的知识,对于细胞生命现象发生机制的认识,以及其在医学科学中的应用是很有必要的。

第一节 细胞的起源

目前认为,地球上所有生物的细胞都是来源于同一个祖先细胞,这个祖先细胞是通过进化产生的。由此也可认为,细胞起源的过程,实际上就是生命发生的过程。所以,要了解细胞的起源,就必然要追溯生命是如何发生的。

一、地球上原始生命的诞生

早期的地球是炽热的,无法产生生命。在地球温度降低以后,经过漫长的化学进化才出现了最初的生命。这就是被普遍接受的生命起源假说——化学起源说。按这一假说的观点,地球上生命起源的过程可以分为四个阶段。

(一)由无机小分子演变为原始有机小分子物质

早期的地球经过若干亿年的演变和冷却,火山喷出的气体形成原始大气,主要含有甲烷、氨、氮、氢、二氧化碳、硫化氢和磷酸根等成分,但没有游离氧。这些气体在宇宙射线、紫外线、闪电火花和火山爆发等所释放的能量触发下,通过无机胶状物的催化作用,形成了一系列有机小分子物质,其中包括简单的有机酸、糖类和脂肪等。这些简单的有机物互相反应,进而产生较复杂的有机物,如各种氨基酸、核苷酸和卟啉等,它们经过雨水的冲刷作用,最后汇集在原始海洋中,使海水成为富含有机物的溶液(即地球早期的"原汤"),从而为生命的诞生创造了条件。1953年,美国芝加哥大学 S.L.Miller 进行了一个模拟原始地球还原性大气中进行雷鸣闪电能产生有机物(特别是氨基酸)的实验,支持了生命起源中关于"化学进化"的假说。

◆ 拓展知识 1-2-1 米勒模拟实验

(二)由有机小分子物质形成生物大分子物质

原始海洋中的有机小分子物质合成以后,经过长期积累,相互作用,在适宜条件下(如吸附在无机矿质黏土上),核苷酸和氨基酸分别通过聚合作用或缩合作用,形成原始的核酸和蛋白质分子。这种原始的生物大分子再经过若干亿年的进化,最终发展成为具有生物学意义的生物大分子——核酸和蛋白质。

(三) 从生物大分子到多分子体系

生物大分子本身并不能独立表现出生命现象,只有当它们聚合为多分子体系时,才能演化为原始生命体。在地球早期的"原汤"中,许多有机分子彼此聚集,形成许多微小的、由脂质分子或氨基酸形成的球形"原泡"。随着化学进化的进行,进一步形成由许多蛋白质分子或者含有蛋白质核酸、蛋白质糖的大分子,包括由脂质分子在水溶液中形成的所谓的"团聚体"。这些团聚体微滴漂浮在原始海洋中,外面包以原始的界膜,使之与周围环境分隔开来,形成独立的多分子体系。

(四) 从多分子体系演变为原始生命

当独立的多分子体系形成以后,再经过几万年的进化,含有核酸和蛋白质的"团聚体"微滴能从无生命的海洋中摄取化学分子和能量,使自身的体积增大,分裂出与"亲代"微滴相似的"子代"微滴,并利用有利的性状组合,继续增长和分裂。当出现具有原始新陈代谢和遗传特征(自复制)时,就标志着原始生命的诞生。据推测,这样的事件发生于距今约 40 亿年前。

二、细胞的发生

在原始生命形成的基础上,经过漫长的进化,产生了细胞形成的基本条件,形成了原始细胞并进一步进化为原核细胞,实现了生命进化历程中质的飞跃。

(一) 多聚体的形成为细胞的发生奠定了物质基础

氨基酸与核苷酸均能各自形成大的多聚体。多聚体一旦形成便影响其他多聚体的形成,尤其是充当聚合反应模板的多核苷酸能决定新的多核苷酸的排列顺序。蕴藏在多核苷酸链中的遗传信息就编码在多核苷酸分子顺序中。这种信息不仅能够决定所合成蛋白质的氨基酸顺序,而且可通过其在自我复制过程中采用的碱基互补配对方式,使遗传信息得以稳定地代代相传。多核苷酸的自我复制及控制蛋白质合成的功能,无疑是细胞形成的关键,为细胞的发生奠定了坚实的物质基础。

(二) 膜的出现是细胞形成的关键

膜的出现是细胞发生的重要前提。细胞外面包有一层质膜,将细胞内容物与外界分隔开来。质膜是由磷脂和蛋白质所组成的。在电镜下观察,质膜厚约 7 nm,由于磷脂分子以尾对尾的方式排列,所以其横切面明显呈 3 层结构。在试管内只要简单地将磷脂和水混合在一起,就能制造出人工膜,外观极似天然膜。于是有人设想,在生命出现之前的"原汤"里,磷脂分子能自发地装配成这种膜结构,当其包含能自我复制的核酸和蛋白质分子的混合物时,经自然选择,就出现了第一个细胞。一旦核酸和蛋白质被密封在闭合的膜内,它们就能开始进化,并表达细胞的整个特性。所以原始细胞的出现,是生命进化历程中一次质的飞跃。

(三) 原始细胞的诞生

细胞发生包含两个过程:一是原始生命体进化为原始细胞,二是原始细胞进化为原核细胞。目前认为,最古老的细胞化石出现在 34 亿～39.5 亿年前形成的岩石中,据此推测,原始细胞的进化时期约在距今 35 亿年前。

最初的细胞,可能是以原始海洋表面的有机物为营养物质的异养型原始生物。原始细胞具有可以变形的细胞膜,含有遗传信息系统和蛋白质合成系统,由核酸和核糖体整合系统组成。由于早期地球表面的大气层是还原态大气,没有游离氧,因此,这类原始细胞是厌氧的,只能依靠厌氧呼吸获得能量。但是,当原始海洋内的有机物随着异养消耗而减少时,只靠异养就难以维生,因而在新的条件下,随着细胞的进化,终于产生了具有质体的蓝藻类的原核生物,使原始生命从异养型发展为自养型。

第二节 细胞的进化

现在地球上的所有生物,均源于约 35 亿年前产生的原始细胞。这种原始细胞的增殖能力远胜于其竞争者,故在生命进化过程中处于优势地位。原始细胞在不断繁殖和进化中,逐渐形成原核细胞(prokaryotic cell)。在此基础上,经过漫长的岁月(约20亿年),原核细胞逐步进化为真核细胞(eukaryotic cell)。现今地球上所存在的生物种类,似乎也有助于对细胞进化历程的理解。

一、病毒是古老的生命形式

病毒(virus)不是典型的生物体,但在进化上是所有生物体的前体。在地球上,病毒存在的数量巨大,由于它对所有生物体(细菌、动物、植物)的细胞都具有感染性,推测它对整个生命体系的进化可能具有重要影响。病毒的形状和大小的差异很大,其直径大多为20~200 nm,能通过细菌滤器,需在电子显微镜下才能看到。但在目前所发现的病毒中,最大的是痘病毒(poxvirus),长度可达450 nm,已接近一些小的细菌的大小;最小的是细小病毒(parvovirus),直径小于20 nm。病毒为一个核酸分子(DNA或RNA)和蛋白质构成的核酸蛋白质复合体,其核酸被包裹在由衣壳蛋白所组成的衣壳(capsid)内。有的病毒还可进一步被包裹在脂质性的包膜(envelope)内。一般将由DNA所组成的病毒称为DNA病毒,由RNA所组成的病毒称为RNA病毒(图1-2-1)。病毒能进行新陈代谢,也能进行自我复制。但它只含有一种核酸,不含与能量代谢相关的酶,也没有自身的核糖体,故不能独立地将外界环境的营养物质转变为自身所需要的物质,而必须依靠宿主细胞生存。在宿主细胞内,病毒可以基于自身的遗传信息,借助宿主细胞的核酸复制机制和蛋白质合成机制,合成病毒核酸与病毒蛋白,然后装配成子代病毒。

相对于最简单的细胞(如支原体等)、典型的细胞(动物细胞或植物细胞)而言,病毒体积的大小有逐渐增大趋势,其结构的复杂程度也有逐渐增加的趋势,再加上一般都认可生物进化通常遵循从简单到复杂的历程的观点,所以,病毒是细胞的祖先的进化观点似乎是可以接受的。

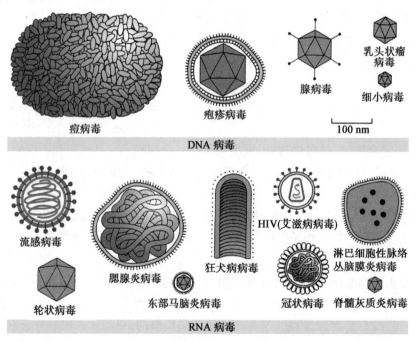

乳头状瘤病毒
腺病毒
细小病毒
疱疹病毒
100 nm
痘病毒
DNA 病毒

流感病毒
腮腺炎病毒
狂犬病病毒
HIV(艾滋病病毒)
淋巴细胞性脉络丛脑膜炎病毒
轮状病毒
东部马脑炎病毒
冠状病毒
脊髓灰质炎病毒
RNA 病毒

图1-2-1 几种病毒形态特征示意图

二、支原体是最小的细胞

支原体(mycoplasma)是目前发现的最小和最简单的细胞,直径仅为0.1~0.25 μm,形态不规则,可有球形、杆状、丝状、分枝状等(图1-2-2)。支原体内含1个环状的双螺旋DNA分子(作为遗传信息的载体),其大小约为580 000 bp(base pair,碱基对),约有480个基因。这些基因的功能,与其细胞的DNA复制、RNA

转录、蛋白质合成、细胞膜及细胞表面的结构、营养物质转运、能量转换,以及细胞的增殖和分裂等基本生命活动有关。这是目前已知的、所含基因组最小的细胞。由此便可推测,其基因组中所含这些基因的这种组合,可能就是维持一个最简单的细胞存活所必需的基本组合。从分子生物学角度来看,要维持一个细胞最低限度的功能,至少需要 100 种酶及其底物,若再加上与这些酶和底物代谢相关的分子,并把它们看作为一个球状颗粒的话,其直径就约为 50 nm,再加上界膜及核糖体等结构,一个最基本的细胞的直径应不小于 100 nm。而现存于地球上的支原体细胞的直径就接近这个极限,故一般认为,支原体是最小、最简单的细胞。

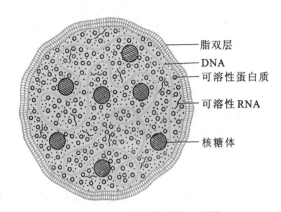

脂双层
DNA
可溶性蛋白质
可溶性 RNA
核糖体

图 1-2-2　支原体结构示意图

目前已发现的支原体有 120 多种,它们以寄生(可以寄生在细胞内繁殖)或共生方式生存。宿主有特异性,可能是动物,也可能是植物。在人类,支原体可寄生于呼吸道和泌尿生殖道的上皮细胞里,由此而引起相应的疾病。采用特殊的培养条件,可对支原体在体外进行培养,医学上已将其应用于支原体感染疾病的实验诊断。

目前,尚未发现比支原体更小、更简单的细胞,但发现与其大小和结构相近的还有衣原体(chlamydia)和立克次体(rickettsia)。衣原体由我国微生物学家汤飞凡等(1956 年)发现,其细胞呈球形或椭圆形(直径 0.2 ~ 0.3 μm),有细胞壁,寄生于活细胞内。衣原体广泛存在于人类及其他一些动物体内,仅少数具有致病性,如沙眼衣原体、鹦鹉热衣原体及肺炎衣原体等。立克次体由英国医生立克次(H. T. Ricketts)于 1909 年发现,其细胞呈球形(直径 0.1 μm)、杆状(长 1 ~ 4 μm)或螺纹状(长 10 μm),有细胞壁,以细胞内寄生的方式生存。立克次体主要寄生于节肢动物,但可传染人体,引起斑疹伤寒或恙虫病等。

三、从原核细胞到真核细胞

20 世纪 60 年代初,著名生物学家 H.Ris 根据结构的差异将细胞分为原核细胞(prokaryotic cell)和真核细胞(eukaryotic cell)。由此,整个生物界便被分为原核生物(prokaryote)和真核生物(eukaryote)。原核生物几乎都为单个的原核细胞,而真核生物则可分为单细胞真核生物和多细胞真核生物。事实上,原核细胞和真核细胞的差别不仅在于有无细胞核,而更重要的是在遗传信息传递、基因表达、信号转导和代谢方式等方面均有显著差异。

(一)原核细胞

原核细胞(图 1-2-3)进化地位比较原始,因没有典型的核结构而得名,其主要代表是细菌。原核细胞体积很小,直径在 0.12 ~ 10 μm,由质膜所包围,其外通常有一层坚固的细胞壁(cell wall)保护。这层细胞壁是由一种称之为胞壁质(murein)的蛋白多糖所组成,这种蛋白多糖在真核细胞壁中是不存在的。除此之外,尚有少数原核细胞的壁含有其他多糖和类脂,有的壁外还分泌一层黏质(slime),如蓝藻外的胶质鞘(gelatinous sheath)。有些原核细胞依靠鞭毛运动,但其结构比真核细胞的简单,有的细菌在壁上还有丝状突起,称菌毛(pilus,或译为"性须"),这些都是细胞表面的附属物。

原核细胞最主要的特点是 DNA 区域没有核膜包围,故称这一区域为拟核(nucleoid)。原核细胞的 DNA 常为一条没有组蛋白(histone)结合的裸露环状 DNA。与真核细胞比较,其基因组很小,仅由 10^6 ~ 10^7 bp(碱基对)组成。在细菌(bacterium)细胞中,除基因组 DNA 外,还有一些小的环形 DNA,即质粒(plasmid)。质粒的长度常为 1 000 ~ 30 000 bp,在细胞质中能进行自我复制。质粒通常含有抗性基因,所编码的蛋白质可使其细胞对抗生素(如氨苄西林或四环素等)不敏感。

原核细胞的另一主要特点是没有线粒体(mitochondrion)、内质网(endoplasmic reticulum,ER)、高尔基复合体(Golgi complex)、溶酶体(lysosome)等膜性结构的细胞器(organelle),也没有非膜性结构的细胞骨架(cytoskeleton)等。但是,原核细胞的细胞质中含有大量的核糖体以及细胞膜的一些特化结构,如间体(mesosome)等。原核细胞中含有 5 000 ~ 50 000 个核糖体,其沉降系数为 70S,由大亚基(50S)和小亚基(30S)组成。间体是质膜内陷折叠形成的,常见于分裂期细菌的隔或横壁旁,推测它可能对 DNA 复制有支点作用。也有人认为,间体含有细胞色素和琥珀酸脱氢酶,它们与能量代谢有关。

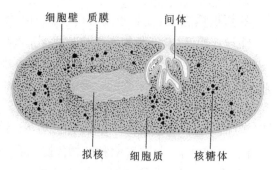

图 1-2-3　原核细胞结构示意图(细菌)

(二) 真核细胞

原核细胞经过漫长的进化历程,发展为真核细胞。真核细胞的出现,是生命进化发展的又一次飞跃。

原始的真核细胞出现于 12 亿 ~ 16 亿年前。现存的真核生物种类繁多,既包括大量的单细胞真核生物,也包括全部多细胞真核生物。真核细胞是遗传信息量大、结构和功能更加复杂的细胞。真核细胞具有许多更为精细功能的结构单位。在亚显微结构水平可将真核细胞分为三大基本结构系统:① 以脂质及蛋白质为基本结构的生物膜系统。真核细胞出现了由双层核膜包围的真正的细胞核,使基因表达得以精确调控;在细胞质中,由膜分隔并构成了结构更精细、功能更专一的各种重要的膜性细胞器,如内质网、高尔基复合体和溶酶体等,这也是真核细胞与原核细胞的主要区别之一(图 1-2-4)。② 以核酸与蛋白质为主要成分的遗传信息载体与表达系统。真核细胞遗传信息的复制、转录和翻译的装置和程序也相应复杂化。真核细胞内遗传信息的储存、传递和表达系统是由 DNA、RNA 和蛋白质组成的复合体。DNA 与组蛋白等结合形成染色质。染色质的结构、DNA 修饰酶和转录因子等共同调控基因的转录。转录和翻译有严格的阶段性与区域性,而原核细胞内转录和翻译可同时进行,这也是两类细胞的另一主要区别之处。③ 由特异蛋白质组装构成的细胞骨架系统。真核细胞的骨架系统是由一些特异的蛋白质组装而成的网络系统,对细胞形态与细胞器的定位起支架作用,对细胞的物质运输、信号转导、分裂、分化和迁移等均有重要作用。原核细胞和真核细胞的主要区别见表 1-2-1。

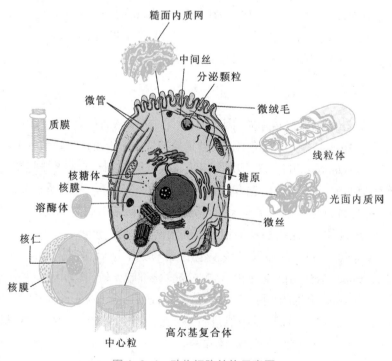

图 1-2-4　动物细胞结构示意图

表 1-2-1 原核细胞和真核细胞的主要区别

特征	原核细胞	真核细胞
细胞大小	较小,1~10 μm	较大,10~100 μm
细胞壁	主要由肽聚糖组成,不含纤维素	主要由纤维素组成,不含肽聚糖
细胞核	无核膜、核仁(拟核)	有核膜、核仁(真核)
遗传物质	单个环形 DNA,裸露	若干个 DNA,与组蛋白结合
核糖体	70S(50S+30S)	80S(60S+40S)
膜性细胞器	简单(间体)	复杂
细胞骨架	无	有
转录与翻译	均在细胞质	转录在细胞核,翻译在细胞质
细胞分裂	二分裂	无丝分裂,有丝分裂,减数分裂

四、从原核生物演化为真核生物

在生物进化史上,仍然保持原核细胞特征的生物,称为原核生物(prokaryote),如细菌、蓝藻(blue-green algae)等。而具有真核细胞特征的生物,则称为真核生物(eukaryote)。

对于原核生物如何演化为真核生物,目前有两种假说,即分化起源说和内共生起源说。

分化起源说认为,原核生物在漫长的进化历程中,通过内在矛盾和自然选择,逐步分化出内膜系统、胞核系统和能量转化系统等,使其成为结构日趋精细、功能更加完善的真核细胞,并由此形成真核生物。

内共生起源说与分化起源说相反,认为真核细胞内的许多细胞器不是进化产物,而是突然地由内共生结果产生的。许多学者相信,线粒体和叶绿体(chloroplast)是分别由现代细胞的祖先体内过共生生活的古蓝藻和好气细菌演化而来的,中心体(central body,centrosome)和鞭毛(flagellum)则源自螺旋菌样的内共生体。线粒体的祖先是原线粒体,它是一种革兰阴性细菌,能利用当时大气中积累的氧气,把糖酵解产生的丙酮酸进一步分解,从而获得比糖酵解高得多的能量。前真核细胞吞噬原线粒体后所形成的内共生关系,显然对双方都有利。

从形态和功能上看,线粒体、叶绿体和原核生物非常相似,两者都具双层膜,都有环状 DNA 和形状较小的核糖体,DNA 的形状和亚微结构与蓝藻、细菌的颇为近似,蛋白质合成体系也和原核细胞的相应系统比较接近。况且自然界中的蓝藻和其他生物共生也不乏实例,可资佐证。虽然内共生起源说具有一定说服力,但至今仍有一些不同看法。

按照以上概念,现今地球上的生物体可被人为地分为原核生物和真核生物两大类。然而,自 20 世纪 70 年代以后则被陆续证明,地球上还存在一类既不同于原核生物、也不同于真核生物的生物体,即古核生物(archaea),或称古细菌(archaebacteria)。古核生物细胞的体积很小,通常在 1 μm 以下,呈球形、片状、杆状或螺旋状等。它们可以单细胞的形式存在,也可以多细胞的聚合体的形式存在。古核生物通常生活在地球的极端环境中。例如,嗜热细菌生活环境的温度可在 105~250℃之间(如深海火山口),极端嗜盐菌生活环境的盐度可高达 25%(如盐湖),极端嗜酸菌生活环境的 pH 可在 1.0 以下(如火山地区的酸性热水),极端嗜碱菌生活环境的 pH 可在 11.5 以上(如碱湖)。古核生物具有原核生物的某些特征,如无典型的细胞核,染色质 DNA 为环形,无核膜和内膜系统。同时,它们也具有真核生物的某些特征,如染色体 DNA 中含有内含子并结合有组蛋白,蛋白质的合成以甲硫氨酸起始,对抗生素的敏感性类似于真核细胞。在传统概念中,古核生物被包含在原核生物中。20 世纪 70 年代,有人根据古核生物在进化上的特征,将其从原核生物中单列出来,在进化树上作为单独的一枝。同时,也将其他的原核生物单独作为一枝,并称其为细菌

(bacteria),或称真细菌(eubacteria)。对古核生物的认识,推进了对生命起源和生物进化的认识,也为生物医学问题的研究提供了新的思路。例如,当今生命科学研究中常用的具有耐高温特性的 DNA 聚合酶就是从嗜热细菌中分离的。

◆ **拓展知识 1-2-2**　Taq DNA 聚合酶的来源

◆ **拓展知识 1-2-3**　地球上生物分类"三界系统"的提出

◆ **拓展知识 1-2-4**　抗菌素对原核生物的特异性作用

◆ **拓展知识 1-2-5**　嗜热古细菌的医学应用

（焦海燕）

思考题

1. 如何理解细胞的进化过程?

2. 如何从生物进化的角度理解原核细胞与真核细胞的差别?

数字课程学习

📖 学习目标　　⬇ 教学 PPT　　✍ 自测题

第三章	细胞的基本特征

细胞是在生命长期进化的历程中，经过各种物质的有序组装而出现的，它是生物体的基本结构和功能单位。了解细胞的基本特征，将有助于对生物体生命现象的认识。

现今地球上的生物体，可大致分为单细胞生物和多细胞生物两大类。单细胞生物（如变形虫，amoeba）既是一个细胞，也是一个完整的生物体，它具备生命的基本属性，如应激性、生长、繁殖、遗传和变异等。而多细胞生物则由许多细胞共同组成，其体内的细胞在结构和功能上有多种多样的分化（differentiation）。例如，有的细胞分化为生殖细胞（germ cell），有的细胞分化为抚育细胞（nurse cell），而抚育细胞又进一步分化为具有特定功能的特化细胞。例如，神经细胞（nerve cell）具有传导的功能，肌细胞（muscle cell）具有运动功能等。各种细胞分工合作，相互协调，以实现多细胞生物完整的生命过程。所以，单细胞生物的细胞是全能性（totipotency）的，而多细胞生物的细胞则是专能性的。但无论是全能性的，还是专能性的，生物体的任何生命活动都是特定的化学物质相互反应的结果，而这种反应则都是在细胞中进行的。也可以说，生物体的生命活动都是通过细胞实现的。

第一节　细胞的分子基础

地球上的生物体多种多样，细胞的类型也千差万别。从化学角度来看，所有细胞都是由一定的化学物质组成的。这些化学物质通过精密的组装而构成细胞，而细胞所产生的各种复杂的生命现象，又都是特定化学分子有序反应的结果。

一、细胞的小分子物质

在活细胞中，99% 以上的干重物质是由碳（C）、氢（H）、氧（O）、氮（N）、硫（S）和磷（P）6 种元素构成的。水是细胞内重要的无机小分子，约占细胞质量的 70%，细胞内的各种反应都是在水环境中进行的。

地球上的生命起源于海洋，现今的生命也离不开水的环境。所以，水是生命的摇篮。除水以外，细胞的绝大多数分子都是含碳化合物。由于碳原子体积小，且其外壳有 4 个电子，能与其他原子形成 4 个强共价键，因而能形成大分子。大分子还能与其他碳原子连接形成链或环，从而产生更大并且更为复杂的分子。组成细胞的有机小分子是含碳化合物，其相对分子质量为 100 ~ 10 000。这些小分子可以游离在细胞质内，也可以参与大分子物质的合成。在细胞中，所有生物大分子都由简单的小分子合成。反过来，复杂的大分子物质也可分解为简单的小分子物质。一般认为，细胞内的这种合成反应和分解反应都符合化学反应的基本原理。在一个特定的细胞内，这些反应是否发生，以及其发生的速率，都需要特定酶的参与。在人体的个体发育过程中，处于不同时间节点和空间位置上的细胞都有其各自特定的酶学特征，这便是人体细胞组成的复杂性和机体功能协调的精密性的生物学基础之一。

(一) 单糖

单糖为最简单类型的糖,其通式为$(CH_2O)_n$,其中 n 为 3~7 的正整数。例如,葡萄糖的分子式为 $C_6H_{12}O_6$。所有的糖含有羟基和醛基或酮基。一个糖的羟基可与另一个糖的醛基或酮基结合,脱水形成双糖。更多的单糖以相同的方式形成有几千个单糖单位(残基)的、非常大的多糖。

葡萄糖是许多细胞的主要营养物质。通过一系列氧化反应,葡萄糖可被分解为 CO_2 和 H_2O,并产生能量($C_6H_{12}O_6 + 6O_2 \rightarrow 6CO_2 + 6H_2O +$ 能量)。葡萄糖分解过程中所产生的能量主要以 ATP 和 NADH 两种分子形式被利用和储存。

由葡萄糖组成结构重复的简单多糖,在动物细胞内主要是糖原,在植物细胞内主要是淀粉,它们用于储存能量,以备需要。

(二) 脂肪酸

脂肪酸(fatty acid)是由碳、氢、氧三种元素组成的一类化合物,它们是脂肪、磷脂和糖脂的组成成分。根据碳链长度的不同,脂肪酸可分为短链脂肪酸(其碳链上的碳原子数小于6)、中链脂肪酸(碳链上碳原子数为 6~12 的脂肪酸)和长链脂肪酸(碳链上碳原子数大于12)。一般食物所含的脂肪酸大多是长链脂肪酸。根据碳氢链饱和与不饱和的情况,脂肪酸可分为饱和脂肪酸(碳氢链上没有不饱和键)、单不饱和脂肪酸(碳氢链中有一个不饱和键)和多不饱和脂肪酸(碳氢链有两个或两个以上的不饱和键)。细胞内有许多不同的脂肪酸,因其碳氢链的长度及所含的不饱和键的数目和位置等因素的不同而具有不同的化学特性。

在细胞内,脂肪酸可与甘油形成三酰甘油(也称为甘油三酯)。三酰甘油分子由 3 条脂肪酸链与一个甘油分子组成。需要时,脂肪酸链可以从三酰甘油中释放出来,分解成二碳单元的小分子。这种小分子,可以乙酰基团的形式与辅酶 A 结合而形成乙酰辅酶 A,进而参与相关的代谢反应(如能量代谢等)。脂肪酸产生能量的效率很高,根据质量比计算,它产生 ATP 的量是葡萄糖的 2 倍。

脂肪酸最重要的功能是参与细胞各种膜性结构的组成。膜的基本成分是磷脂。磷脂的结构类似于三酰甘油,所不同的是其分子中只含有 2 个脂肪酸分子,而另一个脂肪酸链被磷酸基团所取代,这个磷酸基团再与另一个亲水性的化合物(如乙醇胺、胆碱或丝氨酸)相结合。磷脂是一种兼性分子,它的两条脂肪酸链(尾部)具有疏水性,它的磷酸相连基团(头部)具有亲水极性。磷脂分子的这种兼性特性是生物膜形成的化学基础。

(三) 氨基酸

氨基酸(amino acid)是指同时含有碱性氨基和酸性羧基的有机化合物。在自然界中,氨基酸的种类有 300 多种。在生物界中,构成天然蛋白质的氨基酸主要有 20 种。参与蛋白质组成的氨基酸都有一个结构特点,即其氨基直接连接在 α 碳原子上,这种氨基酸被称为 α 氨基酸(图 1-3-1)。

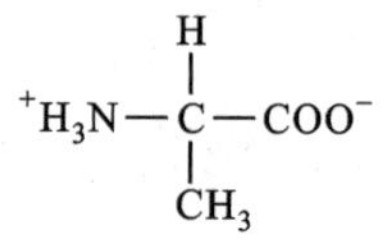

氨基酸是构成蛋白质的基本单位。一个氨基酸通过其羧基与另一个氨基酸的氨基形成肽键(peptide bond)而首尾相连。蛋白质是由许多氨基酸通过肽键相连构成的线性多聚体(图 1-3-2)。

图 1-3-1　丙氨酸在 pH7.0 溶液中的化学特性

在细菌、植物和动物的蛋白质中,所发现的氨基酸有 20 种(都是 α 氨基酸)。在细胞中,这些氨基酸以不同数量、不同的种类和不同的排列方式组成各式各样的蛋白质。

(四) 核苷酸

核苷酸(nucleotide)由磷酸、2 种戊糖和 5 种杂环化合物组成。戊糖有核糖(ribose)和脱氧核糖(deoxyribose)。杂环化合物有嘧啶(pyrimidine)及嘌呤(purine)两类。嘧啶为单环化合物,包括胞嘧啶(cytosine,C)、胸腺嘧啶(thymine,T)和尿嘧啶(uracil,U);嘌呤为双环化合物,有腺嘌呤(adenine,A)和鸟嘌呤(guanine,G)(图 1-3-3)。

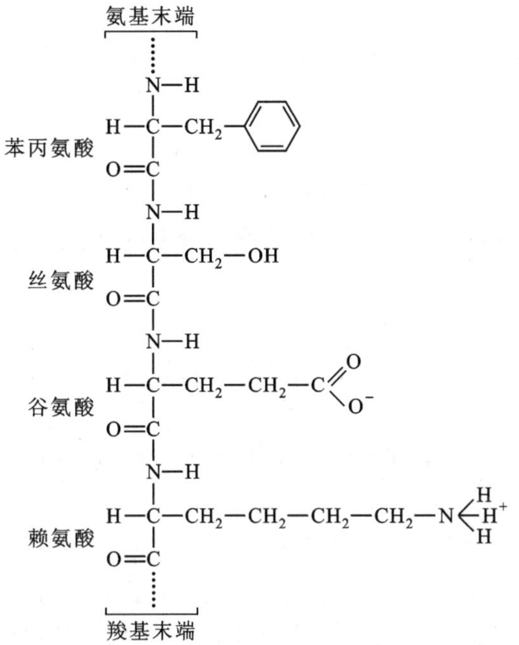

图 1-3-2　蛋白质分子中氨基酸的连接 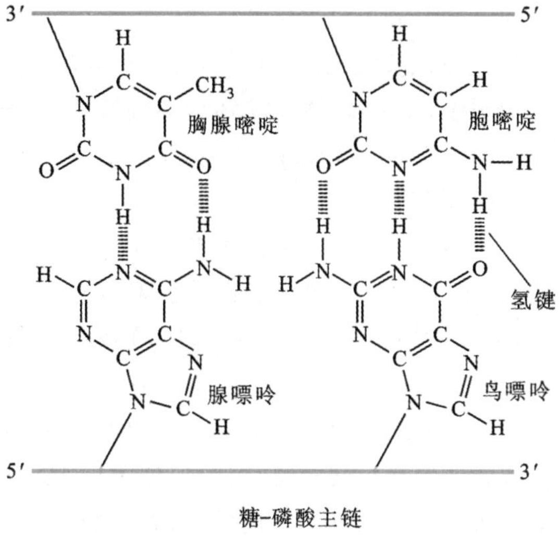　　　　　图 1-3-3　脱氧核糖核酸的 4 种碱基及其配对关系

核苷酸是构成核酸(nucleic acid)的基本单位,核酸具有储存遗传信息的功能。在核酸分子中,一个核苷酸通过其残基上的 3′ 羟基和另一个核苷酸糖残基上的 5′ 磷酸基之间所形成的磷酸二酯键而共价连接。核酸有两类:由核糖核酸所构成的核酸称为核糖核酸(ribonucleic acid,RNA),含有碱基 A、U、G 和 C。由脱氧核糖核酸所构成的核酸称为脱氧核糖核酸(deoxyribonucleic acid,DNA),含有碱基 A、T、G 和 C。DNA 和 RNA 多聚体中的碱基顺序代表细胞的遗传信息。不同核酸分子的碱基通过非共价作用相互识别,即碱基配对(G 与 C、A 与 T 或 U)(图 1-3-4),它是构成遗传和进化的基础。

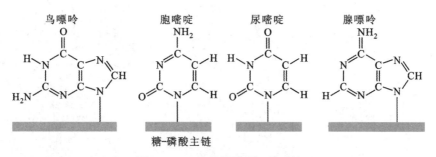

图 1-3-4　核糖核酸的 4 种碱基

在细胞中,核苷酸也可充当化学能的载体,尤其是腺苷三磷酸(ATP)可参与细胞内各种反应之间的能量传递。它的两个活性的、易水解的末端磷酸基团在能量物质氧化过程中可形成共价键,一个或两个“高能”磷酸基团水解释放的能量能驱动相关生物反应。有的核苷酸衍生物也可作为传递特定化学基团的载体,如将氧原子或糖残基从一个分子传递至另一个分子。环腺苷酸(cAMP)是含腺嘌呤的磷酸衍生物,可以作为细胞内通用的信号分子,参与许多不同细胞生化反应的发生。

二、细胞的大分子物质

细胞的蛋白质、核酸和多糖等大分子物质都是由小分子物质聚合而形成的。它们具有独特而复杂的结构,并具有执行细胞内所有生命活动的功能。这些大分子物质负责装配细胞的组分,催化细胞内的化学变化,产生运动、反应以及遗传变异等一系列基本的功能。

除水分子外,细胞的主要成分都是大分子物质。它们的相对分子质量为 10 000～1 000 000,大小界于细胞的有机小分子和核糖体之间。

细胞的大分子物质是由相对分子质量较小的亚基装配而成的,常常仅由一类亚基形成各种链状结构,如氨基酸与氨基酸相连形成蛋白质,核苷酸与核苷酸相连形成核酸等。各种亚基在其大分子物质中具有特定的顺序,这种特定的顺序便可决定其大分子物质所具有的特定功能。所以,大分子物质的生物合成需要有一种机制来准确地确定多聚体上每一亚基的位置。

(一) 蛋白质

蛋白质(protein)是由氨基酸所组成的大分子物质。在细胞中,蛋白质的含量很高,可达细胞干重的一半以上。蛋白质可以决定细胞的形状、结构和功能。

1. 蛋白质的结构　蛋白质的分子结构以氨基酸残基连接而成的线性顺序为基础,通常把蛋白质结构分为四级。

(1) 蛋白质的一级结构　一级结构(primary structure)是以肽键为主键或有少量二硫键为副键的多肽链。多肽链的氨基酸序列与 DNA(或 RNA)的核苷酸序列存在线性对应关系,是遗传信息表达的产物。一级结构决定蛋白质的三维构象,从而影响蛋白质在细胞中的作用。有的一级结构对蛋白质的功能影响明显,最典型的例证便是血红蛋白;但有的一级结构对蛋白质功能并不产生影响,如酵母和人的细胞色素 c 都是呼吸链中具有活性的蛋白质,但两者的一级结构差别很大,说明这种差别未能影响到分子进行呼吸活动的关键区域。

(2) 蛋白质的二级结构　在一级结构的基础上,氨基酸残基之间借氢键在对应点连接,使蛋白质结构发生折曲,形成蛋白质的二级结构(secondary structure)。二级结构可分为 3 种类型(图 1-3-5)。

α 螺旋结构(α-helix structure)是肽链以右手螺旋盘绕而成的空心筒状构象(图 1-3-5)。螺旋的维持依赖于螺旋内酰胺的氢原子与相邻羧基的氧原子之间所形成的氢键。在自然界,有的蛋白质以 α 螺旋为主,而有的则只是有部分链段为 α 螺旋。

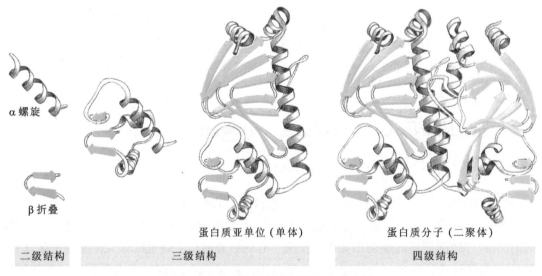

图 1-3-5　蛋白质分子空间结构示意图

β 折叠片层(β-pleated sheet)是一条肽链回折而成的平行排列构象。链内由氢键维持形状。有的蛋白质以 β 折叠为主要构象,但有的蛋白质则仅有部分区域为 β 折叠。

三股螺旋(triple helix)是胶原蛋白特有的构象。胶原蛋白分子是由称为原胶原的 3 条多肽链共同铰接而成,螺旋的维持也依靠氢键。绷紧的三股螺旋的强度很大,如直径 1～5 mm 的胶原纤维,可荷重 9 kg。

（3）蛋白质的三级结构　在二级结构的基础上再行折叠，即为三级结构（tertiary structure）。蛋白质有的区域为 α 螺旋或 β 折叠，其他区域则为随机卷曲（图1-3-5）。参与维系三级结构的有氢键、酯键、离子键和疏水键等。三级结构中的疏水基团常位于肽链弯折处的内面，而亲水的侧链仍外露接触水环境，这与胶粒和脂双层非常相似。此类结构可在水溶液中形成局部的疏水环境，对发挥蛋白质功能起重要作用。一、二、三级结构都是单条多肽链空间结构的变化。只有一条多肽链的蛋白质须在三维结构水平上才表现出生物活性，但由两条或多条肽链构成的蛋白质，必须构成四级结构，才能表现出生物学活性。

（4）蛋白质的四级结构　有些蛋白质可由两条或多条呈独立三级结构的肽链（每一肽链称为亚基或亚单位）借助化学键的作用形成更为复杂的空间结构，这种由多个亚基所组成的蛋白质的结构就叫做蛋白质的四级结构（quaternary structure）（图1-3-5）。例如，血红蛋白分子具有四条多肽链，当用尿素对其进行分解时，它可变为两个"半分子"，即 α 链和 β 链各有两条，除掉尿素后，又可自我组装成为有功能的完整分子。蛋白质四级结构的形成，可保证其蛋白质分子中活性基团（活性中心）生物学效应的发挥。若将其四级结构破坏，其分离的亚基则将失去它本来的生物学活性。

2. 蛋白质的功能　蛋白质是构成细胞结构的主要物质，具有多种生物学功能，各种生物所表现出的生命现象往往都是通过蛋白质实现的。在细胞中，仅由氨基酸组成的蛋白质称为单纯蛋白，如白蛋白、组蛋白等。但细胞中更多的蛋白质则是以与其他化学成分相结合的复合体的形式存在，这种复合体称为结合蛋白。如与糖类结合形成糖蛋白，与核酸结合形成核蛋白，与脂类结合形成脂蛋白等。

蛋白质在细胞中的功能是多方面的，可以归纳为以下几方面：① 作为细胞的结构成分，如胶原蛋白，是结缔组织和皮肤的主要蛋白质；膜蛋白是组成质膜和膜相结构细胞器的重要成分；② 运输和传导，如血红蛋白，可运输 O_2 和 CO_2；机体内的许多激素是蛋白质，与膜上受体蛋白一起参与化学信号的传递，维持机体的正常生理功能；③ 收缩运动，如肌动蛋白和肌球蛋白，在肌细胞中，它们通过肽链之间连续的分离和形成交联进行伸长和收缩，表现为肌肉松弛或紧张；④ 免疫保护，如免疫球蛋白，是一类特异抗体，能识别外源物质，并与之结合而使其失活，以保护细胞及机体免受损伤，抵抗病原体的侵袭。此外，蛋白质在细胞中的另一重要功能是作为生物催化剂的酶（enzyme），它能在生物体内十分温和的条件下高效地起催化作用，以调节细胞内的各种代谢活动，这是无机催化剂不可能做到的。

（二）核酸

核酸是由核苷酸组成的大分子物质。核酸是遗传物质，能将上一代的性状传递给下一代。任何物种的性状都是以遗传编码的方式储存在核酸分子内，因核酸能在分子水平自我复制，故又称其为信息分子（informational molecule）。核酸有两类，即脱氧核糖核酸（DNA）和核糖核酸（RNA）。DNA 是储存遗传信息的分子，具有构成新的有机体的"总蓝图"，RNA 可"读出"DNA 的遗传信息，参与蛋白质的生物合成。

1. 核酸的结构

（1）DNA 的结构　DNA 由两条平行而方向相反的互补核苷酸链构成，一条链的方向是 $3' \rightarrow 5'$，另一条链则是 $5' \rightarrow 3'$，两条链围绕同一中心轴以右手螺旋方式盘绕成双螺旋（double helix），这就是 J.Watson 和 H.C.Crick（1953 年）所提出的 DNA 分子结构的双螺旋模型（double helix model）。其主要特点是 DNA 分子的全部碱基均处于双螺旋的内侧，由氢键连接在一起，碱基之间按碱基互补配对原则，A 与 T 配对（为两个氢键连接，A=T），G 与 C 配对（由 3 个氢键连接，G ≡ C）（图1-3-6），螺旋直径为 2.0 nm，两个相邻碱基对之间的距离为 0.34 nm，每一圈螺旋有 10 个碱基对，故螺距为 3.4 nm。在 DNA 双链中，嘌呤总数总是与嘧啶总数相等，即 G ≡ C，A=T，G+A=C+T。近年也发现，有左手螺旋构象的 DNA 分子存在，称为 Z-DNA。Z-DNA 的生物学意义尚不清楚，但有人认为可能是 DNA 某种功能活动的表现。在生物体内的某些特殊情况下，DNA 也可形成三链（三螺旋）或四链（四螺旋）结构。

◆ 拓展知识1-3-1　三链 DNA

◆ 拓展知识1-3-2　四链 DNA

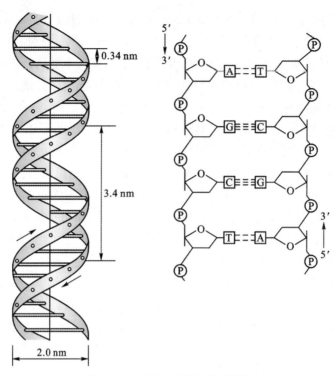

图 1-3-6　DNA 分子结构示意图

（2）RNA 的结构　RNA 与 DNA 一样，也是由线性的核苷酸序列组成，但有两点不同，一是 RNA 的"糖–磷酸"主链包含核糖，而不是脱氧核糖；二是胸腺嘧啶（T）被尿嘧啶（U）所代替（图 1-3-7）。RNA 既保持转录其 DNA 序列的所有信息，也保持 DNA 碱基配对的特性。一般来说，核糖核酸分子都是单链的多核苷酸长链，但在有的核糖核酸分子中，也可以出现局部区域回折配对而形成的空间构型（图 1-3-7）。

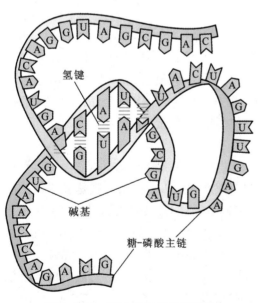

图 1-3-7　RNA 分子结构示意图

在细胞中，RNA 分子主要有 3 类，即信使核糖核酸（messenger RNA，mRNA）、转运核糖核酸（transfer RNA，tRNA）和核糖体核糖核酸（ribosomal RNA，rRNA）。

mRNA 由一条多核苷酸单链构成，占细胞内 RNA 总量的 5%～10%。mRNA 分子长短不一，沉降系数小于 3S[※]。真核生物的 mRNA 前体是核内不均一 RNA（heterogeneous nuclear RNA，hnRNA），它在细胞核内合成，经过剪接、加工成为成熟的 mRNA，并迁移到细胞质内，进而参与蛋白质的合成。

tRNA 是细胞内相对分子质量较小的一类核酸，有 70～80 个核苷酸，占细胞内 RNA 总量的 5%～10%。tRNA 都含有 10%～20% 的稀有碱基，包括双氢尿嘧啶（DHU）、假尿苷（pseudouridine，ΨU）和甲基化的嘌呤（mGmA）等。在 tRNA 分子中，有一些配对区域的存在，由此而形成"发夹样"的局部双链，使其整个分子呈"三叶草"形（cloverleaf pattern）（图 1-3-8）。

※　S 为沉降系数（sedimentation coefficient）的缩写。其值的大小，表示存在于溶液介质中的物质颗粒在离心场中沉降速度的快慢，即 S 值越大，沉降速度就越快，反之则越慢。S 值的大小与物质颗粒的质量和形态等因素有关。

rRNA 是细胞内相对分子质量较大、含量最多的 RNA，占细胞内 RNA 总量的 80% 以上。在真核细胞中有 4 种 rRNA，沉降系数分别为 5S、5.8S、18S和 28S。在 rRNA 中，较为简单的是原核生物的 5S rRNA，它含有 120 个核苷酸，无稀有碱基。根据碱基序列，有 4 个形成局部双链的区域。

2. 核酸的功能　DNA 主要是执行遗传和繁殖的功能。生物体的遗传物质是 DNA，子代 DNA 保留了亲代 DNA 所有的遗传信息。这些遗传信息通过转录、翻译的过程来表达，决定着细胞的代谢类型和生物特性。所以，DNA 的重要功能是携带和传递遗传信息。

mRNA 的功能是把核内 DNA 的遗传信息（碱基顺序），按照碱基互补原则，抄录并传送至细胞质的核糖体，用以决定蛋白质合成的氨基酸排列顺序。tRNA 的主要功能是辨认 mRNA，并将氨基酸结合于核糖体上，供蛋白质的合成。rRNA 可与核糖体蛋白(ribosomal protein)结合以形成核糖体，进而参与细胞内蛋白质的生物合成。

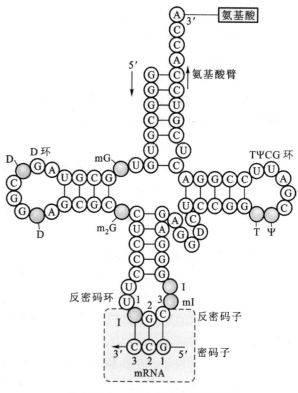

图 1-3-8　tRNA 分子结构示意图

近年来，在动物细胞、植物细胞，乃至病毒及单细胞生物（如绿藻）中还发现了一些相对分子质量很小的 RNA，并将它们统称为小 RNA（small RNA）。目前已知的小 RNA 主要有 3 类：① 微小 RNA（microRNA，也称 miRNA），为约 20 个单核苷酸所组成的单链 RNA 分子，无编码功能，但参与细胞中 mRNA 翻译的调节。② 小分子干扰 RNA（small interfering RNA，siRNA），为 25～30 个核苷酸组成的双链 RNA 分子，它能以具有同源互补序列的特定 mRNA 为靶分子，并通过一个较为复杂的反应过程使其降解，这就是目前一般所说的 RNA 干扰。最近有研究发现，siRNA 在某些条件下，也可以直接作用于基因的启动子区域，以激活其转录功能。③ piRNA（piwi-interacting RNA），由 24～31 个单核苷酸组成的单链 RNA 分子，主要存在于精细胞中。piRNA 的种类很多，估计有 5 万种以上。其功能被推测与精细胞发育中基因转录、RNA 的稳定性、mRNA 的翻译调控等有关。除小 RNA 外，在细胞中也发现了大量的长非编码 RNA（long non-coding RNA，lncRNA）的存在。这类 RNA 的长度一般为 200～100 000 个单核苷酸，可参与染色质的修饰、基因表达的转录以及转录后水平的调控。

第二节　细胞的结构特征

细胞是由原生质(protoplasm)构成的，原生质中各种不同的化学组分聚合成 3 类不同的形态。

第一类形态是颗粒状，如线粒体的基粒、核糖体等都是颗粒状的结构。前者由蛋白质构成，对氧化磷酸化起重要作用。后者由 RNA 和蛋白质组成，是进行蛋白质合成的场所。

第二类形态是线状，如细胞中的微丝、微管，由蛋白质组成，对原生质运动或保持细胞的形状起重要作用。另外一些线状结构，如 mRNA、核仁中的 rRNA 和染色质等则由核酸组成，其中蕴藏着遗传密码，在进行遗传密码的复制和转录等过程中，它们都要进行有规律的复杂运动，因此，它们是一种高度动态的结构。

第三类形态是膜状，生物膜是细胞很重要的结构。在真核细胞中，膜的结构已分化出不同的类型，如有孔的和无孔的，核膜有孔，而多数的膜结构无孔。膜具有保持与外界环境隔离、区域化、细胞内外物质和能量交换及信息传递等重要功能。

以上3类基本形态单独或互相结合形成细胞的显微、亚显微甚至分子结构。在生命发展过程中,许多细胞结构都发生有规律的分解、重组或重建,导致细胞形态、大小和功能发生变化。

一、细胞的大小

最初,人们在肉眼观察所及的范围内建立了早期的生物形态研究,但人的视力只能看到 0.1 mm 以上的物质。光学显微镜(简称光镜)出现以后,对生物形态结构的研究出现了一个飞跃,推动了生命科学和医学科学的发展。但光镜受分辨率的限制,一般只能观察到大于 0.1 μm 的物质。20 世纪 30 年代电子显微镜(简称电镜)的出现突破了这一界限,使对生物微细结构的研究推进到亚微水平,以后又陆续出现超高压电子显微镜(ultrahigh voltage electron microscope)、扫描隧道显微镜(scanning tunnel microscope,STM)及原子力显微镜(atomic force microscope,AFM)等,使人类对生命的认识从细胞及亚细胞水平,深入到分子甚至原子水平。

不同种类的细胞大小的变异范围很大。原核细胞的直径多为 1~10 μm,动物细胞多为 10~30 μm,植物细胞多为 10~100 μm。然而,也有许多例外,例如支原体的直径仅有 0.1 μm(即 100 nm,被认为是现今地球上最小的细胞),鸡卵(指"卵黄")直径为 3 cm,发育完善的鸵鸟卵细胞的直径则可达 12 cm(图1-3-9)。还需注意的是,在同一个体内,不同细胞类型的大小差异也可能很大。例如,人体中红细胞的直径为 6~9 μm,巨噬细胞为 20~40 μm,卵细胞则为 100 μm(即 0.1 mm,肉眼可见)。

细胞的大小和细胞的功能是相适应的。神经细胞的胞体并不大,直径约为 0.1 mm,但从其胞体伸出的神经纤维却可长达若干厘米以上,这是和神经的传导功能一致的。

细胞的大小和生物体的大小没有相关性。参天大树和新生树苗,在细胞大小上并无明显差别。鲸(whale)是世界上最大的动物,但鲸的细胞并不特别大。生物体的体积增大,并非由于细胞体积的加大,而是因为细胞数目的增多。

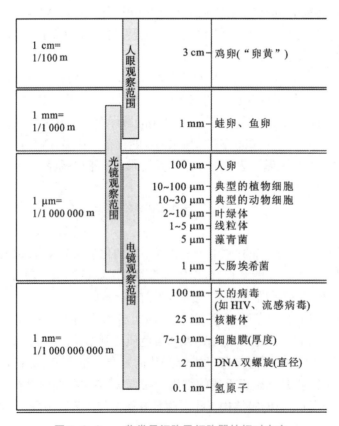

图 1-3-9　一些常见细胞及细胞器的相对大小

细胞生长时,细胞体积的增加大于细胞面积的增加。所以,在细胞生长的过程中,细胞表面积与细胞体积之比相对地减小。细胞要通过它的表面与其周围环境进行物质交换,故足够的细胞表面是维持细胞代谢的重要条件。所以,细胞生长到一定的大小时,就不能再生长了。此时的细胞,可分裂成为两个子细胞,继而再次进入生长状态。当然,也可不再分裂,而处于成熟状态,发挥其特有的功能,直至衰老死亡。

二、细胞的数目

地球上的生物可以根据构成细胞的数目而分为单细胞生物和多细胞生物。单细胞生物由单个细胞组成,能够独立完成新陈代谢及繁殖等活动,但它们通常以聚集或寄生的方式而存活。从细胞分类的角度来看,有些单细胞生物的细胞属于原核细胞(如支原体、衣原体、大肠杆菌、结核分枝杆菌、金黄色葡萄球菌等),有些则属于真核细胞(如酵母菌、草履虫、变形虫及疟原虫等)。多细胞生物由多个细胞所组成,其体内的这些细胞通常会有分化,它们在形态结构和生理功能上表现出特定的差异,并分别执行不同的功能,以共同维持其生物体的生物学行为。所有多细胞生物的细胞都为真核细胞,它们大多肉眼可见。

在不同的多细胞生物体内,或在同一生物体的不同发育阶段中,其细胞的数目差异很大。一般地讲,其个体越大,细胞的数目就越大。例如,一个新生婴儿的细胞数为 2×10^{12} 个,而成年人则有 2×10^{14} 个细胞。

在生物体发育的过程中,细胞数目的增加是通过细胞的分裂增殖实现的。然而,在同一个体内,不同类型细胞的增殖能力通常是不同的,有的细胞很早就丧失了增殖能力(如人的神经细胞在婴儿出生后通常就不再增多,而只随婴儿的生长而延伸、长大),有的则始终保持一定的增殖能力(如造血干细胞、肝和肾细胞)。当然,体内的细胞也有衰老死亡的特性,如红细胞的寿命大约只有 120 天。正是这种增殖和衰老机制的同时存在,其个体结构和功能的动态平衡才能得以维持。

三、细胞的形态

细胞的形态千姿百态,多种多样(图 1-3-10)。细胞通常有其固定的形态,如人类红细胞为圆盘形,上皮细胞呈扁平形或柱形,肌肉细胞呈纺锤形,神经细胞呈星芒形,卵细胞呈球形等。但也有无定形的细胞,如白细胞等。

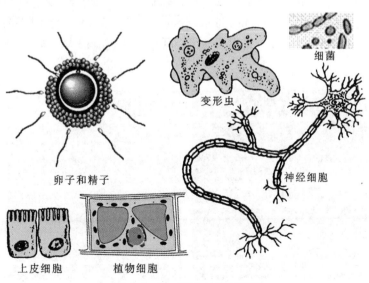

图 1-3-10 细胞的不同形态

当细胞游离于液体中时,由于受表面张力的影响常变为球形。例如,血细胞在循环的血液中呈球形,但处于血管外环境时,则伸出伪足,因而使形态变得不规则。

　　总的说来,细胞的形态总是与其功能相适应的,但也部分受表面张力、原生质的黏滞性、相邻细胞的压力和细胞膜的坚韧度等的影响,微丝、微管等对细胞的形态也有一定的影响。

　　值得注意的是,当细胞在体外培养时,其细胞形态通常都会发生很大的改变。如平滑肌细胞在体内呈梭形,而在体外培养条件下也可呈多角形;肝细胞在体内呈立方形,而在体外呈上皮形。

四、细胞的结构

　　在普通光学显微镜或相差显微镜下,即便不经过染色或其他特殊处理,也可以观察到细胞的存在。而且,还能观察到细胞的一些内部结构。例如,可以观察到细胞及其外部轮廓。这个轮廓的界线实际上就暗示了细胞膜的存在(因为并非直接观察到);在细胞的内部,可以观察到细胞核;在细胞膜与细胞核之间的部分,就称为细胞质(cytoplasm)。当然,在细胞质中还可以观察到一些结构的存在,如线粒体、高尔基复合体及中心体等,但需要经过特殊的染色处理才能比较清楚地将它们显示出来(图 1-3-11A)。

　　在电镜下,由于分辨率和放大倍数很高,可以观察到细胞的结构是非常复杂的。因为电镜不仅可以直接观察到细胞膜和细胞核及其精细结构,而且可以在细胞质中直接观察到各种细胞器的存在及其精细结构,如除上面提及的线粒体、高尔基复合体和中心体以外,还有内质网、溶酶体、微体、核糖体、微管、微丝及中间纤维等(图 1-3-11B)。

　　在多细胞生物体的组成中,除细胞以外,还有细胞间质。细胞间质参与各种组织、器官和系统的形成,进而形成一个完整的有机体。同时,细胞间质也是细胞与细胞之间相互联系的结构基础。

　　在光镜下,细胞的结构可以分为三部分,即细胞膜、细胞质和细胞核。在电镜下,根据细胞各部分结构的性质、彼此间的相互关系,及各种结构的特征等,可将细胞的结构分为膜相结构(membranous structure)和非膜相结构(non-membranous structure)两大类(表 1-3-1)。

　　细胞内各种膜相结构的膜都具有相似的基本结构。经过高锰酸钾处理和环氧树脂包埋的标本,在电镜下被高度放大,可以清晰地看到膜都是由三层结构所组成,即两层致密的深色带中间夹一层疏松的浅色带。每层致密层的厚度平均为 2 nm,中间浅色带的厚度平均为 3 ~ 5 nm,三层结构的总厚度约为 7.5 nm。目前一般将这三层结构作为一个单位,称为单位膜(unit membrane)(图 1-3-12)。细胞内不同膜相结构的膜并不是完全相同的,其组成和厚度可能有一定差异。细胞内的有些膜相结构,在结构上存在着一定的潜在联系,这些结构可统称为内膜系统(endomembrane system)(图 1-3-13)。与细胞膜比较,内膜系统的三层结构区分并不明显,厚度较薄,约为 7 nm,其中所含蛋白质的性质也有很大不同。

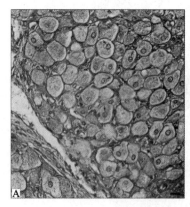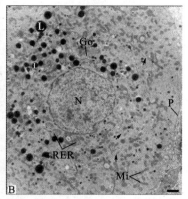

图 1-3-11　细胞的结构

A. 卵巢黄体切片的光镜照片,显示许多细胞(呈圆形或椭圆形)的存在,箭头所指的为细胞核,
标尺的长度为 30.25 μm;B. 一个黄体细胞的电镜照片。显示细胞核(N)、细胞质(P)、线粒体(Mi)、
脂质颗粒(L)、高尔基复合体(Go)、粗面内质网(RER)及滑面内质网(箭头),标尺的长度为 1.25 μm

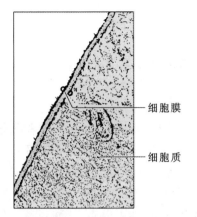

图 1-3-12 电镜下人类红细胞膜(示单位膜)

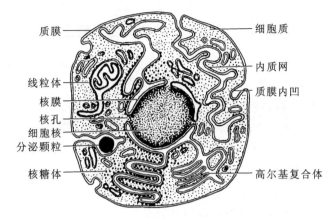

图 1-3-13 电镜下细胞膜相结构相互联系示意图

表 1-3-1 光镜及电镜下动物细胞结构分类

光镜下		电镜下	
细胞膜	质膜	膜相结构	线粒体
			高尔基复合体
细胞质	线粒体		内质网
	高尔基复合体		溶酶体
	中心体		微体(过氧化物酶体)
	细胞基质		核膜
细胞核	核膜	非膜相结构	核糖体
	核仁		中心体
	染色质(染色体)		微管、微丝、中间纤维
	核基质		细胞基质
			核仁
			染色质(染色体)
			核基质

细胞内膜相结构的重要意义,在于它们能将细胞内的结构和功能区域化。因为细胞进行正常的代谢活动时,需要细胞内各种酶发挥作用,如果细胞内各种不同的酶分子彼此混杂在一起,则必然影响其正常功能作用的发挥,细胞正常代谢活动必将受阻,严重时还可能导致细胞死亡。细胞各种膜相结构的细胞器,实际上就是由膜将与某一功能有关的酶系统集中于一定的区域内,使其不会与其他酶系发生干扰,从而更有效地发挥其功能,这就是细胞内膜相结构的区域化作用(compartmentalization)。

第三节 细胞的生命特征

细胞不仅是生物体形态和结构的基本单位,也是其生命活动的基本单位。没有细胞就没有生命。如前所述,生命是物质的,组成细胞的物质主要是生物大分子。一切生命活动都是这些物质运动的反映,所以,生命活动是比非生命自然界简单运动形式更为高级和复杂的一种特殊运动形式。所有细胞都具有新陈代谢、能量利用、生长发育、分化、增殖、遗传、衰老和死亡等生命过程。

一、新陈代谢是细胞的基本生命特征

细胞的基本生命特征是新陈代谢(metabolism)。新陈代谢是活细胞内发生的为维持生命活动的全部有序化学反应的总称,是生物与非生物最根本的区别,是生物体进行一切生命活动的基础。细胞的新陈代谢包括物质和能量代谢。与代谢最为密切的两种物质是 ATP 和酶。

物质的新陈代谢包括相互联系的同化作用(assimilation)和异化作用(disassimilation)。前者又称合成代谢(anabolism),后者又称分解代谢(catabolism)。新陈代谢的整个过程都是在酶的参与下进行的。在新陈代谢中必然伴随能量代谢(energy metabolism)和信息交流。组成细胞的各种物质无时无刻不与其周围环境进行着物质交换,同时也伴随着能量的转换和信息的交流。通过新陈代谢,细胞可从周围环境中获得营养物质并分解为自身需要的大分子前体,进而将其聚合成自身的大分子,如蛋白质、核酸、脂质等,同时提供生命活动所需的一切能量。细胞正是在物质流、能量流和信息流的传递过程中,实现其化学组成的自我更新。

细胞的新陈代谢是生命所特有的运动形式,也是细胞首要的生命特征。新陈代谢是一个高度有序的自动控制体系,是长期进化的结果。

二、细胞是生命生长和发育的基础

任何生命都具有生长和发育的基本生命现象,机体的生长与发育是通过细胞的生长、分裂、迁移、分化与凋亡实现的。

生长是所有生命都具有的一种基本生命现象。细胞的生长和增殖是个体生长的基础。细胞体积的增大和质量的增加就是细胞的生长(growth)。为满足细胞生长的需要,在新陈代谢的过程中,同化作用将大于异化作用。细胞通过增殖增加其数量。所有细胞的增殖都以一分为二的方式进行分裂,即通过细胞生长和分裂构成的细胞周期而实现的。遗传物质在分裂前复制,在分裂时均等地分配到两个子细胞内。尽管真核细胞和原核细胞增殖的复杂程度不同,但它们都要进行 DNA 复制和胞质分裂,以确保遗传物质从母细胞向子细胞的稳定遗传。细胞周期是一个动态过程,受多种因素的调控。真核细胞中有精密的细胞周期调控系统。多细胞生物还以细胞分裂的方式产生新的细胞,以补充体内衰老或死亡的细胞。细胞增殖是生物体的重要生命特征,是机体新陈代谢的体现,也是机体不断生长发育、赖以生存和延续种族的基础。

构成多细胞生物的多个不同细胞是由一个细胞(受精卵)分裂发育分化而来的。为形成生物体的不同结构以执行不同的生理功能,多细胞生物体在生长过程中要逐渐分化,细胞这种在结构上和功能上的一系列转化过程,即发育(development)。从细胞的产生到细胞的生长分化直至细胞的衰老和死亡都是细胞的发育过程。在多细胞生物的个体发育中,通过细胞分化形成不同类型的细胞,行使不同的功能。这种在个体发育中,由一个或一种细胞经过增殖逐渐产生在形态、结构和功能上形成稳定差异子代细胞的过程称为细胞分化(differentiation)。细胞分化是个体发育的基础,使生物体的结构和功能更加完善。

在细胞的生命过程中,当细胞的增殖能力逐渐减弱,其形态结构、生理功能发生一系列退行性改变时,称为细胞衰老(cell senescence)。动物的大量细胞在一定发育时期可能会发生正常的死亡,这种现象称为程序性细胞死亡(programmed cell death),也称为凋亡(apoptosis)。细胞的生命历程都要经过生长、分化、衰老和死亡几个阶段。衰老死亡的细胞被机体的免疫系统清除,同时新生的细胞也不断从相应的组织器官生成,以弥补衰老死亡的细胞。细胞衰老死亡与新生细胞生长的动态平衡是维持机体正常生命活动的基础。

三、遗传性是细胞的重要生命特征

任何细胞,无论它来源于低等生物,还是高等生物,无论它是单细胞生物的细胞还是多细胞生物的细

胞,无论它是体细胞还是生殖细胞,无论它是未分化细胞还是已分化细胞(个别终末分化的细胞除外),它们都含有全套贮存于 DNA 分子的遗传信息(即基因组)。因此,所有细胞都具有遗传的全能性(totipotency)。有机体是按照基因组编码的信息构建的。在生长发育的一定阶段,生物体产生与自己相似的新个体的过程称为繁殖(reproduction)。生物体繁殖的过程就是遗传信息传递的过程。无论是原核细胞还是真核细胞,它们都通过细胞分裂的方式进行繁殖,此过程是细胞通过 DNA 复制、转录和翻译及调控等过程完成的。通过 DNA 的复制,细胞在分裂时将遗传信息传给子代,所有子代细胞都具有与其亲代细胞相同的遗传物质,保证了生命的延续。因此,遗传性也是细胞的重要生命特征。

原核细胞通过二分裂方式增加个体数量,真核生物通过特殊的细胞分裂——减数分裂产生染色体数目减半的生殖细胞,再经有性生殖形成与亲代等量的遗传物质繁衍后代。减数分裂不仅保证了亲代与子代遗传物质的稳定性,还增加了子代的遗传变异,提高了后代对环境的适应能力。具有复制能力、能在复制过程中将遗传信息(它还具有变异能力)传递给后代是生命最重要的特征。所以,细胞的繁殖是细胞重要的生命特征,同时也是遗传信息传递的桥梁。

四、细胞的进化

生物从共同祖先由低级向高级、由简单向复杂逐步分化、演变的过程称为进化(evolution)。地球上最早、最简单的生命——原核生物出现于 35 亿年前。生命的多样化过程实际发生于距今约 35 亿年前到 6 亿年前的元古代,在此期间出现了单细胞真核生物,又经过 14 亿年才出现最早的多细胞生物——卷曲藻(Grypania)。从单细胞生物到多细胞生物是生物从低级向高级发展的一个重要过程,是生物进化史上的一个极为重要的阶段。多细胞生物是由多个分化的细胞组成的生物体,分化的细胞各有不同的形态和功能,由细胞构成组织、器官、系统和个体,在许多分化的细胞密切协调下,生物体完成一系列复杂的生命功能。多细胞生物开始于一个受精卵细胞,经过细胞分裂和分化,最后发育成成熟个体,从而完成繁殖任务。

从生命的起源到人类的出现,在生物的漫长进化历史过程中经历了细胞的产生、原核细胞向真核细胞、单细胞生物向多细胞生物进化等重大事件,这些都是细胞从简单到复杂,从低级到高级发展过程中的关键性突破。细胞进化的历程是细胞不断适应环境变化的漫长过程。

(焦海燕)

思考题

1. 细胞的物质基础是什么？如何理解它们与细胞的结构与功能的关系？
2. 如何理解原核细胞的医学意义？
3. 如何从进化的角度理解病毒、原核细胞和真核细胞在结构上和生命特征上的相关性？

数字课程学习

📖学习目标　　📥教学 PPT　　📝自测题

第四章　细胞生物学的研究技术

细胞的体积很小,而且非常复杂,所以它的形态、结构、组成及其功能活动都必须要借助于一定的仪器设备,并通过一定的实验方法,才能够观察或认识到。细胞生物学的研究内容很多,涉及的技术方法也很多,本章仅就比较常用的一些基本技术方法加以介绍,以期有助于后续内容的理解,同时也希望为细胞生物学的实验研究奠定基础。

第一节　细胞形态结构的观察

一般动物细胞的直径为 10～20 μm,这比人肉眼的最小分辨力还小 5 倍。细胞是无色的,呈半透明状态,所以,细胞形态结构的观察,除了与显微镜本身的性能有关外,也与标本的制备技术和染色技术有关。当然,由于光学显微镜和电子显微镜的工作原理不同,故其相关的技术也就不同。

一、显微结构的观察

所谓细胞显微结构,是指通过光学显微镜所能观察到的细胞结构。光学显微镜是实际工作中最为常用的观察工具,利用它可以直接观察细胞的大小和形态,若结合一些特异性的染色,便可以观察到细胞的一些内部结构。光学显微镜的种类很多,下面介绍几种常用的光学显微镜。

(一) 普通光学显微镜

普通光学显微镜(light microscope)是光学显微镜中最基本的一种显微镜,它由聚光镜、物镜和目镜三部分组成,其最大的分辨率约为 0.2 μm,最大放大倍数为 1 000 倍。细胞的许多内部结构,如线粒体、中心体、核仁、高尔基复合体及染色体等都大于 0.2 μm,所以,如果用染料分别对细胞的不同组分进行选择染色,就能在光学显微镜下观察这些组分。在光学显微镜下所观察到的细胞结构可统称为显微结构(microscopic structure)。

普通光学显微镜主要用于染色标本的观察,这种标本的材料可以是游离细胞,也可以是组织块。若是游离细胞,就应将其制成涂片或临时装片,必要时也可进行适当染色,然后再进行观察;若为组织块,则通常是将其制成切片,经染色后再作观察。切片标本的常规制备大致过程包括组织块的甲醛固定、乙醇脱水、石蜡包埋、切片和染色,然后置于显微镜下观察。在实际工作中,最为常用的染色方法是苏木精(hematoxylin)和伊红(eosin)的复合染色(习惯上称之为 HE 染色)。通过这种染色后,苏木精可将细胞核染成蓝色,伊红可将细胞质染成红色。

(二) 相差显微镜

普通显微镜可用于标本(通常为切片标本,并作相应染色处理)的观察,是利用颜色(光的波长)和亮度(光波的振幅)的差别,来达到对被检物进行观察的目的。而活细胞接近于无色透明,当光波通过时,其波长和振幅的变化都不太大,故不能采用普通显微镜来观察活细胞。1932 年,荷兰物理学家 F. Zernike 发明了相差显微镜(phase contrast microscope),使活细胞的观察成为可能,并一直沿用至今。F. Zernike 也因相差显微镜的发明,于 1953 年获得了诺贝尔物理奖。

相差显微镜的基本原理是利用光的衍射和干涉特性,在物镜后焦面上添加一个相板,并在聚光镜上增加环状光阑,由此把透过标本不同区域的光波的光程差(相位差)转变成振幅差(明暗差),从而提高细胞内各种结构之间的对比度,使其在未经染色的情况下也能清晰地被观察到。

相差显微镜一般用于观察培养的活细胞。为了增加其工作距离,方便细胞培养瓶的放置,通常将其光源放置在载物台上方,而物镜则置于载物台的下方。由于其方位与一般光学显微镜相反,故习惯上将其称为倒置相差显微镜(inverted phase contrast microscope)。倒置相差显微镜特别适用于观察体外培养的活细胞的结构和活动,如再装配上影像记录设备,便可在镜下拍摄记录体外培养细胞的生长状态或活动状况,如细胞分裂、细胞迁移运动,以及细胞内部结构或组分在细胞各种生命活动中的动态过程。

(三) 分辨干涉差显微镜

分辨干涉差显微镜(differential interference contrast microscope,DICM)又称 Nomarski 相差显微镜,因它于 1952 年由 Nomarski 发明。这种显微镜也适合于如活细胞之类的无色透明标本的观察。相对于相差显微镜而言,其显微图像边缘没有光晕,分辨率较高,而且立体感更强,并有明显的浮雕感。这种显微镜所采用的光源是偏振光,其基本工作原理是将两束正交偏振的平行光通过观察物体后所产生的光程差(因标本中不同区域的厚度和折光率的不同所致)转变为振幅差,从而表现为明暗形式的显微图像。由于这种显微镜所用的光源是偏振光(仅用了相互垂直的两个偏振方面的光波),这在很大程度上降低了光噪声,故其图像质量明显高于相差显微镜。

由于分辨干涉差显微镜所产生的显微图像的立体感很强,故被广泛地应用于各种细胞工程中的显微操作,如转基因动物制备中受精卵的显微注射,克隆动物产生中的核移植,以及早期胚胎细胞的分离与重组等。然而,这种显微镜的标本载体应当采用由玻璃材质制成的器皿,而不要用塑料材质的器皿(因塑料会干扰所通过的偏振光的偏振性)。

(四) 暗视野显微镜

暗视野显微镜(dark field microscope)也可用于无色透明标本(如活细胞)的观察(图 1-4-1)。其结构与普通光学显微镜相比,主要的差别在于聚光器结构上的差异,暗视野显微镜聚光器的通光孔中央有一个圆形的遮光板,其功能是将照明光源的中央部挡住,使其不能直接通过标本,并进入物镜,而只允许被标本反射和衍射的光线进入物镜。所以,在这种显微镜下,其视野背景是暗的,但被观察物体的边缘是亮的。由此可以衬托出所观察物体的形态及其变化,但其内部结构显示并不清楚。然而,这种显微镜的分辨率很高,用它可以看清直径为 4 nm 的颗粒,这样的分辨率是普通显微镜分辨率的 50 倍。

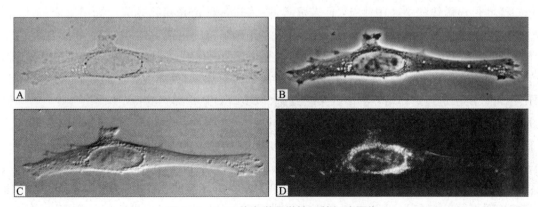

图 1-4-1 四种光学显微镜下的细胞图像

A. 普通光学显微镜;B. 相差显微镜;C. 分辨干涉差显微镜;D. 暗视野显微镜

实际上,也可以用黑色硬纸片为材料,自制圆形遮光板,再将其放置在普通光学显微镜的聚光器上,得到暗视野显微镜的显微图像效果。

(五) 荧光显微镜

荧光显微镜(fluorescence microscope)是当今细胞生物学研究中一种常用的观察工具。因为在某些实验的情况下,可以用荧光物质对细胞的某些结构进行标记,以期通过对所引入荧光物质的观察,了解所标记结构或分子在细胞中的存在、定位与分布及其动态变化的情况。荧光显微镜也是在传统光学显微镜的基础上发展起来。其基本结构由光源装置、滤色系统(包括激发光的滤光片和阻断滤光片)和光学系统组成。光源装置采用高压汞灯,它能发射很强的光。这种光通过激发光滤光片后,可以得到特定波长的激发光(如紫外光或蓝紫光)。一定波长的激发光通过观察标本后,便可激发细胞内的荧光物质,使之发出一定颜色的荧光。然后,再通过物镜和目镜的放大,以及置放在目镜中的阻断滤光片,将激发光过滤掉,便可在其显微镜下观察到细胞中荧光的存在。由于不同的荧光物质所需激发光的波长是不同的,故在实际应用中,应根据所要观察的荧光物质的不同,选择适当的激发滤光片和阻断滤光片。

目前被使用的荧光物质已有不少。例如,双偶氮苯酚(DAP)就是一种 DNA 染料,在紫外线激发下呈蓝色,可用于细胞核或染色体的染色。异硫氰酸荧光素(FITC)、Alexa568、Cy3 和 Cy5 也为荧光染料,它们在一定波长的射线激发下,可以发出特定颜色的荧光。但这类染料常被作为示踪物,用来标记抗体或其他特定的蛋白质,以分析可与其所标记抗体或蛋白质相结合(或反应)的物质(如蛋白质)在细胞中的存在情况(包括量的多少或存在的位置)。必要时,还可以对同一细胞进行多重荧光染色。例如,可用 3 种不同颜色的荧光染料分别标记 3 种不同的抗体,如针对纺锤体微管的抗体、针对着丝点的抗体和针对染色体的抗体。然后,用这 3 种被标记的抗体对处于分裂中期的细胞进行染色,在荧光显微镜下就可观察到纺锤体微管、着丝点和染色体被染成不同的颜色。

除此之外,还可利用绿色荧光蛋白(GFP)、红色荧光蛋白(RFP)及蓝色荧光蛋白(BFP)等荧光蛋白的基因来转染活细胞,由此实现对细胞的标记。在一定的情况下,也可以实现对于某些特定分子在细胞中活动行为的示踪。

(六) 激光扫描共焦显微镜

激光扫描共焦显微镜(laser scanning confocal microscope,LSCM)也被称为激光扫描细胞计量仪(laser scanning cytometer,LSC),是 20 世纪 70 年代发展起来的一种显微观察工具。这种显微镜是在传统光学显微镜的基础上,配备了激光光源、扫描装置(包括共聚焦光路及针孔、扫描镜和检测器)、数学信号处理系统及图像输出设备等。这种显微镜的最大特点是,能够无损伤地在所观察物体(如细胞)不同光学焦距平面上进行断层扫描和成像,由此可以得到不同焦距平面的光学切片,而且还能将系列连续的光学切片的图像整合为具有三维特征的空间影像。

激光扫描共焦显微镜的主要用途有:① 荧光检测,通过各种荧光探针或荧光标记抗体,可以了解细胞内的某些特定离子或蛋白质的存在及其动态变化。② 细胞结构的三维重建,因为这种显微镜能按 0.1 μm 间隔连续地进行断层扫描,若将不同平面的图像整合起来,便可知道所观察细胞的空间结构。③ 显微操作,以激光作为光学刀,可以进行细胞膜的打孔,以及线粒体、溶酶体、染色体或神经元突起的切割或定点破坏等。此外,也可以用来定点破坏培养物中的某些细胞,以实现对某些细胞的特定保留。

(七) 超分辨光学显微镜

自 1873 年德国物理学家恩斯特·阿贝(Ernst Abbe)提出光学显微镜存在分辨率极限(也称阿贝极限)后的 100 多年里,人们一直认为光学显微镜的分辨率极限为 200 nm,难以清晰观察尺寸小于 200 nm 的生物结构。但是,综合了多种超分辨分子成像技术的超分辨光学显微镜,打破了光学显微镜分辨率的极限,将分辨率提升到了纳米级水平,为生命科学研究提供了崭新的工具。超分辨光学成像理论和技术的研究始于 20 世纪 90 年代。第一台超高分辨率显微镜于 21 世纪初研制成功,它主要基于两种技术途径:基于特殊强度分布照明光场的超分辨成像方法(如 STED),以及基于单分子成像和定位的方法(如 PALM 和 STORM)。利用超高分辨率显微镜可以清晰观察一个完整细胞内细胞器的分子结构、单个 DNA 和蛋白质分子及其复合物,并可追寻特定蛋白质分子在细胞内的运行轨迹等。

二、亚微结构的观察

准确地讲,由于传统光学显微镜的分辨率为 0.2 μm,故可将细胞中直径小于 0.2 μm 的结构统称为亚微结构(submicroscopic structure),将接近于分子水平的结构称为超微结构(ultramicroscopic structure)。但在实际的情况下,两者之间有时是难以明确界定的,故有人将其统称为超微结构。

细胞亚微结构的观察,主要依赖于各种电子显微镜的应用。因为,电子显微镜的分辨范围很宽,其跨度可以从显微水平到分子水平。当然,新近发展起来的扫描隧道显微镜和原子力显微镜等探针扫描显微镜,在细胞结构表面分子特征的认识方面也显示出特别的有效性。

(一)电子显微镜

电子显微镜(electron microscope)是一种可以观察细胞精细结构的大型仪器,习惯上将其简称为电镜。电镜于 20 世纪 30 年代在德国问世,40 年代开始被应用于细胞的研究,在细胞学的发展和细胞生物学的兴起中发挥了重要作用。世界上第一张细胞的电镜照片,由美国 Rockefeller 大学 Albert Claude 等于 1945 年 3 月发表在 *The Journal of Experimental Medicine* 上(为培养的鸡胚成纤维细胞,放大倍数为 1 600 倍)。经过近几十年的发展,电镜在最初透射电镜的基础上,又出现了扫描电镜和高压电镜等多种类型。而且,其性能也有了显著的提高,如放大倍数可达 150 万倍,分辨率可达 0.1 nm(1 Å)。

1. 透射电镜　透射电镜(transmission electron microscope)的成像与光学显微镜不同(图 1-4-2),它是用电子枪发射的高速电子束(电子流)代替照明用光线,用特殊的电极或磁极(静电透镜和磁透镜)代替光学显微镜的聚光镜、目镜和物镜的作用,达到聚焦和放大的目的。当电子束透射样品时,由于样品不同部位对入射电子具有不同散射度,形成不同电子密度(即浓淡差)的高度放大图像,最后显示在荧光屏上,并可通过光学或数码照相系统进行记录(图 1-4-2)。由于电子波的波长远远短于光波的波长,所以,电镜的分辨率远远高于光学显微镜的分辨率。透射电镜的电子穿透能力较弱,其观察样品需做成超薄切片(其厚度一般为 40 ~ 50 nm)。透射电镜主要用于观察和研究细胞内部细微结构。

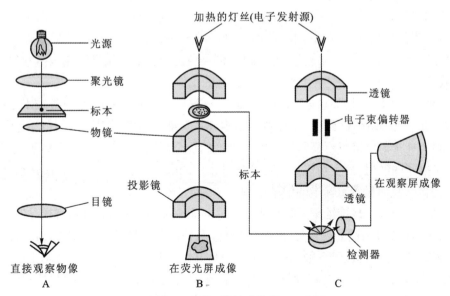

图 1-4-2　几种显微镜成像原理示意图

A. 光学显微镜;B. 透射电镜;C. 扫描电镜

2. 扫描电镜 扫描电镜(scanning electron microscope)中电子枪发射出的电子束,经过磁透镜会聚集成极细(约 0.5 nm)的电子束(实为一个"电子探针"),它由扫描线圈控制在样品整个表面进行"栅状扫描"。与此同时,观察用的荧光屏上也在进行同步扫描。二次电子被收集并变成光信号,再经放大,样品发放电子多的地方,在荧光屏上相应的点就亮,反之则暗,最后在荧光屏上就显示出样品表面形貌的立体图像(图 1-4-3)。

扫描电镜的分辨率不及透射电镜,一般在 3 nm 左右,但其景深大,形成的图像具有强烈的立体感。而且,样品制备简单,不必做超薄切片。一般的样品只需经固定、脱水并干燥后,在其表面喷涂一层金属膜后(镀膜可增加二次电子,以产生鲜明的影像)即可进行观察。扫描电镜已被广泛应用于观察标本表面精细的三维形态结构。

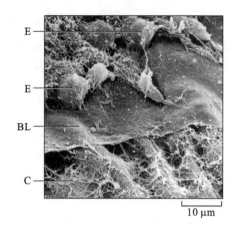

图 1-4-3 鸡胚角膜基膜的扫描电镜照片
E. 上皮细胞;BL. 基板(basal lamina);
C. 胶原纤维网

此外,在电子束的轰击下,样品中的不同原子还会发出具有特定波长的 X 射线。若在扫描电镜的基础上,增加一个特殊的装置(即能谱仪),将发射的 X 射线信号进行收集,进而便可对样品各个微区的元素成分进行分析。目前生产的扫描电镜,几乎都附有能谱仪。

3. 高压电镜 高压电镜(high voltage electron microscope)是指加速电压大于 120 kV 的透射电镜(常规电镜的电子束加速电压小于 120 kV)。加速电压超过 500 kV 的高压电镜可称为超高压电子显微镜(ultrahigh voltage electron microscope)。目前世界上最高的加速电压可达 3 000 kV。高压电镜的穿透力强,观察标本的厚度可达 10 μm(为透射电镜用超薄切片厚度的 200 多倍,这已达到一个完整细胞的厚度),若要观察培养细胞,其标本的制作就可免去超薄切片这一步骤。再加上特殊信号处理系统的应用,所以,这种电镜可以得到细胞内部三维精细结构的图像。对于细胞骨架立体网络结构的认识,就是通过这种电镜来实现的。

电镜样品的制备技术相当复杂。而且,不同类型的电镜样品又有不同的技术方法。为了便于理解电镜图像的产生,下面介绍几种常用的制样技术。

(1)超薄切片技术 超薄切片术(ultramicrotomy)是透射电镜中最常用的样品制备技术。由于电子束的透射能力有限,因此要求样品的厚度在 50 nm 左右,且能承受电子束的轰击,并使切片有足够的反差,结构真实可靠。超薄切片的制备步骤主要有固定、包埋、超薄切片和染色等。其中固定剂常用锇酸、戊二醛、高锰酸钾等。以树脂类物质作包埋剂,用超薄切片机切成 50 nm 左右的薄片,然后捞在铜网上,再经重金属盐对超薄切片进行电子染色。通常是进行正染色,即染色剂与样品和微细结构成分相结合,以增加结构成分对电子的散射能力,最后在荧光屏上形成反差较好的正像。

(2)负染色技术 负染色技术(negative staining)是电镜中常用的生物样品制备技术之一,多用于某些微小的生物材料,如病毒、噬菌体、细菌、分离的亚细胞碎片及细胞器的观察。所谓负染色是染背景而不染样品的方法,它利用在透射电镜下不显示结构的高密度的重金属物质,如磷钨酸或醋酸铀把生物标本包绕起来,增加背景对电子的散射,而生物样品相对地透过较多的电子,反差即得以增强,最后在荧光屏上形成黑暗背景上的"亮像",从而显示出标本的细微结构。

(3)冷冻蚀刻复型技术 冷冻蚀刻复型技术(freeze etch replica technique)是将样品割断面各种结构的形貌印在复型膜上,在透射电镜下观察复型膜。它的优点是:可以保持细胞原来的结构,使之更接近于生活状态;立体感强,分辨力远远优于一般扫描电镜;而且,其复型膜可长期保存。其基本操作方法是将样品用液氮进行超低温冷冻,并置于真空蒸发仪中,利用特殊的断裂装置将冷冻后的样品骤然断开,当断裂面的冰发生升华(蚀刻)后,就浮雕出细胞的亚微结构,再在发生了升华的断裂面上喷涂铂与碳,以制作其断裂面的复型膜。最后,在腐蚀液中除去样品,剩下的碳铂膜就是复型膜,将其打捞在铜网上,就可在电镜下进行观察(图 1-4-4)。通过对复型膜的观察,可得到细胞断面结构的立体浮雕图像。由于冷冻样品的断裂面通常发生在沿着结构内部阻力最小的地方,像生物膜之类的结构就很容易从脂双层之间纵向撕开,暴露出膜的内部结构。因此,这一技术在生物膜结构的研究中十分有用。

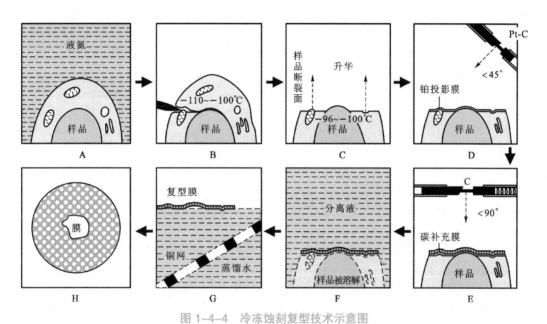

图 1-4-4　冷冻蚀刻复型技术示意图
A. 冷冻;B. 断裂;C. 蚀刻;D. 喷铂;E. 喷碳;F. 分离;G. 捞膜;H. 成品

(4) 扫描电镜样品制备技术　扫描电镜适合于生物标本表面特征的观察。样品的制备过程包括固定、脱水、干燥和电导等基本步骤。在此过程中,采用戊二醛和锇酸进行双重固定,用乙醇或丙酮脱水。特别关键的是干燥这一步。因为生物样品的含水量很高(通常在 80% 左右),若采用自然干燥,其样品表面通常会发生皱缩变形,所以需要采用特殊的方法来进行干燥。目前常用的方法是液态 CO_2 临界点干燥法,这种方法可以比较有效地保持样品表面的原来形态。干燥后的样品还需喷镀一层金属薄膜,使其具有导电性,然后便可在扫描电镜下观察。

(二) 扫描探针显微镜

扫描探针显微镜(scanning probe microscope,SPM)是 20 世纪 80 年代发展起来的一类新型显微镜,主要有扫描隧道显微镜(scanning tunnel microscope,STM)、原子力显微镜(atomic force microscope,AFM)、磁力显微镜(magnetic force microscope,MFM)及扫描近场光学显微镜(scanning near-field optical microscope,SNOM)等。

1. 扫描隧道显微镜　扫描隧道显微镜是最早出现的一种扫描探针显微镜,也是其他各种扫描探针显微镜的发展基础。这种显微镜由瑞士的 G. K. Binnig 和 H. Rohrer 于 1981 年发明,是当时世界上第一台可以获得单个原子三维图像的显微镜。其发明者 G. K. Binnig 和 H. Rohrer 也因此而获得了 1986 年的诺贝尔物理奖。扫描隧道显微镜的基本原理是利用量子力学中的隧道贯穿效应,即当两个电极之间的距离接近到一定的程度时,如果外加一个适当的偏压,电子就会穿过电极之间的能量势垒,从一个电极流向另一个电极,电子穿过势垒的这种效应称为隧道效应。扫描隧道显微镜在设计上是,将一个金属的尖端(即探针)作为一个电极,将样品的里面作为另一个电极,当探针与样品表面的距离小于 1 nm 时,外加一个很小的偏压,它们之间就会产生隧道电流。如果人为地控制两者之间的隧道电流,使之处于恒定状态,那么,探针与样品表面之间也将保持一定的距离。所以,当探针与样品的相对位置发生连续改变(即扫描)时,探针会随样品表面的起伏而起伏。这种"起伏"的信息可被特定的装置收集和处理,由此便可将观测样品表面结构的特征以图像或其他的形式表现出来。由于探针的尖端很尖(仅为一个原子的大小),再加上其信息的收集和分析装置的极度敏感性,因此,这种显微镜对于物体表面的分析可以做到真正意义上的分子结构的认识(图1-4-5)。

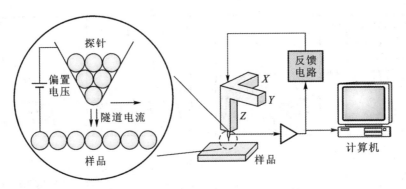

图1-4-5　扫描隧道显微镜工作原理示意图

　　当然,在实际应用中,扫描隧道显微镜也有一些限制。其中,最为主要的限制是观察样品必须具有导电性。因为,观察样品本身要充当一电极,如果样品无导电性,隧道效应就不能形成。不过,也有一种间接的方式,可以对那些无导电性的样品(如DNA等生物大分子)进行观察,即将其样品用薄金属层包裹或制备其样品的金属复制物,使之成为电导体,然后便可进行观察。当然,这种处理后标本的观察的真实性通常会受到一些影响。

　　2. 原子力显微镜　为了克服扫描隧道显微镜的不足,G. K. Binnig、Quate和Gerber在扫描隧道显微镜的基础上,引入了一个称为"微悬臂"的特殊装置来作为信号的传播媒介,并于1986年发明了原子力显微镜。这种显微镜的基本设计是:以对微弱力极为敏感的"V"形的、由微悬臂和针头(尖端半径可达0.5~2 nm)组成的特殊装置为探针。在扫描所观察物体的表面时,当其探针逼近于物体表面,并达到一定的程度时,两者之间便可产生原子力。这种原子力中的纵向力将使得微悬臂发生偏转。而且,这种偏转的信号可被特定的装置接受和处理,并以图像等形式表现出来。如果使其探针连续地扫描凹凸不平的物体表面,由于探针尖端与物体表面之间会动态地保持在可以产生原子力的一个特定的距离上,所以,微悬臂偏转的程度会与物体表面凹凸的情况相一致,最终便产生可以反映物体表面形貌的图像或信息(图1-4-6)。

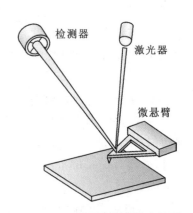

图1-4-6　原子力显微镜工作原理示意图

　　相对于扫描隧道显微镜而言,这种显微镜不要求观察样品一定要有导电性,故适用于任何生物大分子的观察。而且,还可以在空气或各种溶剂体系中直接观察,故其适用范围明显的扩大。再有就是,这种显微镜不会引起样品表面分子的漂移和损坏,故其图像的可重复性大大提高。

第二节　细胞的分离与培养

　　细胞中的细胞器和大分子在一定的条件下(如特殊染料的染色)可以通过显微镜进行观察。然而,要在分子水平了解细胞的结构与组成,以及其功能活动的发生机制,则需要各种详细的生化分析。一般的生化分析方法都需要大量的类型和状态都非常均一的细胞,再将其破碎后,以其溶液或悬液作为分析的材料。如果一个标本是一个组织块,当它被破碎或匀浆后,就意味着其组织块中各种细胞类型的各种成分已混合在一起,这在很大程度上限制了许多研究的进行。为了有效地获得单一类型细胞的信息,可以采用一些特定的方法,将细胞从某种组织或混合的细胞群体中分离出来,以用作相关的研究。如果为了获得较大的细胞群体,或满足后续的经常性利用,也可以将所感兴趣的某种细胞在体外进行培养。当然,也可以采用组织进行直接培养,然后选取感兴趣的单细胞进行扩大培养,这样也可以得到单一类型的细胞。利用这样的细胞进行相关研究,可在很大程度上降低研究背景的复杂性,并有助于研究结论的产生。而且,通过细胞培养所产生的细胞,也可用于细胞工程方面的某些需要。

一、细胞的分离

在大多情况下,细胞以组织的形式存在,而在任何一种组织中,又总是有多种细胞同时存在。若要把某一些类型的细胞从组织中分离出来,首先要解决的问题是使细胞从组织中游离出来,使其成为一种混合的细胞悬液。利用组织块制备细胞悬液的一般方法是用蛋白水解酶(如胰蛋白酶或胶原酶等)处理组织块,并加入一定量的乙二胺四乙酸(EDTA)以结合溶液中的 Ca^{2+}(细胞间的黏附有赖于 Ca^{2+} 的存在),再通过轻微振荡,使组织解散,便可得细胞悬液。这种细胞悬液中的细胞,通常处于存活状态。但由于失去了组织的联系,其形态都变为圆形或椭圆形。

要将存在于细胞悬液中的某种细胞分离出来,可以选用的方法有许多种。例如:利用细胞的不同物理性质,即通过沉降和离心,可使体积较大的细胞与体积较小的细胞,或质量较大的细胞与质量较轻的细胞分开;利用不同类型细胞与玻璃或塑料黏附能力的差异,可将它们彼此分开;利用抗体特异性结合的特性,可将某一种特定的仅能与一种类型细胞表面结合的抗体结合到某些材料(例如胶原、多糖小珠或塑料)的表面,并使之形成亲和表面,再将细胞悬液通过这种有特定抗体吸附材料的表面,能被抗体识别的细胞就会黏附在亲和表面,然后可采用轻微振荡,或用酶破坏可溶性基质(如胶原)等方式,将所吸附的细胞进行回收。在目前的实际工作中,最为常用和有效的分离方式,是采用带有荧光染料的特异性抗体来标记细胞悬液中的某种特定细胞,然后采用流式细胞仪(flow cytometer, FCM)将被标记的细胞分离出来。流式细胞仪也被称作荧光激活细胞分选器(flourescence-activated cell sorter,FACS)。当细胞悬液通过流式细胞仪时,悬液中的细胞可按单细胞方式排列成行,并按顺序依次通过激光检测器。激光检测器能使每个细胞都变为一个微小的液滴,而且能够检测出其中的荧光强度,并能使含有荧光细胞的小液滴充电。当含单个细胞的小液滴依次通过高压偏转板时,充电的小液滴会偏离原来的流动方向,而未充电的小液滴则不偏向。通过收集偏向的小液滴,便可得到标记有荧光的特定类型的细胞(图 1-4-7)。当然,流式细胞仪也可以对所有细胞进行计数和多指标分析,如感兴趣细胞的比例、细胞的体积、凋亡细胞的比例、染色体的倍体性,以及处于各个细胞周期的细胞比例等。

至于在实际的研究工作中选择什么方法来分离细胞,则要根据研究的目的、材料的特点及实验室的条件等因素来综合考虑。在得到了感兴趣的某种类型的细胞群之后,可以直接将其用于各种相关的生化分析。当然,也可以将其在体外培养,使其群体扩大,然后再用于相应的研究。

◆ **拓展知识 1-4-1** 流式细胞仪

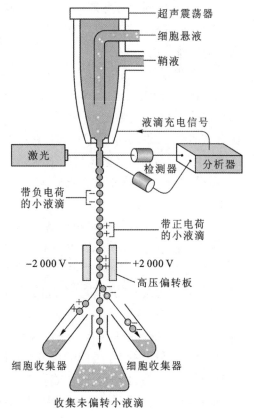

图 1-4-7　流式细胞仪工作原理示意图

二、细胞的体外培养

在一定的条件下,大多数类型的细胞都可以在培养皿(或瓶)中存活并增殖,而且还能表现出它在活体组织中原本就有的某些分化特征(由于体外培养系统相对于活体环境要简单得多,故只可能表现某些分化特性)。因此,可以通过显微镜的直接观察或生化分析,探讨体外培养细胞的某些生物学特性。当然,也可以在细胞培养液中增加或减少某种(或某些)特殊分子(如激素或生长因子),以探讨这些特殊分子对细胞生命活动的影响。也可将两种(甚至多种)不同类型的细胞置于一个系统中进行混合培养,以探讨它们之间的相互关系。这种混合培养可以是将不同类型的细胞直接混合,也可以是将它们用半透膜分开(只允许各种分子的交流,而不让它们直接接触)。在细胞生物学研究中,通常将采用体外培养细胞进行的各种实验研究称为"*in vitro*"(为玻璃器中的意思)研究,这主要是相对于在活体内(*in vivo*)进行的实验而言。然而,在生物化学研究中,"*in vitro*"实验则主要是指在试管中所进行的实验。

1. 细胞在体外生长的条件　相对于微小的生物体(如细菌)而言,动物细胞在体外生长的条件要复杂得多。因为它们需要相当复杂的营养成分,通常又需要附着在一定支持物的表面才能生长(但有个别类型的细胞可以悬浮生长,如各种淋巴细胞及某些肿瘤细胞等),而且还要避免其他各种微生物的污染。细胞培养经过一个多世纪的发展,目前已经相当完善。可以说,对于一般类型的细胞(包括未分化细胞和分化细胞)都可以做到体外培养。

(1) 培养基　在脊椎动物的成体细胞中,有9种氨基酸(即组氨酸、异亮氨酸、亮氨酸、赖氨酸、甲硫氨酸、苯丙氨酸、苏氨酸、色氨酸和缬氨酸)不能自主合成,而只能通过食物获得,这些氨基酸被称为必需氨基酸。在动物细胞的培养液中,这些必需氨基酸也同样需要人工添加。另外,在大多数的培养液中还加有半胱氨酸、谷氨酰胺和酪氨酸,因为这3种氨基酸在一般的培养细胞中也是不能合成的。在成体动物中,它们也只能在一些特定的组织细胞中合成,如酪氨酸可以在肝细胞中合成、谷氨酰胺可以在肝细胞和肾细胞中合成。当然,对于那些能够在培养细胞中合成的氨基酸就不必人工地添加了。除此之外,还有一个必须加入的基本成分是维生素。因为细胞完全不能合成,而细胞的生长又要求一定量的维生素。另外,各种盐、糖和动物血清也是必需的。

动物血清含有成百上千种蛋白质及与细胞存活和增殖相关的生长因子,如胰岛素(与细胞生长相关的一种激素)和转铁蛋白(运输铁离子,参与细胞许多代谢活动的载体)等。在一般的培养基中,动物血清总是要加的。对于一般的动物细胞而言,在含有血清的培养基中是能够生长的,但是,有些类型的细胞则需在有血清存在的基础上再加一些特殊的生长因子才可生长,如各种干细胞的体外培养就需要加入一些特殊生长因子。当然,有些类型的细胞也可以生长在没有血清存在的培养基中,但这种培养基中通常会加上一些已知的蛋白质激素或矿物质等。另外,培养基的 pH 也需要在一定的范围内,过酸或过碱都会影响其生长,甚至导致死亡。

(2) 支持物　在活体动物的各种细胞中,绝大多数细胞不仅相互紧密接触,而且还通过它们之间的各种连接相互反应。当然,活体中的细胞与其周围的胞外基质之间也可以有接触和反应。细胞外基质由细胞本身分泌,填充于细胞与细胞之间,故由此形成了一个复杂的网络。细胞外基质不仅有助于细胞间的接触,而且有助于细胞的运动。在胚胎早期发育的过程中,细胞迁移的现象就需要细胞外基质的参与。各种动物组织中的细胞外基质所含的成分通常有纤维状的胶原蛋白、透明质酸和黏多糖等物质。但是,在某一特定的组织中,总是还含有一些特殊的成分,这些成分与其相关细胞的功能活动是相关的。例如,在结缔组织的胞外基质中胶原蛋白的含量特别高,因为它可以形成具有高弹力的纤维。而大多数动物细胞都需要附着在一个支持物的表面才能存活,细胞培养就是模拟了活体中细胞与细胞外基质的相互关系。这一点与细菌和酵母是不同的。一般类型的细胞都可以附着在玻璃的表面生长,也可以附着在由带负电荷的物质(如 SO_3^{2-})所处理过的塑料表面。实际上,培养的细胞也可以分泌一些细胞外基质(如胶原等)成分,并结合到支持物的表面,以帮助细胞向支持物表面附着。而且,也有可能作为细胞之间相互作用的桥梁,或者其本身就有调节细胞生命活动的能力。对于一个单细胞在玻璃或塑料培养皿中的生长而言,要形成一个可见的集落通常需要 10~14 天。

(3) 其他条件　细胞在体外条件下生长,除了对培养基和附着物的要求外,还要避免其他微生物的污染。因为微生物的生长速度非常快,如果发生污染,它可以在一个非常短的时间(如几个小时)内就形成生长优势,耗尽培养液中的营养物质,改变其 pH,并可产生一些有毒物质,以致培养的细胞脱落死亡。而更为值得注意的是,一旦发生污染,通常是无法去除的,这也意味着培养的失败。所以,这是细胞培养过程中一个特别需要注意的问题。另外,细胞生长环境中的 CO_2 浓度和温度都需要一定的范围,这些是可以人为控制的。

细胞培养的一般条件,看上去并不十分复杂。但对于不同类型细胞的培养,则通常需要特定的培养条件。因此,从这个角度来说,细胞培养实际上是一个十分复杂的技术体系。细胞培养技术自 1907 年出现以后,至今已有一个多世纪,但在一个相当长的时期内,能够培养的细胞类型实际上是不多的(可能是对不同类型细胞在体外生长条件的认识十分有限的缘故),也只是近二三十年来,被成功培养的细胞类型明显增多,而且还显示出任何一种细胞都有可能在体外培养的技术能力,这主要是由于近一个时期以来,各种蛋白质生长因子开始陆续地被认识和制备,并不断地应用于细胞培养。同时,培养方法也有许多的改进。

细胞在体外生长的情况比较复杂,习惯上对处于不同状态的细胞有不同的称谓。根据国际细胞培养协会(International Association for Cell Culture)名词委员会主席 W. I. Schaeffer 教授 1990 年发表的定义,可将由起始实验材料所进行的细胞培养,叫做原代培养(primary culture);对已有细胞(可以是由原代培养得到的培养物,也可以是已经就有的培养物)进行的继续培养,叫做传代培养(subculture)。通过原代培养所长出的细胞培养物叫做细胞系(cell line)。实际上,细胞系是对一次原代培养所得到的各种细胞混合物的总称,它可以含有原代培养所用的起始材料中所含的各种类型的细胞。对于一个具体的细胞系而言,它在体外生长的潜能是不一定的。如果它不能被传代,或者只能传几代,就可将其称为有限性细胞系(finite cell line);如果能够连续地传很多代,就可将其称为连续性细胞系(continous cell line);如果能无限地传代,永远地存活下去,就称为永生性细胞系(immortalized cell line)。

体外培养的永生性细胞系的产生主要有 3 种情况:一是自然转化而来,其原因可能是在长期传代过程中,端粒酶基因发生突变,端粒酶活性增强。也有可能是在长期传代过程中的某些因素破坏了细胞周期的检查点机制(详见第十一章),使细胞失去了原有的增殖调控能力。二是细胞本身就具有永生性,这主要是指肿瘤细胞,因为活体内的肿瘤细胞大多都失去了增殖调控能力,它们本身就已经是永生性细胞。三是人工转化而成,有时为了长期保存某种细胞系,就可以用某种病毒或化学物质处理细胞,使之失去正常的调控能力,而成为永生性细胞。例如,为了永久地保持我国少数民族的基因资源,有一种做法就是将他们的细胞转化为永生性细胞系,并将其置入细胞库,进行永久保存。

在实际工作中,有时为了得到类型均一的细胞群体,可采用一定的方法从一个特定的细胞系(或原代培养物)中挑取所感兴趣的细胞类型(通常是挑取由单个细胞来源的细胞集落),并使之形成克隆(clone),这种由单一类型的细胞所组成的细胞系可称为细胞株(cell strain)。对一个细胞株而言,它的基本生物特性或特殊的分子标志人们通常有比较多的了解。

2. 体外培养细胞的特性　细胞在体外生长,可以保留其来源组织中的一些基本生物学特性,故基于体外培养的细胞,人们可以展开对各种细胞类型的科学研究。又由于通过体外细胞培养途径,可以获得足够量感兴趣的细胞,并可摆脱活体组织的复杂背景,因此,体外培养细胞是目前细胞生物学研究,乃至整个生命科学研究中基本的实验材料和研究体系。然而,由于培养的细胞生活在一个人工的环境中,与它们在其相应的活体组织中的环境一定存在很大的差别,而且它们脱离了本来的组织,失去了在其来源的活体组织中所特有的空间因素和时间因素的调控(或影响),所以,它们的生物学特性通常会有一些改变,而不可能与其来源组织中的同类细胞完全一样。

（1）形态特征　在活体组织中,每一种细胞的存在都有其特定的空间位置和形态特征,但当它们生长在培养皿中时,由于只有一个附着表面,故其形态特征通常显得非常简单。在倒置相差显微镜下,所能观察到的形态特征不外乎是上皮形、梭形、多角形或圆形等。很显然,当它们在活体内存在时,其立体的形态特征一定复杂得多,而且不同的细胞类型(即便是同一类型的细胞,当它们处于不同分化或生理状态时)有其一定的形态特征。

当然,有些基本的形态特征还是可以保留的。例如:培养的心肌细胞呈梭形,而且还可以有搏动;培养的神经细胞呈多角形,并可长出很长的突触;培养的胚胎干细胞呈圆形,通常以集落形式存在并生长等。

（2）增殖特性　肿瘤细胞通常是永生的(immortal),它们可在体外无限期增殖。而对于一般的正常细胞而言,离开组织在体外进行培养(即原代培养)时,其生长的时间是很有限的,即便添加各种已知营养物质或动物血清,在传了一定代数之后也会趋于死亡。

在人类有些组织的最初培养阶段中,伴随大量细胞趋于死亡的同时,一些健康的细胞(多为成纤维细胞样细胞)出现,并可很快地形成生长优势。如果培养条件合适,这种细胞可在体外连续传代培养50代左右。然后,其增殖能力又会很快地降低,并趋于全部死亡。有人将这一过程人为地分为三期,即培养物渡过了危险期后,其增殖能力处于不断上升,并达到顶点的这一阶段为Ⅰ期;增殖能力保持在一个高水平的这一阶段称为Ⅱ期;在此之后,其增殖能力将很快降低,并趋于死亡,这一阶段称为Ⅲ期(图 1-4-8A)。在实际工作中,当培养物进入Ⅱ期后,便可选择其中感兴趣的细胞类型进行克隆化培养,使之成为由单一类型细胞所组成的细胞株,以提高其细胞的实用价值。而在啮齿类动物(如小鼠)胚胎组织的最初培养阶段中,其来源组织中各种类型的细胞常常都有一定的分裂能力,故其培养物可以表现出较为旺盛的增殖能力。但在随后的一个时期内,由于它们的这种增殖能力非常有限,绝大部分细胞陆续地失去分裂能力,并慢慢地死亡,其培养物也随之进入了一个增殖能力极为低下的危险期(crisis)。在这个危险期中,绝大多数细胞都会死亡,但也会有一些细胞存活下来,而且具有一定的增殖能力。由于这部分细胞的数量极少,故需经过一段时间的增殖,其群体才能慢慢地扩大,并由此形成增殖优势。当其增殖优势形成之后,便意味着这一培养物渡过了危险期,重新获得了增殖能力。而且,这种细胞的增殖能力常常是无限的(图 1-4-8B)。

细胞在体外增殖能力的高低,可以通过细胞世代时间、群体倍增时间和群体倍增水平来反映。细胞世代时间(cell generation time)指一个处于连续分裂状态的细胞,在两次分裂之间的间隔时间。该时间越短,表明其增殖速度越快,该时间越长则增殖速度越慢。群体倍增时间(population doubling time)是指一个处于对数生长期的细胞群体,当它的细胞数量增加一倍(如从 1×10^6 个细胞增加到 2×10^6 个细胞)时所需要的时间。该时间越短,表明其增殖速度越快;该时间越长,则增殖速度越慢。群体倍增水平(population doubling level)是指一个细胞系或细胞株从它在体外生长开始,能够发生群体倍增的总次数。该次数越多,表明其增殖能力越强,反之则越弱。

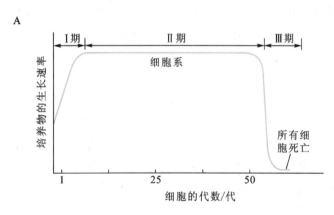

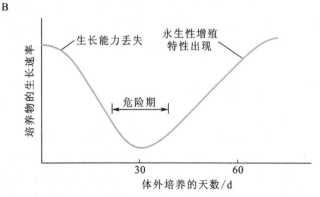

图 1-4-8　细胞在体外增殖的基本特性

A. 人细胞; B. 小鼠细胞

从利用的角度来看,虽然体外培养的正常细胞通常有一个自然的生命极限,但如果培养的方法得当,培养的条件理想,可尽可能地延长上述的 II 期的持续时间,由此所得到的细胞数量通常可以满足各种实验研究或工程目的的需要。现假定一个渡过"危险期"的培养物中的细胞数为 10^6 个,当它们经过一个 50 次传代的 II 期阶段后,可以产生的细胞的理论数值可达到 $10^6 \times 2^{50}$ 个。如果按一个成年人个体的细胞数为 2×10^{14} 个计算,这个数值至少相当于 10^5 个成年人个体的细胞数。由此可见,从理论上讲,只要能够找到理想的培养系统,从一般的组织中都有可能培养出大量的细胞。当然,所得到的细胞是何种类型,则与培养的方法和条件等多种因素有关。

然而,要找到一种非常适合于某一特定组织细胞培养的最佳条件,则不是那么容易的。即便是得到了一些细胞,但它们也并非就含有其来源组织中所有类型的细胞,或者是人们希望得到的某种细胞。所以,要从正常的组织中分离某种细胞通常很困难。当然,对于肿瘤细胞的培养相对要容易得多。因为在肿瘤组织中,大部分细胞的增殖特性都是失控的。

(3) 功能特性 体外培养细胞可以保留它在活体组织中的某些功能特性,如成纤维细胞可以继续分泌胶原蛋白;胚胎骨骼肌细胞可以融合成为巨大的肌纤维,并自发地表现出收缩功能;神经细胞可以伸展出具有电兴奋性的轴突,并能与其他神经细胞形成突触;来自伸展皮层的上皮细胞具有完整上皮的许多特性。就连一些肿瘤细胞有时也可以表现出其来源的正常成熟细胞的一些功能特性,如肝癌 HepG2 细胞就能合成并分泌正常成熟肝细胞所能合成和分泌的许多血清蛋白。然而,并非所有的培养细胞都一定能表现出它在活体组织中的某些特性,这与细胞的状态和培养的条件等因素有关。一般地讲,原代培养细胞通常可以比较多地表现它本来的特性,而在体外传代的代数越多,原有功能特性丢失的程度就越高。所以,用原代培养细胞,或在体外传代次数较少的细胞作为研究材料具有一些特有的优势。另外,体外培养细胞生长的空间环境的改变和培养液中营养成分和反式调节因子的改变,也是导致功能特性不可能完全保留或者完全丢失的因素。例如,在活体肝组织中的肝干细胞所表达的各种分子标志,在体外培养条件下就只能部分地表达其中的某些标志。而且,在体外向成熟肝细胞方向诱导分化时,肝干细胞可以表现出成熟肝细胞的一些基本特性,但很难表现出成熟肝细胞的所有功能。然而,有动物实验表明,当肝干细胞被通过一定的方法植入到活体肝内(如使其参与肝损伤的修复),并参与肝的组成时,则可以表现出比较完整的成熟肝细胞的功能活动。这也提示了环境对于细胞功能特性表达的重要性。

虽然体外培养细胞的生物学特性总是会有一些改变,但在实际的实验研究中,人们通常只是利用其中的某些特性,而并不要求它一定要与其在活体中的所有特性完全一致,所以,体外培养细胞仍然是非常有用的实验材料。当然,对于一定的研究目的,应选用合适细胞系,这一点是十分重要的。就目前来说,已有不少的、具有较广泛用途的细胞系可供选用(表 1-4-1),它们大多为连续性细胞系或永生性细胞系。

3. 细胞的体外培养系统 目前已有的细胞培养系统大致可以分为以下两类:

(1) 二维培养系统 该系统为传统的细胞培养方式,它是将细胞生长在传统的玻璃或塑料培养瓶(皿)的内表面,使其以二维方向生长,故称之为二维(two-dimensional, 2D)培养系统。该系统的最大优点是方法相对简便,培养的细胞易于在显微镜下直接观察,而且实验的耗费相对较低。然而,在这种系统中,由于细胞生长脱离了活体组织中的生活环境,故通常有一个难以避免的问题,即在多次或反复传代之后,其本来应有的某些表型特征会丢失,如形态学、分子标志物、生理活动或病毒易感性等方面特征的丢失或改变。所以,在细胞生物学的研究中,不能将体外生长细胞所表现出来的特性简单地理解为就是它们在活体组织中的特性,而且还应考虑到细胞在体外的生长环境等方面的因素。

(2) 三维培养系统 该系统模拟了细胞在活体组织中的三维生长环境。常用做法是使细胞生长在特定的三维基质中,由此形成可供细胞三维生长的空间环境,故称之为三维(three-dimensional, 3D)培养系统。目前被应用的三维基质已有不少,如胶原海绵(collagen sponge)、胶原包被海绵(collagen-coated sponge)、培养基水化胶原凝胶(medium hydrated collagen gel)及纤维蛋白(fibrin)等。相对于二维培养系统而言,三维

表 1-4-1 一些常用的细胞系

细胞系 *	细胞类型及其来源	细胞系 *	细胞类型及其来源
3T3	成纤维细胞(小鼠)	293	肾(人),由腺病毒转化
BHK21	成纤维细胞(叙利亚色鼠)	CHO	卵巢(中国仓鼠)
MDCK	上皮细胞(狗)	DT40	淋巴瘤细胞(鸡)
HeLa	上皮细胞(人)	R1	胚胎干细胞(小鼠)
PtK1	上皮细胞(袋鼠)	E14.1	胚胎干细胞(小鼠)
L6	成肌细胞(大鼠)	H1、H9	胚胎干细胞(人)
SP2	浆细胞(小鼠)	S2	巨噬细胞样细胞
COS	肾(猴)	HepG2	肝癌细胞(人)

　*大多来源于肿瘤,都具有无限增殖能力,并保留有一些其起源细胞的特性。其中的 BHK21 细胞和 SP2 细胞能够悬浮生长,其他的则需在支持物表面附着生长。

培养系统较为接近于细胞在活体组织中的生长环境。它的最大优点是,细胞本来的生物学特性可能会相对较为充分地表现出来,所以,它对于细胞与细胞间的相互反应、细胞与基质间的相互反应、细胞的运动及肿瘤细胞的浸润等方面生物学特性的认识是十分有效的。而特别有意义的是,采用这种培养系统,可以观察到细胞集落内部组织的结构、组成细胞的类型及细胞间的相互联系等方面的情况。所以,它在对干细胞分化特性的认识中具有特殊的用处。例如,肝干细胞在基质胶(matrigel,一种三维基质)中生长,并经过一定的诱导分化处理后,在所出现的细胞集落中,可以观察到有成熟肝细胞和成熟胆管细胞的产生,以及毛细胆管甚至胆管的形成。如果在二维的培养系统中,则不可能产生具有空间特征的胆管。另外,三维培养体系也可应用于细胞工程和组织工程中,以提高工程细胞或工程组织及其相关产物的产量,其详细情况可参见第十七章。

三、细胞融合

细胞融合(cell fusion)是指两个或两个以上细胞相互接触合并而形成一个细胞的现象。在自然情况下,体外培养细胞之间发生相互融合的概率是很低的。而通过一定人工方法的诱导,则可使其融合的频率显著地升高。常用的方法有生物诱导法、化学诱导法和物理诱导法。生物诱导法是在培养物中加一定浓度的灭活病毒(如仙台病毒),由于病毒的体积很小,再加上其脂蛋白包膜的化学性质与动物细胞膜的化学性质很相似,故可促进细胞间的接触及其结构上的融合;化学诱导法是在培养物中加入聚乙二醇(polyethylene glycol),它可以引起邻近细胞之间的细胞膜相互黏附,以促进它们之间的融合;物理诱导法则是将细胞置于一个电场中,使其相互接触,以促进其融合的发生。目前,已有商业化的用于细胞融合的专门仪器。

在一个细胞融合的实验中,将两种遗传学上不同的细胞放在一起进行融合时,如果两个不同的细胞融合到了一起,但其核仍然是分开的,这种细胞就叫做异核体(heterokaryon)。异核体细胞可以作为探讨两种不同细胞成分混合后的反应机制的一种细胞模型。例如,当鸡的红细胞与另一种培养细胞融合后,形成一个异核体细胞。鸡红细胞的核本来是处于失活状态的,但在这个异核体细胞中,由于有与细胞核功能活动(DNA 复制或 RNA 转录)相关的调控因子的存在,故鸡的红细胞可以被重新激活,表现为鸡 RNA 的转录及 DNA 的复制。又如,细胞膜上的膜蛋白可平行移动的特性,最初也是通过融合细胞的方式来证明的。

如果对异核体细胞进行继续培养,这种细胞也可以分裂,并由此产生杂交细胞系(hybrid cell line)。在最初的一次分裂中,两个核的核膜消失,其染色体合并到一起,形成一个大核细胞,这种细胞也可称为融核体(synkaryon)。在随后的一系列分裂过程中,通常会将一种细胞来源的染色体完整保留,而将另一种来源的染色体不断地丢失,甚至完全丢失,以致最后仅保留其中的个别染色体。融核体细胞分裂过程中,一种细胞来源的染色体被不断丢失的特性可被用作染色体上基因定位的一种有效方式。例如,仅含有人 11 号染色体的杂种细胞,可以合成人的胰岛素,由此便可推论编码人胰岛素的基因位于 11 号染色体上。

细胞融合技术也导致了单克隆抗体技术的产生。抗体是由 B 淋巴细胞产生的,而一个 B 淋巴细胞克隆只能产生一种抗体。单克隆抗体技术的关键就是使产生某一特定抗体的 B 淋巴细胞克隆永生化,由此便可无限地扩大细胞群体,以用于相应抗体的制备。因为利用细胞融合技术,可以将能够产生某种特定抗体的 B 淋巴细胞与永生性的 B 淋巴细胞瘤细胞融合,再通过一定的筛选和分离方法,得到能够稳定地分裂增殖并分泌特定抗体的杂交瘤细胞系,进而将其用于制备需要的抗体。

第三节　细胞组分的分析

细胞的行为现象和形态特征可以通过显微镜技术加以认识,但要探讨其现象或特征发生的结构基础或调控机制,则有赖于对其相关细胞组分的分析和认识。细胞组分大致可以分为细胞器和大分子两大类。要实现对它们的分离和分析,所涉及的技术和方法很多,而且其发展的速度又很快,因此,这里只能简要介绍其中的一些最为基本的方法。

一、细胞器和大分子的离心分离

离心分离适合于各种细胞器和大分子的分离。在实际工作中,用作细胞组分分离及其分析的实验材料最好采用类型均一且状态一致的细胞,因为不同类型的细胞或处于不同状态的细胞的组分通常会有许多差异。由于细胞内的各种细胞器或组分的大小和相对密度(原称比重)存在一定的差异,当它们在同一离心场内,其沉降速率也各不相同。离心分离就是根据这一特性,采用一定的离心条件,实现目标细胞器或大分子的分离。由于在不同离心条件下,可以得到不同的细胞组分,故有人将这种分离方法称为"细胞组分的分级分离"。其大致过程是:

1. 匀浆　将所选择的细胞破碎,得到细胞的匀浆液。破碎的方法很多,可根据分离的目标物选用一定的方法,如低渗裂解、超声粉碎或机械研磨等。此过程的操作应注意其强烈的程度,而且还应在一定的缓冲液中,并在低温条件下进行,目的是为了保证欲分离组分结构的完整性,并避免其生化特性和功能活动受到严重影响。例如,分离线粒体和分离大分子的匀浆条件明显不一样,所以在实际工作中要根据其目的选用合适的方法。

2. 离心分离　离心的方法有多种,要根据分离目的选用。常用的方法有两种:① 差速离心(differential centrifugation),将匀浆液置于离心管中,选用一定的离心条件,便可得到特定的细胞组分,细胞器的分离大多采用这一种离心方法。② 密度梯度离心(density gradient centrifugation),这种离心属于超速离心。它要求一定介质(如氯化铯或蔗糖)溶液的存在,而且能在离心管中形成密度梯度。在离心过程中,由于其密度梯度的形成或存在,其中的细胞组分,也随之根据其密度的不同而分布到相应密度的介质溶液中,由此,便可从离心管内的一定位置上收集到需要的细胞组分。离心管中介质密度梯度的形成有两种常用方法:一是将细胞匀浆液与一定浓度的氯化铯溶液相混合,在超速离心过程中,氯化铯会自动地形成密度梯度,细胞组分也随之分布到与其密度对应的层面上;二是通过一个专门的设备将不同浓度的蔗糖溶液,按其浓度依次加入离心管内,由此形成一个人工的密度梯度,再将细胞匀浆液加在蔗糖溶液的顶层,然后置于超速离心机中离心,不同密度的细胞组分便可分布到与其密度相对应的位置上。密度梯度离心大多用于核酸或蛋白质的分离。通过以上方法得到的细胞组分,通常还需作进一步的纯化,然后再将其用于进一步的分析研究。

二、蛋白质的层析分离

蛋白质是细胞中的重要组分,其种类十分繁多,生化性质和功能活动也特别复杂。蛋白质的分离大多利用分子的大小、极性及亲水性等特性,采用柱层析的方法对目标分子进行分离和纯化。当一个蛋白质的混合溶液通过一个装有特定填充物的柱子时,不同的蛋白质通过与基质的反应而被分离为不同的组分,并可在其柱子的下端连续地、按一定的体积分别地收集流出液,然后采用一定的生化方法鉴定目标组分所在的收集管,并将这些目标成分集中到一起,由此得到所需蛋白质。层析柱的填充物有许多类型,如离子交换层析柱、疏水性层析柱、凝胶分子筛层析柱及亲和性层析柱等,它们可以通过商业渠道获得。其中,离子交换层析所用的填充物是一些很小的带有正电荷或负电荷的高分子物质,用这种柱子可将溶液中的蛋白质按其电荷的差异分开;疏水性层析的填充物是带有疏水性侧链的小珠子,可阻止有疏水性基团暴露的蛋白质的结合,由此可将蛋白质按其疏水性的强弱分开;分子筛层析所用填充物是带有小孔的小珠子,可将蛋白质按其分子的大小分开;亲和性层析柱的填充物颗粒上带有特定的、可与某种蛋白质特异性结合的配基(可以是酶反应的底物、抗原、抗体或其他小分子物质),当待分离的蛋白质溶液通过时,它可选择性地将要求的目标蛋白质分离出来。

然而,以上这几种传统的柱层析方法的分辨率是很有限的,因为其填充物的均一性不高,其溶液流出的速度不均一,以致所分离组分的纯度往往是有限的。后来发展起来的高效液相层析(high-performance liquid chromatography,HPLC)则使分离效率得到了显著的提高。这种层析柱中的填充物是直径为 $3 \sim 10\ \mu m$ 的树脂颗粒,而且被非常致密地装填在一种不锈钢的柱子中。由于其填充物的致密度很高,自然情况下溶液不能通过它,而必须要一个特殊的高压泵系统加压,才能迫使溶液快速地通过柱子。HPLC 的溶液通过速度很快,1 min 通过的溶液量可相当于 1 个柱子容积,这是传统层析方法绝对不可能达到的。

三、蛋白质的电泳分析

通过电泳方法可以得到蛋白质分子的大小及其是否由多个亚单位组成等方面的信息。对于一个混合的蛋白质溶液来说,也可得到在此溶液有多少种蛋白质存在,以及它们的大小及其相对含量等方面的信息。在一个电场中,蛋白质的迁移率与其大小、形状和电荷的强弱等因素有关。目前,用作蛋白质分析的基本电泳方法是十二烷基磺酸钠 – 聚丙酰胺凝胶电泳(sodium dodecyl sulfate-polyacrylamide gel electrophoresis,SDS–PAGE)。这种方法利用十二烷基磺酸钠(SDS,一种强力的阴离子去垢剂)来变性蛋白质,使蛋白质多聚体变为单体,进而变成仅带负电荷的多肽链,由此也消除了形态和电荷对蛋白质在电场中迁移率的影响。有时为了使蛋白质的变性更为彻底,也可以用巯基乙醇来破坏蛋白质分子中的二硫键。这种充分变性的、以多肽形式存在的蛋白质在聚丙酰胺凝胶中总是朝正极方向运动,其迁移率则主要取决于分子的大小。聚丙酰胺凝胶由单体形式的丙酰胺聚合而成,其胶中孔径的大小可以通过丙酰胺浓度的高低来加以调节。电泳后的凝胶可用一定的染料(如 Coomassie 蓝)染色,由此便可知道蛋白质的种类及其大小等方面的信息,但不能知道是什么蛋白质。

有时为了知道所分析的蛋白质溶液中是否有某种特定的蛋白质,可以采用一种专门的蛋白质转移设备,将这种电泳后凝胶中的蛋白质原位地转移到专门的尼龙膜或硝酸纤维素膜上,然后再用可以针对目标蛋白质的抗体,并用专门的方法,进行蛋白质的特异性染色,由此便可知道在这个被分析的溶液中是否有某种特定蛋白质的存在,以及其分子的大小。这种用于蛋白质转移的特殊方法叫做蛋白质印迹法(Western blotting),但习惯上也将其转移和染色这一整套方法统称为 Western blotting。

有时为了比较两组复杂蛋白质溶液中蛋白质组分的差异,也可采用一种特殊的二维凝胶电泳(two-dimensional gel electrophoresis)。这种电泳是在同一块聚丙酰胺凝胶上进行的,其分辨率非常高,可以辨认出 2 000 多种蛋白质的存在。这是前述电泳方法无法比拟的。前述的方法为一维电泳,而且只利用蛋白质分子大小这样一个因素。在实际情况下,分子大小相同(或相近)的蛋白质可能是很多的,所以,通过前面的那种电泳所出现的每一条蛋白质的染色带,可能是许多不同蛋白质的重叠带。一维电泳不能将它们精确地区分开,故其分辨率是很有限的。二维电泳则是将等电聚焦和 SDS-PAGE 整合到一起。其作法可分两步:第一步是等电聚焦。将其蛋白质样品用非离子性去污剂变性(不影响其蛋白质本来的电荷特性),再按常规方法作等电聚焦,由此就可使各种蛋白质按其等电点的不同,而被分布到与其相对应的 pH 的梯度位置上。第二步是 SDS-PAGE。将等电聚焦后的胶条埋在 SDS-PAGE 的负极一端(两个电泳方向是互为直角),然后按常规进行电泳,使每一个等电点上的蛋白质再按其分子大小而被分开。二维电泳后的胶可用一定的方法进行染色(如 Coomassie 蓝),由此得到呈二维分布的蛋白质图谱。也可以将其原位地转移到一定的膜上,再用标有放射性核素、荧光或具有可检测性酶的抗体去探测某种(或某些)特定蛋白质的存在情况,即蛋白质印迹法。

由于二维凝胶电泳同时利用了蛋白质的电荷特性和分子大小特性,故其分辨能力得到了极大的提高。目前,这种方法已经成为蛋白质组学研究的常用方法,因为它是目前比较两种细胞中蛋白质组分异同的最为有效方法。通过二维凝胶电泳,在找到感兴趣的蛋白质后,还可将其蛋白质分离出来,再采用其他的技术(如质谱)对其氨基酸顺序进行测定,由此便可知道它是一种什么蛋白质,从而为进一步的研究提供重要信息。

四、RNA 的分离与分析

RNA 是细胞中基因活动的表达产物。RNA 的种类很多,有些可以参与细胞内蛋白质的生物合成,有些可以参与细胞生命活动的调节。参与细胞内蛋白质生物合成的 RNA 主要有 mRNA、tRNA 和 rRNA 三大类。其中,mRNA 可以直接决定蛋白质中氨基酸的排列顺序,所以,mRNA 对于细胞生命活动的研究具有重要意义。一般地说,任何一个编码蛋白质的基因表达时,至少都可以产生 1 种以上的 mRNA。由于细胞中基因的数目十分的庞大,故可能产生的 mRNA 的种类也一定是相当的庞大。然而,对于某一具体组织中的细胞而言,其基因的活动总是有选择性的,而不可能是所有的基因都同时活动,因此,对于不同的组织细胞,或同一种组织细胞处于不同发育阶段或不同生理状态时,其基因活动的情况是不同的,也可以说成其表达谱是不同的。这种不同,表现为所产生的 mRNA 种类的不同或者水平的高低(即分子数的不同)。一般地讲,如果某一基因活动转录出的 mRNA 分子数越多,那么可以间接地认为翻译出的相应蛋白质的量就越多。反之,则翻译出的蛋白质的量越少。因此,通过对 mRNA 的分析,可以了解细胞中基因活动的情况,也可以间接地推测其相应蛋白质在细胞中的水平。正是因为如此,RNA 水平的分析成为了细胞生命活动机制认识的一个重要的切入点,而且也成为沟通细胞生命活动中基因与蛋白质之间关系的重要环节。尤其是近年来,关于"一个基因可能编码多个蛋白质"概念的出现,使有关 RNA 水平的研究似乎显示出更为突出的重要性。

在选择分离 mRNA 的细胞(或组织)时,必须要考虑细胞(或组织)的类型和状态,因为不同类型和不同状态的细胞(或组织)中基因的表达谱有很大的差异。mRNA 分离的方法有许多种,但其基本原理是在 RNA 酶(细胞的溶酶体中大量存在)被抑制的前提下,利用 RNA 的分子通常很小(相对基因组 DNA),以及可溶于水,并能在乙醇中沉淀等生化特性,使 RNA 能被有效地分离出来。当然,通过这种原理所得到的 RNA 是含有 mRNA、rRNA 和 tRNA 的混合物,通常称之为总 RNA(total RNA)。若要从总 RNA 中分离出 mRNA,则需利用 mRNA 的 3′ 端有一段 poly A 的结构特性,将其总 RNA 通过一个填充物上带有 poly T 的柱子,把 mRNA 特异性地从总 RNA 中分离出来。

RNA 分析的主要目的是了解在某一特定细胞或组织中某个(或某些)mRNA 的表达水平,由此推测其对应基因的活动情况或对应蛋白质的存在情况。其大致做法是:如果要了解某一已知基因在某一类型及状态细胞中的表达情况,就可采用 PCR 或 Northern 杂交的方法,以了解其 mRNA 的水平,由此推测基因活动的水平;如要知道某两种(或多种)类型或状态细胞中基因活动的差异,则可采用比较分析的方法,比较相应 mRNA 表达水平的差异,常用的方法有 mRNA 的消减杂交、基因芯片及 RNA-seq 等。

通过 RNA 分析,可以发现一些有意义的基因。也可根据其特定 mRNA 的信息,从基因组 DNA 中分离得到所对应的基因,并可对其进行克隆和重组,以用于进一步的相关研究。当然,也可根据特定 mRNA 信息,得到 mRNA 的 cDNA,并通过 DNA 重组的方法,构建其表达载体,在一定的表达系统中表达其相应的蛋白质,以用于进一步的生物学活性分析或抗体制备等。

五、DNA 的分离与分析

这里是指细胞中基因组 DNA 的分离和分析。从理论上讲,存在于同一个体中的任何一种(或一个)细胞的基因组 DNA 都是一样的。所以,用作基因组 DNA 分离的材料不必考虑其组织类型或状态。DNA 分离利用蛋白酶和 SDS,以破坏细胞结构,并使 DNA 从染色体中释放出来。同时利用 RNA 酶,消化掉细胞内存在的各种 RNA,最后利用 DNA 可溶于水和能被乙醇沉淀的特性将 DNA 分离出来。而且,也利用 DNA 可以溶于水和能被乙醇沉淀的特性,以实现对 DNA 的分离。由于基因组 DNA 的分子是非常长的链状结构,其相对分子质量十分巨大,所以,在操作过程中,便会发现含有基因组 DNA 的溶液黏稠度很高。而且,在用乙醇沉淀的过程中,会发现有肉眼可以直接看到的白色絮状物析出。

在细胞生物学的研究中,DNA 分离和分析的直接目的,主要是认识与细胞某一特定生命活动相关基因的结构和功能。一个基因仅为基因组 DNA 中一个很小的局部,而要实现对它的分离,一个基本的条件就是要知道所要分离基因的核苷酸顺序(可以是全部,也可以是部分),否则就无从入手。基因核苷酸顺序的来源有多种渠道,目前绝大多数基因的序列信息可从数据库中获取,最常用的是美国国家生物技术信息中心(National Center for Biotechnology Information)的 Gene Bank。当然,特定基因的序列也可从 mRNA 水平获得。例如,通过 RNA 分析,发现了某个基因表达水平的改变有意义,就可将其 mRNA 反转录为 cDNA,并测定其核苷酸顺序。这个核苷酸顺序至少可以代表基因组 DNA 中与其对应基因中的部分顺序(一般为外显子的顺序)。有了这样的核苷酸顺序或 cDNA 片段,就可以采用一定的方法合成由放射性核素(一般为 ^{32}P)标记的 DNA 探针,并将其与基因组 DNA 文库杂交,由此便可得到含有目的基因的基因组 DNA 片段的克隆,再经一定的手段分析证实后,便可将其用于其结构和功能的分析。对于比较小的基因,也可采用 PCR 的方法,直接从基因组 DNA 扩增获得。而且,也可以采用分段扩增,然后再将所扩增片段重组在一起。

六、单细胞分析

单细胞分析(single-cell analysis)指在单个细胞水平上通过对其基因组的结构或其表达谱的分析实现对其细胞生物学特性认识的技术体系。这项技术建立在两个必要条件之上,即高质量的全基因组或转录组的扩增技术和高效的测序技术。单细胞分析技术使得人们能够认识比较同一细胞群体中不同细胞的遗传物质(基因组或转录组)的组成和变化特点,有利于分析病因并追踪细胞的病变过程。例如,利用单细胞分析可以鉴定同一肿瘤中不同的肿瘤细胞亚群,分析肿瘤细胞发生、发展和演化过程中遗传物质的变异特点,在基因水平上区分正常细胞和肿瘤细胞等。此外,这一技术还突破了以往测序技术对样品需求量较大的瓶颈,使分析具有重要临床意义而样本来源十分有限的样本成为可能。

第四节 活细胞内分子的分析

不同类型的细胞,或处于不同状态的同一类细胞,它们的分子组成总是会有差异的。这种差异,可能就是它们的结构特征或功能行为方面差异的分子基础。以光学显微镜的经典方法来观察细胞,可以获得细胞结构方面的知识,但不可能获得细胞分子组成方面的信息。然而,在细胞生物学中,若要理解细胞生命活动的结构基础和发生机制,对其分子组成及其行为方面的认识则是十分重要的。尤其是对一些特殊分子在细胞中存在的量和位置,以及它们在细胞生命活动过程中的动态变化等方面的认识,显得更为重要。这里所谓的特殊分子,实际上是指与细胞某种特定生理现象关联程度较高的分子,它们可以是很小的无机离子(如 Ca^{2+} 或 H^+),也可以是某些大分子(如蛋白质、RNA 或 DNA)。

一、细胞内分子的示踪

组成细胞的各种分子在细胞不同结构或区域中存在着很大的差异,而且随细胞功能活动的改变而改变。如果要知道某种分子在细胞功能活动中的动态变化,一个有效的手段就是对活细胞中目标分子进行标记,使其分子的量和存在位置能够容易地被检测和分析,由此便可了解所标记的分子与相关生命活动的关联。

对细胞内分子标记的基本做法是,将放射性核素(如 ^{3}H)标记的、可参与某种大分子物质(如核酸或蛋白质)组成的前体物质加入细胞培养液中,经过一定时间的培养,使得标记的前体物质进入细胞内,带有放射性核素的前体物质便可随大分子物质的合成而掺入其相应的分子中,由此也使得这种新合成的大分子带上了放射性核素。然后,以洗脱的方式去掉细胞外游离的标有放射性核素的前体物质,并将其标本作进一步的放射自显影(autoradiography)处理。其基本过程是:在贴有细胞的标本上涂上一层核子乳胶(为一种乳状的感光材料,相当于照相用的感光胶片),经过一定的曝光时间(一般为一星期)后,将其标本片按常规方法进行显影和定影处理。最后在光学显微镜下观察银颗粒在细胞中出现的位置及存在的情况,由此便可推测出目标分子在细胞中的功能行为。有时,为了知道其目标分子在细胞内的精细情况,也可将经放射自显影处理后的标本制成电镜标本,然后在电镜下进行观察和分析。

如果要提高目标分子在细胞内功能行为动态分析的精确性,可采用一种叫做脉冲追踪(pulse-chase)实验的方法。这种方法是将标有放射性核素的前体物质加入细胞培养液中,使其培养一定的时间(通常为几分钟)。在此期间,标记的前体物质便可进入细胞,并掺入其正在合成的大分子物质。放射性标记前体物质进入其大分子的这一短暂的过程可称为脉冲(pulse)。接下来,将细胞洗脱后,并移入常规培养基(不含放射性标记的前体物质)中继续培养。在此继续培养的过程中(残存于细胞内的带标记的前体物质会很快地被耗尽),新合成的分子将不带有放射性。在不同的时间点取样,作放射自显影处理和观察分析,由此便可得到按时间顺序的、可以反映目标分子在细胞中的活动过程的系列资料。脉冲追踪实验的方法也可用于活细胞内特定分子更新速率的测定。

至于选择细胞内的什么分子为目标分子,则要根据研究目的而定。例如,若要了解染色体与细胞周期的关系,就可以用 ^{3}H 胸腺嘧啶充当 DNA 合成的前体物质,并将其加入培养液中,当细胞增殖时,在染色体 DNA 半保留复制的过程中,^{3}H 胸腺嘧啶(胸腺嘧啶为 DNA 分子的一种前体物质,不会参与 RNA 的合成)便可掺入新合成的 DNA 分子中。在不同时间点取样作放射自显影,就可以得到在细胞周期中染色体行为的信息;若要了解细胞中染色体 DNA 切除修复(为 DNA 修复机制的一种)的情况,就可以在培养液中加入细胞增殖抑制剂,使细胞停止分裂。以一定的方法造成细胞染色体 DNA 的损伤,并加入 ^{3}H 胸腺嘧啶,经过一定时间的培养(一般为 1 h),当 DNA 修复机制启动时,^{3}H 胸腺嘧啶就可以随 DNA 修复的发生而掺入到染色体 DNA(即发生了损伤修复的区域)中,再经过放射自显影处理,便可根据细胞核中银颗粒出现的量反映其细胞 DNA 切除修复能力的高低;若要知道处于某一状态的细胞中 RNA 的合成情况,便可在细胞培养液中加入 ^{3}H 尿嘧啶(尿嘧啶为 RNA 的前体物质,不参与 DNA 的合成),在经过一定时间的培养和放射自显影后,便可知道 RNA 合成的位置、存在的区域及其含量等方面的信息。当然,通过这种方法只能了解 RNA 的大体情况,而不能知道到底是什么 RNA 的合成;若要知道分泌蛋白质在内质网上合成后被分泌到胞外的途径,就可在培养液中加入 ^{3}H 亮氨酸(为蛋白质合成的前体物质),按脉冲追踪的方法处理细胞,并在不同时间点取样作放射自显影处理,然后根据银颗粒的出现情况推测出分泌蛋白合成的行为过程(图 1-4-9)。

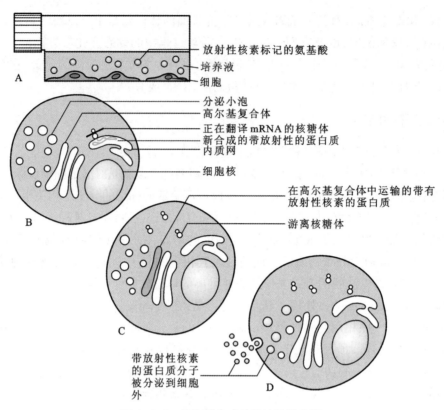

就目前来说,细胞中所有大分子物质的小分子前体物质都可以用放射性核素标记。

二、细胞内离子浓度的测定

细胞生理状态的产生与维持,直接与许多离子的行为有关。特别是细胞的一些功能活动,又总是伴随细胞内离子分布及其浓度的瞬时改变。所以,对于不同状态细胞中的离子行为的认识,也是探讨细胞正常生理现象和异常病理特征发生机制的内容之一。细胞内离子浓度的测定需要有精密的设备和专门的技术,因为必须要将两个微电极(实际上是由毛细玻璃管制成的玻璃针,其尖端的直径小至 1 μm,其内充有一定的填充物,两者之间连有检测仪器)放置在一个处于生活状态的单细胞的一定位置(视检测的方法而定,可能被插入细胞内,也可能被放置在细胞膜上的一定位置),而且还需要极其灵敏的离子浓度分析仪器。目前的技术能力,已经能够做到对细胞内局部离子浓度的测定和瞬时变化离子浓度的测定。

(一)局部离子浓度测定

采用常规 pH 计的基本工作原理,将两个微电极从两个不同位置分别插入同一个单细胞内,它们之间所连接的分析仪器便检测出这两个电极之间的离子浓度(即局部离子浓度)。由于探测电极中填充的有机化合物是特定的,可以选择性地允许某一特定离子通过其电极,并被分析仪器检测,所以,选用适当的探测电极,就可实现对特定离子浓度的测定。目前可以测定的离子有 H^+、K^+、Cl^-、Ca^{2+} 和 Mg^{2+} 等。除此之外,还有一种叫做膜片钳记录(patch clamp recording)的方法。这种方法的探测电极不插入细胞内,而是使电极的尖端(内径约为 1 μm)紧密地贴压在细胞膜上,在其尖端所覆盖区域的细胞膜上就可以有离子通道(为特异性地调节特定离子出入细胞的、具有特定空间特征的蛋白质)的存在,其数量可能是一个,也可能是多个。因此,这种方法可以分析细胞膜上一个极小区域(直径约 1 μm)内所存在的特定离子通道的离子运动情况。而且,这种方法也可以用来分析游离的细胞膜碎片上的特定离子通道对于某种离子通过的特性。

(二)瞬间快速变化离子浓度的测定

基本的原理是利用离子敏感性指示剂去感受某种离子的存在,并以发光的强弱来反映所测定离子浓度的高低。基本做法是将一定的指示剂,采用显微注射或扩散的方法使其进入细胞,然后在一定的检测设备(视指示剂的不同而选择相应的设备)下,动态地观察细胞功能活动过程中细胞内的发光情况,由此便可知道所测定离子浓度变化的过程,以及在细胞内发生的位置。目前使用的指示剂主要有2类:

1. 发光蛋白指示剂　这类蛋白质主要来源于海蜇,如海蜇荧光素(aeguorin,也称为海蜇发光蛋白),在一定游离态离子存在的情况下,它们可以自然地发出荧光,而且,其荧光的亮度与其游离态离子的浓度成正比。图1-4-10显示的是海蜇荧光素指示的一种鱼卵受精过程中Ca^{2+}浓度变化的过程。从图中可见,精子进入卵细胞时,其局部出现一个高钙区,随时间推移,其高钙区的Ca^{2+}像波浪一样向其周围扩散,Ca^{2+}浓度的这种变化,为认识受精的细胞生物学机制提供了一个直观的线索。

2. 荧光钙指示剂　这类指示剂可以与Ca^{2+}紧密地结合。当处于Ca^{2+}结合状态时,它需要较短波长的光(相对于未与Ca^{2+}结合的指示剂)的激发下才能发出荧光,而未结合Ca^{2+}的指示剂则需要较长波长的光的激发。所以,如果把这种指示剂导入到细胞内,在荧光显微镜下根据Ca^{2+}结合指示剂和无Ca^{2+}结合的游离指示剂存在的比率,便可知道细胞中游离钙的浓度。如果对细胞的功能活动过程进行连续的观察和分析,也就可以知

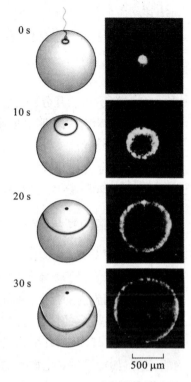

图 1-4-10　一种鱼卵受精过程中 Ca^{2+} 浓度的变化

道Ca^{2+}浓度变化的动态过程。目前,已出现了多种利用同样原理发展起来的,可特异性用于其他离子检测的指示剂。利用指示剂测定细胞内部离子浓度瞬间快速变化的方法的最大优点是,可以同时处理一批细胞,并同时观察一批细胞。而前面描述的用微电极测定离子浓度的方法,则只能是对单个细胞的操作。

三、特殊分子向细胞的导入

为了探讨某一特定蛋白质(或其他分子)在细胞生命活动中的作用,可以人工地向细胞内导入某种特定的分子,以实现对目标分子生物学机制的认识。这里主要是指蛋白质分子的导入。关于核酸等其他分子的导入可参见"细胞工程"等相关章节。

1. 可导入活细胞的蛋白质分子　可导入活细胞的蛋白质分子有很多,但比较常用的可分为2类:

(1)可阻断特定内源性分子功能活动的分子　它们可能是特异性的抗体或其他的抑制物。这种分子的导入,可以观察其目标蛋白失活后,细胞表型的改变,由此分析所阻断蛋白质的生物学特性。例如,将抗肌球蛋白Ⅱ的抗体导入受精的海胆卵内,可以发现其细胞核可以分裂,但细胞不能分裂成为两个细胞,这一结果就证明了肌球蛋白Ⅱ与细胞质的分裂有关。

(2)带有标记的可参与细胞结构和功能活动的分子　这类分子可以是细胞的结构蛋白,也可以是细胞功能活动的调控因子,并通常用荧光蛋白或放射性核素标记它们。这类分子的导入,使人们可以观察到所导入分子在活细胞中的功能行为。例如,将微管蛋白标记上荧光物质,再将其导入细胞内,然后,在荧光显微镜下连续地观察荧光在活细胞功能活动过程中的分布情况,由此便可发现微管蛋白确实参与了微管的组装。

2. 导入方法　可用于外源蛋白质分子导入细胞的方法也有很多。在实际的研究工作中,可根据研究需要选择适当的方法。目前常用以下3种方法:

(1)显微注射法　利用特殊的显微注射装置将外源分子(如蛋白质)直接注入细胞内,所注入分子便可

到达其相应的活动场所,并发挥其功能。这种方法比较适合于各种动物的早期胚胎细胞(如爪蟾受精卵),而不太适合于批量细胞的同时操作。

(2) 直接扩散法　用电休克或低浓度去污剂的方法,使细胞膜出现一些破裂的孔,这些孔便可成为外源分子扩散进入细胞的入孔。有证据表明,电休克是产生膜孔比较理想的方法,因为这种孔比较大,而且持续时间较长(可为几分钟,甚至几小时,这与细胞的类型有关),故很有利于外源分子的进入。而且,不会造成细胞内膜相结构的明显损伤。这种方法适合于批量细胞的操作。

(3) 膜泡介导法　将外源分子用细胞的膜性成分包裹成微小的囊性颗粒,这种颗粒很容易与细胞膜接触,并发生融合,由此便将其内的外源分子导入细胞。这种方法也适合于批量细胞的操作。

🔷 拓展知识 1-4-2　果蝇胚胎细胞系 S_2 细胞稳定转染 EGFP-tub1a 质粒有丝分裂(视频)

四、细胞内特异分子的原位鉴定

这里主要是指细胞内的蛋白质分子。对于它们的鉴定,将有助于细胞内部结构组成及其功能活动发生机制的认识。最为基本的做法是,利用抗体针对抗原(即目标蛋白)的特异性识别和结合的特性,实现对目标蛋白在细胞内的存在、分布,以及其与细胞功能活动的相关性的认识。

用于原位鉴定的标本可以是培养细胞,也可以是组织切片。一般的作法是选择一个特定的抗体(可称为“一抗”)与其反应(其抗体可以特异性地与目标蛋白结合),并将未结合的游离抗体洗脱后,用一种标记有特定酶(如辣根过氧化物酶)的、可以特异性地针对“一抗”的抗体(可称为“二抗”)反应,洗脱后,再作相应的显色处理,并在光学显微镜下根据显色的情况,判定目标蛋白的存在情况。由于多个“二抗”分子可以同时特异性地与同一个“一抗”分子结合,所以,这个方法对原始信息有明显的放大作用。

特异性针对目标蛋白的抗体,也可以直接标记上荧光染料,并使它与固定过的细胞标本反应,再通过一定洗涤和显色处理,随后在荧光显微镜下观察,便可判定被分析细胞中目标蛋白的存在与分布。而且,所选定的特异性抗体也可用电子密度高的颗粒(如胶体金颗粒)标记,经反应和相应特殊处理后,其细胞标本就可用电子显微镜进行观察,由此可在亚微或超微水平定位目标蛋白的存在与分布。经这些方法处理过的标本,再结合一定的图像分析系统,也可以对所鉴定的目标蛋白进行定量分析。

第五节　活体内细胞的研究

细胞的生存总是需要一个适当的环境。在多细胞生物体中,任何一种类型的细胞也总是在它相应的组织(即环境)中,才能正常地表现出其应有的生物学特性,而离体状态下的细胞则通常只能部分地表现其本来应有的生物学特性。例如,当肝细胞在体外生长时,它可表现出活体内肝细胞的某些基本特性,而不能表现出全部的特性。这是因为离体环境与活体内的环境不完全一样。这里所说的“环境”,是指该细胞生存空间位置上的相邻细胞及各种调节因子(如蛋白质)等。而且,任何一种类型的细胞总是有它一定的生存环境。当然,这种生存环境也可能与其个体的发育状态或外界因素的影响有关。因此,要真正认识到细胞的本来特性,最终还是需要活体系统的应用。

一、细胞的活体内移植

由于体外培养的细胞通常不能真正地、全面地表现出细胞本来的生物学特性,故可将细胞标记上荧光(或其他示踪物),再以一定的途径将细胞移植到适当的动物体内,然后连续地在不同的时间点取材,并以一定的方法分析植入细胞在活体中的行为。

1. 细胞的标记　细胞的标记有两种方法:① 暂时性标记,使荧光物质(如 PKH26)或放射性核素标记物(如 ^{125}I-PKH95)进入细胞中,然后将被标记的细胞植入活体内。这种标记细胞随着细胞的分裂,其标记物会不断地稀释,最后消失。所以,这种标记法主要用植入细胞的短期行为分析。② 稳定性标记,通常用基因转移的方法,将带有一定标志基因(如 GFP 基因、RFP 基因及 LacZ 基因等)的表达载体转染培养细胞,经一定方式的选择(如 G418)之后,由此得到基因组 DNA 中稳定整合有标志基因且能高水平表达其产物的转化细胞。然后,将这种转化细胞以一定的方式导入活体内,并根据其标志物去追踪植入细胞在活体中的行为。这一标记细胞在分裂过程中能够保持其标志物的存在。因此,比较适合于植入细胞的长期追踪分析。

2. 细胞的植入 植入细胞的受体动物一般采用免疫缺陷型小鼠(如 SCID 小鼠),而且最好适当造成目标器官的人为损伤,以有利于导入细胞的植入。细胞导入的方法很多,可根据细胞的类型和研究的目的而定。例如,若要探讨体外培养的肝干细胞的分化潜能,就可将带有一定标志物的细胞通过门静脉或脾内注射的途径导入适当的、经过特殊处理的动物(如小鼠)体内,然后分析所植入细胞在肝中的存在及其分化行为;若要探讨骨髓间充质干细胞在活体的多向分化潜能,就可将标记有一定标志物的骨髓间质干细胞通过外围血管(如小鼠的尾静脉)导入体内,然后在不同的时间点对各种组织器官进行一定的分析,以了解植入细胞的分化行为;若要评价一种体外培养细胞是否具有致瘤性,就可将其植入到一定的动物(如 SCID 小鼠)的皮下,或其他部位,在一定时间后观察有无肿瘤的形成。

3. 植入细胞的行为分析 一般最关心的问题主要有三点:一是所导入细胞是否真正地植入了相应组织器官,即在结构上确实成为组织器官的组成;二是植入细胞是否具有相应的生物学功能,如植入的肝干细胞从结构上看分化为了成熟肝细胞,但还必须要回答这种细胞是否具有成熟肝细胞的功能;三是所植入细胞在其组织器官中的稳定性,也就是说要评价它在组织中的命运和结局。至于用什么方法解决这些问题,则要视其具体情况而定。

细胞移植实验是认识细胞生物学特性的一种很有效的手段,但它必须要结合一些其他的相关技术。

二、活体内细胞的遗传修饰

细胞的各种行为直接与蛋白质的功能作用有关,而蛋白质的产生则与相应的基因有关。所以,在活体内分析特定的蛋白质对于某些类型细胞功能行为影响的研究策略,是探讨细胞生物学特性的一种有效的手段。由于这种手段是在活体动物体内进行,故可认为是一种具有时空特性的四维体系。就小鼠来说,目前在技术上可以做到的有以下三类:

1. 转基因小鼠 转基因小鼠(transgenic mouse)是指以实验的方法在小鼠的染色体 DNA 中随机插入特定的外源基因,并使其高表达,以产生相应蛋白质的基因工程小鼠,进而在一定的发育阶段分析这种蛋白质对一定类型细胞功能活动的影响,由此可以"正面地"知道细胞的某种功能活动与这种蛋白质的相关性。

2. 基因敲除小鼠 基因敲除小鼠(gene knockout mouse)是指以实验的方法将小鼠基因组中某一特定基因定点地突变(常用插入突变或缺失突变的方式),使其不能产生相应蛋白质的基因工程小鼠。在一定的发育阶段,分析这种蛋白质处于缺失状态时其细胞功能行为的改变,就可以"反面地"知道细胞的某种功能活动与这种蛋白质的相关性。

3. 基因敲入小鼠 基因敲入小鼠(gene knockin mouse)是指定点地在小鼠特定基因的内部或下游插入一个特定基因(如 GFP 基因)的编码区的基因工程小鼠。通过分析插入基因编码区的表达产物(如荧光蛋白)在各种细胞中的存在情况,可以了解插入基因在生长发育过程中的活动情况,由此推测特定基因的表达产物与某种细胞功能活动的关系。

理论上讲,与细胞某种功能活动相关的所有基因都可以分别地在活体动物内进行分析,然后将所得到的各种信息整合起来,便可实现对于其功能活动发生机制的全面认识。

活体内细胞的遗传修饰本来是一个难度大、效率低、周期长的工程性技术体系。然而,近年出现的"基于工程化核酶介导定点切割和重组修复的基因组编辑技术"发展很快,使得小鼠基因组定向遗传修饰的有效性大幅提高,实验周期明显缩短。目前,已有三种工程化核酶被成功应用,即锌指核酸酶(zinc-finger nuclcascs,ZFN)、转录激活因子样效应物核酸酶(transcription activator-like effector nucleases,TALEN)和CRISPR/Cas 核酸酶,详见第十九章。尽管基于这三种酶所发展起来的基因组编辑技术各自都还存在一些缺点,但随着研究的发展,一定会有更为理想的基因组编辑技术问世,使得"直接活体内细胞分析"的研究策略变得更为有效和可行。

(孙玉洁)

思考题

1. 认识细胞生命现象并探讨其发生机制的基本技术方法有哪些,它们的主要特点是什么?

2. 为什么说细胞生命现象发生机制的研究需要从分子、亚细胞、细胞及活体等不同层面分别地或综合地研究?

3. 体外培养的细胞与存活于活体组织中的细胞相比,它们的基本生物学特性可能会有哪些不同? 为什么?

4. 为什么说体外细胞培养技术是生物医药领域实验研究的基本技术体系?

数字课程学习

📘 学习目标　　⬇ 教学 PPT　　📝 自测题

第二篇
细胞的结构及其功能

生物体各种生命活动的发生都是通过细胞的行为来实现的。在整个生物界，生物的种类很多，细胞的类型也相应地有很多。即便在同一个生物体(这里指多细胞生物)内，细胞的类型也是很多的。例如，人体中的细胞类型就达 200 多种。人体及其他生物体结构和功能的复杂性，就是通过细胞种类的多样性、细胞数量的合理性、细胞组织的有序性及细胞功能的严密性表现出来的。

尽管人体细胞的种类繁多，它们的存在形式和生活方式也各不相同，但它们的一些基本生命现象的发生机制及其结构基础则是相似的。例如，所有细胞都具有作为生物体结构和功能的基本单位的基本功能，故都一定有细胞膜、细胞质、细胞核及各种细胞器等基本结构；所有细胞有增殖分裂特性，故总是具有遗传信息复制、传递和翻译相关的细胞结构，如细胞核(DNA 复制和 RNA 转录在其中进行)、核糖体、内质网、高尔基复合体、细胞骨架及中心体等；所有细胞生命活动的发生都需要能量的供给，故总是有线粒体的存在。当然，在不同类型的细胞中，或者在同一类型细胞的不同生长阶段或不同生活状态中，各种细胞结构的发达程度及存在形式的差别可以是很大的。例如：存在于血液中与免疫反应有关的淋巴细胞与存在于心脏中与肌收缩功能有关的心肌细胞在形态上和结构上的差别都非常明显；与蛋白质合成相关的各种细胞器，在处于幼稚状态的肝细胞中虽然很少，但在处于成熟状态时的肝细胞中则非常发达。所以，各种细胞结构的发达程度及其存在形式与其细胞本身的功能及其状态是相适应的。

基于医学生知识结构实际需要的考虑，本篇仅就动物细胞各种基本结构的结构特征及其功能活动，从显微水平、亚微水平及分子水平的不同层面进行全面的介绍，其目的是使医学生对各种具体的细胞结构有一个非常详细的认识和理解，而且还要在此基础上，将各个分散介绍的细胞结构有机地整合到一起，并由此形成一个具有空间特性和时间特性的细胞结构概念。这一概念，也将是认识人体中各种不同类型的特化细胞在各种生理状态或病理状态下的结构特征和功能特性的必备基础。

第五章

细胞膜及其表面

细胞膜(cell membrane)也称质膜(plasma membrane),它包围着整个细胞,构成细胞的边界。它作为细胞外围的屏障,可以阻止细胞成分的外漏,防止其与周围界质混合,而且也可以控制细胞内外物质的交换。细胞膜中也有一些蛋白质分子作为外来信息的"传感器",使细胞能够对周围环境的变化产生应答反应。另外,膜还有非常特别的机械性质,如细胞生长时新膜的加入使膜面积增大;膜可以进行很大程度的变形;用显微注射针刺穿细胞膜,细胞膜可以迅速地重新封闭形成完整的膜等。正是由于以上各种特性的存在,才使细胞膜担负起稳定细胞内部环境,控制细胞内外物质、信息流动的重任。另外,细胞膜对细胞的生存、生长、发育、分裂、分化也是十分重要的。在进化上,细胞膜的出现是一个重要的关键阶段。因为它的出现,才有了细胞,由此也才有了生命物质向更高形式的进化。

真核细胞超微结构的一个很重要的特点就是除了具有细胞膜(质膜)之外,细胞内还具有非常丰富的膜性结构,例如线粒体、内质网、高尔基复合体、溶酶体、微体及核膜等,我们称其为"细胞内膜"。由于质膜和细胞内膜在化学组成、分子结构和功能运作方面具有一定的共性,所以人们将组成细胞的各种膜统称为生物膜(biological membrane)。可以说细胞的每一种功能活动都与膜的作用相关联。膜生物学(membrane biology)就是通过研究膜的生物学和物理化学特性进而阐述细胞生理学的一门交叉学科。

本章重点是介绍细胞膜的结构和功能。由于其中的许多属性是各种生物膜所共有的,故通过对细胞膜的了解,也可对各种生物膜有一个基本认识。

第一节 细胞膜的分子结构和特性

一、细胞膜的化学组成

对细胞的各种膜进行微量化学分析,结果表明组成膜的化学成分主要有脂类、蛋白质、糖类、水、无机盐和金属离子等,其中以脂类和蛋白质为主。脂类占膜总含量的 30% ~ 80%,蛋白质占 20% ~ 70%,糖类占 2% ~ 10%。膜上的水约有 20% 呈结合状态,其余则为自由水。膜上金属离子和一些膜蛋白功能有关。

各种生物膜组成成分的比例不一致,脂类与蛋白质所占的比例,其范围可从 1∶4 ~ 4∶1。一般说来,功能复杂或多样的膜,蛋白质比例较大,如线粒体内膜的蛋白质成分可高达 75%,脂类约占 25%;功能简单的细胞膜中,所含蛋白质的种类和数量则较少。如神经髓鞘的功能比较简单,主要起绝缘作用,其膜含脂量可达 80%,而蛋白质只有 3 种,含量显著低于脂类。人体中的多数细胞膜,其脂类与蛋白质含量大体相等(表 2-5-1)。

表 2-5-1 各种生物膜的基本化学组成

膜	蛋白质(%)	脂类(%)	糖类(%)	蛋白质/脂类
神经髓鞘	18	79	3	0.23
人红细胞膜	49	43	8	1.1
大鼠肝细胞膜	58	42	5~10	0.9
大鼠肝细胞核膜	59	35	2.9	1.7
内质网膜	67	33		2.0
线粒体外膜	52	48	2.4	1.1
线粒体内膜	76	24	1~2	3.2
菠菜叶绿体片层膜	70	30		2.3
革兰阳性菌膜	75	25		3.0
类菌质体膜	58	37	1.5	1.6

(一) 膜脂

膜中的脂类以磷脂和胆固醇为主,有的膜还有糖脂。

1. 磷脂 磷脂(phospholipid)是最重要的脂类,几乎所有细胞膜中都含有磷脂。主要的磷脂有磷酸甘油酯和鞘磷脂。

最简单的磷酸甘油酯是磷脂酸(图 2-5-1)。它以甘油为骨架,甘油分子 1、2 位羟基与脂肪酸形成酯键,3 位羟基与磷酸形成酯键。磷脂酸在膜上含量不多,但它是合成其他磷酸甘油酯的前体,其磷酸基团再与其他分子(胆碱、乙醇胺、L- 丝氨酸等)结合可形成多种磷脂。如磷脂酰胆碱(即卵磷脂)、磷脂酰乙醇胺(即脑磷脂)和磷脂酰丝氨酸等(图 2-5-2、图 2-5-3)。膜中含量最多的是磷脂酰胆碱,其次是磷脂酰乙醇胺。

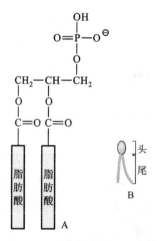

图 2-5-1 磷脂酸的分子结构
A. 结构式;B. 空间结构符号

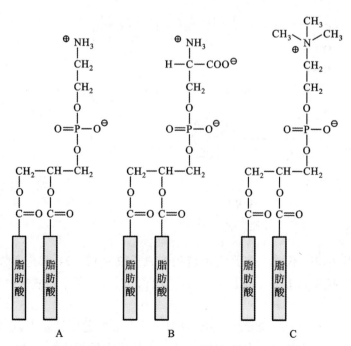

图 2-5-2 几种磷酸甘油酯的分子结构
A. 磷脂酰乙醇胺;B. 磷脂酰丝氨酸;C. 磷脂酰胆碱

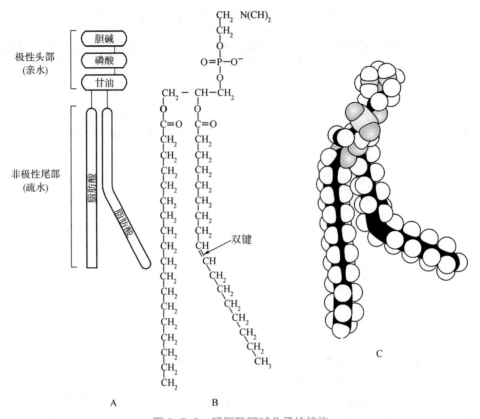

图 2-5-3　磷脂酰胆碱分子的结构

A. 分子结构示意图；B. 结构式；C. 空间结构模型

鞘磷脂的结构与磷脂酰胆碱相似,但以鞘氨醇代替磷酸甘油酯中的甘油,其氨基和脂肪酸链形成酰胺键,只有一条脂肪酸链(图 2-5-4)。

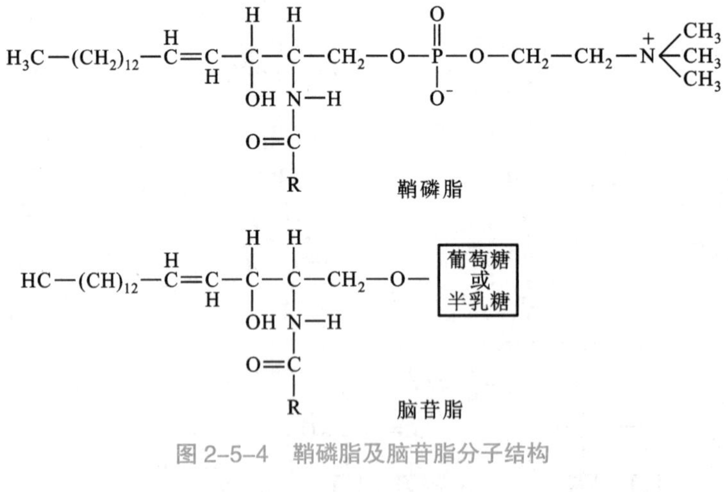

图 2-5-4　鞘磷脂及脑苷脂分子结构

在磷脂分子中,脂肪酸链的长短和不饱和度不同,一般脂肪酸链的碳原子数为 12~24,都是偶数,其中以 16 碳和 18 碳为多。通常在一条脂肪酸链中含有一个或几个双键(不饱和的),另一条脂肪酸链中则不含双键(饱和的)。

2. 胆固醇　胆固醇(cholesterol)是细胞膜中另一类重要的脂类(图 2-5-5)。它是中性脂类,在各种动物细胞膜中含量较高,有的多达 1 个磷脂分子就伴有一个胆固醇分子。生物膜中的胆固醇与磷脂的碳氢链有相互作用,可阻止磷脂凝集成晶体结构,对膜脂的物理状态具有调节作用。动物细胞无细胞壁保护,

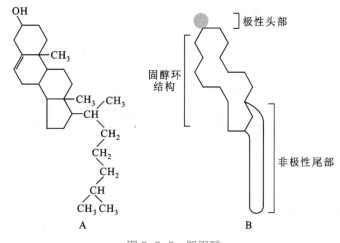

图 2-5-5　胆固醇

A. 分子式；B. 空间结构示意图

胆固醇有加强质膜的作用。

3. 糖脂　糖脂(glycolipid)为含有 1 个或几个糖基的脂类,在所有细胞膜表面都能找到,大约占细胞膜外层脂类分子的 5%。在动物细胞膜中的糖脂主要为鞘氨醇的衍生物,结构似鞘磷脂,只是糖基取代了磷脂酰胆碱,如脑苷脂、神经节苷脂等。脑苷脂为最简单的糖脂,只含一个单糖残基(图 2-5-4)。而神经节苷脂是比较复杂的糖脂,含有 7 个单糖残基的分支链。它们在神经髓鞘和神经元细胞膜上含量较高。

不同细胞膜脂类成分的含量不同,各种生物膜脂类成分的比较见表 2-5-2。

表 2-5-2　不同生物膜的脂质组成(总脂质质量的%)

	肝细胞膜	红细胞膜	髓鞘	线粒体内外膜	内质网	大肠杆菌
胆固醇	17	23	22	3	6	0
磷脂酰乙醇胺	7	18	15	35	17	70
磷脂酰丝氨酸	4	7	9	2	5	痕量
磷脂酰胆碱	24	17	10	39	40	0
鞘磷脂	19	18	8	0	5	0
糖脂	7	3	28	痕量	痕量	0
其他	22	13	8	21	27	30

膜脂的种类虽多,但它们的分子结构具有共同的特点,即都具有亲水和疏水两部分。如图 2-5-3 所示,磷脂酰胆碱分子中含磷酸和胆碱的一端是亲水的,为极性头部;两条几乎平行的脂肪酸链是疏水的,为非极性尾部。这种一头亲水一头疏水的分子,称为两亲性分子(amphipathic molecule),又称兼性分子。其他的磷脂、胆固醇、糖脂也都是兼性分子(表 2-5-3)。

磷脂分子的结构特点赋予了它独特的物理性质。当磷脂位于空气 - 水或油 - 水界面时,它们往往排列在界面上,极性的头部伸向水中,非极性的尾部则避开水面,伸向空气(或油)。在水环境中,磷脂的分子聚集,其极性头部与水接触,而非极性疏水的尾部避开水,向着分子团的内面,这样形成小球形的分子团;或者在水量适宜时,分子排列成片层形式(或称液晶形式)(图 2-5-6)。片层由双层磷脂分子组成,分子的亲水头部伸向分子双层的外侧,这种片层又称为"脂双层";或者由磷脂分子形成球形的脂质体(liposome)

表 2-5-3　膜脂的亲水和疏水部分

膜脂	疏水部分	亲水部分
磷酸甘油酯	脂肪酸链	磷酰醇基
鞘磷脂	脂肪酸链与神经鞘氨醇的碳氢链	磷酰胆碱
糖脂	脂肪酸链与神经鞘氨醇的碳氢链	糖残基

(图 2-5-7)。大部分的磷脂和糖脂分子在水环境中能自发形成双层,而且这样的脂双层又能自我封合成为脂质体。在生物膜中脂类部分的形成是一个自我组装的过程。磷脂分子能自发形成双层,具有自我组装、自我封合的特性和流动性,对其构成生物膜的主要组分之一是很有意义的。

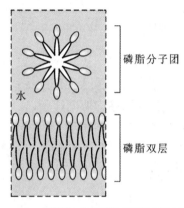

图 2-5-6　磷脂的分子团和磷脂双层(切面)

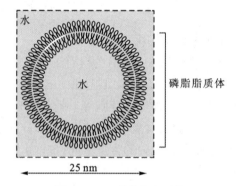

图 2-5-7　磷脂的脂质体

(二) 膜蛋白

细胞中有 20%～25% 的蛋白质参与膜结构的组成。膜结构中这些蛋白质的种类相当多,它们与膜的功能直接相关。研究证明,膜蛋白主要是球状蛋白质,有单体,也有多聚体。它们结合于膜上的方式不同反映出蛋白质所担负的功能不同。一般根据膜蛋白与膜脂的结合方式及其在膜中所在的位置不同,可分为 3 种类型:跨膜蛋白、外周蛋白和脂锚定蛋白。

1. 跨膜蛋白　跨膜蛋白(transmembrane protein)也称膜内在蛋白(integral protein)或镶嵌蛋白(mosaic protein),占膜蛋白总量的 70%～80%。它们部分嵌在膜中,通过非极性氨基酸部分,直接与膜脂双层的疏水区相互作用而嵌入膜内。许多跨膜蛋白也是兼性分子,它们的多肽链可横穿膜一次(图 2-5-8A)或多次(图 2-5-8B),还有多亚基跨膜蛋白。其共同特征是以疏水区跨越脂双层的疏水区,而亲水的极性部分位于膜的内、外表面。大部分跨膜蛋白的跨膜区都是 α 螺旋,也有 β 片层结构的 β 筒(β-barrel)(图 2-5-8C)。跨膜蛋白与膜的结合非常紧密,只有用去垢剂处理使膜崩解,才能从膜上溶解下来。

2. 膜周边蛋白　膜周边蛋白(peripheral protein)又称膜外在蛋白或外周蛋白,它们不直接与脂双层疏水部分相连接,常常通过非共价键,如静电作用、离子键、氢键与膜脂的极性头部或通过与膜内在蛋白亲水部分相互作用间接与膜结合(图 2-5-8 D、G、H)。

膜周边蛋白主要分布在膜的内表面,为水溶性蛋白质。一般用比较温和的条件处理,如改变溶液的离子强度或 pH、加入金属螯合剂(metal-chelator)等,就能使其从膜上溶解下来,但不能再与脂类聚合重新形成膜结构。此类蛋白质,一般占膜蛋白的 20%～30%,而在红细胞膜中约占 50%,如红细胞膜内表面的血影蛋白(spectrin)就是一种膜周边蛋白。

3. 脂锚定蛋白　脂锚定蛋白(lipid-anchored protein)又称脂连接蛋白(lipid-linked protein)。这类膜蛋

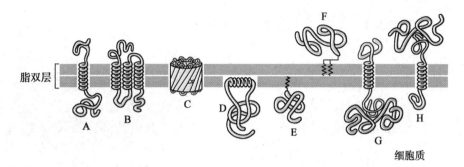

图 2-5-8　膜蛋白与脂双层结合的几种方式

A、B、C. 跨膜蛋白,以一次或多次跨膜的 α 螺旋或 β 筒的形式;D. 位于胞质侧,通过暴露在
蛋白质表面的兼性的 α 螺旋结构与脂双层的内层脂质相互作用;E、F. 位于膜的两侧,以
共价键与脂双层分子结合;G、H. 膜外在蛋白,通过非共价键与膜脂的极性头部或
通过与膜内在蛋白亲水部分相互作用间接与膜结合

白位于膜的两侧,类似于膜周边蛋白,但与其不同的是以共价键与脂双层分子结合,因此,分离脂锚定蛋白须用去垢剂或有机溶剂处理。

脂锚定蛋白可以两种方式结合于脂分子上,一种是蛋白质与脂双层中的碳氢链形成共价键而被锚定在脂双层上 (2-5-8E),另一种方式是蛋白质通过寡糖链间接与脂双层结合,主要是蛋白质的羧基端与包埋在脂双层外层中的糖基磷脂酰肌醇相连,而被锚定在质膜的外层 (图 2-5-8F)。

膜蛋白的功能不仅有机械支持作用,而且可以作为载体蛋白、受体、抗原、酶在物质运输、信号转导、免疫反应等很多方面起着重要作用。

(三) 膜糖

细胞膜中含有一定量的糖类,在真核细胞中占细胞膜质量的 2% ~ 10%。它们大多是与蛋白质或脂类分子相结合的低聚糖,主要分布在细胞膜的外表面。

在动物细胞中,组成低聚糖的单糖有 7 种,包括 D- 葡萄糖、D- 半乳糖、D- 甘露糖、L- 岩藻糖、N- 乙酰半乳糖胺、N- 乙酰葡糖胺和唾液酸。一般由 1 ~ 10 个单糖或单糖衍生物组成低聚糖链(寡糖链),有直链也有分支链。它们与蛋白质多肽链的氨基端共价结合成糖蛋白(glycoprotein),与脂类分子亲水端共价结合成糖脂(glycolipid)。1 个糖蛋白分子可有多个低聚糖侧链,而每个糖脂分子只带 1 个低聚糖侧链。也有的膜蛋白含有一个或多个长的多糖链,称为蛋白聚糖。由于组成寡糖链的单糖数量、种类、结合方式、排列顺序及有无分支等不同,就出现了千变万化的组合形式。

在大多数真核细胞表面,富含糖类的周边区常被称为糖萼(glycocalyx) (图 2-5-9),也称细胞外被(cell coat),主要包括与细胞膜连接的糖蛋白及糖脂的寡糖侧链和膜蛋白聚糖上的多糖链。糖萼好像细胞的接收和发射天线,在细胞与外界联系,信息交流、识别等活动中起重要作用。糖链的末端富含带负电荷的唾液酸,负电荷的密度很高,它们互相排斥,使糖链得以充分展开而占有很大的空间。糖链彼此交织形成网状结构,细胞外被网络在其中。糖链中丰富的负电荷,能使大量水分子被吸引在电荷周围,还能捕集 Na^+、Ca^{2+} 等阳离子,从而促进细胞与周围建立起水盐平衡的微环境。由于膜蛋白和膜脂可在质膜平面上进行任何方向的侧向运动,因而细胞外被的糖链也随之运动。它们或呈分散状态,或聚集成簇,这决定它们本身的弥散性质、彼此之间的相互作用,以及与外周微环境中分子之间的作用等。所以,这些由低聚糖参加组成的糖蛋白和糖脂具有重要的生理功能。凡是涉及与细胞和环境相互作用有关的生物学现象,几乎都牵涉糖蛋白和糖脂。此外,细胞表面的糖萼也包括由细胞分泌出来以后又吸附于细胞表面的糖蛋白及蛋白聚糖的侧链。

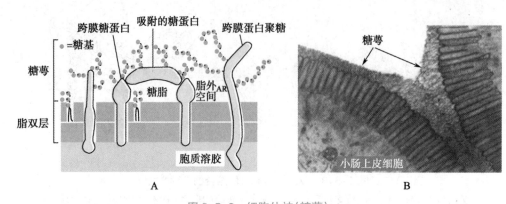

图 2-5-9　细胞外被(糖萼)

A. 细胞外被示意图；B. 小肠上皮细胞表面的糖萼

二、细胞膜的分子结构

最早对质膜进行研究的是 E. Overton,他以植物为材料,通过研究 500 多种物质的穿膜特性,发现脂溶性的物质很容易透过细胞膜,而非脂溶性物质则难以通过。1902 年他首先提出细胞膜是由脂类组成的。

1925 年,F. Gorter 和 F. Grendel 确认了细胞膜由脂双层组成。他们用丙酮萃取红细胞膜的脂类,并将它在空气 – 水界面上铺展成单分子层时,测量其所占面积相当于所用红细胞膜总面积的 2 倍。因而认为,红细胞膜是由两层脂类形成的,第一次提出了脂双层是细胞膜基本结构的概念。这个结论虽然是正确的,但它却是基于两个错误的假定偶然地互相补偿而得出的。一方面丙酮没有萃取完所有的脂类;另一方面,对细胞表面积的测量是根据干的样品,实际所测的值少于真实湿的样品。然而从实验所得的结论却对细胞生物学产生了深刻的影响,脂双层的概念后来被大部分膜结构模型所接受,并在这一基础上提出了几十种不同的膜分子结构模型。下面介绍几种有代表性的模型。

(一) 片层结构模型

J. F. Danielli 和 H. Davson 发现,细胞的表面张力显著低于油 – 水界面的表面张力,因此,认为细胞膜不可能是单纯由脂类构成的,推想细胞膜除有脂类分子外,可能还附着蛋白质。于是,他们在 1935 年提出了第一个模型——片层结构模型(lamella structure model)。

这一模型认为,细胞膜中有两层磷脂分子,分子的疏水脂肪酸链在膜的内部彼此相对,而每一层磷脂分子的亲水端则朝向膜的内、外表面,球形蛋白质分子附着在脂双层的两侧表面。形成了蛋白质 – 磷脂 – 蛋白质的三夹板式结构(图 2-5-10)。

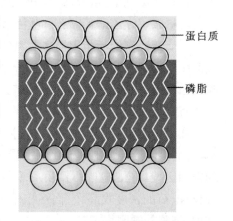

图 2-5-10　片层结构模型

(二) 单位膜模型

20 世纪 50 年代末,J. D. Robertson 利用电子显微镜观察研究了各种细胞膜和细胞内膜,他发现这些膜都呈现三层式结构,内、外为电子密度高的暗线,中间为电子密度低的明线,他把这种"两暗一明"的结构称为单位膜(图 2-5-11A)。根据电镜观察结果和一些功能指标,在片层模型基础上提出了单位膜模型(unit membrane model)(图 2-5-11B)。

J. D. Robertson 认为,所有的生物膜都具有类似的结构,其厚度基本上是一致的。即内、外层为蛋白质层,染色深,每层厚度各为 2 nm,中间为脂类层,染色淡,厚度为 3.5 nm,总厚度为 7.5 nm。并认为蛋白质层并非球形蛋白质(因球形蛋白质的直径一般均超过 2 nm),而是由单层肽链以 β– 折叠形式的蛋白质,通过静电作用与磷脂极性端相结合。单位膜模型提出了各种生物膜在形态上的共性,具有一定的理论意义,并

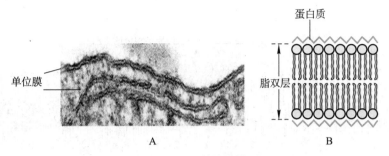

图 2-5-11　单位膜模型

A. 电镜下的细胞膜结构；B. 单位膜模型示意图

对膜的某些属性做出了一定的解释，但是它却无法对许多膜现象做出满意的解释。首先，单位膜模型是一种静态的单一结构，它无法说明膜动态结构的变化。其次，各种膜的功能特性不一样，而模型显示不出这种差异。还有各种不同细胞和同一细胞中不同部分的膜厚度，实际上并不都是 7.5 nm，这也与模型不相一致。

后来许多证据表明，单位膜模型中的"两暗一明"的超微结构特征是成立的，但其分子组成的概念是需要修正的，因为它不能解释膜的许多生物学特性。

(三) 液态镶嵌模型

20 世纪 60 年代以后，一系列新技术的应用，大大地促进了关于细胞膜的研究。例如，电镜冷冻蚀刻技术证明了在膜的脂双层中有蛋白质颗粒的分布；红外光谱和旋光色散等技术证明了大部分膜蛋白是 α 螺旋的球形结构；荧光标记抗体的细胞融合实验等证明了生物膜具有流体的性质。这些发现，都对当时流行的单位膜模型提出了挑战，也因此而相继出现了一些新的模型。在新出现的这些模型中，受到广泛接受的是液态镶嵌模型（fluid mosaic model）（图 2-5-12）。

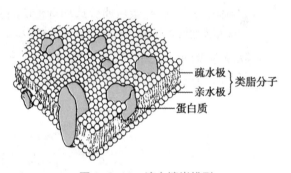

图 2-5-12　液态镶嵌模型

液态镶嵌模型主要把生物膜看成是球形蛋白质和脂类的二维排列的液态体，不是静止的，而是一种具有流动性特点的结构。膜中脂双层既具有固体分子排列的有序性，又具有液体的流动性，即流动的脂双层构成膜的连续主体，各种球状蛋白质分子镶嵌在脂双层中。蛋白质分子的非极性部分嵌入脂双层的疏水区；极性部分则外露于膜的表面，似一群岛屿一样，无规则地分散在脂的海洋中。这个模型主要强调了膜的动态性和脂分子与蛋白质分子的镶嵌关系。

液态镶嵌模型虽然可以解释许多膜中所发生的现象，并为人们所普遍接受，但它不能说明具有流动性的质膜怎样保持膜的相对完整性和稳定性。1975 年 Wallac 的晶格镶嵌模型（crystal mosaic model），指出生物膜中流动的脂双层是在可逆地进行无序（液态）和有序（晶态）的相变，膜蛋白对脂双层的运动具有控制作用。1977 年 M. K. Jain 和 H. B. White 提出的板块镶嵌模型（block mosaic model），指出在流动的脂双层中存在许多大小不同、刚性较大的彼此独立移动的脂质区（有序结构的"板块"），这些有序结构的板块之间被流动的脂质区（无序结构的"板块"）分割。这两者之间可能处于一种连续的动态平衡之中，因而，细胞膜实际上是同时存在由不同流动性的板块镶嵌而成的动态结构。

事实上，这两种模型与液态镶嵌模型并没有本质差别，它们是对膜流动性的分子基础作了补充和完善。

(四) 脂筏

脂筏（lipid raft）是质膜上富含胆固醇和鞘磷脂的微结构域（microdomain），大小为 70 nm 左右，是一种动态结构，位于脂双层的外层。由于鞘磷脂具有较长的饱和脂肪酸链，分子间的作用力较强，所以这些区

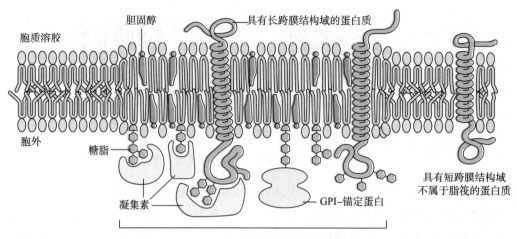

图 2-5-13　脂筏结构示意图

域结构致密,介于无序液体与液晶之间,称为有序液体(liquid-ordered)。在低温下这些区域能抵抗非离子去垢剂的萃取,所以又称为耐去垢剂膜(detergent-resistant membrane,DRM)。脂筏就像一个蛋白质停泊的平台,与膜的信号转导、蛋白质分选均有密切的关系(图 2-5-13)。

◆ 拓展知识 2-5-1　脂筏参与细胞生长和凋亡的调控

现在对膜的分子结构较为一致的看法如图 2-5-14 所示,图中不但表示了脂类与蛋白质的关系,也表示出了胞外糖链和胞内细胞骨架与两者的相互作用关系。

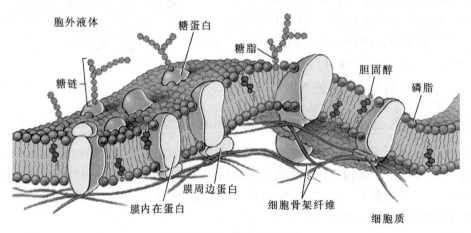

图 2-5-14　膜的分子结构

◆ 拓展知识 2-5-2　细胞膜百年

三、细胞膜的主要理化特性

(一)膜的不对称性

膜的内外两层在结构和功能上有很大的差异,称这种差异为膜的不对称性(asymmetry)。

1. 膜蛋白的不对称分布　膜蛋白镶嵌在脂双层中,它们在内、外两层的分布并不相同。用冷冻蚀刻技术得到生物膜的两个剖面,也可清楚地看到,膜蛋白的分布有明显的差异。如红细胞膜的冷冻蚀刻标本显示,靠细胞质断裂面颗粒数为 2 800 个 /μm²;靠外表面断裂面颗粒数只有 1 400 个 /μm²。

膜蛋白分布的不对称性是绝对的。每种膜蛋白在膜内都有特定的排布方向,各种膜蛋白在膜中的特

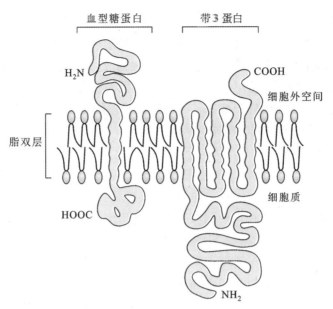

图 2-5-15 人红细胞膜中带 3 蛋白多肽链多次跨膜示意图（血型糖蛋白作为对比）

殊方向即造成其分布的不对称性。贯穿膜全层跨膜蛋白的两个亲水端，不仅长度不同，而且氨基酸的种类、顺序都不相同。如红细胞膜上血型糖蛋白肽链的 N 端在膜的外侧，而带 3 蛋白的 N 端却在膜的细胞质侧。各种细胞膜上结合的酶分子，有的膜外侧有活性位点，有的在膜内侧有活性位点。而膜中的膜周边蛋白主要附着在膜的内表面(图 2-5-15)。

2. 膜脂的不对称性分布　分析各种生物膜内层和外层膜脂的化学组成，会发现组成两个脂双层中的脂类分子分布是不对称的。以红细胞膜为例(图 2-5-16)，其脂双层的外单层几乎全部由磷脂酰胆碱和鞘磷脂组成，而内单层则是由一端含有氨基的磷脂，即磷脂酰丝氨酸和磷脂酰乙醇胺组成，胆固醇的含量在内外层之间的差异很大，也是不对称的。但胆固醇和磷脂的不对称分布是相对的，仅为含量上的差异，而对于糖脂而言，它只分布于外单层，所以其分布的不对称性是绝对的。另外膜

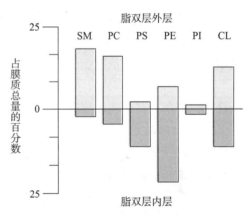

图 2-5-16 人红细胞膜内、
外层磷脂的不对称分布

SM: 鞘磷脂；PC: 磷脂酰胆碱；PS: 磷脂酰丝氨酸；
PE: 磷脂酰乙醇胺；PI: 磷脂酰肌醇；CL: 胆固醇

脂分布的不对称性还表现在二维平面内膜组分分布的不均一性（如脂筏）及不同膜性细胞器中脂类组成的差异（见细胞器的结构和功能部分）上。

生物膜结构上的不对称，保证了膜功能的方向性，使膜两侧具有不同功能。有的功能只发生在膜的外层，有的则在内层，这是生物膜发挥作用必不可少的。如调节细胞内外 Na^+、K^+ 浓度的 Na^+-K^+ATP 酶，其运转时所需 ATP 是细胞内产生的，该酶的 ATP 结合点正是位于膜的内侧面；许多激素受体是接受细胞外信号的结构，则处于靶细胞膜外侧。

（二）膜的流动性

生物膜是动态结构，它的流动性包括膜脂的流动性（fluidity）和膜蛋白的运动性（mobility）。大量的研究结果表明，生物膜的各种重要功能，都与膜的流动性密切相关。适合程度的流动性对膜功能的正常表现，是一个极为重要的条件。因此，对膜流动性的研究，已经成为膜生物学的主要内容之一。

1. 膜脂的流动性　现认为脂双层不是固体，也不是液体，而是液晶态（liquid crystal，即介于晶态与液

态之间的过渡状态)。它既具有液体的流动性,又有固体所具有的分子排列的有序性,其黏度大约相当于橄榄油。在正常的生理温度下,膜脂质层大多呈液晶态,不断处于热运动之中,当温度降至某一点时,可从流动的液晶态转为晶态(或凝胶态)。温度升高,晶态也可熔融为液晶态,这种变化称为相变(phase transition),引起相变的这一温度为相变温度。膜脂由于其组成成分不同而各有不同的相变温度,在某一温度条件下,有些脂类分子处于晶态,另一些可能处于液态。处于不同状态的脂类分子各自分别汇集,形成相的分离,成为不同流动状态的微区,以完成不同的功能。

　　细胞内外的水环境使得膜脂分子不能从膜脂双层中逸出,但是膜脂和膜蛋白在脂双层的单层平面内可以前后左右运动和彼此之间交换位置,因此,膜可以看做是二维流体,这种特性对完成膜的特定功能是非常必要的。

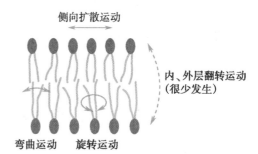

图 2-5-17　脂双层中磷脂运动的几种方式

　　研究结果都表明,脂类分子的各种运动与膜结构的流动性有着密切的关系。在相变温度以上的条件下,膜脂分子的运动可归纳为下列 4 种方式(图 2-5-17)。

　　(1) 旋转运动　膜脂分子可以围绕与膜平面相垂直的轴进行旋转,$(10^8 \sim 10^9)$/s。

　　(2) 侧向扩散运动　在同一单层内,各脂质分子沿膜平面不断侧向移动交换位置,每秒扩散 1 μm 左右。

　　(3) 内、外层翻转运动　这是膜脂分子在脂双层之间,由一层倒翻至另一层的运动方式。这种运动极少发生,且运动速度也很慢。如大鼠红细胞膜脂分子在 37℃ 时,大约每 4.5 h 才能翻转一次。这对维持膜的不对称性很重要。

　　(4) 弯曲运动　膜脂分子的烃链是有韧性的并且是可以弯曲的,分子的尾端弯曲,摆动幅度大,而靠近极性头部的部分弯曲摆动幅度小。

　　2. 膜蛋白的运动性　膜蛋白的运动一般可分为两类:被动扩散和细胞代谢驱使的运动。后一类是指膜蛋白与膜下方的微管、微丝相结合而形成复合体的运动。膜脂流动性对其仅有间接的影响。现就直接受膜脂流动制约的膜蛋白被动扩散来看,膜蛋白的运动可分为侧向扩散和旋转扩散两种。

　　(1) 侧向扩散　1970 年 L. D. Frye 和 M. Edidin 首先用细胞融合(cell fusion)和间接免疫荧光法证明膜抗原(即膜蛋白)在脂双层二维平面中可以自由扩散(图 2-5-18)。他们利用仙台病毒诱导小鼠和人的成纤维细胞系发生融合,形成异核体,然后利用间接免疫荧光法对小鼠和人细胞表面抗原进行标记,标记后小鼠抗原带有绿色荧光,人抗原带有红色荧光,以此观察人 – 小鼠融合细胞表面抗原分布的变化。结果显示,刚标记时异核细胞的膜抗原蛋白只限于各自的细胞膜部分,荧光显微镜下观察发现人细胞膜部分呈红色,小鼠细胞膜部分呈绿色。在 37℃ 条件下培养融合细胞,随着融合的进行,红、绿荧光会逐渐扩散,培养

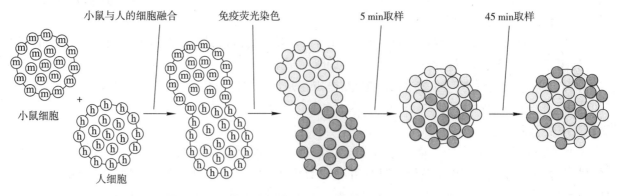

图 2-5-18　人 – 鼠细胞融合过程中膜蛋白相互扩散运动
浅绿色:表示小鼠细胞被染成绿色;深绿色:表示人细胞被染成红色

40 min 后,就基本均匀地分布在整个异核体细胞膜上。用蛋白合成抑制剂和 ATP 合成抑制剂都不能抑制这种扩散的进行,但是培养温度的降低却能够大大抑制扩散的速度。这表明两种细胞的膜蛋白在膜内能进行侧向移动,而且这种移动与膜脂的流动性具有很密切的关系。

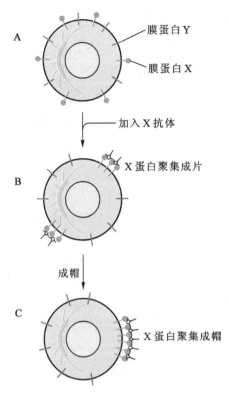

图 2-5-19　淋巴细胞经专一抗血清处理后引起成帽反应的变化过程

A. 抗原(膜蛋白)散在分布;B. 与抗体结合后抗原聚集成片;C. 片移动,在一极成帽,经胞吞作用移入细胞内部。绿色表示结合荧光标记的膜蛋白

拓展知识 2-5-3　细胞膜流动性是怎样被证明的
拓展知识 2-5-4　细胞膜流动性

　　用淋巴细胞为材料也得到了类似的结果。如用抗淋巴细胞的荧光标记的专一抗体同淋巴细胞的表面抗原结合,就可以根据荧光标记的分布来追踪细胞抗原的位置变化。在刚开始结合时,显示出抗原在细胞表面的分布很均匀,此后几分钟,抗原 - 抗体结合物的分布发生变化,由均匀状态变为成簇分布,随之又集中成片,最后全部集中到某一区域形成帽状结构,即成帽反应(图 2-5-19)。这也是膜蛋白的侧向扩散运动所致。

　　目前测定膜蛋白的侧向扩散常采用荧光漂白恢复法(fluorescence photobleaching recovery,FPR)。这种方法是利用激光,使膜上某一微区结合有荧光素的膜蛋白被不可逆地漂白之后,当邻近微区未被激光漂白带有荧光的膜蛋白,由于侧向扩散,不断地进入这个已漂白的微区时,荧光又重新恢复(图 2-5-20)。可用其恢复速率计算蛋白质分子的侧向扩散系数和速率。膜蛋白侧向扩散比膜脂扩散要慢得多。如脂质分子在长度 1～2 μm 的大肠杆菌,从一端扩散到另一端需要 10 min,而膜蛋白则需要几天时间。

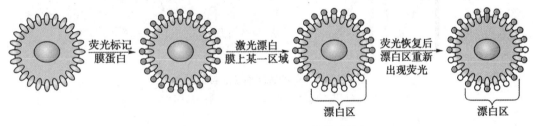

图 2-5-20　激光漂白后的荧光恢复
绿色表示结合荧光标注记膜蛋白

　　(2) 旋转扩散　膜蛋白能围绕与膜平面相垂直的轴做旋转运动,但旋转扩散速率比侧向扩散更为缓慢。不同膜蛋白,由于本身及微环境的差别,它们旋转扩散速率也有很大的差异。一般膜蛋白的旋转扩散速率比侧向扩散更为缓慢。

　　3. 影响膜流动性的因素　影响膜流动性的因素很多,现简要归纳为以下几点:

　　(1) 脂肪酸链的长度和不饱和程度　较短的脂肪酸链将减弱脂质分子尾区的相互作用,增进流动性。相变温度和流动性决定于脂质分子排列紧密的程度,饱和的脂肪酸链呈直线形,故可排列紧密。而不饱和的脂肪酸链,在双键处发生折屈,故分子链呈弯曲状,使脂质分子尾部难以相互靠近,彼此排列较疏松(图 2-5-21A)。脂双层中含不饱和脂肪酸越多则相变温度越低,在此温度以上的流动性也越大(图 2-5-21B)。换言之,相变温度低的磷脂,温度下降后仍保持较大流动性。

　　(2) 胆固醇与磷脂的比值　在相变温度以上,胆固醇含量的增加,可增加膜脂的有序性。因为它能抑

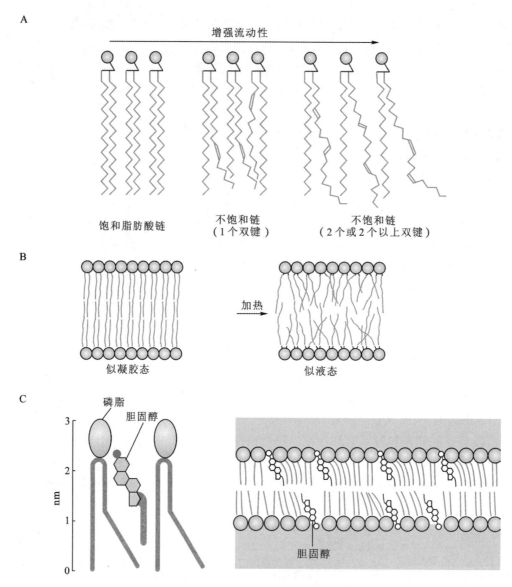

图 2-5-21　影响膜流动性的各种因素

A. 脂肪酸链饱和度的影响；B. 温度的影响；C. 胆固醇的影响

制磷脂分子脂肪酸链的旋转异构化运动,减少扭曲现象,从而使膜的流动性降低。在低于相变温度时,膜脂处于晶态,胆固醇却又能扰乱膜脂有序性的出现,可诱发脂肪酸链扭曲现象,阻止晶态形成,使膜处于中间状态的流动。所以在生理条件下,胆固醇对膜脂流动性有一定调节作用(图 2-5-21C)。

(3) 卵磷脂与鞘磷脂的比值　哺乳动物膜中,卵磷脂和鞘磷脂含量约占整个膜脂 50%。卵磷脂所含的脂肪酸不饱和程度高,相变温度较低,而鞘磷脂则相反,它含的脂肪酸饱和程度高,其相变温度高而且范围较宽(25 ~ 35℃)。在 37℃条件下,两者均呈流动状态,但鞘磷脂的黏度却比卵磷脂大 6 倍,因而鞘磷脂含量高则流动性低。衰老和动脉粥样硬化情况下,都伴随着卵磷脂／鞘磷脂比值的降低。

(4) 膜蛋白的影响　一般来说,当蛋白质嵌入膜脂疏水区后,具有与胆固醇相似的作用。使膜的微黏度增加。当膜脂发生相变时,蛋白质的存在会影响膜脂的协同效应,使相变温度的范围变宽。嵌入的蛋白质量愈多,脂质层的流动性愈小。

膜蛋白的运动还受细胞内部结构的控制。如红细胞膜的内表面有一种膜周边蛋白,形成了网架,把膜蛋白位置固定,不易扩散。如果把这种蛋白质除掉,则其他膜蛋白的扩散速率大大提高。另外,细胞质中

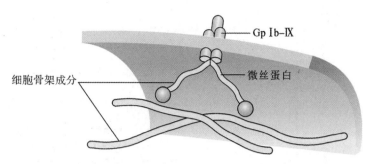

图 2-5-22　膜蛋白的运动性受细胞内的细胞骨架系统控制

图示为红细胞膜的一部分，Gp Ib-IX 是膜上的糖蛋白复合体，肌动蛋白
微丝构成的三维网络通过肌动蛋白结合蛋白与其相互作用

的细胞骨架对膜蛋白的运动性具有动态控制作用（图 2-5-22）。

（5）其他因素的影响　除上述因素外，环境的温度、pH、离子强度、金属离子等，都会不同程度地影响膜脂的流动性。如环境温度愈高，脂质层流动性愈大，在相变温度范围内，相变温度每下降 10℃，膜的黏度增加 3 倍，则流动性降低。

膜的流动性具有十分重要的生理意义。如物质转运、能量转换、细胞识别、免疫、药物对细胞的作用等都与膜的流动性密切相关，可以说，一切膜的基本活动均在细胞膜的流动状态下进行。若细胞膜固化，黏度增大至一定程度，某些物质传送中断，特别是酶的活性将中止，最后导致细胞死亡。为了使生物膜具有合适的流动性以行使其正常功能，生物体可以通过细胞代谢等方式予以调控，如超出调节范围，细胞就难以维持正常的功能而出现病态。

第二节　细胞黏附分子

细胞黏附分子（cell adhesion molecule，CAM）位于细胞表面，本质上是穿膜蛋白质，大部分为单次穿膜，其胞外区往往与糖链结合形成糖蛋白，主要功能是介导细胞之间或细胞与细胞外基质（extracellular matrix，ECM，见本章第四节）之间彼此连接或黏附。细胞黏附（cell adhesion）是指在细胞识别（见本章第九节"膜受体与细胞识别"）的基础上，同类细胞发生聚集形成细胞团或组织的过程。细胞黏附分子介导细胞之间的黏附和细胞与环境的黏附。在动物个体发育中，无论是受精，还是胚泡植入，乃至后续的形态发生、组织器官形成及成体结构与功能的维持，都离不开基于细胞黏附分子的细胞识别与黏附过程。细胞黏附分子除了这种"分子胶水"的作用，还可以影响细胞生长、接触抑制以及细胞凋亡。黏附分子的异常表达将会引起各种病理学改变，如冻伤、肿瘤等。

目前已经发现的细胞黏附分子有几百种，根据其分子结构与功能特性，可分为四大类：钙黏蛋白（cadherin）、选择素（selectin）、免疫球蛋白超家族（immunoglobulin superfamily，IgSF）和整联蛋白（integrin）（图2-5-23，表 2-5-4）。从功能方面来看，整联蛋白参与了细胞 – 基质相互作用，其他黏附分子家族参与的是细胞和细胞之间的相互作用。这些分子介导的细胞黏着还能在细胞骨架的参与下，形成桥粒、半桥粒、黏着带和黏着斑等锚定连接结构（见本章第三节"细胞连接"）。

细胞黏附分子多数需要依赖二价阳离子 Ca^{2+} 或 Mg^{2+} 才起作用，目前按照是否依赖 Ca^{2+} 将细胞黏附分子分成两大类：一类是 Ca^{2+} 非依赖型黏附分子，主要包括免疫球蛋白超家族；另一类是 Ca^{2+} 依赖型黏附分子，包括钙黏蛋白、选择素和整联蛋白。

细胞黏附分子通过三种方式介导细胞识别与黏附。第一种是同亲型结合（homophilic binding），即相邻细胞表面的同种黏附分子间的相互识别与黏附，如钙黏蛋白主要以这种方式介导细胞黏附（图 2-5-24A）；

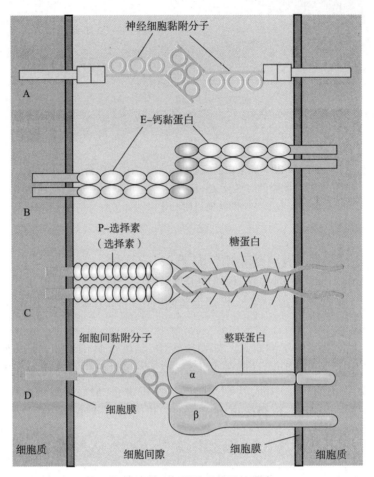

图 2-5-23 细胞黏附分子的种类

A. 免疫球蛋白超家族　B. 钙黏蛋白　C. 选择素　D. 整联蛋白

第二种是异亲型结合(heterophilic binding),即两相邻细胞表面的不同种黏附分子间的相互识别与黏附,如选择素和整联蛋白主要以这种方式介导细胞黏附(图 2-5-24B);第三种是连接分子依赖性结合(linker-dependent binding),即相邻细胞黏附分子通过连接分子中介才能相互识别与黏着(图 2-5-24C)。

表 2-5-4　黏附分子家族种类、功能和特性

黏附分子类型		主要成员	Ca²⁺/Mg²⁺	在细胞内相连的细胞骨架成分	参与的细胞连接
介导细胞–细胞黏着	钙黏蛋白	E,N,P- 钙黏蛋白	+	肌动蛋白丝	黏着带
		桥粒 – 钙黏蛋白	+	中间纤维	桥粒
	选择素	P- 选择素	+	—	—
	免疫球蛋白超家族	神经细胞黏附分子	—	—	—
	血细胞整联蛋白	$\alpha_1\beta_2$	+	肌动蛋白丝	—
介导细胞–细胞外基质黏着	整联蛋白	20 多种类型	+	肌动蛋白丝	黏着斑
		$\alpha_6\beta_4$	+	中间纤维	半桥粒
	质膜蛋白聚糖	多配体蛋白聚糖	—	肌动蛋白丝	—

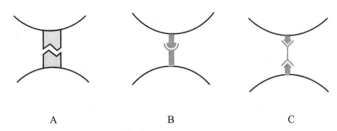

图 2-5-24 细胞间黏附的三种方式

A. 同亲型结合 B. 异亲型结合 C. 连接分子依赖性结合

一、钙黏蛋白

钙黏蛋白(cadherin)分子的典型结构为单次穿膜糖蛋白,由 700~750 个氨基酸残基组成,在质膜中常以同源二聚体的形式存在。胞外区约由 110 个氨基酸残基组成,常折叠成 5 个重复结构域。钙黏蛋白是一类 Ca^{2+} 依赖型细胞黏附分子,Ca^{2+} 结合在重复结构域之间,可将胞外区锁定在一起形成棒状结构,赋予其刚性和强度。Ca^{2+} 的结合是细胞黏附的决定因素,所以细胞培养中常用阳离子螯合剂 EDTA 破坏 Ca^{2+} 或 Mg^{2+} 依赖性细胞黏附,从而达到分散细胞的目的。钙黏蛋白的胞内区序列是高度保守的区域,可以通过胞内衔接蛋白即 α- 联蛋白或 β- 联蛋白与肌动蛋白丝连接。钙黏蛋白胞内部分还与胞内信号蛋白 β- 联蛋白或 p120- 联蛋白相连,介导信号向细胞内传导,以调整细胞的功能活动(图 2-5-25)。

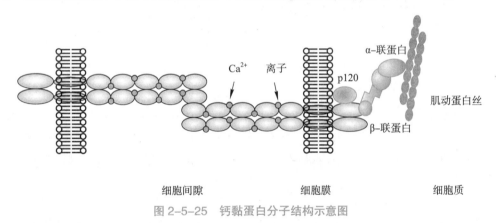

图 2-5-25 钙黏蛋白分子结构示意图

钙黏蛋白是一个大的糖蛋白家族,在人类中现在已经发现了 200 多种钙黏蛋白。不同类型的细胞以及发育的不同阶段,细胞表面钙黏蛋白的种类和数量均有所不同。不同的钙黏蛋白都有其特定的组织分布。表 2-5-5 中列出的部分钙黏蛋白都具有细胞黏着和信号转导功能,其胞内或胞外结构域在序列组成上高度相似。另外还有一些钙黏蛋白属于非典型钙黏蛋白,在结构序列组成上差别较大,主要介导同亲型细胞黏着,参与形成稳定的细胞连接,如桥粒中的钙黏蛋白(见本章第三节"细胞连接")。

目前研究发现,钙黏蛋白的功能丧失与恶性肿瘤的扩散有着密切关系,例如缺失 E- 钙黏蛋白可导致上皮性肿瘤的发生。

表 2-5-5 钙黏蛋白家族部分成员

名称	主要分布	与细胞连接的关系
E- 钙黏蛋白	上皮细胞	黏着连接
N- 钙黏蛋白	神经、心脏、骨骼肌及成纤维细胞	黏着连接
P- 钙黏蛋白	胎盘、表皮	黏着连接
VE- 钙黏蛋白	血管内皮细胞	黏着连接

二、选择素

选择素(selectin)是单次穿膜糖蛋白,其胞外区由三个独立的结构域组成:N 末端的 C 型凝集素(C-type lectin)样结构域、表皮生长因子(EGF)样结构域及补体调节蛋白同源结构域。所有选择素均可识别和结合一类特定的糖基。Ca^{2+} 参与识别黏附过程。选择素分子的胞内区可通过锚定蛋白与细胞内微丝结合(图 2-5-26)。

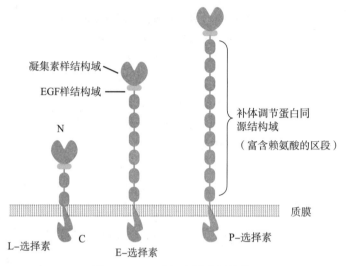

图 2-5-26　选择素的分子结构

选择素是一类依赖于 Ca^{2+} 的异亲型细胞黏附分子,它能特异地识别并结合其他细胞表面寡糖链中的特定羧基,主要介导白细胞与血管内皮细胞或血小板的识别和黏附,在炎症反应和免疫反应中起重要作用。选择素家族包括三种成员:L- 选择素(leukocyte selectin),在各种白细胞上都表达;P- 选择素(platelet selectin),主要位于血小板和内皮细胞上;E- 选择素(endothelial selectin),表达于活化的内皮细胞上。

选择素的功能主要是参与白细胞与血管内皮细胞或血小板的识别与黏着,帮助白细胞从血液进入炎症部位(图 2-5-27)。

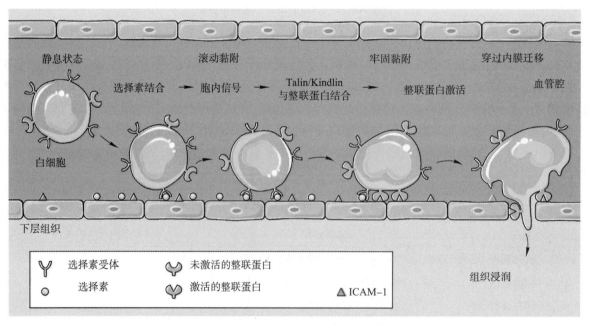

图 2-5-27　选择素和整联蛋白介导白细胞的迁移

三、免疫球蛋白超家族

免疫球蛋白超家族（immunoglobulin superfamily，IgSF）被认为是最多样性的细胞黏附分子。这个家族的胞外区的典型特征是含有类似免疫球蛋白（immunoglobulin，Ig）结构域，每一个 Ig 结构域都是由 90～110 个氨基酸残基形成的紧密折叠结构，其间有二硫键相连。Ig 结构域与纤连蛋白结构域重复区相连，然后再通过穿膜区锚定在膜上。免疫球蛋白超家族是一类 Ca²⁺ 非依赖型的细胞黏附分子，具有结合整联蛋白和不同 IgSF 成员的能力，所以可介导同亲型和异亲型细胞黏附（图 2-5-28）。

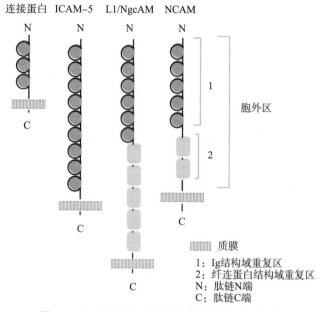

图 2-5-28　几种免疫球蛋白超家族的分子结构

免疫球蛋白超家族是细胞黏附分子家族中最多样性的黏附分子，其中有介导同亲型细胞黏附的分子，如各种神经细胞黏附分子（neural cell adhesion molecule，NCAM 或 N-CAM）及血小板 - 内皮细胞黏附分子（PECAM 或 PE-CAM）；有的介导异亲型细胞黏着，如细胞间黏附分子（ICAM 或 I-CAM）及血管细胞黏附分子（VCAM 或 V-CAM）。大多数 IgSF 黏附分子介导淋巴细胞和免疫应答所需要的细胞之间特异的相互作用，如介导巨噬细胞、其他淋巴细胞和靶细胞之间的相互作用，还有一些 IgSF 成员，如 NCAM 介导非免疫细胞的黏着。

目前研究表明，在神经细胞中表达的 NCAM-L1 与神经元之间的黏附以及相互作用有关，所以与胎儿的神经发育有着密切关系。ICAM、VCAM、PECAM 在免疫排斥反应中具有重要作用。ICAM 介导了肿瘤细胞与白细胞的黏附，肿瘤细胞上的 ICAM 表达降低可能与肿瘤细胞逃逸免疫监视有关。

四、整联蛋白

整联蛋白（integrin）也译为整合素，普遍存在于脊椎动物细胞表面，是依赖于 Ca²⁺ 或 Mg²⁺ 的异亲型细胞黏附分子。

整联蛋白是由 α 和 β 两个亚基组成的异源二聚体，目前已鉴定出人有 24 个 α 亚基和 9 个 β 亚基，它们相互组合成不同的整联蛋白，可与不同的配体结合（表 2-5-6）。从表 2-5-6 可以看出，不同细胞表达的整联蛋白在组成上不尽相同；此外，不仅同一种整联蛋白可以与一种以上的不同配体相结合，同一种配体也可以与多种不同的整联蛋白相结合。

表 2-5-6　常见的几种整联蛋白的组成、分布及其配体

整联蛋白的亚单位组成	主要细胞分布	配　体
$\alpha_1\beta_1$	多种细胞类型	胶原,层粘连蛋白
$\alpha_2\beta_1$	多种细胞类型	胶原,层粘连蛋白
$\alpha_4\beta_1$	造血细胞	纤连蛋白,VCAM-1
$\alpha_5\beta_1$	成纤维细胞	纤连蛋白
$\alpha_L\beta_2$	T 淋巴细胞	ICAM-1,ICAM-2
$\alpha_M\beta_2$	单核细胞	血纤维蛋白原,ICAM-1
$\alpha_{IIb}\beta_3$	血小板	血纤维蛋白原,纤连蛋白
$\alpha_6\beta_4$	上皮细胞	层粘连蛋白

　　每一个 α 亚基和 β 亚基都包含一个大的胞外区、跨膜区和一个短的胞内区。由 α 亚基和 β 亚基胞外区组成的球形头部是整联蛋白分子与配体结合的部位,胞内区只有 30 ~ 50 个氨基酸组成,可通过胞内的一些连接蛋白(如踝蛋白、α- 辅肌动蛋白、细丝蛋白、黏着斑蛋白等)与细胞内的肌动蛋白丝等细胞骨架成分相互作用(图 2-5-29)。整联蛋白的胞外区可以通过自身结构域与纤连蛋白、层粘连蛋白、胶原等细胞外基质成分结合(图 2-5-30)。典型结构有黏着斑和半桥粒。

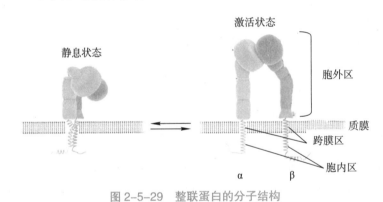

图 2-5-29　整联蛋白的分子结构

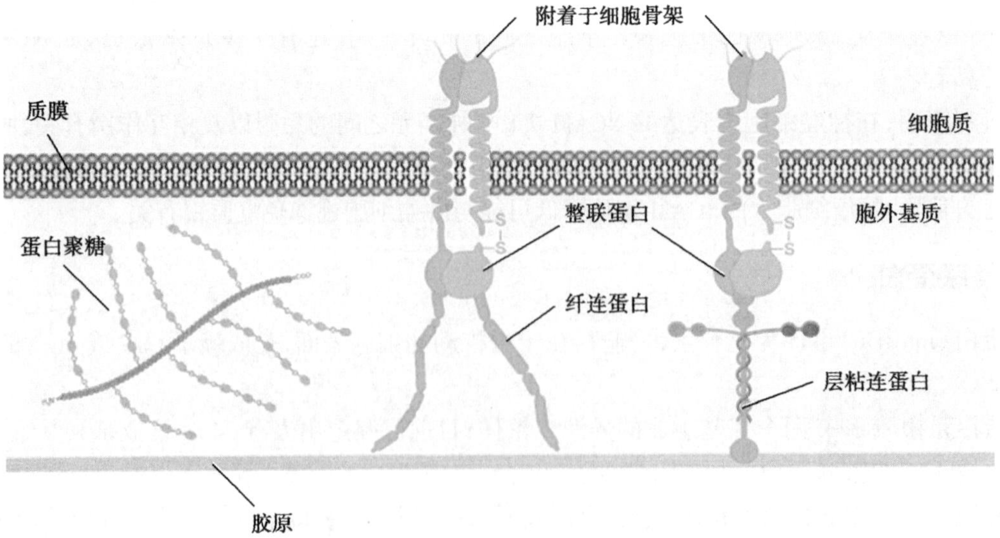

图 2-5-30　整联蛋白胞外区与胞外基质之间通过纤连蛋白相互作用

整联蛋白的主要功能除了介导细胞之间、细胞和胞外基质之间的相互作用外,还可以在信号传递中发挥作用,不但可以通过接受来自于胞内的信号,通过自身构象发生变化,改变自身与其他胞外配体的结合能力,最后介导细胞黏着,还可以作为胞外信号的受体,介导信号从胞外向胞内的信号转导,从而导致细胞增殖、黏附、伸展和迁移等多种细胞功能的改变。此外,整联蛋白有维系干细胞在组织中空间位置的作用,否则干细胞会脱离生存环境而分化或凋亡。

◆ 拓展知识2-5-5 外泌体整联蛋白与肿瘤转移

第三节 细胞连接

细胞之间及细胞与胞外基质(extracellular matrix)之间的作用,对于多细胞有机体的发生和功能等非常重要。这些作用有时是短暂的,如免疫细胞之间的作用;有时则表现为稳定的结构,即细胞连接(cell junction),它们的作用是加强细胞间的机械联系,对于维持组织结构的完整性、维持和协调细胞功能有重要意义。细胞连接也称细胞间连接(intercellular junction)。在动物体内,除血细胞及结缔组织细胞外,其他的细胞都是相互连接且有一定的排列方式。细胞连接存在于各种组织中,但连接的数量和方式是各不相同的。由于上皮组织的主要特征是细胞排列紧密,故以上皮细胞间的连接装置分化得最为典型。细胞连接结构的体积很小,它的发现及对其结构的研究曾很大程度上依赖于电镜技术。近年来细胞分子生物学技术的发展,使人们对各种细胞连接的生化特性和功能有了进一步的认识,从功能和形态上,细胞连接可以分为三大类九种类型(表2-5-7)。

表2-5-7 细胞连接的类型

功能分类	结构分类	主要分布
封闭连接	紧密连接	上皮组织
锚定连接	Ⅰ.细胞骨架成分为肌动蛋白丝	
	黏着带——连接细胞与细胞	上皮组织
	黏着斑——连接细胞与细胞外基质	上皮细胞基部
	分隔连接	只存在于无脊椎动物中
	Ⅱ.细胞骨架成分为中间纤维	
	桥粒——连接细胞与细胞	心肌、上皮
	半桥粒——连接细胞与细胞外基质	上皮细胞基部
通讯连接	间隙连接	大多数动物组织中
	化学突触	神经细胞间和神经-肌肉间
	胞间连丝	仅见于植物细胞间

一、紧密连接

紧密连接(tight junction)也称封闭连接(occluding junction)、封闭小带(zonula occludens),多见于体内各种管腔及腺体上皮细胞靠腔面的顶端部分,相邻细胞之间紧密连接处的质膜紧密相贴,通过特殊的跨膜蛋白,彼此对合交联,形成拉链状的密闭连接结构——封闭索(sealing strand)。图2-5-31A、B显示这种连接为一系列点状对合结构,由相邻细胞膜的跨膜蛋白互相结合而成。如在细胞膜的外表面观察,可见到脊状条索结构,走行为网状,平行于细胞游离面,使连接具有很大的抗机械张力和柔韧性。目前,已经从紧密连接中分离出数十种跨膜蛋白,包括组成紧密连接"焊接线"的跨膜蛋白——封闭连接蛋白(claudin)和封闭

77

蛋白(occludin),以及一些膜周边蛋白,如封闭小带蛋白。这两种跨膜蛋白与膜周边蛋白(如ZO蛋白)相连接,使封闭索锚定在肌动蛋白纤维的细胞骨架上(图2-5-31C)。

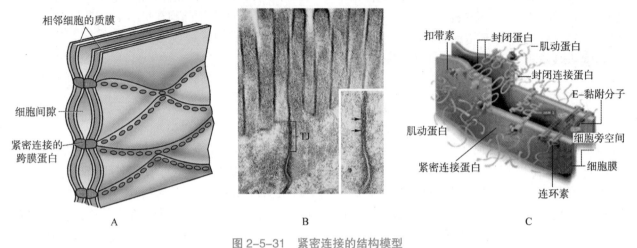

图 2-5-31　紧密连接的结构模型
A. 结构模式图；B. 上皮细胞间紧密连接(TJ)的电镜照片；C. 构成紧密连接的蛋白质之间的相互作用

紧密连接不仅能使细胞连接在一起,还起封闭细胞间隙的作用,阻止一些大分子从细胞之间的间隙自由通过,保证转运活动的方向性,对维持上皮细胞层选择性屏障作用起关键作用。例如小肠腔内的营养物质,只能从上皮细胞顶部转运入细胞,不能穿过紧密连接进入细胞间隙,也不允许吸收转运到细胞外液的营养分子经细胞间隙又返回肠腔(图2-5-32),保证内环境的稳定。但是,紧密连接对小分子的密封程度在不同的组织中有所不同。如小肠上皮细胞的紧密连接对 Na^+ 的渗漏程度比膀胱上皮的高1万倍。紧密连接的存在,迫使物质只能穿过细胞进入体内,从而保证机体内环境的稳定。消化道上皮、膀胱上皮、脑毛细血管内皮以及睾丸支持细胞之间都存在细胞紧密连接。后两者分别构成血脑屏障和血睾屏障,能保护这些重要的器官和组织避免或减轻受异物侵害。紧密连接的另一个重要功能是,将细胞游离面、基底面及侧面的膜蛋白定位在质膜的一定区域,防止膜蛋白的自由扩散,保证受体蛋白、载体蛋白等行使各自的功能,所以紧密连接还具有隔离作用和一定的支持功能。

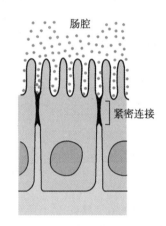

图 2-5-32　紧密连接的屏障作用
紧密连接阻止肠腔中标记分子进入细胞间隙,保持内环境稳定

最近的研究结果证明,在某些情况下,比如相对分子质量较大的药物需要通过这些组织屏障到达作用的部位时,作为体内正常生理活动的一部分,紧密连接可以对各种来自细胞内外的信号做出反应,选择性地打开或关闭,这样就允许大分子甚至是整个细胞通过紧密连接的屏障。鼻组织、胃肠道组织、血管、血脑屏障中均存在这样的调节机制。

研究还进一步指出,紧密连接是多组分的、多功能的复合体,参与调控不同的生理过程,如基因表达、肿瘤抑制、细胞增殖以及细胞极性等各种生理过程。

二、锚定连接

锚定连接(anchoring junction)是由一个细胞骨架系统成分与相邻细胞的骨架成分或细胞外基质相连接而成的(图2-5-33)。锚定连接在机体中分布广泛,尤其在上皮、心肌和子宫颈等组织中含量丰富。

构成锚定连接的蛋白质可分为两类：① 胞内附着蛋白(intracellular attachment protein),具有将特定细胞骨架(中间纤维或微丝等)附着于连接点的作用;② 跨膜连接蛋白,其胞内部分与附着蛋白相连,胞外结构则与相邻细胞的跨膜连接蛋白结合,或与胞外基质结合。

根据参与连接的细胞骨架成分,锚定连接可以分为两类,一类是与肌动蛋白丝(actin filament)相连的锚定连接,包括黏着带(adhesion belt)、黏着斑(adhesion plaque)及分隔连接(septate junction),前两者又统称黏着连接(adhesion junction)。另一类是与中间纤维(intermediate filament)相连的锚定连接,包括桥粒(desmosome)和半桥粒(hemidesmosome)(表2-5-8)。

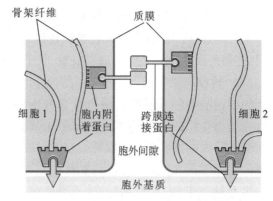

图 2-5-33　锚定连接结构示意图

表 2-5-8　几种锚定连接的化学组成

连接名称	跨膜连接蛋白	胞外配体	结合细胞骨架类型	细胞内附着蛋白
黏着带	钙黏蛋白	相邻细胞的钙黏蛋白	肌动蛋白丝	连环蛋白、黏着斑蛋白
黏着斑	整联蛋白	胞外基质中的纤连蛋白	肌动蛋白丝	踝蛋白、黏着斑蛋白、α-辅肌动蛋白
桥粒	钙黏蛋白	相邻细胞的桥粒芯蛋白、桥粒胶蛋白	中间纤维	桥粒斑蛋白、斑珠蛋白
半桥粒	整联蛋白	胞外基质(基膜)的层粘连蛋白	中间纤维	桥粒斑蛋白样蛋白质

1. 黏着带、黏着斑与分隔连接　黏着带常位于上皮细胞顶部紧密连接的下方,是由紧密连接形成的连续的带状结构,其特点是相邻质膜并不融合,而隔以 15～20 nm 的间隙,介于紧密连接与桥粒之间,所以黏着带又被称为中间连接(intermediate junction)。位于此处的跨膜连接糖蛋白为钙黏蛋白(cadherin),属于 Ca^{2+} 依赖的钙黏素家族。这样,相邻细胞中的肌动蛋白丝通过钙黏蛋白和附着蛋白连成广泛的跨细胞网(transcellular network)使组织连接为一个坚固的整体(图 2-5-34)。

黏着斑是细胞以点状接触的形式,借助肌动蛋白与胞外基质相连。黏着斑的跨膜连接蛋白为整联蛋白(integrin),它通过纤连蛋白(fibronectin,FN)与胞外基质结合,其胞内结构则通过黏着斑蛋白与肌动蛋白

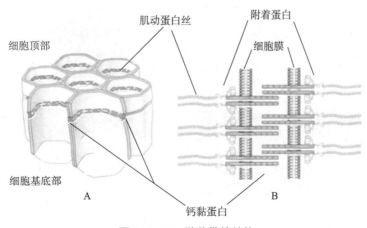

图 2-5-34　黏着带的结构

A. 细胞间的黏着带；B. 黏着带的分子结构

丝结合。体外培养的成纤维细胞即通过黏着斑附着在瓶壁上(图2-5-35)。

分隔连接广泛存在于无脊椎动物组织中,最近在小鼠的某些组织中也有发现。其作用与黏合连接相同,连接处质膜下方也有肌动蛋白丝,但连接蛋白的性质尚不清楚。

2. 桥粒与半桥粒 桥粒是细胞内中间纤维(也称中间丝)的锚定位点,它在细胞间形成纽扣式结构将相邻细胞锚接在一起(图2-5-36)。桥粒连接处相邻细胞膜间的间隙约为30 nm,质膜的胞质侧有一致密斑,直径约为0.5 μm,称为桥粒斑(plaque),其成分为细胞内附着蛋白。桥粒斑的胞质面有中间纤维附着,由此而与胞质内的细胞骨架相联系。在不同的上皮细胞中,附着于桥粒上的中间纤维的类型可有不同,如上皮细胞中主要是角蛋白丝、心肌细胞中为结蛋白丝、大脑表皮细胞中为波形蛋白丝。桥粒的跨膜连接糖蛋白也是钙黏蛋白,又称钙黏素,是钙依赖性糖蛋白。通过桥粒,相邻细胞内的中间纤维连成一个广泛的细胞骨架网络。

桥粒为坚韧的细胞连接点,它和中间纤维形成表皮细胞的大梁支架结构,把细胞结合为一整体,可以限制细胞的膨胀性,将作用于个别细胞的切力分散到整个表皮和下面的组织中去。当承受外力(压力和拉力)时,使组织具有相当强的抗张与抗拉的能力。

通常在易受牵拉的组织结构中,桥粒最为丰富,例如口腔、食管、皮肤和子宫等的复层鳞状上皮细胞易受撕拉和摩擦,其细胞间桥粒最多。

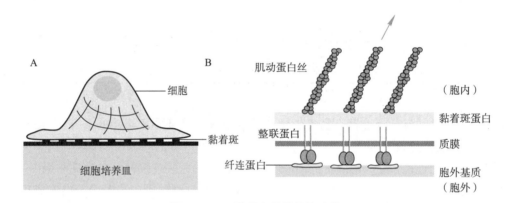

图 2-5-35 黏着斑的结构和功能

A. 体外培养的细胞通过黏着斑附着在瓶壁上;

B. 黏着斑的整联蛋白通过纤连蛋白连接于胞外基质,细胞内部则通过黏着斑蛋白与肌动蛋白丝结合

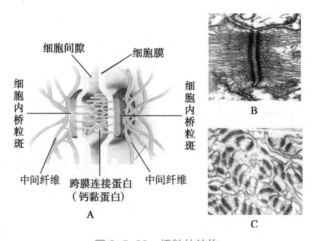

图 2-5-36 桥粒的结构

A. 桥粒结构模式图;B. 电镜下的桥粒;C. 一种具有桥粒广泛分布的组织的电镜照片

桥粒能被胰蛋白酶(trypsin)、胶原酶(collagenase)和透明质酸酶(hyaluronidase)所破坏。降低细胞间隙 Ca^{2+} 浓度,也影响桥粒结构的完整性。实验室常用胰蛋白酶 EDTA(乙二胺四乙酸)作为分散细胞的手段。EDTA 就是一种可与 Ca^{2+} 结合的螯合剂,从而降低 Ca^{2+} 浓度,促使桥粒解体,细胞彼此分离。

半桥粒(图 2-5-37)是上皮细胞与基膜之间的连接装置。因其结构类似于半个桥粒,由质膜内侧的胞质斑、中间纤维和跨膜连接糖蛋白构成,但是结构中的跨膜连接糖蛋白是整联蛋白而不是钙黏蛋白,其主要作用是将上皮细胞锚接在基膜上,所以只存在于上皮细胞基底面的质膜内侧。在体外培养的细胞也常通过半桥粒将细胞固定在生长基质上。

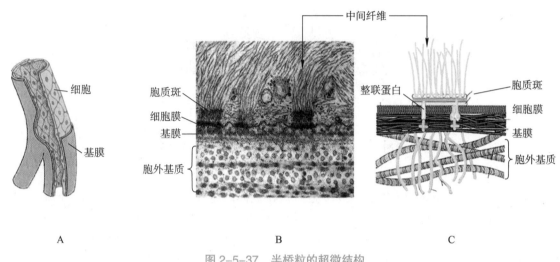

图 2-5-37 半桥粒的超微结构
A. 毛细血管的上皮细胞与基膜;B. 电镜照片;C. 超微结构模式图

三、通讯连接

通讯连接包括间隙连接(gap junction)、化学突触(chemical synapse)以及胞间连丝。

1. 间隙连接 间隙连接是通讯连接的主要形式,为动物细胞间最普遍存在的一种细胞连接。除成熟的骨骼肌细胞及循环系统中血细胞之间没有这种连接外,在其他细胞,包括培养细胞中都存在。

间隙连接为一种接触面积较大的平板状连接,多见于上皮细胞深部侧表面,此处相邻的细胞膜之间,隔以 2~3 nm 的间隙。通过超薄切片和冷冻蚀刻标本的观察以及 X 射线衍射研究,证实了间隙连接的存在,并发现在连接处,相邻细胞膜中含有许多大小为 6~8 nm 的颗粒,呈六角形。从质膜表面观察,颗粒规则,排列成片。颗粒是间隙连接的连接单元,即连接子(connexon),每个间隙连接含有几个到几千个连接子。Caspar(1977)用 X 射线衍射技术发现,每一连接子是由 6 个跨膜的亚单位环列而成的筒状结构,中央形成孔径 1.5~2 nm 的水性通道,相邻细胞膜上的连接子——对应相接,隧道相通,构成细胞间的直接通道。构成连接子的亚单位是连接蛋白(connexin)。6 个连接子蛋白以相互滑动的方式开启或关闭。间隙连接是细胞通讯(cell communication)的结构基础(图 2-5-38)。

连接子之间的通道对物质的通过是有选择性的。有人将相对分子质量大小不等的荧光染料注入一个细胞中,发现相对分子质量小于 1 200 的水溶性染料分子很快地进入邻近细胞,而完全不渗漏到细胞外间隙,其速度比透过细胞膜快。经测定,糖、氨基酸、核苷酸、维生素等容易通过间隙连接的亲水管道,但是一些大分子如蛋白质、核酸和多糖则不能通过。连接子的通道开关是受到生理条件控制的。

间隙连接的功能除可以作为细胞之间的连接外,还可以偶联细胞间通讯,包括电偶联(electric coupling)和化学偶联(chemical coupling),即通过细胞间的离子和分子的传递进行细胞通讯。通过这

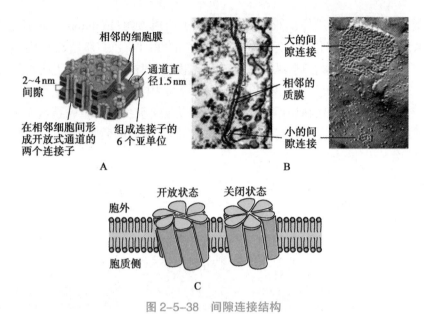

图 2-5-38　间隙连接结构

A. 结构模式图；B. 电镜照片；C. 连接蛋白相对滑动控制通道的开关

种间隙连接,细胞之间建立起通讯偶联关系,对细胞和机体的生命活动有着重要影响。研究表明,在细胞分化、代谢活动的协调以及电兴奋传导活动中,细胞间的间隙连接起着非常重要的作用。

2. 化学突触　可兴奋细胞通过突触(synapse)进行冲动传导,后者则包括电突触和化学突触。化学突触主要通过释放神经递质来传导冲动并因此得名。在其信息传导过程中,存在一个将电信号转化为化学信号,再将化学信号转化为电信号的过程,因此化学突触表现出传递中的延迟现象(图 2-5-39)。化学突触和电突触共同完成可兴奋细胞间的通讯。

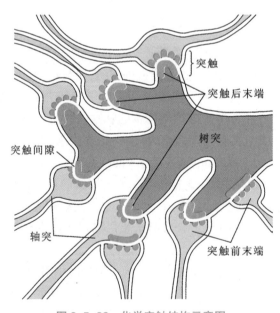

图 2-5-39　化学突触结构示意图

第四节　细胞外基质

在多细胞生物体的组织中,细胞与细胞之间存在着一些非细胞性的物质,即细胞外基质(extracellular

matrix, ECM)。细胞外基质的主要成分是蛋白质和多糖等,它们是细胞生命代谢活动的分泌产物,通常以纤维网络状的形式存在(图 2–5–40)。细胞外基质在多细胞生物中普遍存在,它是组织构成的基本成分,是组织中细胞存活的微环境的重要组成部分。细胞外基质可以与细胞膜上的细胞外基质受体(例如整联蛋白,integrin)相结合,以建立基质与细胞之间的相互联系。各种组织中细胞外基质的组成成分和含量及其物理学特性的差异很大,例如,在皮肤和骨骼中细胞外基质的含量很高,而在肝、脑及骨髓中则很少;有的细胞外基质很硬(如骨、牙的钙化基质),有的则软而透明(如角膜的透明基膜);有的似绳索(如肌腱),有的如节片(如上皮和结缔组织之间的基膜)。细胞外基质的组成成分不仅在不同组织中是不同的,而且同一组织在不同的生理和病理状态下也是不同

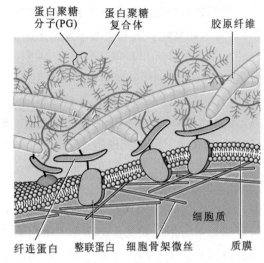

图 2–5–40　细胞外基质示意图

的。基质中的成分可能是细胞(包括干细胞)功能行为(如生长发育和发生发展)的重要调控因素。近年来的研究表明,人体内多种细胞可以外泌体(exosome)囊泡形式分泌 RNA 和蛋白质等至细胞外基质,介导细胞通讯等活动。总之,细胞外基质存在于细胞外围,是细胞的微环境,可参与其细胞各种生物学行为的调控,以及其组织物理性状的决定。

近年来的研究表明,组成细胞外基质的成分是极其复杂和多样的,它不仅决定细胞的形态,而且还可控制细胞的增殖分化、转移迁徙、通讯联络、识别黏着,以及组织器官的形态发生和构建等各种基本生命活动。此外,它还与许多病理过程有关。因而细胞外基质成分及其生物学作用的研究,已成为当今细胞生物学中一个活跃的领域。

细胞外基质是由多种大分子成分形成的高度有组织的网络结构。这些成分大致可分为糖胺聚糖和蛋白聚糖、胶原蛋白和弹性蛋白以及非胶原糖蛋白三类。

◆ 拓展知识 2–5–6　外泌体

一、糖胺聚糖和蛋白聚糖

1. 糖胺聚糖　糖胺聚糖(glycosaminoglycan, GAG)是由重复的二糖单位聚合成的无分支直链多糖,因其二糖单位中的一个常为氨基糖而得名,过去称为黏多糖。在多数糖胺聚糖中,其糖基常被硫酸化。依其组成的糖基、连接方式、硫酸化数量及位置的不同,糖胺聚糖可分为 4 种类型:① 透明质酸。② 硫酸软骨素和硫酸皮肤素。③ 硫酸角质素。④ 硫酸乙酰肝素及肝素(表 2–5–9)。

表 2–5–9　糖胺聚糖的分子特性及组织分布

糖胺聚糖	二糖单位	组织分布
透明质酸	葡糖醛酸,N– 乙酰氨基葡糖	结缔组织、滑液、皮肤、软骨、骨
硫酸软骨素	葡糖醛酸,N– 乙酰氨基半乳糖	软骨、骨、结缔组织、动脉、角膜
硫酸皮肤素	葡糖醛酸或艾杜糖醛酸,N– 乙酰氨基半乳糖	皮肤、血管、心瓣膜、骨
硫酸角质素	半乳糖,N– 乙酰氨基葡糖	角膜、软骨、椎间盘
硫酸乙酰肝素	葡糖醛酸或艾杜糖醛酸,N– 乙酰氨基葡糖	肺、动脉
肝素	葡糖醛酸或艾杜糖醛酸,N– 乙酰氨基葡糖	肺、肝、皮肤与小肠黏膜

透明质酸(hyaluronic acid,HA)的一个分子中可包含几千个二糖单位,相对分子质量很大,但结构最简单,不发生硫酸化。透明质酸不是由细胞分泌产生的,而是由位于质膜中的透明质酸合成酶聚合产生的。在胚胎发育早期和组织创伤修复时,细胞外基质中的透明质酸特别丰富,它可促进细胞增殖,阻止细胞分化,对细胞迁移、创伤的愈合有特殊作用。

与透明质酸相比,其他几种糖胺聚糖均具有如下几个特征:① 糖链短,由不到300个糖基构成;② 含有不同的二糖单位,排列顺序更加复杂;③ 含硫酸基;④ 与蛋白质共价结合形成蛋白聚糖;⑤ 在细胞内合成,以胞吐的方式释放到细胞外。

2. 蛋白聚糖 蛋白聚糖(proteoglycan,PG)是一种含糖量极高(可高达95%以上)的糖蛋白,是由糖胺聚糖与蛋白质共价结合而成。除透明质酸外,其他各种糖胺聚糖都可与蛋白质共价结合形成蛋白聚糖单体。它的蛋白质称为核心蛋白(core protein),为单链多肽。一条核心蛋白的多肽链可以共价结合一条至数百条糖胺聚糖链构成蛋白聚糖单体。若干个单体又以非共价键与透明质酸相结合,成为一个巨大的蛋白聚糖多聚体。由于其中糖胺聚糖含有大量负电荷,因同性电荷相斥,其长链分子呈高度伸展的僵直状,似试管刷(图2-5-41),有极大的亲水性。其分子可吸收大量水而膨胀,形成多孔的胶冻状细胞外基质,占据大量空间,具有很强的抗压力,可缓冲机械力,减轻冲撞所造成的损伤。它还可以作为分子和细胞通透的筛,允许水溶性分子在其间通过和细胞在其间迁移。

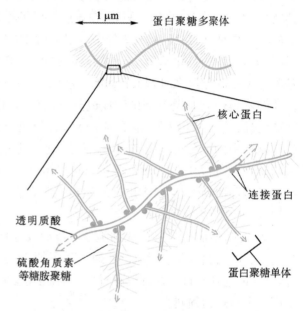

图2-5-41 蛋白聚糖多聚体结构示意图

二、胶原蛋白和弹性蛋白

1. 胶原蛋白 胶原(collagen)是细胞外基质中的一个纤维蛋白家族。在动物体内是含量最多的蛋白质,约占蛋白质总量的30%,在哺乳动物结缔组织中特别丰富。

构成胶原纤维的是原胶原(tropocollagen),由原胶原交联成胶原纤维。在细胞间隙中,原胶原常聚集成束,形成直径数微米的胶原纤维(collagen fiber)。原胶原是由三条多肽链盘绕成的三股螺旋结构(图2-5-42A)。每条肽链约有100个氨基酸残基,其中甘氨酸含量占1/3,脯氨酸常羟基化为羟脯氨酸,为胶原所特有。它们对协调稳定三股螺旋的构型很重要。

目前已发现胶原的类型有10多种,最主要的是Ⅰ、Ⅱ、Ⅲ、Ⅳ型胶原。Ⅰ、Ⅱ、Ⅲ型胶原呈纤维状,广泛分布在各种组织的细胞外基质中。其中Ⅰ型胶原最为普遍,多分布在皮肤、韧带、肌腱以及骨中,有较大的抗张强度。Ⅳ型胶原不能形成三股螺旋,而以分子头对头相接形成三聚体,再相互交联成网络层结构,成为各种上皮基底层的基膜(图2-5-42B)。

胶原可由成纤维细胞、软骨细胞、成骨细胞及某些上皮细胞合成,分泌到细胞间隙中加工而成。在细胞外基质中胶原含量最高,刚性和抗张强度最大,因而它是细胞外基质的骨架结构,其他分子可与胶原纤维结合共同发挥作用。胶原纤维与细胞表面接触可影响细胞的形态和生长等。

2. 弹性蛋白 弹性蛋白(elastin)是弹性纤维的主要成分,为高度疏水性蛋白质,不形成规则的螺旋结构,而呈无规则卷曲状。分子间通过赖氨酸残基间交联形成富有弹性的网状结构,其长度可伸长几倍,并可像橡皮条一样回缩(图2-5-43)。没有弹性的细长胶原纤维与弹性纤维相互交织,以限制其伸展程度,防止组织撕裂。弹性蛋白在皮肤结缔组织中特别丰富,使皮肤具有高度弹性。

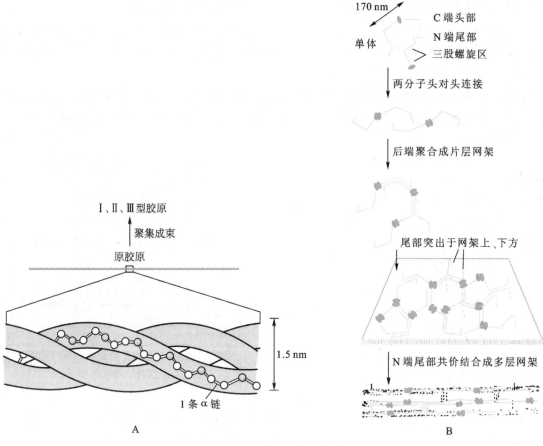

图 2-5-42　胶原的结构与装配
A. 胶原的三股螺旋；B. Ⅳ型胶原的装配过程

三、非胶原糖蛋白

　　近年来陆续发现很多存在于细胞外基质的非胶原糖蛋白。其共同特点是既可与细胞结合，又可与细胞外基质中其他大分子结合，从而将细胞黏着于细胞外基质，故非胶原糖蛋白又统称为黏着糖蛋白，约有数十种，研究较多的是纤连蛋白（fibronectin，FN）和层粘连蛋白（laminin，LN）。

　　1. 纤连蛋白　纤连蛋白在体内分布十分广泛。它以可溶形式存在于血液和各种体液中，以不溶形式存在于细胞外基质（包括基膜）及细胞表面。前者称为血浆 FN，主要由肝实质细胞产生；后者称为细胞 FN，主要由间质细胞产生。

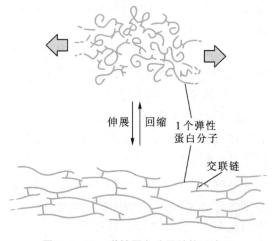

图 2-5-43　弹性蛋白分子结构示意图

　　纤连蛋白是一种大的纤维状糖蛋白，含糖量 4.5% ~ 9.5%，其亚单位相对分子质量为 220 000 ~ 250 000，约由 2 500 个氨基酸残基构成。血浆 FN 是二聚体，由两条肽链末端形成二硫键交联组成，整个分子呈"V"形（图 2-5-44）。细胞 FN 是多聚体，借更多的链间二硫键交联成纤维束。不同组织来源的 FN 亚单位结构不尽相同，但很相似。其肽链的共同特点是由一些重复的氨基酸序列构成若干球形结构域，每个球形结构域可分别与不同的大分子或细胞表面特异受体结合,从而使 FN 成为多功能分子。

分布于细胞外基质及细胞表面的不溶性纤连蛋白并非自发性组装形成纤维。不同的纤连蛋白分子,必须在细胞表面相应纤连蛋白受体的指导和转谷氨酰胺酶的参与下,才能够通过分子间二硫键的链接,组装形成纤维。

纤连蛋白具有多方面的生物活性,其主要功能表现为可介导细胞黏着,促进细胞迁徙与分化(图2-5-45)。

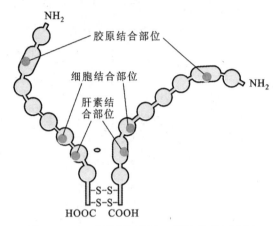

图 2-5-44　血浆纤连蛋白二聚体结构示意图

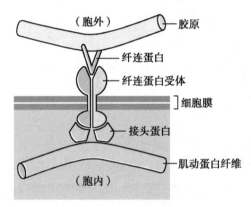

图 2-5-45　在黏着斑处纤连蛋白受体介导
细胞与细胞外基质黏附

2. 层粘连蛋白　层粘连蛋白是一种高相对分子质量的糖蛋白,含糖15% ~ 28%,为 α、β 和 γ 三条肽链结合而成的异三聚体。层粘连蛋白外观上呈非对称的"十"字形,包括一条重链(α)和两条轻链(β 和 γ)(图2-5-46)。它的生物学作用方式与纤连蛋白非常相似,只是在发挥作用的组织和细胞类型上有功能分工:纤连蛋白主要存在于结缔组织,并作用于间质细胞;层粘连蛋白则主要存在于基膜,并作用于上皮细胞,而且也参与神经细胞的迁移和分化。在细胞连接方面,纤连蛋白参与黏着斑的形成,层粘连蛋白则与半桥粒有关。

除以上之外,细胞外基质还可含有一些具有调控细胞生物学行为(增殖、分化、迁移、衰老或死亡等)的物质(如生长因子、激素或免疫因子等)。这些物质可能是局部的细胞产生,也可能是其他组织的细胞产生转运而来。它们的存在具有严格的时空特性,即在不同组织的基质中,或在同一组织中不同细胞周围的基质中,甚至在同一组织中同一细胞的不同生理或病理状态时,其成分及其含量可有明显差异。这就是细胞外基质能够参与机体中各种生理现象或病理现象发生的基础。

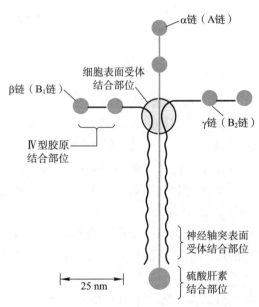

图 2-5-46　层粘连蛋白结构示意图

第五节　细胞表面特化结构

细胞表面并不是平整光滑的,通常因各类细胞的功能和生理状态不同,而带有各种各样特化的附属结构。最明显的特化结构有微绒毛、细胞内褶、纤毛、鞭毛等,经常还可看到一些暂时的结构,如变形足、褶皱等(图

2-5-47)。这些结构在细胞执行特定功能方面起着重要作用。

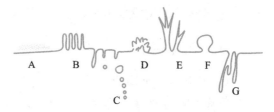

图 2-5-47　细胞表面的一些特化结构

A. 糖萼；B. 微绒毛；C. 胞饮作用的通道和小泡
D. 褶皱；E. 尖形变形足；F. 圆形变形足；G. 细胞内褶

一、微绒毛

微绒毛(microvillus)广泛存在于动物细胞的游离表面。在电镜下可见,它是细胞表面伸出的细长指状突起,垂直于细胞表面。其直径约为 0.1 μm,长 0.2～1.0 μm。微绒毛表面是质膜和糖被,内部是细胞质的延伸部分。纵切面上可见在微绒毛中心有许多纵行排列的微丝,直达微绒毛的顶端,其直径为 4～6 nm。在上皮细胞的质膜下方,有平行于质膜的微丝网称为终末网(terminal web),微绒毛内的微丝根部埋藏在终末网中(如图 2-5-48 中所示微绒毛)。这些结构均增强了细胞顶部的牢固性,使上皮的表面成为一个整体。

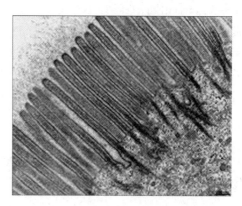

图 2-5-48　电镜下的微绒毛

微绒毛的存在,主要是扩大了细胞作用的表面积,有利于细胞的吸收。在一些具有吸收功能的上皮细胞,如小肠上皮的纹状缘和肾近曲小管上皮的刷状缘,微绒毛极为丰富。据估计,每个小肠上皮细胞有 1 000～3 000 根微绒毛,使上皮细胞表面积扩大 20～30 倍,这大大有利于吸收大量的营养物质。微绒毛的长度和数量都与细胞代谢活动强度有着相应的关系。如在小肠绒毛根部的上皮细胞上的微绒毛显得短、少、粗,而越往小肠绒毛顶部的上皮细胞,其微绒毛就长、多、细,表明绒毛顶部的吸收作用强。

具有微绒毛的细胞表面,并不都是与吸收功能有关,如部分腺体组织也有微绒毛,但它与吸收无关。生化分析证明,在这些微绒毛表面的细胞膜内,镶嵌着各种能分解糖及其他分子的酶类。在游走细胞(如巨噬细胞、淋巴细胞、单核细胞及分叶核中性粒细胞等)的微绒毛,极像细胞运动工具,能搜索抗原、毒素及协助摄取异物(如病毒、细菌等)。

二、褶皱

褶皱是细胞表面的扁性突起,称为褶皱(ruffle)或片足。褶皱在形态上不同于微绒毛,它宽而扁,宽度不等,厚度与微绒毛直径相当,约 0.1 μm,高达几微米。褶皱在活动细胞边缘比较显著,几秒钟之内可以长到最大高度,在细胞边缘生成的褶皱可以互相靠拢胞外液体,形成吞饮泡,此即是胞饮现象。在巨噬细胞表面普遍存在着褶皱,与吞噬颗粒物质有关(图 2-5-49)。因此,褶皱是细胞的胞吞装置。

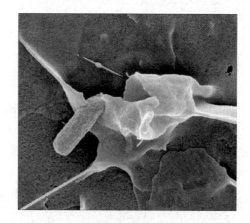

图 2-5-49　褶皱(巨噬细胞正在吞噬细菌)

三、圆泡

圆泡(bleb)是细胞表面突出的泡状物。它在活细胞表面总是处于发生和消退的动态变化之中。圆泡直径为 1～10 μm,大小不等。小圆泡逐渐长大,长到最大后又逐渐收缩变小。圆泡多出现在有丝分裂晚期和 G_1 期,其功能尚不清楚。

微绒毛、褶皱和圆泡等表面突起,随细胞周期的变化而变化。通过对体外培养细胞的观察表明,在细胞分裂的晚期和 G_1 期细胞表面遍布圆泡,8～10 h 后进入 S 期,这些圆泡即消失,细胞表面变得比较光滑。

至 G_2 期,细胞体积增大,细胞表面出现微绒毛。至 M 期,细胞表面出现大量微绒毛。

四、细胞内褶

细胞内褶(cell infolding)通常见于一些液体及离子交换频繁的细胞中,如肾小管上皮细胞的基底面,唾液腺导管末端的细胞基底面和眼的睫状体上皮细胞基底面都有这种结构。细胞内褶是质膜由细胞表面向内深陷而形成。内褶的多少、深浅在各处都不相同,但以肾小管上皮细胞基部的细胞内褶最为典型(图 2-5-50),肾小管上皮细胞基部的细胞膜,有许多深浅不同的内褶,明显地扩大了作用面积。在内褶间还伴行分布着许多线粒体,表明这部分膜的耗能物质运输功能很活跃。

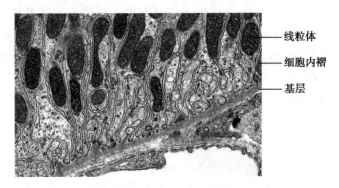

线粒体
细胞内褶
基层

图 2-5-50　细胞内褶

五、纤毛和鞭毛

纤毛(cilia)和鞭毛(flagellum)是细胞表面向外伸出的细长突起,表面围以细胞膜,内部由微管构成复杂的结构(详见第七章细胞骨架)。

第六节　细胞膜与物质的跨膜转运

活细胞是一个开放性的体系,它要进行各种生命活动,就必然要和环境之间进行活跃的物质交换。生命活动中,所需要的物质要从细胞周围环境中取得,细胞的代谢产物则需要排出细胞,这些川流不息的物质都需要经过细胞膜,所以,细胞膜不仅是细胞的一堵"墙",更是细胞的"门"。这种"门"可以允许细胞内外物质的通过,这种性能称为膜的通透性(permeability)。然而,细胞的这种通透性是具有选择性的,即具有允许或阻止特定物质通过细胞膜的特性。

细胞内外的物质交换有许多不同的方式,但大致上可以分为穿膜运输(transmembrane transport)和膜泡运输(vesicular transport)两大类。

一、穿膜运输

(一) 小分子和离子的穿膜机制

细胞膜脂双层的中间部分是疏水性结构,所以细胞膜对大多数极性分子是不通透的屏障,这样可防止细胞内水溶性物质的外溢;另一方面,细胞又形成一些特殊的转运机制使小分子和离子能够进出细胞,以保证细胞摄入营养和排出代谢废物,这种选择性通透,产生了细胞内和细胞外液之间特定的浓度差,对细胞的各种生理活动是非常重要的。

通常采用人工脂双层膜研究细胞膜对小分子和离子的通透性。如果给予足够的时间,任何分子都可以从高浓度向低浓度方向通过人工脂双层膜,但是不同分子通过脂双层的扩散速率不同,主要取决于分子大小和它在脂质中的相对溶解度。一般说来,相对分子质量越小,脂溶性越强,通过脂双层的速率越快。非极性的小分子如 O_2(相对分子质量为32)、N_2(相对分子质量为28)易溶于脂双层中,可以迅速穿过脂双层;不带电荷的极性小分子乙醇(相对分子质量为46)和尿素(相对分子质量为60)也能迅速穿过脂双层膜,但较大的分子如甘油(相对分子质量为92)通过较慢,葡萄糖(相对分子质量为180)则几乎不能通过。水分子(相对分子质量为18)虽然体积小,但不溶于脂质,所以不能直接通过脂双层,而是借助跨膜的水通道蛋白实现快速穿膜。脂双层对所有带电荷的分子(离子),不管它多么小,都是高度不通透的,这些分子所带的电荷及高度的水合状态阻碍它们进入脂双层的疏水区域,Na^+、K^+对脂双层的通透性仅为水的10^{-9}倍(图2-5-51)。

某种物质对膜的通透性(P)可以根据它在油和水中的分配系数(K)(表2-5-10)及扩散系数(D)来计算,即$P=KD/t$,t为膜的厚度。

表2-5-10　几种物质的分配系数

物质名称	分配系数($\times 10^2$)	相对速率
甲醇	0.78	0.99
甘油乙醚	0.74	0.077
丙二醇	0.57	0.087
甘油甲醛	0.26	0.043
乙二醇	0.049	0.043
甘油	0.007	0.000 74
赤藓糖醇	0.003	0.000 046

这些特点说明,膜对物质的通透性是由物质本身性质和膜的结构属性共同决定的。可以看出,除了少数溶质如CO_2和O_2能够简单扩散通过脂双层外,其他绝大多数溶质都不能直接扩散穿膜转运。生物膜是由脂双层和多种结构功能各异的蛋白质构成的,有些膜蛋白就负责转运特定类型的溶质,这些蛋白质就是"膜转运蛋白"。质膜或细胞器膜中的转运蛋白准确地决定什么溶质能进入细胞或细胞器。因此,每种类型的膜各有其自身的一套特殊的转运蛋白。

膜转运蛋白分为两类,一类是载体蛋白(carrier protein),它的一侧与溶质结合,经过载体构象的变化,把溶质转运到膜的另一侧。利用这种方式转运的溶质,既可以是小的有机分子,也可以是无机离子。另一类是通道蛋白(channel protein),与载体蛋白不同,它在膜上形成极小的亲水孔,溶质能扩散通过该孔。很多细胞膜上有水通道蛋白(aquaporin),水分子可以迅速通过膜,比通过脂双层快得多;最典型的通道蛋白是离子通道,能介导无机离子通过。从本质上说,两种转运蛋白都具有横跨脂双层的多肽链,即它们是一种多次穿越的跨膜蛋白。一般认为多肽链来回穿越脂双层形成一个连续的由蛋白质衬砌的道路,该通路选择性地允许小的亲水分子穿越膜,而不直接接触脂双层疏水性的内部。另一方面,两种蛋白质的不同之处在于,通道蛋白主要根据大小和电荷决定某些离子和分子能否通过,假如通道处于开放状态(通道的开放受到某些因素的控制),那么足够小的并带有适当电荷的分子才能通过;而载体蛋白只允许与自身蛋白质结构相适合的,也就是说能够与自身很好地结合的分子或离子通过,同时伴随自身结构的变化,这种专一性结合使这类需要载体蛋白参与的物质转运有了选择性(图2-5-52)。

膜转运蛋白的存在解决了膜物质转运活动"工具问题",那么另一个重要的问题是控制物质转运方向的因素是什么。倘若存在一条小的通路,分子自动从浓度高的区域向浓度低的区域迁移,即"顺浓度梯度"转运,就像"下坡"一样,这种迁移是被动的,不需要消耗代谢能,消耗的是存在于浓度梯度中的势能。当然,这是针对像葡萄糖等不带电荷的溶质转运而言,对带电荷的溶质,决定其转运方向的除了浓度梯度外,还

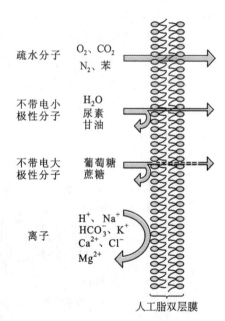

图2-5-51　人工脂双层膜对一些小分子物质或离子的相对通透性

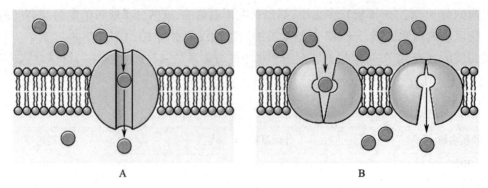

图 2-5-52　转运蛋白结构示意图
A. 通道蛋白；B. 载体蛋白

有跨膜电压也是溶质转运的驱动力之一，两者合称为该溶质的"电化学梯度"，这个梯度决定了被动穿膜转运的方向。当细胞外的溶质浓度高于细胞内，并且质膜中存在合适的通道和载体蛋白，则该溶质将以被动转运（passive transport）方式自发地穿过膜进入细胞内，转运蛋白没有消耗能量。然而，如果一种溶质要逆着浓度梯度移动，这时不但需要转运蛋白的参与，还要消耗能量（多数是指 ATP）以驱动这种类似"上坡"的转运。这种穿膜转运溶质的过程称为主动转运（active transport），也称代谢关联运输（metabolically linked transport），只有某些特殊类型转运蛋白具有利用某些能源做主动转运的能力。

细胞是一个复杂的生命体，由于膜的结构千差万别，需要穿膜转运的溶质的性质又是各不相同，甚至同一种物质进出不同细胞的方式也是不同的，这就决定了运输方式的复杂性（图 2-5-53）。以下将就常见的几种运输方式加以详细介绍。

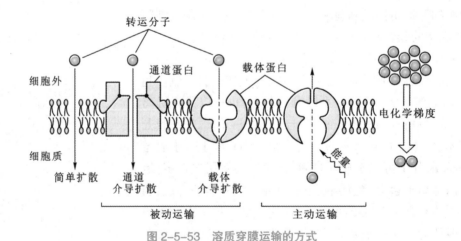

图 2-5-53　溶质穿膜运输的方式

（二）小分子和离子的穿膜运输的方式

1. 简单扩散　简单扩散（simple diffusion）是最简单的一种运输方式，它不需要消耗细胞本身的代谢能，也不需要专一的膜蛋白分子，只要物质在膜两侧保持一定的浓度差，即可发生这种运输。脂溶性物质如苯、醇、类固醇激素以及 O_2、N_2 等就是借助于浓度梯度，从高浓度一侧直接穿过脂双层向低浓度一侧进行扩散的。在进行扩散时，所需要的能量是来自高浓度本身所包含的势能（potential energy）。这种物质从高浓度向低浓度的穿膜运动，符合物理学上单纯扩散规律。然而如上所述，不同分子通过脂双层的扩散速率不同，扩散速率除依赖于浓度梯度的大小以外，主要还同物质的油/水分配系数和分子大小有关。油/水分配系数越大，分子越小，则穿膜速率越快。

2. 离子通道扩散　Na⁺、K⁺、Ca²⁺等是极性很强的水化离子,难以直接穿过细胞膜的脂双层,但离子的穿膜转运速率很高,可在数毫秒内完成。这种高效率转运是借助于膜上的离子通道完成的。

现已了解,通道蛋白是由 α- 螺旋蛋白构成,其中心具有亲水性通道,它对离子具有高度的亲和力,允许适当大小的离子顺浓度梯度瞬间大量地通过(图 2-5-54)。多数离子通道的开放或关闭,是受"闸门"控制的。"闸门"由通道蛋白的带电分子或基团(如羟基或磷酸基)构成。一类是电位依赖性的电压门控通道(voltage-gated channel),闸门的开闭受膜电压控制,如 Na⁺ 通道、Ca²⁺ 通道、K⁺ 通道等(图 2-5-55A);另一类是通过化学物质控制的配体门控性离子通道(ligand-gated ion channel),闸门开闭受化学物质(又统称为配体)调节,如乙酰胆

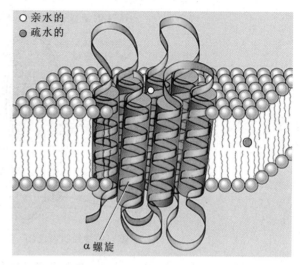

○ 亲水的
● 疏水的

α 螺旋

图 2-5-54　通道蛋白结构示意图
一条肽链 7 次跨膜,在其中间形成一个亲水性通道

碱通道等。当膜两侧特异离子浓度发生变化,膜电位改变或当某一配体(如神经递质等化学物质)与通道蛋白的相应部位(受体)结合时,则引起通道蛋白的构象发生变化,而导致闸门反应性开放(图 2-5-55B、C)。第三类被称作机械门控通道(mechanically gated channel),例如内耳听觉毛细胞就具有这种通道。当声音传至内耳时,引起毛细胞下方的基膜发生振动,从而使纤毛触及上方的覆膜,迫使纤毛发生倾斜,在这种机械压力的作用下,引起纤毛离子门控通道的开放,离子涌入细胞内,膜电位改变,信号经神经传出(图 2-5-55D)。闸门开放时间极短暂,只有几毫秒,随即自然关闭。这种特性有利于一些顺序性活动,例如一个通道离子的流入,可引起另一个通道的开放,后者在顺序变化中又可影响其他专一的通道开放。因此,第一个通道闸门的迅速关闭对第二个通道的活动有重要的调节作用。例如,在神经肌肉接头系统,一个冲动沿神经传送并引起肌肉的收缩,整个反应在不到 1s 的时间内完成,但却至少关系到 4 个不同部位的离子通道闸门按一定的顺序开放和关闭。如图 2-5-56 所示:① 当冲动到达神经末梢时,去极化发生,膜电位降低,引起神经末梢膜上的电压门控通道开放,因 Ca²⁺ 浓度细胞外高于细胞内达 4 倍以上,所以 Ca²⁺ 急速进入神经末梢,刺激分泌神经递质——乙酰胆碱;② 释放的乙酰胆碱与肌细胞膜上配体门控通道的特异部位(受体)结合,闸门瞬间开放,Na⁺ 大量涌入细胞,引起局部膜去极化,膜电位改变;③ 肌肉细胞膜的去极化,又使其

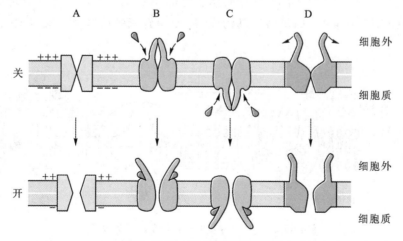

图 2-5-55　门控通道的示意图
A. 电压门控通道;B. 配体门控性离子通道(胞外配体);C. 配体门控性离子通道(胞内配体);D. 机械门控通道

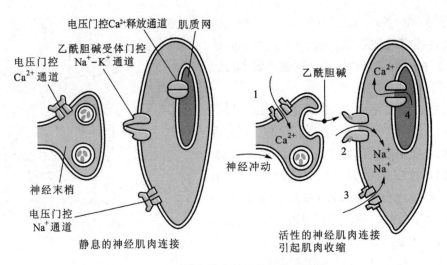

图 2-5-56　神经肌肉接头处的闸门通道

膜上的电压门控 Na^+ 通道依次开放,Na^+ 更多地进入,进一步促进膜的去极化扩展到整个肌细胞膜;④ 肌细胞膜去极化又引起肌细胞内肌质网上的 Ca^{2+} 通道开放,Ca^{2+} 从肌质网内流入细胞质,细胞质内 Ca^{2+} 浓度急剧升高,肌原纤维收缩。

迄今已知的各种通道不下十种,而且每一种离子通道通常还有不同性质的亚型。实验表明,离子通道扩散,不仅是可兴奋细胞功能活动的基础,而且对于非兴奋细胞同样具有重要意义。

3. 易化扩散　一些非脂溶性(或亲水性)的物质,如糖、氨基酸、核苷酸、金属离子等,不能以简单扩散方式进出细胞,它们凭借载体蛋白的帮助穿过细胞膜,但不消耗细胞的代谢能,将溶质顺浓度梯度进行转运,这种方式称为易化扩散(facilitated diffusion)或促进扩散。

载体蛋白(carrier protein)对所结合的溶质具有高度专一性,可以借助于其上的结合点与某一种物质进行暂时性地、可逆地结合。当某一溶质分子与专一的载体蛋白结合后,是通过一定的易位机制来完成运输的。如图 2-5-57 所示,当载体蛋白一侧表面的特异结合部位,与专一的溶质分子或离子结合形成复合体时,即引起载体蛋白发生构象变化,将被运送的分子或离子从膜的一侧移至膜的另一侧。同时,随构象的变化,载体对该物质的亲和力也改变,于是物质与载体分离而被释放,载体蛋白又可恢复到它原有的构象,载体可反复循环使用。这种运输过程是利用被转运物质浓度差的势能,不需要消耗代谢能。如葡萄糖进入人红细胞就是通过易化扩散的方式进行的,目前发现的葡萄糖转运蛋白(glucose transporter, GLUT)有 14 种,存在于不同组织细胞膜上。红细胞膜上的葡萄糖转运载体是 GLUT1。2014 年,颜宁课题组揭示了人 GLUT1 的三维晶体结构。GLUT1 由 492 个氨基酸残基构成,有 12 个跨膜螺旋区及 N 端和 C 端两个结构域,胞内

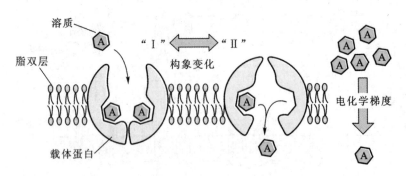

图 2-5-57　转运物质时载体蛋白的构象改变

在构象 I 状态时,载体蛋白的溶质 A 结合部位向膜外暴露。当与溶质 A 结合后,变为构象 II,其结合部位向内暴露,将溶质 A 释放。与此同时,又恢复构象 I,并可再次结合溶质 A

可溶区还具有 4 个 ICH 结构域,是糖转运蛋白家族特有的结构特征。红细胞膜上约有 5 万个葡萄糖载体,其最大传送速度约为每秒 180 个葡萄糖分子。而存在于哺乳动物肝细胞(以及其他类型的细胞)质膜中的葡萄糖载体也是通过易化扩散的方式转运葡萄糖的,但作用方式更加复杂。一般认为该蛋白质至少有两种构象并可逆且随机转换。采用一种构象时,载体把葡萄糖结合部位暴露在细胞外;当采取另外一种构象时,该部位暴露在细胞内。当餐后血液中葡萄糖浓度高于肝细胞内时,葡萄糖分子结合到显露在细胞外面的结合部位上。随着蛋白质更换构象,运载这些葡萄糖分子进入细胞内,这时载体与葡萄糖的亲和力降低,葡萄糖被释放到浓度低的细胞质中;相反,饥饿时,血糖浓度降低,胰高血糖素刺激肝细胞降解糖原,产生大量的葡萄糖,细胞内葡萄糖浓度高于细胞外,葡萄糖与显露在细胞膜内部的部位结合,此时蛋白质以相反的方向变换构象,葡萄糖被转运出细胞。因此,根据膜内外葡萄糖浓度梯度的方向,葡萄糖能双向流动——如果细胞外的葡萄糖浓度高于细胞内,则输入;相反则输出。这种类型的转运蛋白以被动转运进行溶质流动,但转运方向是由葡萄糖浓度差决定的,所以转运是被动的,但这种转运是具有高度选择性的,即葡萄糖转运蛋白上的结合部位只结合 D- 葡萄糖,而不结合它的对映体 L- 葡萄糖,所以细胞不能利用 L- 葡萄糖。

易化扩散的速率在一定限度内同物质的浓度差成正比,当扩散速率达到一定水平,就不再受溶质浓度的影响。因为在细胞膜上运输一定物质的载体数量相对恒定,当所有载体蛋白的结合部位被占据,载体处于饱和状态时,运输速率达到最大值,扩散率就维持在这个水平上,尽管膜两侧的浓度差可以很显著,而扩散率不再加快。而简单扩散的溶质扩散速率总是与溶质浓度差成正比例(图 2-5-58)。

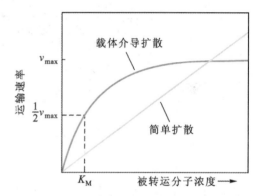

图 2-5-58 简单扩散与载体介导扩散的运输速率的比较

v_{max}:转运速率可以达到的最大值;K_M:结合常数,相当于达到最大转运速率时载体蛋白所结合的溶质浓度

4. 离子泵 人们早就发现,有些离子在细胞内外的浓度差别很大,如人肌细胞在正常代谢时,细胞内 K^+ 浓度为膜外的 35 倍,膜外 Na^+ 浓度为膜内的 12 倍。这种明显的浓度差的形成和维持,不能用被动运输的机制来解释。经多年来的研究认为,细胞具有逆浓度梯度运输物质的能力,也就是说,在这种运输中,细胞膜不仅起被动的屏障作用,还有主动作用。它除了和易化扩散一样需要有载体分子参加外,还要消耗代谢能,所以是一种主动运输。

为了解释细胞逆浓度梯度排出 Na^+ 吸收 K^+ 的机制,Hodkin 和 Keynes 最先提出离子泵模型。不久,J. Skou(1957)发现一种酶,在有 Na^+、K^+、Mg^{2+} 存在时,能把 ATP 水解成 ADP 和焦磷酸,与此同时,Na^+ 和 K^+ 以逆浓度梯度方向进行穿膜运输,于是,J. Skou 把离子泵与 ATP 酶关联到了一起。后来的研究又发现,这个酶广泛存在于动物和植物细胞中,只要有 Na^+、K^+ 主动运输的地方就能测到这种酶的活力。酶的活动和泵的活动是成正比的,如改变 Na^+、K^+ 浓度,对酶的活力和离子传送速度有平行的影响。因此,离子泵实际上就是膜上一种 ATP 酶,也就是说它可以利用水解 ATP 的能量进行离子的穿膜运输。在质膜上,作为泵的 ATP 酶有很多种,它们都具有专一性。不同的 ATP 酶运输不同的离子,可分别称它们为某物质的泵。如同时运输 Na^+、K^+ 的,叫钠钾泵或钠泵(Na^+-K^+ pump),运输 Ca^{2+} 的,叫钙泵(Ca^{2+} pump)等。一些实验都证实离子泵的能量来源是 ATP,如当枪乌贼的巨大神经细胞中毒后,自己不能合成 ATP 时,若给它注射 ATP,它的质膜立即开始转运 Na^+ 和 K^+,并且一直持续到 ATP 全部用完为止。若加入抑制 ATP 酶的抑制剂,则泵的活动停止。表明 ATP 是在 ATP 酶的作用下,降解为 ADP 和焦磷酸,释放出能量,启动了泵的运转。

(1)钠钾泵 钠钾泵是嵌在质膜脂双层中的一种蛋白质,实际上就是 Na^+-K^+ ATP 酶(Na^+-K^+ ATPase),它具有载体和酶的活性。用生化方法,已从多种动物组织中分离和提纯了 Na^+-K^+ ATP 酶。现一般认为,Na^+-K^+ ATP 酶是由 α、β 两个亚单位组成的跨膜蛋白(图 2-5-59A)。大的 α 亚单位相对分子质量约为

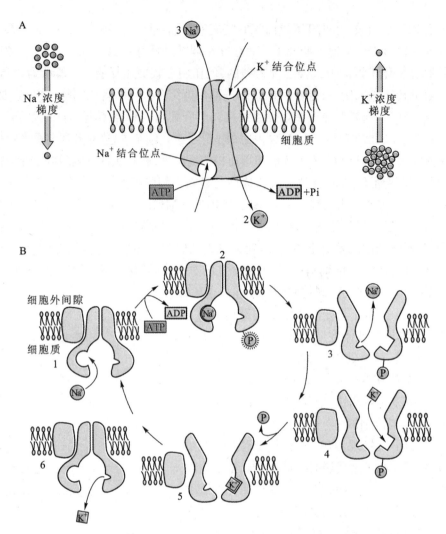

图 2-5-59 钠钾泵结构和作用过程示意图
A. 钠钾泵结构; B. 作用过程

120 000,为该酶的催化部分,其细胞质端有与 Na$^+$ 和 ATP 结合的部位。外端有与 K$^+$ 和乌本苷的结合部位,通过反复磷酸化和去磷酸化进行活动;小的 β 亚单位相对分子质量约为 55 000,为糖蛋白,作用尚不清楚。但把 α 亚单位与它分开时,酶活性即丧失。Na$^+$-K$^+$ATP 酶必须要有 Na$^+$、K$^+$、Mg^{2+} 存在时才能被激活,催化 ATP 水解,提供能量驱动 Na$^+$ 和 K$^+$ 的对向运输。其作用过程可分为两个步骤(图 2-5-59B)。

第一步,在细胞膜内侧,有 Na$^+$、Mg^{2+} 存在下,ATP 酶被 Na$^+$ 激活,将 ATP 分解为 ADP 和高能磷酸根。磷酸根与 ATP 酶共价结合形成磷酸-ATP 酶中间体(即酶的磷酸化),引起酶蛋白分子发生构象变化,而与 Na$^+$ 的亲和力降低,Na$^+$ 被分离释放,将 Na$^+$ 带到膜外。

第二步,改变构象的 ATP 酶,在膜外侧有 K$^+$ 存在时,与 K$^+$ 亲和力大,并与之结合,使其发生去磷酸化作用,同时酶又恢复到原来构象,将 K$^+$ 移至膜内释放。

由上可见,随着 ATP 不断被分解,磷酸根快速被结合与释放(即磷酸化和去磷酸化),ATP 酶的构象随之不断发生变化,与 Na$^+$、K$^+$ 的亲和力也发生改变,由此将 Na$^+$ 移至细胞外,而将 K$^+$ 送到细胞内。利用红细胞血影测得,每水解一个 ATP 分子释放的能量,可供泵出 3 个 Na$^+$,泵入 2 个 K$^+$。ATP 酶蛋白分子的构象变化是相当快速的,一秒钟内可作约 1 000 次变化,即一秒钟内一个 ATP 酶分子可进行约 1 000 次 Na$^+$、K$^+$ 的主动运输。因此影响细胞代谢的各种因素,如低温、抑制能量合成的毒素,都会影响钠钾泵的正常活动。

有人估计,细胞内约有 1/3 的 ATP 是用来供钠钾泵活动,维持细胞内外离子梯度的。这种状态的维持有着重要的生理意义,如在膜电位产生、调节细胞渗透压、为某些营养物质吸收提供驱动力,以及在神经和肌肉细胞的冲动传导等方面都起着重要作用。

(2) 钙泵 钙泵也是对细胞基本功能有重要作用的泵。它是 Ca^{2+} ATP 酶,存在于细胞膜或某些细胞器的膜上,它能将 Ca^{2+} 泵出细胞质或泵入某些细胞器,使 Ca^{2+} 浓度在细胞质中维持低水平($\leqslant 10^{-7}$ mol/L),而在细胞外或某些细胞器中 Ca^{2+} 浓度却高得多(约 10^{-3} mol/L),这种浓度梯度是靠钙泵来维持的。在红细胞中,钙泵位于质膜上,功能是将 Ca^{2+} 运输出细胞;在肌细胞中,它存在于肌质网膜上,肌质网是肌细胞内储存 Ca^{2+} 的场所,当肌细胞膜去极化时,Ca^{2+} 由肌质网释放到细胞质中,刺激肌肉收缩,然后,钙泵负责将细胞质中的 Ca^{2+} 泵入肌质网中储存。像钠泵一样,在钙泵工作周期中,也有磷酸化和去磷酸化过程。每水解一个 ATP 分子,可转运 2 个 Ca^{2+} 进入肌质网。现已分离纯化得到 Ca^{2+} ATP 酶,发现它是由一条大约有 1 000 个氨基酸的跨膜多肽构成的。其氨基酸序列与 Na^+-K^+ATP 酶 α 催化亚单位很相似,说明这两种离子泵在进化上有一定关系。

上述离子泵,包括钠钾泵和钙泵,都属于离子泵中的 P 型泵。ATP 驱动的离子泵包括 P 型泵(P-type pump)、V 型质子泵(V-type proton pump)、F 型质子泵(F-type proton pump)和 ATP 转运体(ATP-binding cassettes transporter),其中 ATP 转运体还可以转运小分子等。ATP 驱动泵(由 ATP 直接提供能量)和下述协同运输(由 ATP 间接提供能量)都属于主动运输。

5. 协同运输 有些主动运输系统是由离子梯度中储存的能量驱动的,它们的动力不是直接来自水解 ATP,但是膜两侧离子电化学梯度是由钠泵分解消耗 ATP 后建立的,所以其间接的能源仍然是水解 ATP 提供的,这种由钠泵(或 H^+ 泵)与载体蛋白协同作用,靠间接消耗 ATP 完成的主动运输,称为协同运输(cotransport)或偶联运输(coupled transport)。协同运输根据物质运输方向与离子顺电化学梯度转移的关系,可分为共运输(symport,又称同向转运)与对向运输(antiport)(图 2-5-60)。

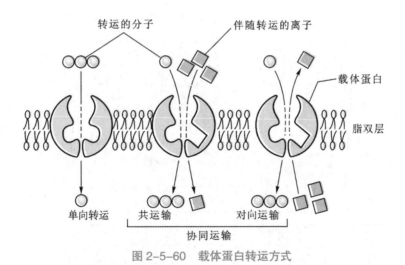

图 2-5-60 载体蛋白转运方式

Na^+ 浓度梯度驱动的同向协同运输的例子就是小肠上皮细胞对葡萄糖、果糖、甘露糖、半乳糖和各种氨基酸的吸收。有人研究小肠上皮细胞对葡萄糖和各种氨基酸的吸收过程,发现在此过程进行时,周围介质中必须有很高浓度的 Na^+ 存在,否则葡萄糖或氨基酸逆浓度梯度的运输就不能进行。后来又发现,Na^+ 总是与葡萄糖或氨基酸伴随进入细胞。这种过程是由膜上的钠泵和共运输的特异载体蛋白共同协作完成的(图 2-5-61)。在小肠上皮细胞顶面的吸收区域分布着 Na^+-葡萄糖同向共转运载体,其上有与 Na^+ 和葡萄糖(或氨基酸)结合的位点;位于细胞基底面的钠泵,靠分解 ATP 提供能量,把 Na^+ 泵出细胞外,形成细胞内外的 Na^+ 浓度电化学梯度差(膜外浓度远高于膜内)。当 Na^+ 顺浓度梯度进入细胞时,葡萄糖或氨基酸就利

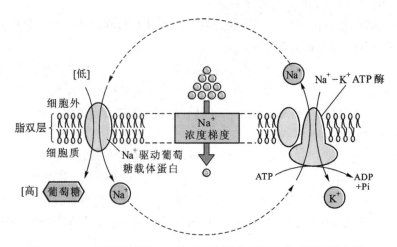

图 2-5-61 钠泵维持的 Na^+ 浓度梯度驱动葡萄糖主动运输示意图

用 Na^+ 电化学势能差的驱动,随载体蛋白发生构象变化,而与 Na^+ 相伴逆浓度梯度进入细胞,并与载体分离,载体蛋白构象恢复到原状,可再反复工作。Na^+ 浓度梯度越大,葡萄糖等溶质分子进入细胞的速度就越快,相反,如果细胞外液中 Na^+ 浓度明显降低,转运则停止。当细胞内 Na^+ 浓度因回流而增加时,钠泵就再次工作将 Na^+ 泵出。小肠上皮细胞就是利用这种机制来吸收糖和氨基酸等养料,再经位于细胞基底区和侧区的葡萄糖单向转运载体以易化扩散的方式转运至血浆(图 2-5-62)。小肠上皮细胞具有的这两种葡萄糖载体被紧密连接隔离在质膜上专属于它们各自的区域中,防止顶区、基底区和侧区之间膜成分的混合,以保证小肠上皮能够高效地从小肠吸收各种营养物质。

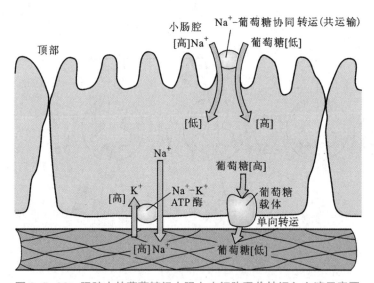

图 2-5-62 肠腔中的葡萄糖经小肠上皮细胞吸收转运入血液示意图

Na^+ 驱动的对向运输也非常重要。许多动物细胞膜中的 Na^+-H^+ 交换蛋白就是一个例子,该对向运输利用 Na^+ 顺浓度梯度内流把 H^+ 泵出细胞,这是动物细胞用来调控细胞质 pH 的重要方式之一。而大多数细菌,则由 H^+ 的浓度梯度驱动细菌对大多数糖类和氨基酸的转运。

通过上述内容我们可以看出,离子和小分子物质的穿膜运输方式除了简单扩散方式外,其他的几种方式,不论是被动运输还是主动运输方式,都离不开各种跨膜的转运蛋白,每种转运蛋白负责转运一种特定的物质。膜转运蛋白主要有载体蛋白和离子通道蛋白两大类。其种类和功能总结为表 2-5-11 和表 2-5-12。

表 2-5-11　细胞膜载体蛋白

载体蛋白	位置	能量来源	功能
葡萄糖载体蛋白	大多数动物细胞膜	不耗能	被动输入葡萄糖
Na^+ 驱动的葡萄糖泵	肾与小肠上皮细胞顶部质膜	Na^+ 浓度梯度	主动输入葡萄糖
Na^+-H^+ 交换通道	动物细胞膜	Na^+ 浓度梯度	主动输出 H^+,调节 pH
钠钾泵(Na^+-K^+ ATP 酶)	大多数动物细胞膜	水解 ATP	主动输出 Na^+,输入 K^+
钙泵(Ca^{2+} ATP 酶)	真核细胞膜	水解 ATP	主动输出 Ca^{2+}
H^+ 泵	动物细胞溶酶体膜	水解 ATP	从细胞质中主动将 H^+ 输入溶酶体

表 2-5-12　细胞膜离子通道

离子通道	典型位置	功能
K^+ 通道	大多数动物细胞膜	维持膜静息电位
电压门控 Na^+ 通道	神经细胞轴突质膜	产生动作电位
电压门控 K^+ 通道	神经细胞轴突质膜	静息电位的恢复
电压门控 Ca^{2+} 通道	神经终末质膜	激发神经递质释放
乙酰胆碱受体门控通道	肌细胞(神经肌肉接头处)质膜	兴奋性突触信号传递
GABA 受体(GABA 门控 Cl^- 通道)	多数神经元(突触)质膜	抑制性突触信号传递
电压激活的阴离子通道	内耳听觉毛细胞	感觉声波震动

◆ 拓展学习 2-5-7　水通道蛋白

二、膜泡运输

对于大分子如蛋白质、多核苷酸、多糖等是不能穿过细胞膜的,但细胞却能排出和摄入特定的大分子,甚至颗粒也能通过膜。细胞在转运这些物质过程中,涉及一些有界面的小囊泡有顺序地形成和融合,故属于膜泡运输,也称为囊泡运输。细胞与外界进行物质交换的膜泡运输同细胞膜的活动密切相关。细胞摄入大分子或颗粒性物质的过程称为胞吞作用,细胞排出大分子或颗粒物质的过程称为胞吐作用,这些转运过程都涉及膜的融合、断裂、重组和移位,需要消耗代谢能,所以也属于主动运输。膜泡运输不仅发生在质膜的穿膜运输中,胞内不同内膜细胞器,包括内质网、高尔基复合体和溶酶体等之间的物质运输也是靠这种方式进行的。所以,膜泡运输对细胞内外物质交换、信息交流都有重要作用。

(一)胞吞作用

胞吞作用(endocytosis)是细胞表面发生内陷,由细胞膜把环境中的大分子和颗粒物质包围成小泡,脱离细胞膜进入细胞内的转运过程。根据吞入物质的状态、大小及摄入机制等的不同,而分为吞噬作用、胞饮作用和受体介导的胞吞作用 3 种方式(图 2-5-63)。

1. 吞噬作用　细胞内吞入较大的固体颗粒或分子复合体(直径可达几微米),如细菌、无机尘粒、细胞碎片等物质进入细胞的过程,称为吞噬作用(phagocytosis)。此作用包含吸附和吞进两个相对独立的过程。被吞噬的颗粒首先吸附在细胞表面,一般认为,吸附不具明显的专一性。随之,吸附区域的细胞膜向内凹陷形成囊,囊口部分的膜融合封闭而形成囊泡(图 2-5-63A)从膜上分离下来,进入细胞质内运行。吞噬形成的囊泡称为吞噬体(phagosome)或吞噬泡(phagocytic vesicle)。吞噬泡在细胞内与溶酶体融合,物质可被其中的酶分解。

吞噬作用在原生动物中广泛存在,是获取营养物质的重要方式。在高等动物和人类,体内大多数细胞没有吞噬作用,只有少数特化细胞具有这一功能。其主要作用是消灭异物,在动物机体防卫系统中起着重要作用。如单核吞噬细胞系统的巨噬细胞、单核细胞和多形核白细胞等,它们广泛地分布在组织和血液中,共同防御微生物的侵入,清除衰老和死亡的细胞等。

2. 胞饮作用 细胞吞入大分子溶液物质或极微小颗粒物(直径小于 150 nm)的活动,称为胞饮作用(pinocytosis)。胞饮作用存在于包括白细胞、肾细胞、小肠上皮细胞、肝巨噬细胞等多种细胞中,当细胞周围环境中某些液体物质,包括蛋白质、氨基酸等,达到一定浓度时,即引起细胞产生胞饮。这些物质先吸附在细胞表面(靠静电力与质膜上的糖蛋白或与表面某些转移受体结合),然后通过这部分质膜下微丝的收缩作用,使质膜凹陷,包围液体物质,接着与膜分离,形成胞饮体(pinosome)或胞饮小泡(pinocytic vesicle),进入细胞内部(图 2-5-63B)。

有的胞饮小泡比一般的胞饮小泡体积小,直径只有 65 nm,在电镜下才能分辨,称为微胞饮小泡,形成这种小泡的过程称为微胞饮作用(micropinocytosis),其作用主要是摄取和转运蛋白质。微胞饮现象存在于毛细血管上皮细胞、肝细胞、神经纤维上的施万细胞、巨噬细胞、网状细胞。

胞饮泡进入细胞后,与溶酶体结合被消化;还有就是胞饮泡不进入溶酶体而是穿过细胞质外排到另一侧的质膜外,这种过程称为转胞吞作用(transcytosis)。

3. 受体介导的胞吞作用 受体介导的胞吞作用(receptor mediated endocytosis)是特异性很强的胞吞作用。大分子先与细胞膜上特异性受体(镶嵌在细胞膜上的蛋白质分子)相识别并结合,然后通过膜囊泡系统完成物质的传送。这个过程中,形成的囊泡是一类特殊结构的小泡,在电镜图像上可见其外表面覆盖有毛刺状结构的衣被,这类小泡称为有被小泡(coated vesicle)(图 2-5-63C)。因此,受体介导的胞吞作用又可称为有被小泡运输(coated vesicle transport)。这种作用较液相胞饮速率快,可使细胞大量摄入特定分子而不需要带进过多的胞外液体,具有选择性浓缩作用,即使某种溶质分子在细胞外液中浓度很低,也能被捕获吸收。

大多数真核细胞内都含有有被小泡,其直径为 50～250 nm。人们认为有被小泡一部分在内质网和高尔基复合体形成,负责细胞内细胞器间的物质传送,大部分则来自细胞膜的特定区域,这个区域称为有被小窝(coated pit)。在电镜图上可见此区域的膜向下凹陷,在膜的细胞质面覆盖了一层与有被小泡相似的有被结构。有被小窝在各种培养细胞中,约占细胞膜总面积的 2%。它形成后 1 min 就内陷,并与细胞膜脱离进入细胞,变成了有被小泡,负责细胞外特异物质向细胞内的转运。有人从神经组织中,部分地纯化得到有被小泡,用电镜负染色方法直接观察到有被小泡的衣被呈五边形和六边形的篮网特征(图 2-5-64A)。将有被小窝和有被小泡分离纯化进行生化和结构分析,发现有被小泡的最主要蛋白质是网格蛋白(clathrin)。这是一种高度稳定的纤维状蛋白,相对分子质量为 180 000。它与另一种较小的多肽(相对分子质量 35 000)形成有被的结构单位——三脚蛋白复合体(triskelion)(图 2-5-64B)。36 个三脚蛋白复合体聚合成五面体或六面体的篮网结构(图 2-5-64C),覆盖于有被小窝细胞质侧表面。其作用是牵拉质膜内陷,捕获特异的膜受体及运载分子。有被小窝形成后,发动蛋白(dynamin)在深陷的有被小窝颈部装配成环,

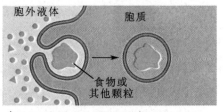

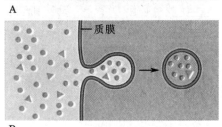

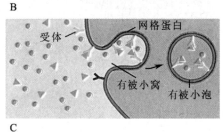

图 2-5-63 胞吞作用的 3 种方式
A. 吞噬作用;B. 胞饮作用;C.受体
介导的胞吞作用

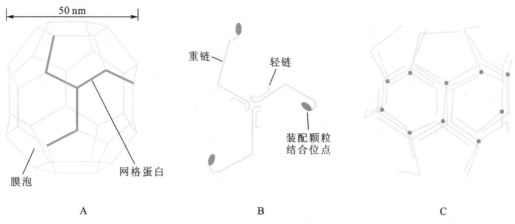

图 2-5-64　有被小泡及其衣被的结构和装配
A. 有被小泡；B. 三脚蛋白复合体；C. 装配中间体

并缢缩而导致其脱离质膜成为有被小泡。随后有被小泡外的网格蛋白解体脱下,成为无被小泡,可与溶酶体融合进行细胞内消化,网格蛋白可再去参加形成另外的有被小泡。

血中胆固醇的吸收就是通过受体介导的胞吞作用完成的。血液中胆固醇多以低密度脂蛋白(low density lipoprotein,LDL)颗粒形式存在和运输。LDL 颗粒为球形颗粒,由酯化胆固醇、游离胆固醇、磷脂和载脂蛋白(apolipo-protein)ApoB 构成,1 500 个酯化胆固醇分子位于中心,其外包绕着 800 个磷脂分子和 500 个游离胆醇,载脂蛋白相对分子质量为 500 000,将酯化胆固醇、磷脂和游离胆固醇组装成球形 LDL 颗粒(图 2-5-65)。LDL 颗粒悬浮在血液中,当细胞需要用胆固醇时,细胞

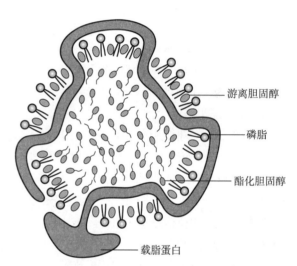

图 2-5-65　LDL 颗粒结构示意图

即合成跨膜受体蛋白,并将其插入质膜中。LDL 颗粒外层蛋白可与质膜有被小窝上存在的 LDL 受体特异结合,这种结合可诱使尚未结合的 LDL 受体向有被小窝处移动并与 LDL 结合,引起有被小窝继续内陷,使 LDL 颗粒同受体一起进入细胞质内,形成有被小泡。接着有被小泡迅速地脱衣被成为无被小泡,无被小泡与细胞质中的早期内体(early endosome)发生融合,由于内体膜上的 H^+-ATP 酶可以将 H^+ 泵入内体,可使早期内体内部 pH 下降至 5 ~ 6,在这样的酸性条件下,受体与 LDL 颗粒解离,并分隔到两个小囊泡中,含受体的小囊泡返回到质膜参与受体再循环,含 LDL 的小囊泡与晚期内体(late endosome)、溶酶体融合,被其中的酶分解为游离的胆固醇进入细胞质,成为细胞合成膜的原料(图 2-5-66)。早期内体由胞吞形成,与无被小泡融合后,起分选受体与 LDL 的作用。早期内体接受来自高尔基复合体的溶酶体酶且内部 pH 下降即成为晚期内体,晚期内体因其内部 pH 进一步下降最终成为溶酶体。细胞对胆固醇的利用具有调节能力,当细胞中的胆固醇积累过多时,细胞即停止合成自身的胆固醇,同时也关闭合成 LDL 受体的途径,于是暂停吸收外来的胆固醇。有的人因为编码 LDL 受体蛋白的基因有缺陷,造成血液中胆固醇含量过高,因而会过早患动脉粥样硬化症,这种人往往因患冠状动脉粥样硬化性心脏病(简称冠心病)而早逝。

此外,目前了解在细胞膜上尚有激素、转铁蛋白等重要分子的受体,这些分子也是通过这种途径进入细胞的。肝细胞吸收免疫球蛋白也是通过这种方式进行的。

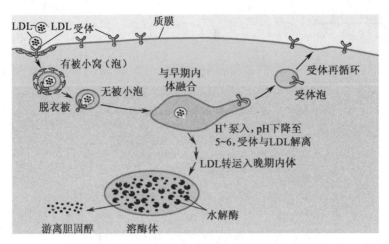

图 2-5-66　LDL 受体介导的 LDL 颗粒的吞噬过程

(二) 胞吐作用

胞吐作用(exocytosis)也称外排作用,它是一种与胞吞运送物质相反的过程。细胞内某些物质由膜包围成小泡从细胞内部逐步移到质膜下方,小泡膜与质膜融合,把物质排到细胞外。这是将细胞分泌产生的激素、酶类及未被消化的残渣等物质运出细胞的重要方式。一些单细胞生物(如变形虫)的生存更是离不开胞吞和胞吐作用。

前述的转胞吞作用是一种胞吞作用和胞吐作用相偶联的过程。实际上,它存在于一些多细胞动物体内,在上皮细胞、破骨细胞和神经元细胞等中都有发现。这些细胞往往位于两个解剖分区之间,具有极性,在细胞一侧形成胞饮小泡,这些小泡不与细胞质中溶酶体融合,即横穿细胞质抵达另一极,把胞饮的物质释放出去。其主要功能是可以在不改变两个分区内部环境的情况下转运大分子。深入研究发现,不同的细胞中穿胞作用发生的机制各不相同。

图 2-5-67 所示的就是在上皮细胞中进行的穿胞作用的典型过程。大鼠母鼠将抗体通过乳汁传递给仔鼠的过程中就有这种转运方式的发生。在大鼠母鼠血液中含有抗体,血液中的抗体以四聚体的形式与乳腺上皮细胞基底部一侧的膜受体结合(受体介导胞吞方式),进入细胞后穿过细胞质到达上皮细胞顶部一侧质膜,以胞吐方式将抗体释放到乳汁中。乳汁中

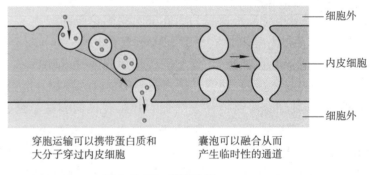

穿胞运输可以携带蛋白质和大分子穿过内皮细胞

囊泡可以融合从而产生临时性的通道

图 2-5-67　穿胞作用

的抗体进入仔鼠消化道后,再以穿胞作用的方式进入血液的。

根据胞吐作用方式的不同,将胞吐作用分为两种形式:固有分泌(constitutive secretion)和受调分泌(regulated secretion)(图 2-5-68)。前者又称为持续性分泌,指分泌蛋白合成后立即被包装入高尔基复合体的分泌囊泡中,随即很快被运送到质膜处,分泌到细胞外,这种分泌过程普遍存在于所有的细胞内;后者指细胞分泌蛋白合成后被储存于分泌囊中,只有当细胞接受细胞外信号(如激素)的刺激,引起细胞内 Ca^{2+} 浓度瞬时升高时,才能启动胞吐过程,使分泌泡与细胞膜融合,向细胞外间隙释放分泌物,这种分泌过程称受调分泌,只存在于特化的细胞中,如能分泌激素、神经递质、消化酶的分泌细胞。

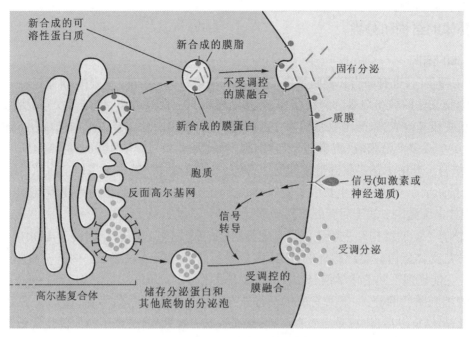

图 2-5-68 胞吐作用的两种方式

第七节 细胞膜受体

受体概念的提出可追溯至 19 世纪末。当时,J. N. Langley 及 H.H.Dale 等科学家曾提出了一些特异性生理性反应的形成需要通过一类称为受体类物质(receptive substance)来实现的概念。在这之后的数十年研究中,不仅证明了受体类物质的存在,而且证实了这类物质是一类蛋白质,并统称为受体(receptor)。进入 20 世纪 80 年代以来,由于分子生物学理论的发展与技术的应用,使人们能够从基因的角度去认识受体在结构上的复杂性以及在功能上的特异性。过去意义上的某一种受体,在基因水平上(或者在受体蛋白的一级结构上)可存在多种不同的类型,而这种不同的分子类型与过去我们难以理解的受体复杂功能是密切相关的。随着研究的不断深入,受体的基因生物学会向人们揭示受体作用的精细机制。

受体所接受的外界信号统称为配体,包括神经递质、激素、生长因子、光子、某些化学物质(如可诱导嗅觉和味觉的化学物质)及其他细胞外信号。不同的配体作用于不同的受体可产生不同的生物学效应。然而,虽然不同的受体具有不同的配体结合能力,同一类型的受体在不同的功能区域时,其结合配体的能力也不完全相同。但总体而言,受体也有其一定的结构规律。

根据受体的分布规律,可分为细胞膜受体(或膜受体)和胞内受体。膜受体(membrane receptor)是本节重点讨论的内容。

胞内受体又可分为胞质受体和核受体。其配体多为脂溶性小分子甾体类激素,以类固醇激素类较为常见,此外还包括甲状腺激素、维生素 D 等。这些小分子可直接以简单扩散的方式或借助于某些载体蛋白跨越靶细胞膜,与位于细胞质或细胞核内的受体结合。其中,糖皮质激素、盐皮质激素的受体位于细胞质中,而维生素 D_3 及维 A 酸受体则存在于胞核内,还有一些受体可同时存在于细胞质及细胞核中,如雌激素受体、雄激素受体等。胞内受体通常为 400~1 000 个氨基酸组成的单体蛋白,其氨基端的氨基酸序列高度可变,长度不一,具有转录激活功能;其羧基端由 200 多个氨基酸组成,是配体结合的区;介于上述两个区域间的是 DNA 结合区,由 66~68 个氨基酸残基组成,富含半胱氨酸残基,具两个锌指结构,由此可与 DNA 结合。

一、膜受体的结构和分类

(一) 膜受体的结构

膜受体多为糖蛋白,也有糖脂和糖脂蛋白(为糖脂和糖蛋白的复合体),它们的含量极微,占总蛋白量的 1% ~ 2%。作为膜受体的糖蛋白多为跨膜蛋白,其多肽链可只一次穿过膜,也可多次穿过膜。跨膜段一般由 20 多个氨基酸残基构成,以疏水氨基酸为主。因此,它们在膜中分布有 3 个结构域(domain),即细胞外域(亲水部分)、1 个或多个跨膜域(疏水部分)和细胞内域(亲水部分)。在其分子的细胞外域,通常可有寡糖链与之共价结合。若由 1 条多肽链组成的受体,称为单体型受体。若由 2 条以上多肽链组成的,称为复合型受体。属于前者的,如大多数生长因子受体、细胞因子受体、低密度脂蛋白受体等,它们的肽链 N 端伸向细胞外,C 端伸向细胞内。属于后者的有胰岛素受体、N- 乙酰胆碱受体等。

不同的受体有不同的结构。一般认为具有完整功能的膜受体应包括三部分:① 识别部(discriminator)或调节亚单位,是受体蛋白向着细胞外的部分,多是糖蛋白带有糖链的部分。伸展于质膜外面的糖链是多种多样的,使它能识别不同的化学信号。狭义的受体即指识别部而言。② 效应部(effector)或催化亚单位,是受体向着细胞质的部分,一般具有酶的活性。在受体未接受化学信号前,该部分是无活性的,只有在受体与化学信号结合以后,才被激活而有活性,从而引起一系列变化,产生相应的生物效应。③ 转换部(transducer)或传导部(inducer),是受体与效应部之间的偶联成分。它将识别部所接受的信息经过转换传给效应部。膜受体的三部分可以是不同的蛋白质分子,直接或间接地结合成一个复合体,也可以是同一蛋白质的不同亚单位。

目前认为,受体与效应部(酶)大多是分开的两个分子,分别独立存在于膜中。但这两个分子明显地保持着密切的功能联系。实际上,可以把它看做是可分可合的功能复合体,在受体和化学信号结合后,通过膜内侧向移动,暂时结合在一起。

(二) 膜受体的分类

膜受体在细胞与外界的联系中起着重要的作用,它参与细胞与外界的通讯、细胞与细胞之间的识别、细胞的免疫识别和细胞功能的调节与控制。从细胞信号转导的角度看,膜受体一般包括以下几类。

1. 酪氨酸激酶(tyrosine kinase,TRK)　有两种主要类型,一种存在于细胞质中,它受细胞内其他化学信号的调控,激活后使底物蛋白上酪氨酸残基磷酸化;另一种就是位于细胞膜上起受体作用的酪氨酸激酶,故也称为受体酪氨酸激酶(receptor tyrosine kinase,RTK)。这种酶蛋白以穿膜形式存在于细胞膜上:朝向细胞外的部分称为配体结合区,起受体的作用,与相应的配体结合;穿膜区由疏水氨基酸组成;朝向细胞质一侧的部分称为激酶活性区,具有酪氨酸激酶的活性。当配体与配体结合区结合后,通过蛋白质构象的变化,使位于细胞质部分的激酶活性区的酪氨酸残基发生自体磷酸化(autophosphorylation),从而形成一个或数个被称为 SH2 结合位点(SH2-binding site)的空间结构,可以与具有 SH2(src homology)结构域的蛋白质(其本身是蛋白激酶、磷酸酶或磷酸酯酶)结合并使之激活,激活后的蛋白质进一步催化细胞内的生物化学反应,从而把细胞外的信号转导到细胞内。作为这一类受体的配体包括胰岛素、胰岛素样生长因子、血小板衍生生长因子、集落刺激因子和表皮生长因子等。

2. 配体门控性离子通道　配体门控性离子通道(ligand-gated ion channel)常常由几个亚单位组成,而每个亚单位又带有 4 个疏水的跨膜区域(transmembrane domain),其羧基端和氨基端均朝向细胞外基质。最早被确认的这一类型受体是 N- 乙酰胆碱受体。N- 乙酰胆碱受体是由 4 种($\alpha \times 2$、β、γ 和 δ)5 个亚单位组成的复合体蛋白(图 2-5-69),每个亚单位的肽链都有 4 个由 20 ~ 30 个氨基酸组成的 α 螺旋结构的跨膜域,分别称为 M1、M2、M3 和 M4。5 个亚单位在细胞膜上共同构成一个通道,其中每一个亚单位的 M2 跨膜区域都与细胞内、外离子的通过有关。

3. G 蛋白偶联受体(G protein-coupled receptor)　具有的共同结构特征是:① 由 1 条多肽链组成,其中

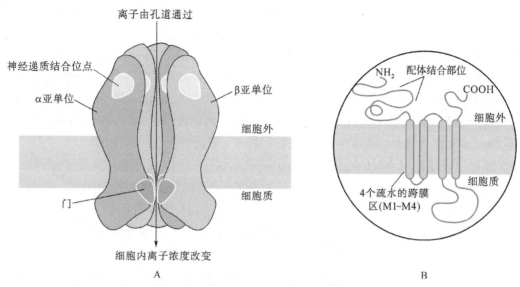

图 2-5-69　*N*- 乙酰胆碱受体结构模式图

A. 5 个亚单位所组成的受体结构；B. 其中 1 个亚单位的分子结构

带有 7 个跨膜疏水区域；② 其氨基端朝向细胞外,而羧基端则朝向细胞内基质；③ 在氨基端带有一些糖基化的位点,而在细胞内基质的第三个袢和羧基端各有一个在蛋白激酶催化下发生磷酸化的位点(图 2-5-70),这些位点与受体活性调控有关。在这类受体中,β 肾上腺素受体是最早被阐明具有以上结构特点的受体。当受体与相应的配体结合后,触发受体蛋白的构象改变,后者再进一步调节 G 蛋白的活性而将配体的信号传递到细胞内。

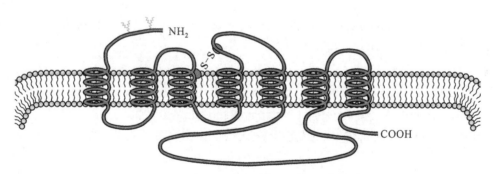

图 2-5-70　G 蛋白偶联受体的一般结构模式图

4. 细胞因子受体　细胞因子(cytokine,CK)是一类能在细胞间传递信息、具有调节多种细胞功能的蛋白质或小分子多肽。大多数细胞因子受体(CK receptor)是由两个或两个以上亚单位组成的异源二聚体或多聚体,通常包括一个特异性配体结合的 α 链和一个参与信号转导的 β 链。α 链只构成低亲和力受体,β 链一般单独不能与细胞因子结合,但与 α 链结合后参与高亲和力受体的形成,并实现信号转导。根据细胞因子受体基因序列以及受体胞膜外区氨基酸顺序的同源性和结构特征,可将细胞因子受体主要分为 4 种类型:免疫球蛋白超家族(IGSF)、造血细胞因子受体超家族、神经生长因子受体超家族和趋化因子受体。

5. 受体 S/T 激酶　受体 S/T 激酶(receptor serine/threonine kinase)也是一类生长因子受体,其细胞质部分具有丝氨酸和苏氨酸激酶活性,进而参与信号转导过程。这类受体的配体以蛋白二聚体形式与两种不同的受体亚单位(Ⅰ 型受体亚单位和 Ⅱ 型受体亚单位)结合而使激酶活化;这些配体包括激活素(activin)、抑制素(inhibin)、骨形态生成蛋白(bone morphogenetic protein,BMP)和转化生长因子(transforming growth

factor,TGF)等。人类基因组中有 7 个编码 I 型受体的基因,有 5 个编码 II 型受体的基因;受体的激酶激活后磷酸化转录因子 Smads,磷酸化的 Smads 从细胞质进入细胞核参与基因表达的调控。

6. 鸟苷酸环化酶受体　动物细胞上有一种跨膜受体的细胞质部分具有鸟苷酸环化酶活性,能分解 GTP 形成 cGMP,称为鸟苷酸环化酶受体(guanylate cyclase receptor),NO 和 CO 以及一些多肽等信号分子可激活细胞质中可溶性的鸟苷酸环化酶,由此形成的 cGMP 和上述的 cGMP 具有相同的细胞效应;鸟苷酸环化酶受体大多数为同二聚体,分为 A、C、D、E 及 F 等类型。心钠素(atrial natriuretic factor)来自于心脏,与鸟苷酸环化酶受体 A 结合后具有调节肾的水盐代谢、舒张血管而控制血压的作用。

7. 肿瘤坏死因子受体　肿瘤坏死因子(tumor necrosis factor,TNF)和肿瘤坏死因子受体(tumor necrosis factor receptor,TNFR)是相互作用的信号转导体系。人类细胞表达两种类型的 TNF 受体。两种受体在结构上基本相似,细胞外的部分为配体结合部分,包含有 40 氨基酸残基组成的 4 个重复序列,每一个重复序列含有 6 个保守半胱氨酸残基,受体一次跨膜后与细胞质结构域相联系;3 个受体亚单位与由同样 3 个亚单位形成的配体结合,激活后的受体能激活细胞膜上的磷脂酶产生磷脂类的第二信使,并诱发细胞行为的改变。淋巴细胞分泌的 TNF 称为淋巴因子,三聚体的淋巴因子与肿瘤坏死因子受体结合后具有许多重要功能,包括参与休克和炎症反应、预防细菌感染、杀死肿瘤细胞等;此外还参与细胞分化和细胞死亡等信号转导通路。

8. Hedgehog 受体　Hedgehog 是一种分泌性蛋白,与胆固醇共价结合,在发育中起重要作用。果蝇 hedgehog 的基因突变导致幼虫体表出现许多刺突,似刺猬,故称为 Hedgehog。脊椎动物中至少有 3 个基因编码 Hedgehog 蛋白,即 Shh、Ihh 和 Dhh。

细胞膜上有两种穿膜蛋白作为 Hedgehog 受体(Hedgehog receptor),即 Patched(Ptc)和 Smoothened(Smo),介导 Hedgehog 信号向胞内传递。Ptc 是 12 次穿膜蛋白,能与 Hedgehog 结合;Smo 为 7 次跨膜蛋白,与 G 蛋白偶联受体同源,当 Hedgehog 与 Ptc 结合时,则可以解除 Ptc 对 Smo 的抑制作用,引发与 G 蛋白偶联受体参与基因表达调控类似的信号转导通路。

Hedgehog 信号通路中激活的转录因子是 Ci(Cubitus interruptus),具有锌指结构。在细胞质中它与其他蛋白质形成复合体,当 Hedgehog 与 Ptc 结合时,Ci 的降解被抑制,从复合体中释放出来,全长的 Ci 进入细胞核中,启动相关基因表达,这些基因包括 Wnt 和 Ptc。

9. Notch 受体　Notch 受体(Notch receptor)的基因最早发现于果蝇,部分功能缺失的果蝇个体翅缘缺刻。果蝇基因组只有 1 个 Notch 基因,人类基因组中至少有 4 个(Notch1~4),受体的胞外区是结合配体的区域,中间片段为单次跨膜区,胞内区是与 DNA 结合蛋白 CSL 结合的区域;Notch 受体的配体 delta(在哺乳动物中称为 jagged)也是单次跨膜蛋白;CSL 为转录因子(哺乳动物中称为 CBF1),被激活后进入细胞核控制基因转录。

◆ 拓展知识 2-5-8　细胞膜受体(微课)

二、膜受体的特性

受体的作用不外乎两方面,即识别外来信号和激发继发效应,这是两个互相衔接的过程。受体作用的性质基本属于构象的变化。当外界的化学信号与相应的受体结合时,受体被激活,引起受体蛋白构象变化,使无活性的效应部变为有活性的过程称为受体被激活。一般而言,膜受体的作用有以下特性。

(一) 特异性及非决定性

化学信号与受体之间的结合具有一定的专一性,它们之间不是由共价结合力结合,而是分子与分子之间的立体构象互补(即分子的立体特异性使信号与受体分子之间存在高度亲和力)使两者契合在一起的。这种契合好像锁与钥匙的关系一样,但又不完全等同于静态固定的锁与钥匙关系。它们之间是靠具有特异性分布的非特异性内聚力、电荷、偶极矩、氢键和离子之间的吸引力,保持着高度的亲和性。两种分子的这种功能性基因之间的契合,可能会引起受体或配体本身的构象变化,或者使两者都发生分子的变构现象,从而发动细胞内一系列功能转换。这就是说,这种锁与钥匙关系是一种会诱导改变分子构象以互相适应的动态关系(图 2-5-71)。受体与信号在构象上的相适应,是受体能够从周围环境中,在同时存在大量其他化学分子的情况下,严格地选择其所要的结合信号的基本原因。

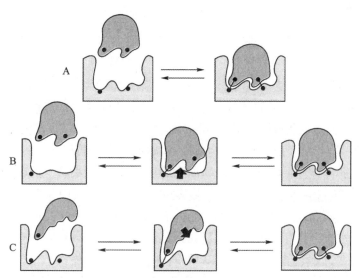

图 2-5-71　配体与受体契合的几种方式
A. 锁 – 钥式契合；B. 受体诱导契合；C. 配体诱导契合

　　虽然信号与受体结合有特异性,但这种特异性并非绝对严格。某种化学信号可以与一种以上的受体结合,从而使细胞产生不同的效应。如肾上腺素,既能与 α 受体结合,又可以与 β 受体结合。因此肾上腺素对细胞起什么作用,取决于它与哪种受体结合。肾上腺素若与平滑肌细胞膜上 α 受体结合,则引起平滑肌收缩；若与 β 受体结合,则引起平滑肌松弛,说明即使同一化学信号,由于激活的受体不同,对细胞发生的调节作用也不同。

　　(二) 可饱和性

　　受体的饱和性即有限的配体结合能力。一个细胞或一定量组织内受体数目是有限的,各种细胞中各类受体的浓度相对恒定。曾有人计算过,细胞膜中胰岛素受体的含量为每平方微米约有 10 个分子,因此,受体与配体的结合有一个饱和度。

　　(三) 高亲和力

　　受体与配体的结合能力,称为受体亲和力。受体对其配体的亲和力很强,作用迅速敏感。当溶液中只有相对低浓度配体时,就能使靶细胞膜上的受体与配体结合达到饱和。亲和力愈大,受体就越容易被占据。能占据受体引起生物效应的配体浓度范围,相当于体内配体的生理浓度。亲和力的大小常用配体 – 受体复合体的解离常数值表示,高亲和力的作用浓度通常小于 1×10^{-8} mol/L。所以,受体与配体的结合具有高亲和力和低容量的特点。

　　(四) 可逆性

　　由于受体与配体分子是以非共价键结合的,与共价键相比,非共价键的键略长,特别是键的强度比共价键弱得多,这就决定了分子间识别反应往往是可逆的。当结合引发出生物效应后,受体 – 配体复合体就解离,受体可恢复到原来状态,能再与配体结合。

　　(五) 特定的组织定位

　　受体在体内分布,在种类和数量上均呈现特定的模式,即受体只存在于靶细胞。体内一定的细胞表面有一定的受体,某种细胞之所以成为某种化学信号特定的靶细胞,这是由于这种细胞膜上具有接受某种化学信号的受体。如促肾上腺皮质激素（ACTH）只作用于肾上腺皮质细胞,只是因为肾上腺皮质细胞膜上有 ACTH 的受体,尽管 ACTH 随血液流经全身,但对别的细胞都不起作用,因为其他的细胞膜上没有这类受体。

三、膜受体的数量与分布

一种细胞膜上可以含有几种不同的受体,如脂肪细胞膜上含有肾上腺素、胰高血糖素、胰岛素等几种激素受体,它们的数目各不相同。同一受体在不同细胞膜上的数目也是不同的。一般受体的密度为每个细胞 $10^3 \sim 10^4$ 个。受体的数目在正常生理条件下是恒定的。但由于细胞生理状态不同(如生长速度、分化速度等)和外界环境变化等因素的影响,其数目也会发生一定的改变。受体和细胞其他成分一样,处于不断代谢、更替的过程中,任何影响膜成分合成、分解的因素均可引起受体浓度的变化。

在正常生理情况下,受体数目受微环境影响增加或减少,称为上调和下调。其中与受体结合的配体浓度对调节自身受体的数量具有重要作用。如果胰岛素的浓度较高,靶细胞上的胰岛素受体数目即下降;如果胰岛素浓度降低,受体数目会迅速上升。临床上某些糖尿病患者,血中胰岛素含量并不少,甚至比平常人还高。但这类患者细胞膜上的胰岛素受体少,用胰岛素治疗时,通过反馈机制,患者细胞膜上的胰岛素受体越来越少,所以,虽然治疗暂时奏效,但到以后必须加大胰岛素的剂量。如果采用限制饮食的疗法,使血中的胰岛素浓度降低,膜上胰岛素受体的数量却可通过反馈调节而增多。

受体在细胞膜上的分布是不均匀的,可以散在分布,也可在膜的局部区域相互聚集形成“簇”式。如肝细胞膜上的胰岛素受体约 9 个 $/\mu m^2$。又如胆碱能受体的浓度在突触下区较其他部位高 100 倍。

四、受体的激动剂和阻断剂

配体分子与受体结合后能表现功能反应的,称为有内在活性,有些物质与受体亲和力大、内在活性也大,属于受体激动剂;亲和力大,但缺乏内在活性的属于阻断剂。有些阻断剂分子与配体相似,但它们与受体结合后并不表现内在活性,这样就起到了竞争性抑制作用;有些阻断剂分子与受体分子并不相似,它们可能结合于受体的其他位置上,改变受体分子的构象,从而使配体分子不能与之发生作用。

第八节　膜受体与信号转导

许多实验表明,从海绵到人体的所有多细胞生物的体内都存在着细胞间的通讯,以协调身体各部分细胞的活动。事实上,在高等动物中,神经系统、内分泌系统和免疫系统的运行,都离不开细胞与细胞间的信号转导,除了在神经细胞内部(即从细胞的一端到另一端)主要通过电信号传递外,在大多数情况下,细胞与细胞间的信号转导,主要依赖化学分子即胞间信号分子通过膜受体来实现的,包括以下三方面:① 信号分子。② 细胞表面接受信号分子的受体及把这种信号进行跨膜转导的系统。③ 胞内信号转导途径。

一、细胞的化学信号分子与受体

细胞外环境的化学信号分子大多不具有其他生物学功能,它们不能代谢为有用的产物,也不具备酶活性。它们的功能是与靶细胞的受体结合,通过信号转换机制把细胞外信号(第一信使)转变为细胞能“感知”的信号(细胞内第二信使),从而诱发细胞对外界信号作出相应的反应。这种由细胞外信号转换为细胞内信号的过程称为细胞的信号转导(signal transduction)。

根据溶解度,化学信号分子可分为亲脂性和亲水性两种。亲脂性小分子(如类固醇激素和甲状腺激素等)不溶于水,但很容易穿过靶细胞的质膜进入细胞内,与细胞质或细胞核中的相应受体结合形成配体-受体复合体,再通过与 DNA 的特定控制区结合,启动基因表达,影响相应细胞的生长与分化;亲水性信号分子主要包括神经递质、生长因子、局部化学递质和大多数肽类激素等,它们不能直接穿过靶细胞膜的脂双层,仅能与质膜上的相应受体结合,通过信号跨膜传递机制,在细胞内产生第二信使,从而发生相应的生物学效应。

细胞膜上信息跨膜传递结构在不同组织的不同细胞中可以有很大差异,可能存在有无数种不同的信号转导通路,且通路与通路之间可以交互作用形成一定的交互对话,但目前研究比较多的主要是本节介绍的几种通路。

二、细胞内主要信号通路

(一) G 蛋白相关的信号通路

这类信号转导的通路首先是细胞外信号分子作用于细胞膜上的 G 蛋白偶联受体,再通过 G 蛋白介导的信号通路,实现信号转导。

1. G 蛋白　G 蛋白(G protein)的全称为鸟苷酸结合蛋白(guanine nucleotide-binding protein),一般是指任何可与鸟苷酸结合的蛋白质的总称,但这里仅指介导信号转导的与 G 蛋白偶联受体(G protein coupled receptor,GPCR)偶联的鸟苷酸结合蛋白。G 蛋白最早由 M. Rodbell(1971)和 A. G. Gilman(1977)等分离纯化,并予命名,他们也因此获得了 1994 年的诺贝尔生理学或医学奖。

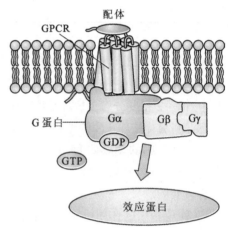

图 2-5-72　受体、G 蛋白与效应蛋白

G 蛋白家族有若干成员,它们的共同结构和功能特征是:① 由 α、β 和 γ 3 个不同的亚单位构成的异聚体;② 具有结合 GTP 或 GDP 的能力,并具有 GTP 酶(GTPase)的活性,能将与之结合的 GTP 分解形成 GDP;③ 其本身的构象改变可进一步激活效应蛋白(effector protein),使后者活化,实现把细胞外的信号传递到细胞内的过程(图 2-5-72)。

(1) G 蛋白家族分类　可分为 3 类,即 Gs 家族、Gi 家族和 Gq 家族(表 2-5-13)。这一分类的基础是组成 G 蛋白的 α 亚单位的结构与活性,对效应蛋白起激活作用的 α 亚单位为 αs 亚单位(在嗅觉细胞中参与嗅分子信号转导的 Gαs 亚单位也称为 Gαolf),由此亚单位构成的 G 蛋白则为 Gs 蛋白;对效应蛋白起抑制作用的 α 亚单位为 αi 亚单位,由此亚单位构成的 G 蛋白则为 Gi 蛋白,Gq 家族有待深入研究。

表 2-5-13　G 蛋白的化学与生物学特性

G 蛋白 α 亚单位类型	相对分子质量	效应蛋白
Gs 家族		
Gαs1	52 000	腺苷酸环化酶(激活)
Gαs2	45 000	腺苷酸环化酶(激活)
Gαolf	45 000	腺苷酸环化酶(激活)
Gi 家族		
Gαi1	41 000	腺苷酸环化酶(抑制)
Gαi2	40 000	离子通道(激活或抑制)
Gαi3	41 000	磷脂酶 C(激活)
		磷脂酶 A_2
Gαo1	39 000	离子通道(激活或抑制)

续表

G 蛋白 α 亚单位类型	相对分子质量	效应蛋白
Gαo2	39 000	磷脂酶 C（激活） 磷脂酶 A₂
Gαt1	39 000	磷酸二酯酶（视细胞：激活）
Gαt2	39 000	磷酸二酯酶（视细胞：激活）
Gαgust	40 000	磷酸二酯酶（味觉上皮细胞：激活）
Gαz	40 000	腺苷酸环化酶（抑制）
Gq 家族	42 000 ~ 44 000	
Gqα		磷脂酶 C（激活）
Gα11 ~ 16		未明

由表 2-5-13 可见,具有激活作用的 α 亚单位有 αs1、αs2、αolf 3 种,它们均有激活腺苷酸环化酶的作用,其中 αolf 主要存在于嗅细胞中;具有抑制作用的 α 亚单位有 αi1 ~ 3、αo1 ~ 2 和 αt1 ~ 2、αgust 及 αz 等 9 种,其中 αt1 ~ 2 主要分布于视神经细胞中,而 αgust 则主要存在于味觉上皮细胞膜表面,这类 G 蛋白的激活往往具有抑制腺苷酸环化酶的作用,但也有直接作用于离子通道,或激活磷脂酶 C 以及磷酸二酯酶的活性。

虽然普遍的观点认为,组成 G 蛋白的 β 和 γ 亚单位在信号传递过程中的重要性不及 α 亚单位,但越来越多的证据显示,β 和 γ 亚单位不仅是 G 蛋白实现其功能所必不可少的,而且对于调节 G 蛋白的活性具有重要的意义。

(2) G 蛋白的作用机制　在静息状态下,G 蛋白以异三聚体的形式存在于细胞膜上,并与 GDP 相结合,而与受体则呈分离状态(图 2-5-73A)。当配体与相应的受体结合时,触发受体蛋白分子发生空间构象的改变,从而与 G 蛋白 α 亚单位相接触,这导致 α 亚单位与鸟苷酸的亲和力发生改变,表现为与 GDP 的亲和力下降,与 GTP 的亲和力增加,故 α 亚单位转而与 GTP 结合(图 2-5-73B)。α 亚单位与 GTP 的结合诱发其本身的构象改变,这一方面使 α 亚单位与 β 和 γ 亚单位相分离,另一方面促使与 GTP 结合的 α 亚单位从受体上分离成为游离的 α 亚单位;这是 G 蛋白的功能状态,能调节细胞内效应蛋白的生物学活性,实现细胞内外的信号传递(图 2-5-73C)。当配体与受体结合的信号解除时,完成了信号传递作用的 α 亚单位同时具备了 GTP 酶的活性,能分解 GTP 释放磷酸根,生成 GDP,诱导 α 亚单位的构象改变,使之与 GDP 的亲和力增强,并与效应蛋白分离(图 2-5-73D)。最后,α 亚单位与 β 亚单位和 γ 亚单位结合,恢复到静息状态下的 G 蛋白(图 2-5-73A)。

◆ 拓展知识 2-5-9　G 蛋白的作用过程(动画)

(3) 亚单位的浓度调节着 G 蛋白的作用强度　β 亚单位的浓度越高,越趋向于形成静息状态的 G 蛋白异三聚体,因而 G 蛋白的作用越小;反之,β 亚单位的浓度越低,越有利于 α 亚单位处于游离状态,因而 G 蛋白的作用也就越大。此外,一些研究也显示 β 和 γ 亚单位复合体也可以调节某些效应蛋白的活性。

被 G 蛋白结合的效应蛋白的种类取决于细胞的类型和 α 亚单位的类型,包括前述的离子通道、腺苷酸环化酶、磷脂酶 C、磷脂酶 A₂ 以及磷酸二酯酶等。一般认为以离子通道为效应蛋白的配体 - 受体作用(或 G 蛋白的效应)快速而短暂,而以酶分子为效应蛋白的配体 - 受体作用(或 G 蛋白的效应)缓慢而持久。

2. cAMP 信号通路　腺苷酸环化酶(adenylate cyclase,AC)是位于细胞膜上的 G 蛋白的效应蛋白之一,是 cAMP 信号传递系统的关键酶。生物化学和分子生物学的研究显示 AC 可能具有多种不同的亚型,迄今为止已至少发现了 6 种 AC 的亚型,称为 AC Ⅰ ~ Ⅵ型,所有的这些酶都是膜结合型的,但不同亚型的酶受到

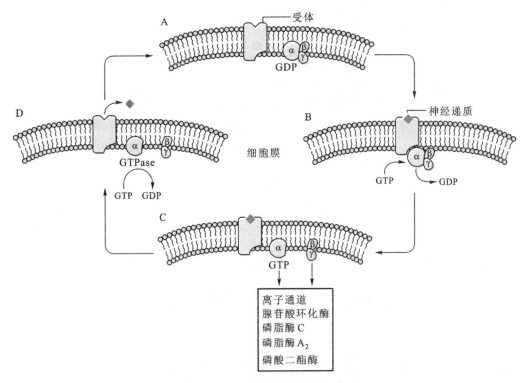

图 2-5-73 G 蛋白作用过程示意图

不同的调控,它们在不同组织的分布也不一致。例如,AC Ⅰ型主要分布于脑组织中,而Ⅲ型则主要分布于味觉上皮细胞中。AC 的氨基酸残基顺序显示,组成 AC 的多肽链具有两个大的疏水区(hydrophobic region),靠近氨基端的称为 M1,靠近羧基端的称为 M2,每一个疏水区都含有 6 个跨膜区域,氨基端和羧基端均朝向细胞质一侧。还有两个较大的细胞质区域,一个位于 M1 与 M2 之间称为 C1,另一个位于羧基端称为 C2。在不同亚型的 AC 中,C1、C2 是高度保守的,研究显示它们能结合 ATP 并表现出酶的活性。

AC 催化 ATP 分解形成的 cAMP 作为第二信使在嗅觉上皮细胞可调控离子通道的通透性;而在绝大多数细胞,cAMP 再进一步特异地活化 cAMP 依赖性蛋白激酶 A(cAMP-dependent protein kinase,PKA),调节细胞的新陈代谢(图 2-5-74)。

一般而言,PKA 可使某些特殊的底物蛋白磷酸化,这种底物蛋白通常是 cAMP 反应元件结合蛋白(cAMP responsive element-binding protein,CREB)等基因表达的调节因子,激活后的 CREB 可结合相关基因的 CRE 区(序列为 TGACGTCA),在其他特异性转录因子的调控下,启动基因的表达,表达的蛋白质产物对细胞产生各种生物学效应。当然,在不同的组织中,PKA 的底物大不相同,cAMP 通过活化或抑制不同的酶系统,使细胞对外界不同的信号产生不同的反应。例如,糖原的分解受一些激素的调节,当胰高血糖素或肾上腺素同肝细胞膜上相应的受体结合后,通过 G 蛋白激活 AC,后者催化 ATP 生成 cAMP,cAMP 激活PKA。一方面,PKA 可以通过调节与糖异生相关酶基因的表达,促进葡萄糖的合成;另一方面,PKA 使细胞质中磷酸化酶激酶、糖原合成酶等的底物磷酸化,前者促进糖原分解为葡萄糖,后者抑制葡萄糖合成糖原,最终使血糖升高。

对于不同亚型的 AC 而言,影响其活性的因素也不一样,对于 AC Ⅰ型来说,αs 是激活因素,而 β 和 γ复合体则是抑制因素。除了 G 蛋白的调节作用以外,细胞内的因子,如钙调蛋白 /Ca^{2+} 也可激活 AC;而对于 AC Ⅱ型而言,αs 与 β 和 γ 复合体都是 AC 酶活性的激活因素。从另一方面来看,所生成的 cAMP 在细胞内的环核苷酸磷酸二酯酶(PDE)的催化下快速降解生成 5′-AMP,使 cAMP 的水平下降,适时终止 cAMP的作用,也是 cAMP 信号传递系统的调节形式之一。

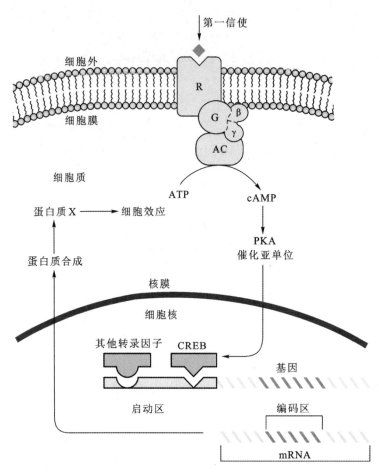

图 2-5-74　cAMP 通过 PKA 调节细胞代谢

3. 磷脂酰肌醇信号通路　磷脂酰肌醇信号通路是膜受体与其相应的信号分子结合后,通过膜上的 G 蛋白活化磷脂酶 C(phospholipase C,PLC),催化细胞膜上的磷脂酰肌醇 4,5- 二磷酸(phosphatidyliositol 4, 5-biphosphate,PIP$_2$)分解为两个重要的细胞内第二信使:二酰甘油(diacylglycerol,DAG,又称甘油二酯)和肌醇三磷酸(inositol 1,4,5-triphosphate,IP$_3$)。IP$_3$ 动员细胞内 Ca^{2+} 库中的 Ca^{2+} 到细胞质中。细胞外信号通过这一通路产生了 IP$_3$、DAG 和 Ca^{2+} 等第二信使,进而使细胞产生对外界信号(第一信使)的相应反应,故此称为二酰甘油、肌醇三磷酸和 Ca^{2+} 信号体系(图 2-5-75)。

刺激 PIP$_2$ 分解代谢的第一信使主要有神经递质、多肽激素、生长因子,神经递质如毒蕈碱型乙酰胆碱、α$_1$ 肾上腺素、5- 羟色胺等;多肽激素主要有血管升压素、血管紧张素、P 物质和促甲状腺激素释放因子等;生长因子如血小板衍生生长因子(PDGF)、T 细胞有丝分裂原(植物凝集素和刀豆球蛋白 A)等。它们与其相应的细胞表面受体结合,可通过激活 PLC 来实现细胞内外的信号转导。

(1) DAG 活化蛋白激酶 C　在细胞膜上,PLC 水解 PIP$_2$ 生成的产物之一是脂溶性的 DAG。它与细胞膜结合,可活化细胞膜中的蛋白激酶 C(protein kinase C,PKC)。PKC 是广泛分布的具有单一肽链的蛋白质,有一个亲水的催化活性中心和一个膜结合区。在未受外界信号刺激的细胞中,它主要分布在细胞质中,呈非活性结构;当细胞膜受体与相应外界信号结合后 PIP$_2$ 水解,细胞膜中的 DAG 瞬间增多。PKC 紧密结合在膜的内面,受 DAG 的作用而活化,此时 PKC 对 Ca^{2+} 的亲和力增强,从而能实现其对底物蛋白酶的磷酸化功能。有人认为,PKC 能催化未被其他激酶催化的蛋白质磷酸化,如催化与分泌及增殖有关的蛋白磷酸化。它还可活化 Na$^+$-H$^+$ 交换系统,使细胞内 H$^+$ 减少,提高细胞质中的 pH,还可增强钠泵的运转等。

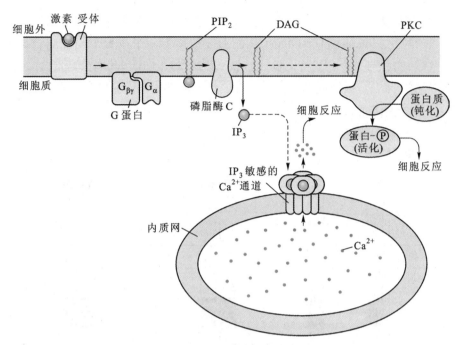

图 2-5-75 磷脂酰肌醇信号通路

DAG 只是由 PIP_2 水解而得的暂时性产物,可通过两种方式终止其信号作用:一种是被 DAG 激酶磷酸化为磷脂酸,后者参加磷脂酰肌醇循环重新形成 DAG;另一种是通过被 DAG 脂酶水解等过程分解为甘油和花生四烯酸,花生四烯酸可合成许多生物活性物质如前列腺素等。

(2) 肌醇三磷酸(IP_3)动员细胞内 Ca^{2+} 的释放　IP_3 为由 PIP_2 水解产生的水溶性物质,它从细胞膜扩散到细胞质,与内质网膜上的 IP_3 受体结合,动员 Ca^{2+} 库(主要是内质网)中的 Ca^{2+} 转移到细胞质中,以提高细胞质中游离 Ca^{2+} 的浓度。IP_3 受体是一个相对分子质量为 313 000 的蛋白质分子,与肌质膜上的 Ca^{2+} 通道雷诺丁受体(ryanodine receptor)部分同源,其羧基端含有 7 个跨膜区,并形成可调控的 Ca^{2+} 通道。当 IP_3 与受体结合后,Ca^{2+} 通道即开放,Ca^{2+} 由内质网腔释放进入细胞质中。

信号 Ca^{2+} 在细胞内的调节机制,是通过 Ca^{2+} 活化钙结合蛋白进行的。钙结合蛋白有多种,其中了解最多的是钙调蛋白(calmodulin,CaM),它由一条多肽链组成,广泛分布于真核细胞质中,有 4 个可与 Ca^{2+} 结合的区域,每个区域结合 1 个 Ca^{2+}。CaM 本身无活性,与 Ca^{2+} 结合后,引起构象改变,形成 Ca^{2+}-CaM 复合体而被活化,活化后可激活蛋白激酶或磷酸酶,后两者可磷酸化或去磷酸化底物蛋白,调节细胞内代谢活动。此反应是可逆的:Ca^{2+} 浓度高时则与 CaM 结合,Ca^{2+} 浓度低时则解离,长时间维持细胞质中 Ca^{2+} 的高浓度会使细胞中毒。细胞膜和内质网上的钙泵可把细胞质中的 Ca^{2+} 泵到细胞外或内质网腔中,使浓度恢复到常态水平(10^{-7} mol/L)。此时发生 CaM-酶复合体解离,酶即失去活性,导致细胞反应终止。

IP_3 动员细胞内 Ca^{2+} 与 DAG 活化 PKC 既是各自独立的又是互相协调的。有人认为它们本身都不能完成信号跨膜传递活动,两者间的协调作用对于跨膜控制细胞内反应是十分必要的。

(二)其他信号通路

1. 具有酪氨酸蛋白激酶活性的受体信号通路　酪氨酸蛋白激酶(tyrosine protein kinase,TPK)有两种主要类型,一种存在于细胞质中,它受细胞内化学信号的调控,激活后使底物蛋白中的酪氨酸残基发生磷酸化;另一种就是位于细胞膜上起受体作用的酪氨酸蛋白激酶,故也称为受体酪氨酸激酶(receptor tyrosine kinase,RTK)。这种酶蛋白以跨膜结构形式存在于细胞膜上:朝向细胞外的部分称为配体结合区,起受体的作用,与相应的配体结合;跨膜区由疏水氨基酸组成;朝向细胞质一侧的部分称为激酶活性区,具有酪氨酸激酶的活性。当配体与配体结合区结合后,通过蛋白质构象的变化,使位于细胞质部分的激酶活性区的酪氨酸残基发生自体磷酸化(autophosphorylation),从而形成被称为一个或数个 SH2 结合位点(SH2-binding site)的空间结构。该结构可与具有 SH2(Src homology)结构域的蛋白质(其本身是蛋白激酶、磷酸酶或磷酸酯酶)结合,并将其激活。然后,被激活的蛋白质将进一步催化细胞内的生物化学反应,从而把细胞外的信号转导到细胞内(图 2-5-76)。

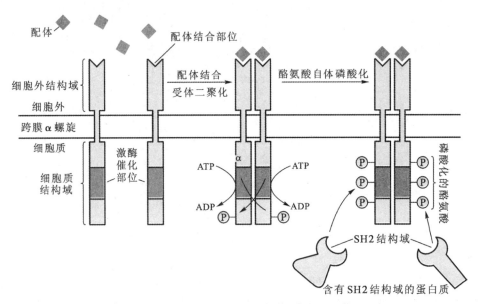

图 2-5-76　受体酪氨酸激酶的二聚化和活化

现已发现的具有 SH2 结构域的蛋白质有活化 GTP 酶的蛋白(GTPase-activating protein,GAP)、磷脂酶 C-γ(PLC-γ)、磷脂酰肌醇 3(PI₃)激酶、SyP 酪氨酸磷酸酶及 Src 类的非受体酪氨酸蛋白等。而作为这一类受体的配体包括胰岛素、胰岛素样生长因子(IGF1)、血小板衍生生长因子(PDGF)、巨噬细胞集落刺激因子(MCSF)、血管内皮生长因子(VEGF)、肝细胞生长因子(HGF)、神经生长因子(NGF)和表皮生长因子(EGF)等。

2. 鸟苷酸环化酶与 cGMP　鸟苷酸环化酶(guanylate cyclase,GC)以一种类似于 AC 的方式分解 GTP 成为 cGMP,后者是信号转导系统中另一个较早被确认的第二信使。与 AC 不同的是 GC 有两种存在形式,一是细胞膜结合性的,二是可溶性的,它们都可以调节细胞中的 cGMP 含量(图 2-5-77)。

膜结合性 GC 是一种跨膜蛋白,其细胞表面的结构域起着受体的作用,能与以神经肽为主的第一信使起反应。该跨膜蛋白朝向细胞质一侧的结构域具有分解 GTP 成为 cGMP 的活性。当神经肽与 GC 的受体部位结合后触发了该蛋白质的构象改变,使 GC 的酶活性部位活化而表现出酶的活性。根据膜结合性 GC 的分子结构以及与第一信使结合的类型不同,膜结合性 GC 至少包括 3 个亚型;可溶性的 GC 存在于细胞质中,为由两个亚单位组成的异二聚体,每一个亚单位均含有一个酶的活性部位。可溶性 GC 的活性需要另一种第二信使氧化亚氮(NO,又称一氧化氮)的激活。

由两种不同的 GC 催化形成的 cGMP 可进一步作用于细胞内的蛋白质分子,但在不同的细胞中,它们作用的底物不同。在视网膜光感受器上的 cGMP 直接作用于离子通道;而在别的细胞中,cGMP 则与 cAMP 一样激活的是蛋白激酶,称为 cGMP 依赖性蛋白激酶(cGMP-dependent protein kinase,PKG),后者可进一步使某些特殊的酶蛋白磷酸化,经过磷酸化后的酶分子大多数活性增高,少数活性降低,因而可调节细胞内的物质代谢。在不同的组织中 PKG 的底物大不相同,cGMP 通过活化或抑制不同的酶系统,使细胞对外界不同的信号产生不同的反应。

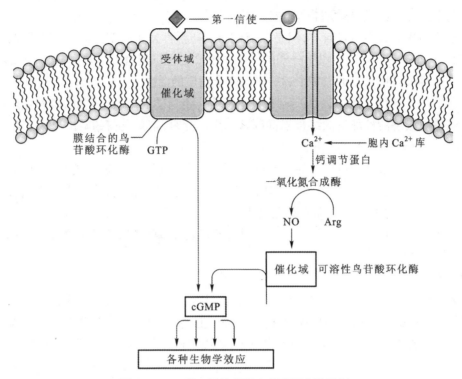

图 2-5-77　第一信使刺激鸟苷酸环化酶机制

3. 一氧化氮信号　一氧化氮作为细胞内信号传递的信使是近年来生命科学领域的一个重要成就。精氨酸在一氧化氮合酶（NO synthase）的催化下能转化形成 NO 和瓜氨酸。一氧化氮合酶是一种 Ca^{2+}/钙调蛋白敏感性酶，Ca^{2+}/钙调蛋白与一氧化氮合酶的结合可激活一氧化氮合酶的活性，因此任何使细胞内 Ca^{2+} 浓度增加的因素都可能增强一氧化氮合酶的活性，并通过 NO 调节细胞内代谢。一般认为，乙酰胆碱、谷氨酸、P 物质、组胺和缓激肽等神经递质均可通过产生 NO 而提高细胞内的 cGMP 浓度，临床上用硝酸甘油治疗缺血性心脏病的原理也在于此。一氧化氮合酶的组织分布有一定的特异性，但由于NO 能通过细胞膜弥散于细胞内外，故也可影响周围不具有一氧化氮合酶的细胞，通过 NO 调节细胞的新陈代谢。

三、蛋白激酶对底物的磷酸化作用

信号分子通过受体及其跨膜传递，产生包括 cAMP、cGMP、NO、IP_3、DAG 和 Ca^{2+} 等第二信使，这些第二信使可直接作用于效应蛋白如离子通道，产生相应的细胞生物学效应；也可活化相应的蛋白激酶，其中cAMP 激活 PKA，cGMP 激活 PKG，NO 通过提高细胞内 cGMP 的浓度间接地激活 PKG，IP_3 通过提高细胞内 Ca^{2+} 的浓度与 CaM 一起激活 Ca^{2+}/CaM 依赖性蛋白激酶，DAG 激活 PKC，所有这些蛋白激酶的激活使底物蛋白磷酸化，产生各种生物学变化，包括基因表达的调节。另一方面，磷酸酶可使底物蛋白去磷酸化，因此底物蛋白的磷酸化和去磷酸化构成了一个平衡，共同调控细胞的生物学效应。因为磷酸基团的添加或去除是一个可逆的过程，所以这种切换方式可视为"分子开关"。细胞生物学效应取决于这些"分子开关"的性质和环境。

很多信号通路通过蛋白磷酸化（protein phosphorylation）调节一个或多个底物蛋白的活性。在真核生物中，99% 以上的蛋白磷酸化发生在丝氨酸和苏氨酸残基位点；此外，酪氨酸残基的磷酸化也调节着许多哺乳动物细胞过程。

(一)磷酸化对蛋白质的结构和功能产生显著影响

尽管磷酸基团的相对分子质量较小,但是它能使蛋白质活性发生改变。磷酸基团以两个负电荷结合到单个氨基酸上,从而改变其构成蛋白质分子的构象或者改变它与其他蛋白质分子之间的反应(包括底物和酶的反应)。一个磷酸基团可以通过多个途径来改变蛋白质的活性。

1. 直接干涉 一个磷酸基团可以直接阻断一个配体与蛋白质的结合。例如,磷酸化作用可以通过阻断底物与异柠檬酸脱氢酶活性部位的结合来抑制其作用。此时,带负电荷的磷酸基团和带负电荷的底物之间的空间位阻效应和静电斥力都阻止酶与底物的结合。

2. 构象改变 一个磷酸基团可以参与氢键形成和静电的相互作用。例如,在非活性构象时,胰岛素受体酪氨酸激酶的多肽襻有阻断底物结合位点作用;而当单个丝氨酸磷酸化后,则受体酪氨酸激酶的多肽襻形成具有活性的构象可以活化靶蛋白糖原磷酸化酶。

3. 结合位点的产生 可逆的磷酸化作用可以通过氨基酸残基的磷酸化使两个相互作用的蛋白质上形成一个可以相互结合的位点。

(二)蛋白激酶的调节

每个蛋白激酶都有自己的调节机制,但是大多数都具有一种或几种调节方式,包括:①磷酸化作用可以激活或抑制蛋白激酶的活性;②与内源性肽链或外源性亚基交互作用,这些肽链和亚基自身可能就是第二信使或调节蛋白的靶点;③靶向特定的细胞内位置,如细胞核、原生质膜或细胞骨架,以增强其与特殊底物的相互作用。

(三)蛋白磷酸酶将磷酸基团从氨基酸侧链移除

真核生物具有多个磷酸酶家族,它们可以将磷酸基团从氨基酸侧链移除。虽然一些双特异性磷酸酶既可以使磷酸化的丝氨酸 / 苏氨酸去磷酸化,也可以使磷酸化的酪氨酸去磷酸化,但大部分磷酸酶像蛋白激酶一样仅作用于丝氨酸 / 苏氨酸或仅作用于酪氨酸。人类基因组中存在 90 个以上有活性的酪氨酸磷酸酶基因,远超过 20 个丝氨酸 / 苏氨酸磷酸酶基因。

(四)级联放大效应

细胞内蛋白质的磷酸化和去磷酸化可以引起级联(cascade)反应,即催化某一步反应的蛋白质由上步反应的产物激活或抑制。这种级联效应对细胞至少有两方面好处:① 一系列酶促反应仅通过单一种类的化学分子便可以加以调节。② 使信号得到逐渐放大。例如,血中仅需 10^{-10} mol/L 肾上腺素,便可刺激肝糖原和肌糖原分解产生葡萄糖,使血糖升高 50%;如此微量的激素可以通过信号转导促使细胞生成 10^{-6} mol/L 的 cAMP,信号被放大 10 000 倍(图 2-5-78)。此后经过 3 步酶促反应,信号又可放大 10 000 倍。各种信号转导途径并非完全独立地执行功能。

事实上,每一种受体被活化后通常导致多种第二信使的生成;另一方面,不同种类的受体也可以刺激或抑制产生同一种第二信使,包括 Ca^{2+}、DAG 和 IP_3 等,形成异常复杂的细胞内的交互对话(crosstalk)(图 2-5-79)。

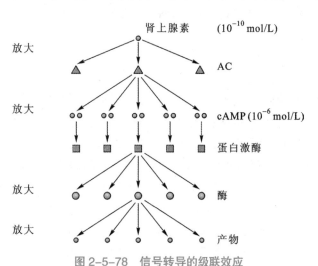

图 2-5-78 信号转导的级联效应

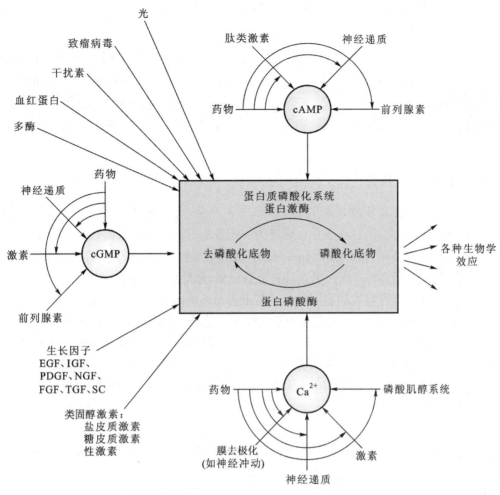

图 2-5-79　第一信使、第二信使及其相互间交互对话与细胞效应

第九节　膜受体与细胞识别

细胞识别(cell recognition)就是细胞间的识别,是细胞对同种或异种细胞、同源或异源细胞的认识与鉴别,从而导致一系列的生理生化反应的信号传递。细胞识别是通过细胞表面受体或配体与其他细胞表面配体或受体的选择性相互作用来实现的。细胞识别有一个共同的基本特性,就是具有选择性,或是说具有特异性。细胞识别是细胞发育和分化过程中一个十分重要的环节,细胞通过识别作用和黏合形成不同类型的组织,由于不同组织的功能是不同的,所以识别本身就意味着选择。

一、细胞识别现象

属于低等动物的海绵是由很多细胞聚集而成的多细胞群体。在 20 世纪初,有人将不同颜色的海绵分别处理,分离成游离的单个细胞,然后再把它们混合在一起,放置一段时间,结果发现,两种海绵的细胞又各自重新聚集成 2 个单色海绵个体,并不出现杂色的海绵。这说明细胞能够互相识别,并有选择地与同种细胞结合在一起。

高等动物体内的中性粒细胞、巨噬细胞等具有吞噬异物的能力,也是细胞的一种识别现象,如血液中白细胞能识别侵入的细菌并将其吞噬,而从来不吞噬血液中自己的正常细胞,这是异种间的细胞识别。另外,血液凝固、炎症反应、血栓形成、致病微生物感染乃至癌细胞转移等许多生理和病理过程,均与同种或异种间复杂的相互识别与黏合及其所诱发的效应有关。

受精过程具有种的特异性,同种类的精子和卵子能够互相接触而结合,这是精卵细胞间识别的结果,属于同种异类细胞间的识别。

实验胚胎学表明,细胞识别现象在动物胚胎早期即出现。Townes 和 Holtfreter(1955)将两栖动物原肠胚细胞分散后,把 3 个胚层的细胞混合培养,结果 3 个胚层的细胞均自行分类集聚,参加形成了原来的胚层。更有意义的是,这样形成的 3 个胚层,在空间位置的排列上,仍然是外胚层在外,内胚层在内,中胚层在中。这种分类集聚的现象,在其他脊椎动物胚胎中亦存在。说明细胞的识别功能在胚胎发育过程中,起着极为重要的作用。

二、细胞识别的分子基础

根据目前的了解,各种细胞识别功能的分子机制并不完全一样,不过,已知各类细胞的识别大部分都与细胞膜中的糖蛋白分子有关,而且不少是以糖链为决定簇的。由于各种细胞表面寡糖链中的单糖种类、数目、排列顺序和结合方式不同,使糖链具有多样性和复杂性,它像"指纹"或"接收天线"一样,能识别细胞外各种信息分子,其中的唾液酸对细胞识别具有重要意义,这是细胞识别的基础。

现在已知,前面提到的两种海绵细胞同种能重新聚集与海绵细胞表面的两种糖蛋白有关:一种被认为是凝集因子(aggregation factor),另一种则是这种凝集因子的受体。分析从不同海绵分离出的凝集因子发现它们的氨基酸组成相似但糖的组成不同。凝集因子具有种属特异性,可识别同种海绵细胞表面的受体(亦称基板)并结合,再在 Ca^{2+} 作用下,凝集因子通过自身的聚合将海绵细胞黏合在一起(图 2-5-80)。高等动物包括哺乳动物的许多组织也具有凝集因子,该因子在 Ca^{2+} 存在时,可与细胞表面受体结合,从而把细胞黏着起来。

巨噬细胞只能识别并吞噬衰老的红细胞,而不会吞噬正常的红细胞,这是因为衰老的红细胞表面的糖链丧失唾液酸,暴露出半乳糖残基,这是巨噬细胞识别的标志。正常红细胞表面由于有唾液酸覆盖,不能被识别。

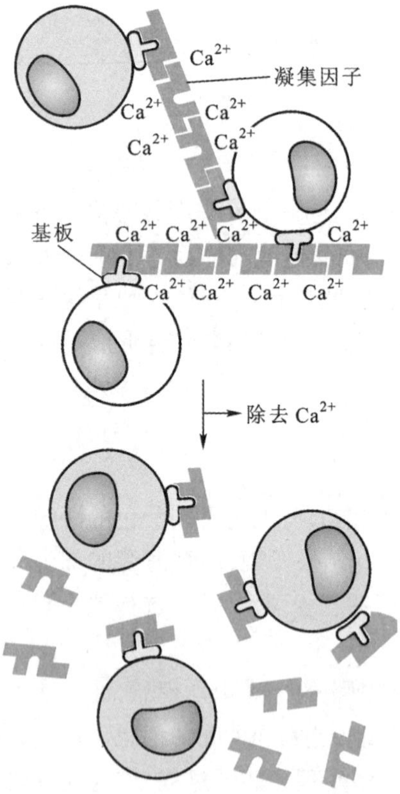

图 2-5-80　海绵细胞聚集的机制

Vacquier 的研究认为,海胆的受精作用也是受体与分子间互相识别的作用。他从海胆精子顶体(acrosome)中分离出 1 种蛋白质类物质,称为结合蛋白(bindin)。结合蛋白与受精作用有关,它的结构随海胆的种类而有所不同。与此同时,有人也发现海胆卵的卵黄膜中存在着一种糖蛋白(为受体),它可以使同种海胆的精子聚集于其周围。如用酶处理海胆卵破坏糖蛋白分子,受精便受到阻碍。这表明结合蛋白和糖蛋白间在结构上有互补作用,因而认为可能存在着信号与受体的关系。不同卵细胞表面的糖链结构不同,这很有可能是各种卵细胞只与同种的精子专一黏着的分子基础,从而保证受精有严格的种属特异性。

总之,细胞识别的分子基础是细胞表面受体间或受体与大分子间互补形式的相互作用。目前认为可能的作用方式有:① 相同受体间的相互作用。两种不同细胞具有相同作用的受体,其中一细胞受体转动 180° 与另一细胞受体结合。在 2 个细胞间形成一个相互对称的双受体分子复合体。相同受体间相互识别要求相互作用的细胞表达一种相同的基因产物。② 受体与细胞表面大分子间的相互作用。一个细胞表面的受体蛋白与另一细胞表面的大分子发生作用。受体与大分子的作用如同锁与钥匙间的关系,这种类型的细胞识别至少要求两种不同的基因产物。两种产物可同时表达于相互作用的所有细胞。也可以每种细胞只表达其中的一种。③ 相同受体与游离大分子间的相互作用。所有细胞具有相同的受体分子，它们共同识别一个异种大分子(例如凝集素分子)，这个大分子如同 2 个细胞受体间的连接装置。这样识别同样至少要求表达两种基因产物，一种为受体，另一种为异种大分子。

受体与大分子间的相互作用与酶和底物的相互作用很相似，都遵循分子识别的基本规律。分子识别是以分子间的非共价键为基础的，配体与受体的亲和力强度取决于它们之间可能形成的非共价键的多少。同时也取决于分子表面基团的分布和分子的形状(分子间可能的互补和嵌合)，而且形状更为重要。如果 2 个分子在形状上没有互补和嵌合，非共价键的基团间就不能充分靠近，配体与受体的亲和特性就形成不了，所以分子的识别与结合也取决于分子的空间构象。

细胞通过表面受体的作用，认识自我和非我。细胞识别的结果将引起不同的细胞反应。

三、细胞识别所引起的细胞效应

细胞识别所引起的细胞效应主要包括以下几方面。

(一) 由识别导致配体进入细胞内

在哺乳动物肝细胞对血清糖蛋白的识别和胞吞作用的过程中，就有配体进入细胞的情况存在。肝细胞表面具有专一识别半乳糖基的受体，当血清糖蛋白(如血清铜蓝蛋白)非还原性末端去除唾液酸，暴露次末端半乳糖基后，它们中的 90% 以上随即进入了肝细胞。其过程是它与肝细胞表面的半乳糖基受体结合，而被胞饮入细胞，再被溶酶体分解。近 20 种血清糖蛋白均有此现象，被认为是血清糖蛋白更新的基础，有一定的普遍性。另外，如血清脂蛋白 –LDL 颗粒等，也是与专一识别配体的受体(LDL 受体)结合，再由受体介导的胞吞作用而带入细胞的一种识别效应。

(二) 识别导致细胞黏着

细胞黏着也称为细胞黏附(cell adhesion)，可分为细胞与细胞间的黏着和细胞与细胞外基质间的黏着。细胞与细胞间黏着是生殖细胞的结合、胚胎发育分化、病原体入侵等生物过程的起始步骤，也涉及癌细胞转移等过程。现已从活体神经细胞组织、肝细胞以及培养细胞中陆续找到近 20 种参与细胞间黏着的表面糖蛋白分子，一般相对分子质量在 10 000 ~ 25 000。它们都是存在于细胞膜上的受体，在细胞黏着中起作用，有的依赖 Ca^{2+}，有的不依赖 Ca^{2+}。

细胞与细胞外基质的黏着是一个以表面受体为媒介，由胞外基质中的配体分子(细胞外基质中各种分子，如纤连蛋白)和细胞内骨架系统参与的跨膜过程，细胞膜上的整联蛋白(integrin)家族参与细胞与细胞外基质的黏着。

(三) 由识别导致信息传入细胞引起细胞生理、生化性质和行为的改变

信息分子被受体识别结合后，激活细胞膜内的某些成分，将其所带信息转变成细胞内信号，再引起多种生理变化和一系列生物化学反应。很多激素和神经递质就是以这种信息传递机制发挥作用的(详见信号转导部分)。

第十节　膜抗原与免疫

高等动物有特异性的防御机制，执行特异性防御作用的是它们的免疫系统(immune system)。免疫系统亦是机体的识别系统，它所识别的对象是抗原，机体通过免疫作用排除异己，保护自己，维持正常的生命活动。

一、细胞膜抗原

高等动物的每个细胞表面有各种各样表示其"社会属性"的标志，即膜抗原(membrane antigen)或细胞

表面抗原(cell surface antigen),分别表明它是属于哪一个种族(种族抗原)、哪一个个体(组织相容性抗原)、哪一种器官组织(组织分化抗原),以及处于哪一个发育阶段(胚胎抗原)。细胞表面抗原在医学中应用十分广泛,在疾病诊治、输血、器官移植及肿瘤研究等方面均有重要意义。

(一)红细胞血型抗原

红细胞血型抗原(blood group antigen)存在于人红细胞膜上,通常为糖蛋白或糖脂,迄今已发现有数十种之多,如 ABO 血型抗原和 MN 血型抗原等。其中,ABO 血型抗原的本质是糖脂,其寡糖链具有决定其抗原特异性的作用;MN 血型抗原是一种跨膜糖蛋白,它在红细胞膜中的结构方式如图 2-5-81 所示,血型糖蛋白的蛋白质部分为一条多肽酶,其氨基端为亲水性,伸向细胞外表面。多肽链中段的 α 螺旋节段横跨非极性的脂双层,羧基端也为亲水性,位于膜的内表面,伸入细胞质中。血型糖蛋白的氨基端多肽链片段连接有许多条寡糖链分支,其糖残基具有特定的结构顺序。

1. ABO 血型抗原　ABO 血型抗原是红细胞主要的血型抗原,可分为 A 型、B 型、O 型和 AB 型 4 种。ABO 血型抗原的前体物质是 H 物质,4 种血型是由它的寡糖链的结构决定的,故称其寡糖链为"血型决定簇"。分支寡糖链的单糖有各种变化,若末端只有 β-半乳糖时为 H 物质,即 O 抗原,它的存在决定该个体为 O 型血;若 H 物质的末端接有 1 个 α-N-乙酰氨基半乳糖,则为 A 抗原,该个体为 A 型血;若 H 物质的末端接

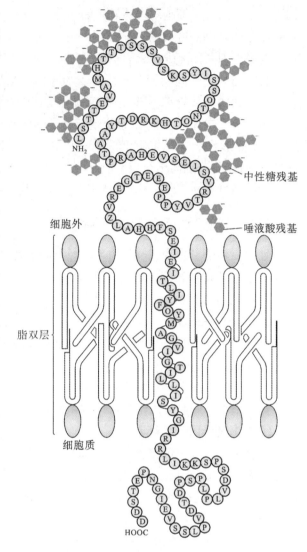

图 2-5-81　人红细胞膜上 MN 血型糖蛋白分子

有 1 个 α-半乳糖时,为 B 抗原,则个体表现为 B 型血;若红细胞膜上兼有 A 和 B 两种抗原,则个体表现为 AB 型血。血型在输血、配血时十分重要。近年来还发现某些疾病可能与血型有关。

2. MN 血型抗原　MN 血型抗原是红细胞膜上的另一种重要抗原,相对分子质量为 55 000,其中糖的含量约 60%,用唾液酸酶作用于 M 或 N 型红细胞,可使之丧失血型特性。通过唾液酸基转移酶再将唾液酸基接上去,可使原来的特性恢复。从 M 及 N 血型红细胞分离出来的血型糖蛋白,在其氨基酸排列上有所不同,M 型的第 1 位及第 5 位氨基酸分别是丝氨酸和甘氨酸,而 N 型的则是亮氨酸和谷氨酸。因而认为,MN 血型抗原特异性是由糖链及肽链两部分共同决定的(图 2-5-81)。

(二)组织相容性抗原

有一类决定同种个体之间特异性的抗原系统,由于它们开始是在异体器官或组织移植中发现的,所以称为组织相容性抗原(histocompatibility antigen),其化学成分为糖蛋白。小鼠细胞上的组织相容性抗原称为 H-2,人细胞上的称为人白细胞抗原(human leukocyte antigen,HLA)。HLA 存在于人体各类有核细胞和血小板的质膜上,这类抗原现已查明有 120 余种。组织相容性抗原是这一群抗原的总称,由第 6 号染色体中 HLA 遗传位点上的基因决定。这些抗原在不同个体中参差分布,组成成千上万种不同的组织型(tissue type)。除同卵双生子外,任何两个个体的组织型一般均不相同。

HLA 可为免疫系统提供识别标志,显示出表面类型,便于集体把外来细胞甚至癌细胞与自身正常细胞

区分开来。当异体组织、器官移植时,就会引起机体对移植物的排斥反应。组织是否相容,是异体器官组织移植成功的关键。亲缘关系越近,其相容程度越高,移植成功率也越高。因此,事先对组织型进行鉴定,检查是否相容,是异体移植的重要环节。另外,还可用于一卵或双卵双生子的诊断,以及亲子鉴定等法医问题。

二、淋巴细胞与特异性免疫作用

机体的免疫系统是识别入侵异物并加以消灭的一种重要防卫系统,其防卫机制主要由淋巴细胞来承担。

淋巴细胞主要分成 B 淋巴细胞(B lymphocyte)和 T 淋巴细胞(T lymphocyte)。它们都来源于骨髓的干细胞,有些干细胞在骨髓中发育成骨髓淋巴细胞,移入外周组织变成 B 淋巴细胞。另一些干细胞从骨髓中移入胸腺,发育成胸腺淋巴细胞,然后移入周围淋巴组织,变成 T 淋巴细胞。它们均以其表面的受体识别侵入机体的各种异物及抗原。并对它们作出相应的反应,产生抗体和致敏细胞。

(一)抗原和抗体分子结构

1. 抗原　一切不属于细胞正常成分的分子和大分子,都可以被认为是这种细胞的异物,一切不属于动物体正常组织的细胞,都可以被认为是异体细胞。机体免疫系统能够产生专门针对每一种异物或异体细胞的特异性免疫细胞和免疫分子,所有能引起特异免疫反应的异物或异体细胞都称为抗原(antigen)。抗原一般是机体未接触过的外源成分,相对分子质量通常要在 10 000 以上,大多数蛋白质和结构复杂的多糖是理想的抗原,如糖蛋白、脂蛋白及脂多糖等。核酸分子有时也能成为抗原。抗原中可被免疫系统特异识别和作用的结构基团,称为抗原决定簇(antigenic determinant)。细菌和病毒等往往是高等动物的主要病原微生物,免疫细胞根据各种病原微生物特有的抗原来识别它们。另外,高等动物的各种成分对其他种的动物和同种内其他个体来说,也都是异己物质,因此,它们也属于抗原范畴。

2. 抗体　在动物和人的血清中循环着具有免疫作用的球蛋白分子,这就是抗体(antigen)。它是由抗原刺激机体免疫细胞而合成和分泌的特异性免疫球蛋白(immunoglobulin, Ig),这种抗体能起识别和标记抗原的作用。不同类型的免疫球蛋白分子都是由 4 条多肽链组成的糖蛋白。4 条肽链中,包括 2 条短的相同的轻链(L 链)和 2 条长的相同的重链(H 链),它们通过二硫键结合,整个分子呈"Y"形双边对称结构。重链和轻链均有氨基酸顺序变化较大的区域,称易变区;有氨基酸变化不大的区域,称稳定区。易变区位于"Y"形分支的末端。与抗体和抗原的结合及识别有关的氨基酸顺序为互补的决定区。每个抗体有 2 个相同的抗原结合部位,其空间构象使其能识别抗原决定簇。

(二)膜表面免疫球蛋白——抗原受体

淋巴细胞膜上具有能识别抗原的受体,它是一类嵌合在膜脂双层中的免疫球蛋白,与免疫细胞分泌的游离抗体相似而非完全相同。B 淋巴细胞膜上的抗原受体分子称为 B 细胞受体(B cell receptor, BCR),T 淋巴细胞膜上的抗原受体分子称为 T 细胞受体(T cell receptor, TCR)。由于抗原受体分子有千万种,故淋巴细胞也有千万种。但每个淋巴细胞的抗原受体分子可能只有一种,只能识别一种特异的抗原。抗原受体与抗原能特异结合是特异性免疫反应的基本特征。

(三)T、B 淋巴细胞与特异性免疫作用

B 淋巴细胞是介导体液免疫反应的主角。它主要防御大多数细菌和病毒的感染及毒素的有害作用。当 B 淋巴细胞膜上的抗原受体与相应抗原结合被激活后,引起细胞内的一系列的变化,促成 DNA 复制、细胞分裂,并分化为浆细胞(plasma cell)。浆细胞合成和分泌相应的抗体,此抗体与侵入的相应异物结合,使其失去活力,被巨噬细胞所吞噬,从而达到消灭入侵异物的作用。可见,体液免疫是依靠 B 淋巴细胞合成和分泌的免疫球蛋白所介导的免疫作用。

T 淋巴细胞是介导细胞免疫反应的主角。它主要防御寄生于细胞中的细菌、真菌、原虫、某些病毒、自身恶变的肿瘤细胞和异体移植细胞。当 T 淋巴细胞膜上抗原受体与相应抗原结合时,也引起细胞内一系

列的变化,如 DNA 复制、细胞分裂,但不产生抗体,而产生各种淋巴因子(lymphokine)等生物活性物质。这些淋巴因子可以直接杀伤它所识别的细胞,也可动员巨噬细胞等共同杀伤之。

上述的两种淋巴细胞和两类免疫反应虽有分工,但仍然密切配合,甚至还需要各种非特异性免疫来达到共同消灭异己的效应。

第十一节　细胞膜与疾病

细胞膜是细胞与环境间的界膜,是维持细胞内环境稳定、调节细胞正常生命活动的重要结构基础。它在细胞内外物质运输、细胞间识别、细胞免疫、信息传递和代谢调节等各种生命代谢活动中都起着重要作用,因此膜结构的任何成分改变和功能异常,都将导致细胞发生一定的病理变化,乃至机体的功能紊乱,从而引起疾病。

一、膜转运系统异常与疾病

膜中存在许多与物质转运有关的转运蛋白(载体蛋白、通道蛋白、离子泵等),这些蛋白质结构的缺损和功能异常,都会引起物质转运障碍,产生相应的遗传性膜转运异常疾病,如胱氨酸尿症、肾性糖尿病都是由于膜载体异常引起的疾病。

胱氨酸尿症患者的尿中含有大量的胱氨酸,当尿的 pH 下降时,胱氨酸沉淀而形成结石。它的病因是细胞膜上载体蛋白的先天性缺陷,这是由于载体蛋白的基因发生突变,导致载体蛋白功能部分的一个氨基酸改变,使运转功能降低,从而造成氨基酸的吸收障碍所致。

正常成年人血浆葡萄糖由肾小球过滤,滤过的葡萄糖会通过 Na^+ 驱动的葡萄糖主动运输从近曲小管重吸收回血液。生理条件下,重吸收的转运极量为 $250 \sim 350$ mg/(min·1.73 m^2),几乎没有葡萄糖从尿液中排出。肾性糖尿病是遗传性疾病,患者 Na^+– 葡萄糖载体蛋白转运功能异常,葡萄糖重吸收极量减少,尿糖含量升高。

二、膜受体异常与疾病

膜受体数量增减和结构上的缺陷以致其特异性或结合力的异常改变,都可引起疾病。常常将此类疾病称为受体病(receptor disease)。在这类疾病中,有些是受体的先天异常,属于遗传病;有些是后天因素引起的受体异常。

(一) LDL 受体缺陷与遗传性高胆固醇血症

细胞膜上的 LDL(低密度脂蛋白)受体对于调节血中胆固醇量有很大关系。LDL 颗粒由肝合成,并释放入血中。当 LDL 到达一定浓度时,能与 LDL 受体结合,经受体介导的胞吞作用摄入细胞内降解释放胆固醇。细胞内,胆固醇是在 β- 羟 –β- 甲基戊二酰辅酶 A(HMG-CoA)还原酶的作用下合成的,而 LDL 受体能通过抑制这种酶的合成来调节细胞内胆固醇的合成。当细胞外 LDL 颗粒达到一定浓度激活了膜上 LDL 受体时,细胞内 HMG–CoA 还原酶的合成增加,进而促进细胞内胆固醇的合成,最终导致血液中 LDL 含量的降低。当降低到一定程度时,就失去对膜上 LDL 受体的激活作用,细胞内的 HMG–CoA 还原酶的活性随之降低,胆固醇合成相应减少,血液中的 LDL 含量又逐渐增加。这样,通过细胞膜 LDL 受体的反馈作用,细胞中胆固醇的合成和血液中胆固醇含量得以调节。

遗传性高胆固醇血症患者的血浆中胆固醇含量之所以过高,是因为患者的某些 LDL 受体蛋白基因缺陷,细胞膜上 LDL 受体数目减少,上述的反馈作用失常,以致血浆胆固醇升高。

(二) 肌无力症与乙酰胆碱受体

重症肌无力(myasthenia gravis)患者血清中存在可以和神经肌肉接头处突触后膜的乙酰胆碱受体

（AChR）相结合的抗体（即抗 ACh 受体的抗体）。这些抗体与 ACh 受体结合，减少有结合能力的受体，封闭乙酰胆碱的作用。更重要的是抗体也促进 ACh 受体的分解，使其从肌细胞表面消失，使患者 ACh 受体减少到正常人的一半以下。这是一种典型的受体异常疾病。

（三）抗原受体缺损与无（和低）丙种球蛋白血症

某些无丙种球蛋白血症（agammaglobulinemia）和低丙种球蛋白血症（hypogammaglobulinemia）患者，由于体内的抗体缺少或完全缺失，致使机体抗感染机制严重受损，患者往往出现严重的感染而危及生命。这些患者并不是不能制造抗体，而是其 B 淋巴细胞表面缺少抗原受体分子（BCR），因此，B 淋巴细胞不能接受抗原刺激发育成浆细胞而不能产生抗体。

三、癌变与细胞表面关系

癌细胞是由体内正常细胞产生癌变而形成的。从理论上来讲，正常细胞和癌细胞之间无论在结构和功能方面总会有差别。近年来，随着对膜研究的深入，已经发现肿瘤细胞许多表型变化及其相随的恶性行为均与细胞表面的结构、理化性质和功能的改变有密切的关系。因此，有人将肿瘤称为膜的分子病。

（一）接触抑制丧失

离体的细胞培养试验证明，正常细胞在生长到彼此相互接触的密度时，细胞便停止增殖，称为接触抑制（contact inhibition）。而癌细胞在同样的环境条件下，仍无限生长，不断分裂致使细胞可重叠成堆，出现失控现象，即失去接触抑制的作用，很可能因此导致细胞不能接受正常的调节控制，造成恶性增殖。

（二）黏着作用的消失

造成癌细胞黏着力降低的原因有癌细胞表面负电荷增加、静电斥力提高、桥粒减少、Ca^{2+} 浓度降低、膜组成的有关成分发生变化等。

（三）细胞膜组成的异常

1. 脂膜的改变　细胞膜上糖脂含量虽少，但有重要的生理功能。细胞膜受体功能的调节、细胞间的黏着和识别、细胞的生长和分化都与糖脂有关。近年研究发现，细胞癌变过程中常伴随着鞘糖脂，特别是带唾液酸的神经节苷脂的改变。如正常肝组织中含有丰富的神经节苷脂 Gm3，而肝癌组织中 Gm3 则明显减少；在正常肝组织中含量极少的另一种神经节苷脂 Gd3，在肝癌组织中却增加了 10 倍。人们还在结肠癌、胃癌、肺癌、胰腺癌和淋巴瘤细胞中都发现鞘糖脂成分的改变和新鞘糖脂的出现，并且这些改变可以出现在癌前期病变中。糖脂的改变主要是糖链的缩短，称为糖链缺陷现象，其结果是膜上复杂糖脂量下降和消失，而简单糖脂量增加。改变的主要原因是鞘糖脂代谢中的某些糖基转移酶活力下降，使糖链末端的合成反应降低，致使糖链缩短，从而改变了糖脂的性质。

2. 膜蛋白的改变　细胞膜上的蛋白质，不仅参与细胞膜结构的组成，而且参与其细胞各种功能活动的调节。当正常的细胞发生癌变后，其细胞膜上蛋白质的组成（种类或含量）通常都会发生一些改变。例如，在实体组织中的细胞膜上，通常都含有比较丰富的纤连蛋白。这种蛋白质在细胞内合成，并定位于细胞表面，可参与细胞与其周围基质的黏着作用。但如果其细胞发生恶变，细胞表面纤连蛋白的含量便可明显减低，甚至完全消失。有人认为，肿瘤细胞从原来的部位脱落和转移现象的发生可能就与这一因素有关。又如，在肿瘤细胞膜表面，由高程度的唾液酸或岩藻糖所修饰的糖蛋白的量通常是明显增加的，这也使得其细胞表面被唾液酸或岩藻糖所覆盖的程度明显增加。有人认为，这类糖蛋白含量的增高，可能与其细胞增殖特性的改变、扩散转移及免疫逃逸等现象的发生有关。

（四）抗原性的改变

抗原性的改变主要表现为原有抗原的消失或异型抗原的产生，如红细胞、血管内皮细胞、鳞状上皮细胞、柱状上皮细胞等均携带 ABO 抗原，肿瘤发生后，上述细胞部分不仅原有的 ABO 抗原消失，还可能有异型抗原的出现，如 O 型或 B 型胃癌患者，其正常胃黏膜细胞表面只有单一的 O 型或 B 型抗原，在胃癌细表面还可出现 A 型抗原。这可能与某些糖基转移酶活性改变有关。抗原性最特征性的改变是肿瘤相关移植抗原(TATA)的出现,一般认为这是由于致癌因子引起基因突变而产生的一种新抗原。

(五) 与外源性凝集素的反应

外源性凝集素是一类蛋白质,能使血细胞凝集。正常细胞与肿瘤细胞的凝集性不同,肿瘤细胞在凝集素伴刀豆球蛋白 A(concanavalin A,Con A)作用下,能产生凝集现象,而正常细胞则无此反应。

一般而言,细胞伴刀豆球蛋白 A 凝集的能力与生成肿瘤的能力直接有关。如果逆转肿瘤细胞的生物学特性,细胞也就不被凝集了。癌细胞发生凝集的原因,主要是由于癌细胞表面糖类物质的特异受体在分布上与正常细胞不同。在癌细胞中加入伴刀豆球蛋白 A 后,其细胞表面受体会很快移动集中,因而受体与伴刀豆球蛋白 A 结合密度高,易发生凝集现象。正常细胞的这种受体,与伴刀豆球蛋白 A 结合密度低,故不发生凝集现象,由此可知,细胞膜表面上有关的受体能否移动,可能是癌细胞与正常细胞在结构上的一种差异。

从以上列举的几方面可见,对正常细胞和癌细胞膜的基础研究,将会对癌细胞的早期诊断、治疗及预防提供理论依据和具体方法。

◆ 拓展知识 2-5-10　膜生物工程与医药学

(第一节至第三节,第五节:朱海英;第四节和第六节:李红智;第七节至第十一节:左伋)

思考题

1. 哪些发现促成了液态镶嵌模型的提出?

2. 蛋白质是构成细胞膜的主要成分,它们在保证生物膜的结构完整性和发挥生物膜的功能方面具有哪些作用?

3. 铁的摄入与膜上的转铁蛋白受体有关,也是以受体介导内吞作用方式被细胞摄入的。请比较铁被细胞摄入的过程与胆固醇摄入过程的异同点。

4. 如何通过设计一实验来说明外界信号可通过细胞膜上的受体来调节细胞的行为?

5. 细胞识别的生物学意义有哪些? 认识这些意义对医学实践有何帮助?

6. 细胞可接受的信号数以千计,细胞对信号的反应千变万化,联系细胞外信号与细胞效应之间的机制是信号转导,但目前人们对信号转导的机制了解尚处于初级阶段,你认为将来呈现在人们面前的信号转导机制会是怎样的?

7. 如果一种疾病的发生或发展与细胞膜有关,那么治疗这类疾病的思路是什么?

数字课程学习

📖 学习目标　　⬇教学 PPT　　✐自测题

第六章 **核糖体**

核糖体(ribosome)最初发现于 1953 年对植物细胞进行的电镜观察。1955 年,在动物细胞中看到了与之类似的结构小体,当时称之为 Palade 颗粒;1958 年,该颗粒被正式命名为核糖核蛋白体,简称核糖体或核蛋白体。核糖体存在于细胞质基质(cytoplasmic matrix,cytomatrix)中,是细胞内蛋白质生物合成的场所。其普遍存在于各类细胞之中,是原核细胞和真核细胞所具有的主要共同结构特征之一。

◆ **拓展知识 2-6-1** *细胞质基质*

第一节 核糖体的形态结构与存在形式

一、核糖体的形态结构

电镜观察资料显示,核糖体是一类直径约为 25 nm 的不规则颗粒状结构小体,系由异型的大、小两个亚基(subunit)组成(图 2-6-1)。

在核糖体大、小亚基的结合部之间,有一特殊的间隙结构,它是蛋白质合成过程中 mRNA 结合、穿越的部位。在核糖体大亚基中央,具有一个被称为中央管的管状结构,此为在核糖体上进行蛋白质合成中新生多肽链释放的通道(图 2-6-2)。

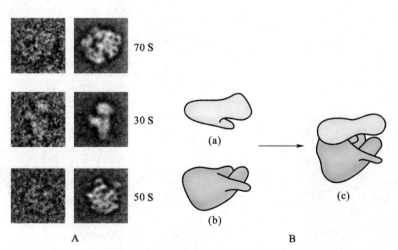

图 2-6-1 核糖体的形态结构
A. 利用低温电镜技术观察到的大肠杆菌核糖体:自上而下分别为核糖体(70S)、小亚基(30S)、
大亚基(50S);左侧为实际观察图像,右侧为计算机修饰后图像;
B. 核糖体模式图:(a)示小亚基, (b)示大亚基, (c)示核糖体

与肽链的合成功能相适应,在核糖体上还存在着4个重要的功能性活性部位。它们分别是:① 氨酰基位点(aminoacyl site),也称为受位,简称为 A 位。该位点是接受并结合新掺入的氨酰基 tRNA 的位点。② 肽酰基位点(peptidyl site),亦称之为给位,简称为 P 位。该位点是与延伸中的肽酰基 tRNA 结合的位点。③ 肽酰基转移酶位点(peptidyl transferase site)。这一位点具有肽酰基转移酶的活性,可在肽链合成延伸过程中,催化氨基酸残基之间形成肽键;④ GTP 酶位点(GTPase site),具有 GTP 酶活性,可水解GTP,以供给催化肽酰基 tRNA 由 A 位转移到 P 位时所需的能量。

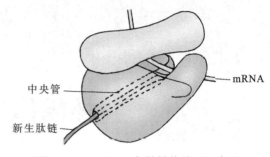

图 2-6-2　mRNA 与核糖体关系示意图

二、核糖体的存在形式

在真核细胞中,处于功能状态核糖体通常以多聚核糖体(polyribosome)的形式存在于细胞质中。多聚核糖体是 mRNA 以其 5′ 端依次"穿入"(即结合)若干粒核糖体而形成的(图 2-6-3)。实际上,一个多聚核糖体是一个 mRNA 分子被若干核糖体同时翻译(即基于一个 mRNA 分子同时合成若干蛋白质分子)的表现形式。在自然界,多聚核糖体在不同生物的细胞中的存在有所不同。

◆ 拓展知识 2-6-2　多聚核糖体(动画)

在原核细胞中,绝大多数核糖体都以游离的形式存在于细胞质中,只有少数附着于细胞膜的内侧。而在真核细胞内,核糖体可以游离于细胞质基质中,这类核糖体被称为游离核糖体(free ribosome);也可以附着于内质网膜的外表面,成为粗面内质网功能结构的一部分,这类核糖体被称为附着核糖体(fixed ribosome),也被称为膜结合核糖体(membrane bound ribosome)。游离核糖体与附着核糖体并无本质上的差别,只是彼此的存在状态不同而已。这种不同并非取决于核糖体自身,而是由它们所要合成的蛋白质的性质类型所决定。因为所有核糖体,在多肽链的合成之初,皆呈游离状态。一些核糖体,只有在那些已开始

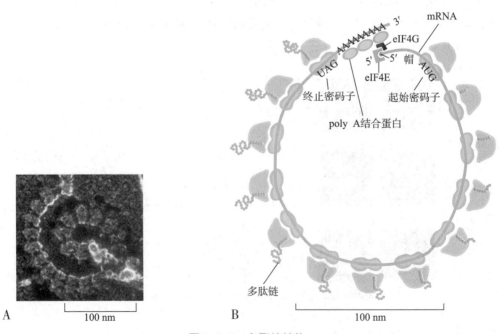

图 2-6-3　多聚核糖体

A. 多聚核糖体(来自真核细胞)的电镜照片;B. 多聚核糖体示意图
eIF4E:真核细胞翻译起始因子 4E;eIF4G:真核细胞翻译起始因子 4G

合成的、其起始端带有一段特殊信号肽序列的肽链引导下,才结合于内质网膜上,成为所谓的附着核糖体。当这些肽链的合成完成时,附着核糖体也随之解离,并从内质网膜上脱落而重新游离于细胞质基质。

细胞中核糖体的丰富程度,与其蛋白质生物合成的旺盛程度成正比。例如,在一般的干细胞中,其蛋白质合成功能通常比较低下,故其核糖体的丰富程度也较低;而在成熟的肝细胞中,蛋白质生物合成非常旺盛,故其核糖体的丰富程度也很高。

第二节　核糖体的理化特性

一、核糖体的组成成分

分子生物学研究分析表明,所有来源类型的核糖体,均主要由蛋白质和 rRNA 两类物质组成。参与核糖体组成的蛋白质通称为 r 蛋白,其含量约占 40%,主要分布在核糖体的表面;组成核糖体的 rRNA 量可占到 60%,一般位于核糖体内部。两者以非共价键的方式相结合,并由此而形成具有特定空间功能结构特征的核蛋白颗粒。

核糖体具有极其复杂的理化特性。不同来源类型核糖体的 rRNA 和 r 蛋白两种组分,无论是在种类上,还是在数量上,均不相同。即便是同种类型的核糖体,其大、小亚基中的 rRNA 和 r 蛋白的种类与数量也都存在着较大的差异。

原核细胞中核糖体的大亚基颗粒,是由 1 个 23S 的 rRNA 分子(含有 2 900 个碱基)、1 个 5S 的 rRNA 分子(含有 120 个碱基)和 31 种大亚基特定的 r 蛋白所组成;而真核细胞中核糖体的大亚基则是由 28S(含 4 800 个碱基)、5.8S(含有 160 个碱基)和 5S(含有 120 个碱基)等 3 个不同的 rRNA 分子以及 50 种特定的 r 蛋白所组成。原核细胞中核糖体与真核细胞中核糖体各自的小亚基组成分别是:前者,含有 1 个 16S 的 rRNA 分子(1 500 个碱基)和 21 种特定蛋白质;后者,含有 1 个 18S 的 rRNA 分子(1 900 个碱基)和 33 种蛋白质（图 2-6-4）。

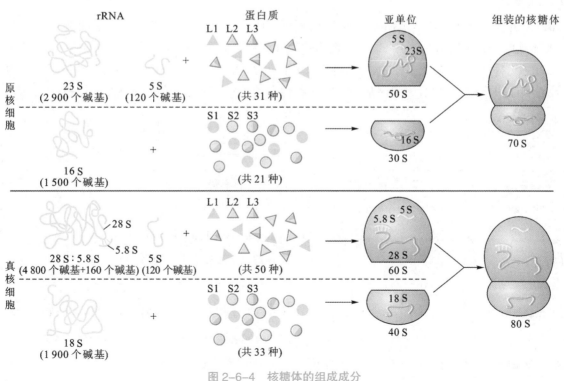

图 2-6-4　核糖体的组成成分

在动物和植物细胞的线粒体中,也有核糖体的存在。这种核糖体的沉降系数为 50 S,其大亚基和小亚基的沉降系数分别为 35 S 和 25 S。相对于存在于细胞质基质中的核糖体来说,这种差异是由于其组成成分的差异之缘故。

二、核糖体的形成与组装

核糖体的形成与组装是核酸与蛋白质两种生物大分子依照一定的时、空顺序,在不同结构层次水平上发生和进行的高度有序的自组装(sclf-assembly)过程。

研究表明,真核细胞核糖体的 28S、18S 与 5.8S 等 3 种 rRNA 都是在细胞核内染色质的核仁组织区(nucleolar organizer region,NOR)转录合成、加工分化而形成的。其大致过程是:① 由核仁组织区编码 rRNA 的基因(rDNA)转录合成含有 13 000 个碱基的 45S 前体 rRNA;② 每个前体 rRNA 分子被剪切成 1 个 18S 的 rRNA 和 1 个 32S 的中间体 rRNA。其中,18S 的 rRNA 分子可先行与来源于细胞质中特定的小亚基 r 蛋白整合,形成 40S 的小亚基颗粒,并迅速离开核仁,进入细胞质;③ 32S 的中间体 rRNA 再被剪切成 28S 和 5.8S 两种不同的 rRNA,这两种 rRNA 与由核仁外 rDNA 转录合成的 5S rRNA 以及来源于细胞质中特定的核糖体大亚基蛋白一起整合,最终形成 60S 的大亚基颗粒结构,并被转运出细胞核,进入细胞质。

第三节　核糖体与蛋白质的生物合成

核糖体是细胞内蛋白质合成的"生产车间"。在核糖体上进行的蛋白质生物合成,是一个有 mRNA、tRNA 及诸多因子共同参与的复杂过程。

一、蛋白质生物合成的相关因子

蛋白质的合成过程,主要涉及 mRNA、tRNA 和 rRNA 3 种类型的 RNA 的功能和作用。它们都是在细胞核中合成,并经过一系列特殊的修饰、加工后进入细胞质的。

(一) mRNA

mRNA 也称信使 RNA,是蛋白质合成的模板。mRNA 的模板作用是通过其中的遗传密码(genetic code)来体现的。在 mRNA 分子中,每 3 个相邻的核苷酸构成一个密码子(codon),并编码一个特定的氨基酸(表 2-6-1)。而蛋白质中氨基酸的数量、种类及其排列顺序,则正是由 mRNA 中所含遗传密码子的数量、种类及其顺序决定的。因此,细胞核基因组中的各种遗传信息,都可以通过 mRNA 的模板作用,使其在蛋白质中得以体现。

表 2-6-1　遗传密码子

氨基酸	密码子						氨基酸	密码子					
Ala(A)丙氨酸	GCA	GCC	GCG	GCU			Lys(K)赖氨酸	AAA	AAG				
Arg(R)精氨酸	AGA	AGG	CGA	CGC	CGG	CGU	Met(M)甲硫氨酸	AUG					
Asp(D)天冬氨酸	GAC	GAU					Phe(F)苯丙氨酸	UUC	UUU				
Asn(N)天冬酰胺	AAC	AAU					Pro(P)脯氨酸	CCA	CCC	CCG	CCU		
Cys(C)半胱氨酸	UGC	UGU					Ser(S)丝氨酸	AGC	AGU	UCA	UCC	UCG	UCU
Glu(E)谷氨酸	GAA	GAG					Thr(T)苏氨酸	ACA	ACC	ACG	ACU		
Gln(Q)谷氨酰胺	CAA	CAG					Trp(W)色氨酸	UGG					

续表

氨基酸	密码子				氨基酸	密码子			
Gly(G)甘氨酸	GGA	GGC	GGG	GGU	Tyr(Y)酪氨酸	UAC	UAU		
His(H)组氨酸	CAC	CAU			Val(V)缬氨酸	GUA	GUC	GUG	GUU
Ile(I)异亮氨酸	AUA	AUC	AUU		终止密码子	UAA	UAG	UGA	
Leu(L)亮氨酸	UUA	UUG	CUA	CUC CUG CUU					

遗传密码子具有以下几个特性：

1. 三联性　在 mRNA 分子链上，除过 5′ 端和 3′ 端的末端非翻译序列外，任何一个遗传密码子都是由 3 个相邻的核苷酸构成——无论是决定和代表某一氨基酸的特定功能结构单位，还是作为蛋白质合成终止符号的终止密码，概莫能外。

2. 通用性　表 2-6-1 列出了全部 64 个遗传密码子。从原核生物到真核生物，遗传密码子几乎都是相同和通用的。但是在动物的线粒体和植物的叶绿体及极少数生物体中，有个别例外。例如，在线粒体的 mRNA 中，密码子 CUG 编码的是苏氨酸，而非亮氨酸。又如，在山羊支原体(*Mycoplasma capricolum*)，UGA 编码的是色氨酸，而非终止密码。

3. 兼并性　兼并性是指多个遗传密码子决定和代表同一种氨基酸，即同一种氨基酸具有两个以上特定遗传密码子的现象。譬如：GGA、GGC、GGG、GGU 均为决定甘氨酸的密码子，而丝氨酸则可具有 AGC、AGU、UCA、UCC、UCG、UCU 6 个不同的遗传密码子。

4. 方向性　mRNA 分子中遗传密码子的阅读和翻译，是沿 5′ 端向 3′ 端方向进行的。因此，起始密码子 AUG 总是位于 5′ 端，作为翻译序列的第一个密码子；终止密码子 UAA(或 UAG、UGA)则必然地位于 3′ 端，是构成翻译序列的最后一个密码子。

5. 连续性　介于 mRNA 分子 5′ 端起始密码子与 3′ 端终止密码子之间的翻译序列，是以三联遗传密码子为单位组成的连续结构，相邻的密码子之间没有任何间隔形式的存在。正由于如此，在 mRNA 指导下合成的蛋白质多肽链也是由连续的氨基酸序列构成的。

(二) tRNA

在蛋白质生物合成的过程中，mRNA 分子中的遗传密码子对于蛋白质分子中氨基酸顺序的决定作用是通过 tRNA 的介导作用来实现的，而并不是其密码子对氨基酸的直接识别和结合。tRNA 分子由 70～80 个核苷酸组成。在其二级结构中，有 4 个局部的碱基配对双链结构区域，而非配对的区域则形成环或者袢，由此，使其分子呈现为"三叶草"形的结构形态(见图 1-3-8)。3 个环状结构中，位于"三叶草"顶端的被称为反密码环，其含有由 3 个核苷酸组成的反密码子。反密码子可以识别 mRNA 分子中与之反向配对互补的密码子。在与反密码环对应的另一端，是突出的 tRNA 分子的 3′ 端，最末端的序列为 CCA，它是与密码子相匹配的氨基酸在 tRNA 分子上的结合位点。在细胞中，tRNA 分子与氨基酸的结合具有特异性。结合了氨基酸的 tRNA，就叫做氨基酰 tRNA，它是氨基酸从细胞质基质进入蛋白质合成场所，并被"安置"在新合成肽中适当位置的运输形式。

(三) rRNA

rRNA 是核糖体的重要组分(约占整个核糖体相对分子质量的 2/3)，也决定着核糖体的空间结构。前面所讲到的核糖体上的各种结合位点，如氨酰基位点、肽酰基位点、肽酰基转移酶位点及 GTP 酶位点等，都具有一定的空间构型，而决定这些空间构型的关键因素正是 rRNA。不仅如此，rRNA 在核糖体的某些酶活性位点(或结构域)中，还发挥着重要的作用。例如，肽酰转移酶活性就是 23S 的 rRNA 的作用(指原核细胞的核糖体)。蛋白质在核糖体中主要是协助 rRNA 形成其特定的空间构型，并对核糖体的整体结构具有重要的稳定作用。

二、蛋白质生物合成的基本过程

蛋白质的生物合成是一个连续的过程,通常可被划分为以下 3 个主要的阶段:

(一)肽链合成的起始

首先,是在起始因子(initiation factor,IF)的作用下,核糖体小亚基与 mRNA 结合。然后,是甲硫氨酰 tRNA 的反密码子(UAC)识别 mRNA 5′ 端上的起始密码子(AUG),并与之反向互补结合,从而形成始动复合体。随后,核糖体大亚基再结合到小亚基上去,由此形成完整的核糖体,即蛋白质生物合成的功能单位——核糖体单体。

甲硫氨酰 tRNA 通过识别并与 mRNA 的结合,在确定 mRNA 多核苷酸链上可读框的同时,亦占据核糖体的 P 位点。随后,按照 mRNA 密码子决定的第二个氨酰 tRNA 进入,并结合于核糖体的 A 位,由此开始蛋白质合成的第二个阶段。

(二)肽链的延长

这一阶段是在肽基转移酶与延长因子(elongation factor,EF)的共同作用下,通过包括 3 个步骤的核糖体循环运行而实现:

1. 结合 即氨基酰 tRNA 分子通过对 mRNA 上密码子的识别,结合于核糖体的 A 位上。

2. 转肽 分别结合于核糖体 P 位和 A 位上的两个氨酰 tRNA 所携带的氨基酸之间形成肽键;在肽键形成的同时,结合于 P 位的 tRNA 脱落,P 位空出。

3. 移位 A 位上的肽酰基 tRNA,在移位酶的作用下,转移到 P 位,A 位空出;核糖体也沿着 mRNA 链从 5′ 端向 3′ 端移动一个密码子的距离。接着,A 位上又接受一个新的氨酰 tRNA,并再次进行转肽、移位,如此往复循环,使肽链得以增长延伸,直至核糖体移动到 mRNA 链上的终止密码子。

(三)肽链合成的终止

当核糖体移动到 mRNA 链的终止密码子时,因不能被任何一个氨酰 tRNA 所识别、结合,以致肽链的延长被终止。同时,在释放因子(release factor,RF)的作用下,合成的多肽链被释放出来。随之,便是核糖体大、小亚基的解离,mRNA 从核糖体小亚基上脱落并降解,这也意味着肽链合成的结束(图 2-6-5)。

在蛋白质合成过程中,核糖体通常都是以多聚核糖体(polyribosome)的形式存在的,即在同一条 mRNA 分子上,按先后顺序依次结合许多核糖体。对于多聚核糖体来说,实际上是在一条 mRNA 分子的指导下,许多核糖体分别进行同一种多肽链合成的功能状态。这种方式的存在,大大地提高了 mRNA 的功效和肽链合成的速率。多聚核糖体中所包含的核糖体单体数目,决定于那条把它们串联起来,并为将要合成和(或)正在合成的多肽链进行编码的 mRNA 分子的长度。一般而言,在游离多聚核糖体上所合成的蛋白质,大多是细胞本身所需要的蛋白质,它们可能是特定的酶,也可能是特定的结构蛋白。而在附着多聚核糖体上所合成的蛋白质则大多是外输性蛋白,如激素、抗体或载体蛋白等。一个成熟蛋白质(即有功能活性的蛋白质)的合成,除了肽链的合成外,还应包括非常复杂的后续修饰和加工。这一过程,是在后面将要介绍的内质网及高尔基复合体等细胞器中进行的。

◆ 拓展知识 2-6-3 核糖体与蛋白质的生物合成(动画)

三、蛋白质生物合成的阻断剂

蛋白质生物合成的过程,实际上是一个连续的生化反应过程。在这个过程中,有许多环节都可能被外来因素干预,甚至被阻断。在动物细胞和植物细胞的核糖体中,由于组成成分的差异,蛋白质合成的过程对于同样的蛋白质合成抑制物的敏感性是不同的。例如,四环素、链霉素、氯霉素和红霉素仅可阻断细菌细胞中的蛋白质合成;嘌呤霉素和遗传霉素(geneticin,也称 G418)既可阻断细菌细胞中的蛋白质合成,也

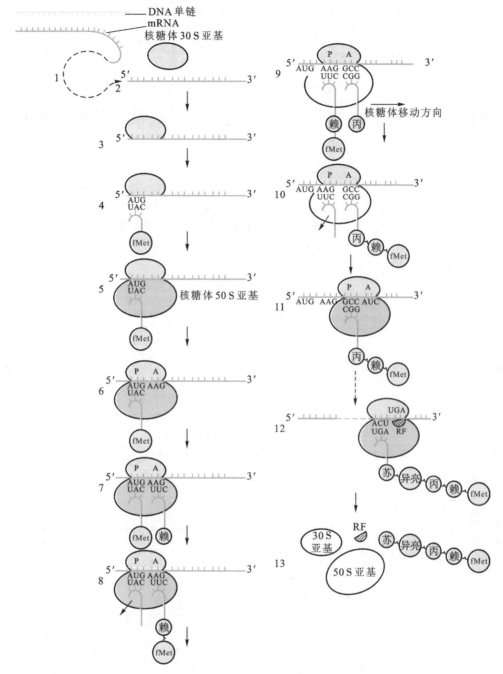

图 2-6-5 蛋白质多肽链的合成过程（以原核细胞为例）

fMet：甲酰甲硫氨酸

可阻断真核细胞中的蛋白质合成；放线菌酮和茴香霉素仅可阻断真核细胞中的蛋白质合成。当然，不同的阻断剂在蛋白质生物合成过程中的作用靶标是不同的（表 2-6-2）。在医药工业中，可以利用有些阻断剂仅作用于细菌而不作用于真核细胞（如人类的细胞）的特性，来发展用于人类感染性疾病治疗的药物，如四环素及链霉素等。在生物学研究中，也可以利用有些阻断剂作用于真核细胞的特性来实现特定细胞类型的筛选，如使用 G418 来筛选 Neo 基因阳性的细胞克隆。

表 2-6-2 蛋白质合成的阻断剂

阻断剂	作用机制
仅作用于细菌	
四环素	阻断氨酰 tRNA 在核糖体 A 位的结合
链霉素	阻止氨酰 tRNA 在 A 位的正确定位,干扰功能性核糖体的组装
氯霉素	阻断肽酰转移酶的作用
红霉素	阻止肽链的延长
既作用于细菌,也作用于真核细胞	
嘌呤霉素	为氨酰 tRNA 分子 3′ 末端的类似物,能够掺入到新生的肽链中,从而导致蛋白质合成的提前终止,并释放出不成熟的多肽
遗传霉素	可与核糖体结合,干扰蛋白质的合成
仅作用于真核细胞	
放线菌酮	阻断核糖体的转位
茴香霉素	阻断肽酰转移酶的活性

(李 刚)

思考题

1. 有人把核糖体称作“生命的基本颗粒”,你对此如何理解?

2. 如何理解原核细胞和真核细胞基质中所存在的核糖体及动物细胞线粒体中所存在核糖体组成成分的差异的生物学意义?

数字课程学习

📚 学习目标　　📥 教学 PPT　　📝 自测题

第七章

内膜系统

内膜系统(endomembrane system)是细胞质中那些在结构、功能乃至发生上具有潜在相互关联特性的所有膜性结构的总称。内膜系统是在漫长的细胞生命进化过程中由细胞膜内陷、分化逐渐形成的,是真核细胞与原核细胞相互区别的主要标志之一。内膜系统在细胞内分隔出许多封闭的区室(compartment),形成各种膜性细胞器,主要包括:内质网、高尔基复合体、溶酶体、过氧化物酶体、各种转运小泡及核膜等。这些相互分隔、相对独立的结构性区室,使得这些细胞器执行各自的生化反应,互不干扰地完成专一的生命活动过程。同时,它们在结构和功能上也存在着相互转换,并与细胞质膜之间通过"膜流"(membrane flow)以实现细胞内各种结构组分在其各自结构和功能上的相对独立和高度协调。一般认为,内膜系统的产生,是细胞在其漫长的历史演化进程中,内部结构不断分化完善、各种生理功能逐渐提高的结果。

第一节 内 质 网

1945 年,K. R. Porter 等人在对培养的小鼠成纤维细胞进行电镜观察时发现,在细胞质的内质区分布着一些由小管、小泡相互连接而形成的网状结构,并根据其分布及形态特征而命名为内质网(endoplasmic reticulum,ER)。随着电镜超薄切片和固定技术的不断改进与完善,1954 年,Porter 等人进而证实,内质网实质上是由膜性的囊泡所构成的。后来,大量的研究观察又表明,内质网并非仅仅分布于内质区,而常常扩展、延伸至靠近细胞膜的外质区。尽管如此,内质网这一名称仍被沿用下来。

内质网在整体结构上,可与高尔基复合体、溶酶体等内膜系统的其他组分移行转换;在功能上,则与这些结构密切相关。该系统向外与细胞膜连通;向内延伸,常见与细胞核外膜直接连通。因而有人认为,核膜是在间期细胞中包裹核物质的内质网的一部分(详见第十章)。

大量研究资料分析证明,普遍地存在于动植物细胞中的内质网,通常可占到细胞全部膜系统组成的50% 左右,占细胞总体积的 10% 以上,相当于整个细胞质量的 15% ~ 20%。

20 世纪 60 年代以前,人们对内质网的研究主要着重于其在细胞内的分布状况和形态结构特征方面。之后,由于放射性核素标记示踪技术、电镜细胞化学和免疫细胞组化等技术的应用,使得对内质网的功能及其相关功能组成的大分子定位等亦有了较为全面的了解。

一、内质网的组成成分

采用对细胞组分的超速分级分离方法,可从细胞匀浆中分离出被称之为微粒体(microsome)的球状小囊泡。大量的生化分析及体外实验证明,微粒体不仅包含内质网膜与核糖体两种基本组分,而且可行使内质网的一些基本功能。由此推断微粒体系由细胞匀浆过程中被破损的内质网形成。目前,对内质网的化学特征与生理功能的了解和认识,大多数是通过对微粒体的生化、生理分析而获得的。

同细胞的其他生物膜结构一样,组成内质网膜的主要化学组分也是脂质和蛋白质。综合不同动物组织细胞来源的研究分析资料显示,内质网膜脂质含量为 30% ~ 40%,蛋白质含量为 60% ~ 70%。

(一) 内质网膜的脂质

构成内质网膜的脂质包括磷脂、中性脂、缩醛脂、神经节苷脂等。其中磷脂酰胆碱(卵磷脂)含量最多。组成内质网膜各种磷脂的相对比例大致为:磷脂酰胆碱约 50%,磷脂酰乙醇胺约 35%,磷脂酰肌醇 5%,磷脂酰丝氨酸约 5%,鞘磷脂 4%。

(二) 内质网膜的蛋白质

内质网膜有较为丰富的蛋白质含量。在对大鼠肝细胞内质网膜进行的十二烷基硫酸钠聚丙烯酰胺凝胶电泳分析研究中,至少可以观察到相对分子质量为 15 000 ~ 150 000 的 33 条大小不同的多肽泳带。

(三) 内质网膜所含的主要酶系

与其复杂多样的功能活动相适应,内质网膜中含有的酶蛋白多达 30 余种。依据它们的功能特性,大致可将其划分为 3 种类型:

1. 与内质网解毒功能相关的氧化还原反应电子传递酶系　主要包括细胞色素 P450、NADPH- 细胞色素 P450 还原酶、细胞色素 b_5、NADH 细胞色素 b_5 还原酶和 NADPH 细胞色素 c 还原酶。

2. 与糖类代谢功能相关的酶系　主要有葡糖 -6- 磷酸酶、β- 葡糖醛酸酶、葡糖醛酸转移酶和 GDP- 甘露糖基转移酶等。

3. 与脂类物质代谢功能相关的酶系　包括磷脂醛磷酸酶、脂肪酸 CoA 连接酶、胆固醇羟化酶、转磷酸胆碱酶和磷脂转位酶等。它们参与糖脂、磷脂、脂肪酸、三酰甘油、胆固醇、类固醇激素和胆汁酸等物质的生物合成过程。

源于微粒体分析研究的资料,表 2-7-1 列举了部分镶嵌于内质网膜中的一些主要的酶及其定位分布情况。

表 2-7-1　内质网中一些主要酶及其定位分布

酶	分布定位	酶	分布定位
NADH 细胞色素 b_5 还原酶	胞质面	NADPH 细胞色素还原酶	胞质面
细胞色素 b_5	胞质面	细胞色素 P450*	胞质面、网腔面
5′ 核苷酸酶	胞质面	ATP 酶	胞质面
GDP- 甘露糖基转移酶	胞质面	核苷焦磷酸酶	胞质面
葡糖 -6- 磷酸酶*	网腔面	核苷二磷酸酶	网腔面
乙酰苯胺水解酯酶	网腔面	β- 葡糖醛酸酶	网腔面

*ER 主要的标志酶。

(四) 内质网网腔中的网质蛋白

除上述网膜蛋白外,在内质网网腔中还普遍地存在着一类网质蛋白(reticulo-plasmin)。就目前所知,主要有:

1. 内质蛋白　内质蛋白(endoplasmin)亦称葡萄糖调节蛋白 94(glucose regulated protein94,GRP94),是一种广泛地存在于真核细胞的二聚体糖蛋白。其含量丰富,作为内质网中标志性的分子伴侣,被蛋白酶激活后,可参与新合成肽链的折叠和转运。而与 Ca^{2+} 的结合,则可能是其具有的诸多重要功能之一。

2. 钙网蛋白　钙网蛋白(calreticulin)含有一个高亲和性和多个低亲和性的 Ca^{2+} 结合位点,具有许多与肌质网中肌集钙蛋白(calsequestrin)相同的特性。该蛋白质在钙平衡调节、蛋白质折叠加工、抗原呈递、血管发生及凋亡等生命活动中具有重要的功能。

3. 蛋白质二硫键异构酶　蛋白质二硫键异构酶（protein disulfide isomerase，PDI）可通过催化蛋白质中二硫键的交换以保证蛋白质的正常折叠。

4. 免疫球蛋白重链结合蛋白　免疫球蛋白重链结合蛋白（immunoglobulin heavy chain-binding protein）是与热激蛋白 70（heat shock protein70，Hsp70）同源的单体非糖蛋白。它们具有阻止蛋白质聚集或发生不可逆变性、协助蛋白质折叠的重要作用。因为在协助蛋白质折叠的过程中其自身并不发生变化，因而被称为分子伴侣（molecular chaperone）。

5. 钙连蛋白　钙连蛋白（calnexin）是一种凝集素样钙离子依赖蛋白。其作为分子伴侣，通过与未完成折叠的新生蛋白质的寡糖链结合，不仅能够避免蛋白质的相互凝集与泛素化，同时，可阻止折叠尚未完全的蛋白质离开内质网，并进而促使其完全折叠。

二、内质网的形态结构与类型

内质网的基本结构单位，是由一层厚 5～6 nm 的单位膜所形成的大小、形状各异的管、泡或扁囊。它们在细胞质中彼此相互连通，构成一个连续的膜性管网系统。

尽管内质网有其一致的结构单位，然而，在不同的组织细胞，或同一细胞的不同生理阶段，内质网的整体结构形态和分布往往会有很大的差异。而这种结构形态上的差异，则又决定、影响和反映内质网的不同功能特性及细胞的生理状况。通常把内质网划分为两种基本类型，即所谓的粗面内质网（rough endoplasmic reticulum，RER）和滑面内质网（smooth endoplasmic reticulum，SER）。

（一）粗面内质网

粗面内质网又名颗粒内质网（granular endoplasmic reticulum，GER），因其网膜胞质面有核糖体颗粒的附着而得名。

粗面内质网多呈扁平囊状，排列较为整齐（图 2-7-1）。作为内质网与核糖体共同形成的一种功能性结构复合体，粗面内质网主要与外输性蛋白质及多种膜蛋白的合成有关。因此，在具有肽类激素或蛋白质分泌功能的细胞中，粗面内质网高度发达，而在肿瘤细胞和未分化细胞中则相对地比较少见。

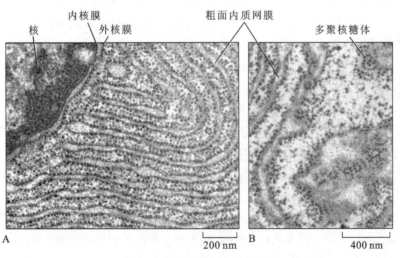

图 2-7-1　粗面内质网电镜图

（二）滑面内质网

滑面内质网也被称作无颗粒内质网（agranular endoplasmic reticulum，AER）。在电镜下，滑面内质网呈管、泡样网状结构（图 2-7-2），并常常可见与粗面内质网相互连通（图 2-7-3）。

滑面内质网是一种多功能的细胞器。因此，在不同的细胞或同一细胞的不同生理时期，它可以具有不

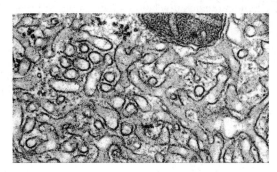

图 2-7-2 滑面内质网电镜图

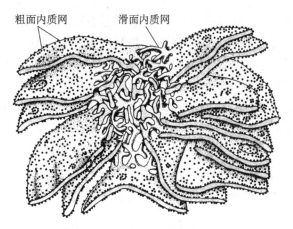

图 2-7-3 滑面内质网与粗面内质网结构关系示意图

同的发达程度、不同的形态分布,并表现出完全不同的功能特性。

三、内质网的功能

(一)粗面内质网的功能

粗面内质网主要与蛋白质的合成、修饰、加工及转运过程密切相关。

1. 核糖体附着的支架 核糖体是细胞内蛋白质合成的场所,而粗面内质网则为之提供附着的支架。由附着核糖体合成的蛋白质有:①分泌性蛋白质,包括几乎所有的肽类激素、多种细胞因子、抗体、消化酶、细胞外基质蛋白等;②膜整联蛋白,例如膜抗原、膜受体等功能性膜蛋白;③定位于包括粗面内质网自身在内的内质网、高尔基复合体、溶酶体等各种细胞器中的可溶性驻留蛋白。这些蛋白质均需经由粗面内质网进行修饰、加工和转运。

2. 新生多肽链的折叠与装配 多肽链的氨基酸组成和排列顺序,决定蛋白质的基本理化性质;而蛋白质功能的实现,却直接地依赖于多肽链依其特定的方式盘旋、折叠形成的三维高级结构。内质网为新生多肽链的正确折叠和装配提供有利的环境。

在内质网中,丰富的氧化型谷胱甘肽(GSSG)是有利于多肽链上半胱氨酸残基之间二硫键形成的必要条件;蛋白质二硫键异构酶(protein disulfide isomerase,PDI)的存在,则使二硫键的形成及多肽链的折叠速度大大地加快。

存在于内质网中的多种网质蛋白,不仅能够识别折叠错误的多肽和尚未完成装配的蛋白质亚单位,使之滞留于内质网中而不被释放,并可促使它们的重新折叠与装配,发挥蛋白质质量监控的重要作用。

3. 蛋白质的糖基化 糖基化(glycosylation)指单糖或者寡糖与蛋白质之间通过共价键结合形成糖蛋白的过程。由附着核糖体合成并经内质网转运的蛋白质,其中大多数都要被糖基化。发生在粗面内质网中的糖基化,主要是寡糖与蛋白质天冬酰胺残基侧链上氨基基团的结合,所以亦称之为 N- 连接糖基化(N-linked glycosylation)。催化这一过程的糖基转移酶是存在于粗面内质网网膜腔面的一种整联蛋白。

4. 蛋白质的胞内运输 由附着核糖体合成的各种外输性蛋白质,经过在粗面内质网中的修饰、加工后,其最终被内质网膜包裹,并以"出芽"方式形成膜性小泡而转运。

(二)滑面内质网的功能

不同细胞类型中的滑面内质网,因其化学组成上的某些差异及所含酶的种类不同,常常表现出完全不同的功能作用。

1. 脂质合成 脂质合成是滑面内质网最为重要的功能之一。细胞需要的全部膜脂都是由内质网合成的。

内质网脂质合成的底物来源于细胞质基质,催化脂质合成的相关酶类是定位于内质网膜上的膜镶嵌蛋白,脂质合成起始并完成于内质网膜的胞质侧。合成的脂质物质,借助于翻转酶(flippase)的作用,很快被转向内质网网膜腔面;然后再被输送到其他的膜上去。

就目前所知,脂质由内质网向其他膜结构的转运主要有两种形式:一是以出芽小泡的形式转运到高尔基复合体、溶酶体和质膜;二是以水溶性的磷脂交换蛋白(phospholipid exchange protein,PEP)作为载体,与之结合形成复合体进入细胞质基质,通过自由扩散,到达缺少磷脂的线粒体和过氧化物酶体膜上。

2. 糖原代谢 存在于肝细胞中 SER 网膜的葡糖 –6– 磷酸酶,能够催化糖原在细胞质基质中的降解产物即葡糖 –6– 磷酸的去磷酸化;去磷酸化后的葡萄糖,更易于透过脂双层膜,然后经由内质网被释放到血液中。这说明内质网参与糖原的分解过程。至于内质网是否也参与糖原的合成过程,目前还存在着截然不同的两种观点。

3. 解毒作用 肝是机体中外源性、内源性毒物及药物分解解毒的主要器官组织。而肝的解毒作用则又主要是由肝细胞中的 SER 来完成的。在肝细胞 SER 上,含有丰富的氧化及电子传递酶系,包括细胞色素 P450、NADPH 细胞色素 P450 还原酶、细胞色素 b_5、NADH 细胞色素 b_5 还原酶、NADPH 细胞色素 c 还原酶等。其解毒的基本机制是:在电子传递的氧化还原过程中,通过催化多种化合物的氧化或羟化,一方面,使得毒物、药物的毒性被钝化或者破坏;另一方面,则由于羟化作用而增强化合物的极性,使之更易于排泄。当然,这种氧化作用也可能会使某些物质的毒性增强。

4. Ca^{2+} 的储存与 Ca^{2+} 浓度的调节 在肌细胞中,十分发达的 SER 特化为一种特殊的结构——肌质网(sarcoplasmic reticulum)(图 2-7-4)。通常状况下,肌质网网膜上的 Ca^{2+}ATP 酶把细胞质基质中的 Ca^{2+} 泵入网腔储存起来;当受到神经冲动的刺激或者细胞外信号物质的作用时,即可引起 Ca^{2+} 向细胞质基质的释放。

在肌质网腔中存在的钙结合蛋白浓度为 30 ~ 100 mg/mL;每个钙结合蛋白分子可与 30 个左右的 Ca^{2+} 结合,这就使得内质网中的 Ca^{2+} 浓度高达 3 mmol/L。内质网中高浓度的 Ca^{2+} 和 Ca^{2+} 结合蛋白的存在,还能够阻止内质网运输小泡的形成。这说明,Ca^{2+} 浓度的变化,可能对运输小泡的形成具有一定的调节作用。

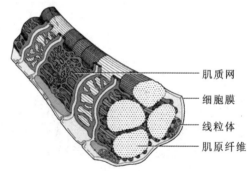

肌质网
细胞膜
线粒体
肌原纤维

图 2-7-4 肌质网形态结构模式图

5. 胃酸、胆汁的合成与分泌 在胃壁腺上皮细胞中,SER 可使 Cl^- 与 H^+ 结合生成 HCl;在肝细胞中,SER 不仅能够合成胆盐,而且,可通过所含葡糖醛酸转移酶的作用,使非水溶性的胆红素颗粒形成水溶性的结合胆红素。

(三) 新合成肽链穿越内质网的转移机制

所有蛋白质多肽链的合成,均起始于细胞质中游离的核糖体上。那么,这些在初始阶段游离的核糖体是怎样附着到内质网膜上去的? 新生的分泌性蛋白质多肽链又是如何被转移到内质网网腔中的?

根据 G.Blobel 和 D.Sabatini 的信号肽假说(signal hypothesis):指导分泌性蛋白质多肽链在粗面内质网上进行合成的决定因素是合成肽链 N 端的一段特殊氨基酸序列,即信号肽(signal peptide),又称信号序列(signal-sequence);而核糖体与内质网的结合及肽链穿越内质网膜的转移,则是在细胞质基质中信号识别颗粒(signal recognition particle,SRP)的介导和内质网膜上的信号识别颗粒受体(SRP receptor,SRP R)及被称为易位子(translocon)的通道蛋白的协助下得以实现的。这一过程的基本步骤大致如下:

1. SRP 结合信号肽 新生分泌性蛋白质多肽链在细胞质基质中的游离核糖体上起始合成。当新生肽链 N 端的一段特殊氨基酸序列——信号肽被翻译后,可立即被细胞质基质中的 SRP 识别、结合,并使得肽链的延长暂时受到阻遏。

2. 核糖体锚着于内质网 与信号肽结合的 SRP,识别、结合内质网膜上的 SRP-R,并介导核糖体锚泊附着于内质网膜的通道蛋白易位子上。而 SRP 则从信号肽核糖体复合体上解离,返回细胞质基质中重复上述过程。此时,暂时被阻遏的肽链延伸又继续进行。

3. 新合成的多肽链进入内质网网腔 在信号肽的引导下,合成中的肽链通过由核糖体大亚基的中央管和易位子蛋白共同形成的通道,穿膜进入内质网网腔。

4. 信号肽被切除 信号肽序列被内质网网腔面的信号肽酶切除,新生肽链继续延伸。

5. 肽链合成完成 当肽链的合成完成后,所合成的肽链在内质网网腔内发生修饰及加工。随后,核糖体的大、小亚基解聚,并从内质网上解离,进而可被重新利用。

肽链穿越内质网的转移机制及与之相关的信号肽、SRP、SRP-R 及易位子的相互作用如图 2-7-5 所示。

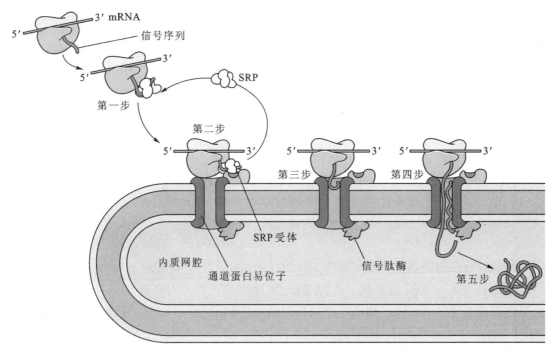

图 2-7-5 新生肽链穿越内质网的转移过程示意图

◆ 拓展知识 2-7-1 信号肽假说(动画)

◆ 拓展知识 2-7-2 附着核糖体合成蛋白质(动画)

◆ 拓展知识 2-7-3 游离核糖体合成蛋白质(动画)

四、内质网形态结构的病理性改变与功能异常

内质网是极为敏感的细胞器,许多不良因素都可能会引起内质网形态、结构的改变,并导致其功能的异常。

肿胀、肥大和囊池塌陷是常见的内质网形态结构改变。内质网的肿胀主要是由于 Na^+ 和水分的渗入、内流造成的一种水解变性。在低氧、辐射和阻塞等情况下,也会引起肿胀。极度的肿胀最终会导致内质网的破裂。由低氧、病毒性肝炎引起的粗面内质网的肿胀,还常常伴随着附着核糖体颗粒的脱落和萎缩。

膜的过氧化损伤所致合成障碍造成的内质网改变往往表现为内质网囊池的塌陷,而肝细胞在 I 型糖原贮积病及恶性营养不良综合征时,则表现为内质网网膜断离伴随核糖体脱落的典型形态改变。

在药物中毒、肿瘤所致的代谢障碍情况下,可观察到一些有形或无形的包涵物在内质网中形成;而在某些遗传性疾病患者,由于内质网合成蛋白质的分子结构异常,则有蛋白质、糖原和脂质物质在内质网中的累积。

内质网是细胞生理功能特性的敏感指标。在具有不同生物学特性的癌变细胞中,内质网的形态结构与功能也呈现出多样性的改变。通常,在低分化癌变细胞中,内质网比较稀少;在高分化癌变细胞中,内质网遍布于细胞质中。低侵袭力的癌细胞中内质网较少,葡糖 –6– 磷酸酶活性呈下降趋势,但是分泌性蛋白质、尿激酶合成相对明显增多;高侵袭力的癌细胞中,内质网相对发达,分泌性蛋白质、驻留蛋白、β– 葡糖醛酸酶等的合成均比低侵袭力的癌细胞显著增高。

第二节　高尔基复合体

高尔基复合体(Golgi complex)最初由意大利学者 C.Golgi 于 1898 年用银染技术对猫头鹰脊髓神经节进行光镜观察时发现,是在光镜下最早发现的细胞器之一。由于在光镜下,该细胞器呈现为细胞质中的一种网状结构形态特征,故称之为内网器(internal reticular apparatus)。随后,在其他多种细胞中也相继地发现类似的结构。后来的学者,为纪念高尔基,就用高尔基体(Golgi body,Golgi apparatus)取代内网器这一名称。

在高尔基体被发现后的很长一段时间内,有关高尔基体的形态,甚至高尔基体是否是细胞质中的一种客观存在,曾是当时许多细胞学家争论的焦点问题之一。直到 20 世纪 50 年代,随着电子显微镜及其超薄切片技术的应用和发展,不仅证明了高尔基体的真实存在,而且使得人们对其有了更为深入和清楚的认识。同时,根据高尔基体在电镜下所呈现的亚微结构形态特征,将之更名为高尔基复合体。

一、高尔基复合体的形态结构

高尔基复合体是一种封闭的膜性囊、泡状结构复合体,其主体部分由 3 ~ 8 个略呈弓形弯曲的扁平膜囊层叠排列(flatten cisternae)所构成。扁平囊囊腔宽 15 ~ 20 nm,相邻膜囊之间距为 20 ~ 30 nm。

高尔基复合体在其整体形态上呈现为一种极性结构特征。其凸面朝向细胞核或内质网,称作顺面(cis-face)或形成面(forming face)。顺面囊膜的平均厚度为 6 nm 左右,与内质网膜厚度相近似。凹面朝向细胞膜,称作反面(trans-face),又称成熟面(mature face)。反面膜平均厚度约 8 nm,与细胞膜厚度近似。顺面和反面均有由大小不等的管泡组成的网管结构与其相连,分别称之为顺面高尔基网(cis-Golgi network,CGN)和反面高尔基网(trans-Golgi network,TGN),一般也将位于顺面高尔基网与反面高尔基网之间的膜囊统称为中间膜囊(medial cisterna)(图 2–7–6)。

顺面高尔基网、反面高尔基网和高尔基中间膜囊之间无论在其在结构形态上,还是在生化特征与生理功能上,都具有显著的差异。顺面高尔基网呈连续分支的管网状结构,显示嗜锇反应的化学特征。该区域具有两个主要功能:其一,接收、分选来自内质网的蛋白质和脂类,并将其大部分转入高尔基中间膜囊,小部分重新送回内质网而成为驻留蛋白;其二,进行蛋白质修饰的 O– 连接糖基化及跨膜蛋白在细胞质基质侧结构域的酰基化。O– 连接糖基化与发生在内质网中的 N– 连接糖基化不同,其寡糖连接部位是蛋白质多肽链中丝氨酸残基的羟基(—OH)基团。

高尔基中间膜囊是由多个较大的扁平膜囊相互层叠、连通而成的囊、管状结构复合体系。其除与顺面网状结构相邻的一侧对 NADP 酶反应微弱外,其余各层对 NADP 均有较强的反应。中间膜囊的主要功能是进行蛋白质的糖基化修饰和多糖及糖脂的合成。

反面高尔基网在其结构形态和化学特性上表现为细胞的差异性和多样性。该结构区域的主要功能是对蛋白质进行分选和转运。与之同时,亦行使对某些蛋白质的修饰作用。比如蛋白质酪氨酸残基的硫酸化、半乳糖 α–2,6 位的唾液酸化及蛋白质的水解等就是在此进行和完成的。

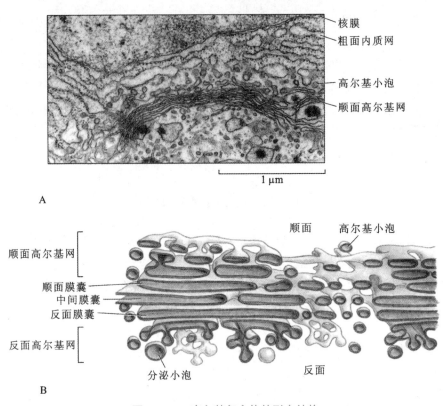

图 2-7-6　高尔基复合体的形态结构
A. 高尔基复合体电镜图；B. 高尔基复合体形态结构示意图

　　高尔基复合体存在于细胞核的附近，并靠近中心体。高尔基复合体的形成及其在细胞中的定位分布，可能与微管的功能有关。因为有实验发现，如果将细胞中的微管解聚，高尔基复合体也随之解体，并会以单体的形式散在于整个细胞质中。

二、高尔基复合体的组成成分

(一) 高尔基复合体含有的脂质

　　作为一种膜性结构细胞器，脂质是高尔基复合体结构最基本的化学组分。有资料表明，高尔基复合体膜的脂质成分含量介于质膜与内质网膜之间（表 2-7-2）。故有人推断，高尔基复合体是构成质膜和内质网之间相互联系的一种过渡性细胞器。

表 2-7-2　质膜、高尔基复合体膜和内质网膜脂质及其含量对比

膜的类型	脂质及其含量（%）					
	脂总含量	磷脂酰乙醇胺	磷脂酰胆碱	鞘磷脂	磷脂酰丝氨酸	胆固醇
质膜	40.0	34.4	32.0	19.2	4.6	0.51
高尔基复合体膜	45.0	36.5	31.4	14.2	4.7	0.47
内质网膜	61.0	35.8	47.8	3.4	5.6	0.12

(二) 高尔基复合体含有的主要酶类

　　在细胞不同结构区域中，酶的分布种类及含量往往反映该结构区域的主要功能特性。一般认为，糖基

转移酶(glycosyltransferases)是高尔基复合体中最具特征性的酶,其主要有参与糖蛋白合成的糖基转移酶类和参与糖脂合成的磺化(或硫化)糖基转移酶类。

同时,在高尔基复合体中还存在着其他的一些重要的酶类,如包括 NADH 细胞色素 c 还原酶和 NADHP 细胞色素还原酶的氧化还原酶,以 $5'-$ 核苷酸酶、腺苷三磷酸酶、硫胺素焦磷酸酶为主体的磷酸酶类,参与磷脂合成的溶血卵磷脂酰基转移酶和磷酸甘油磷脂酰转移酶,由磷脂酶 A_1 与磷脂酶 A_2 组成的磷脂酶类,酪蛋白磷酸激酶,$\alpha-$ 甘露糖苷酶等。

三、高尔基复合体的功能

作为内膜系统的主要结构组成之一,高尔基复合体不仅是胞内物质合成、加工的重要场所,而且和内膜系统其他结构组分一起构成胞内物质转运的特殊通道。其功能作用具体地体现为:

(一)胞内物质的转送运输和细胞的分泌活动

早在 20 世纪 60 年代中期,Jamieson 和 Palade 等人运用放射性核素标记示踪技术,注射 ^{3}H 标记的亮氨酸于豚鼠胰腺细胞,3 min 后,标记的亮氨酸即出现于内质网中;约 20 min 后,从内质网进入高尔基复合体;120 min 后,存在于细胞顶端的分泌泡开始释放。该实验清楚地显示了外源性分泌蛋白在细胞内的合成及其转运途径。此后的研究进一步证明,除外输性分泌蛋白之外,胞内溶酶体中的酸性水解酶蛋白、多种细胞膜蛋白及胶原纤维等细胞外基质成分也都是经高尔基复合体进行定向转送和运输的。

(二)糖蛋白的加工合成

在内质网合成并经由高尔基复合体转送运输的蛋白质中,绝大多数都是经过糖基化修饰加工合成的糖蛋白。糖蛋白可按其糖分子的连接方式而分为 $N-$ 连接糖蛋白和 $O-$ 连接糖蛋白两种类型。前者,其糖链合成与糖基化修饰开始于内质网,完成于高尔基复合体;后者,则主要或完全是在高尔基复合体中进行合成和完成的。因此,高尔基复合体不仅具有对内质网来源的蛋白质进行修饰加工的作用,而且还是糖蛋白中多(寡)糖组分及分泌性多糖类合成的场所。由于高尔基复合体不同部位中存在的与糖的加工修饰相关的酶类是不同的,故糖蛋白在高尔基复合体中的加工和修饰在空间上和时间上具有高度的有序性。其大致的趋势是从顺面开始,在反面完成。例如,溶酶体酶蛋白的修饰加工过程就反映这种有序性。最初是在顺面高尔基网中使溶酶体酶蛋白质上的寡聚糖发生磷酸化,随后在顺面膜囊、中间膜囊、反面膜囊和反面高尔基网中依次发生去甘露糖、加 $N-$ 乙酰葡糖胺、加半乳糖和唾液酸,以及酪氨酸和糖的硫酸盐化等。高尔基复合体在功能上的这种区域性,称作高尔基复合体的功能区隔化(functional compartmentalization),也有人称之为房室化(图 2-7-7)。

(三)蛋白质的水解

对蛋白质的水解修饰,是高尔基复合体的另一功能体现。有些蛋白质或酶,只有在高尔基复合体中被特异性地水解后,才能够成熟或转变为其作用的活性存在形式。例如人胰岛素,在内质网中是以由 86 个氨基酸残基组成,含有 A、B 两条肽链和起连接作用的 C 肽所构成的胰岛素原形式存在的。当它被转运到高尔基复合体时,在水解切除 C 肽后才成为有活性的胰岛素。还有,胰高血糖素、血清蛋白等的成熟,也都是经过在高尔基复合体中的切除修饰完成的。

此外,业已证实,溶酶体酸性水解酶的磷酸化、蛋白聚糖类的硫酸化等,均发生和完成于通过高尔基复合体的转运过程中。

(四)蛋白质的分选与胞内膜泡运输

各种各样的蛋白质,在高尔基复合体中被修饰加工后,通常都要被特异地运输到特定的靶部位(多为不同的细胞器),以发挥其功能活动。新合成的蛋白质被特异地分送到需要它的靶部位的现象,叫做蛋白质分选(protein sorting)。蛋白质分选对于各种蛋白质在细胞内各个部位的正确分布具有重要意义。

在高尔基复合体中,被分选的蛋白质是通过运输小泡被运送到细胞内的靶部位的。运输小泡主要在

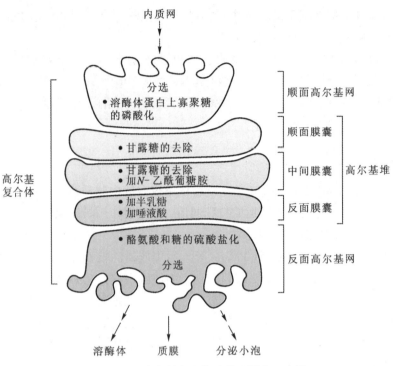

内质网

分选
· 溶酶体蛋白上寡聚糖
  的磷酸化

顺面高尔基网

· 甘露糖的去除

顺面膜囊

· 甘露糖的去除
· 加N-乙酰葡糖胺

中间膜囊

· 加半乳糖
· 加唾液酸

反面膜囊

· 酪氨酸和糖的硫酸盐化

分选

反面高尔基网

高尔基
复合体

高尔基堆

溶酶体   质膜   分泌小泡

图 2-7-7　高尔基复合体功能区隔化示意图

高尔基复合体的反面形成,其外表面可以附着一层衣被蛋白(coat protein)。目前知道的衣被蛋白主要有网格蛋白(clathrin)、衣被蛋白 I (coat protein I ,COP I)和衣被蛋白 II (coat protein II ,COP II)3 种,它们参与不同类型的运输小泡的组成。运输小泡在运输的过程中,其表面的衣被蛋白会不断地解离,以至消失。当它到达靶部位时,便会与其靶结构(如线粒体或溶酶体等)的膜发生融合,从而将其特定的蛋白质运送到特定目的地。

蛋白质分选的现象不仅存在于高尔基复合体中,而且也存在于细胞中其他的一些部位。但不同部位的分选,发生的机制可能是不同的。虽然目前关于这方面的知识还很有限,但有一点是肯定的,即被分选蛋白质本身所含的分选信号是决定其蛋白质去向的关键因素之一。目前知道的分选信号已有不少,其中包括指导蛋白质进入细胞核、线粒体、内质网、溶酶体及过氧化物酶体等靶部位的分选信号(表 2-7-3)。

表 2-7-3　一些典型的分选信号

信号功能	分选信号
输入到细胞核	–Pro–Pro–Lys–Lys–Lys–Arg–Lys–Val–
从细胞核输出	–Leu–Ala–Leu–Lys–Leu–Ala–Gly–Leu–Asp–Ile–
输入到线粒体	^+H_3N–Met–Leu–Ser–Leu–Arg–Gln–Ser–Ile–Arg–Phe–Phe–Lys–Pro–Ala–Thr–Arg–Thr–Leu–Cys–Ser–Ser–Arg–Tyr–Leu–Leu–
输入到过氧化物酶体	–Ser–Lys–Leu–COO^-
输入到内质网	^+H_3N–Met–Met–Ser–Phe–Val–Ser–Leu–Leu–Leu–Val–Glv–Ile–Leu–Phe–Trp–Ala–Thr–Gul–Ala–Gul–Gln–Leu–Thr–Lys–Cys–Glu–Val–Phe–Gln–
回输到内质网	–Lys–Asp–Glu–Leu–COO^-

◆ 拓展知识2-7-4　高尔基复合体的膜泡运输(动画)

四、病理状态下高尔基复合体的异常改变

（一）高尔基复合体肥大

当细胞分泌功能亢进时，往往伴随高尔基复合体结构的肥大。有人在大鼠肾上腺皮质的再生实验中注意到：再生过程中，当腺垂体细胞分泌促肾上腺皮质激素的高尔基复合体处于旺盛分泌状态时，它的整个结构显著增大；再生结束，随着促肾上腺皮质激素分泌的减少，高尔基复合体结构又恢复到常态。

（二）高尔基复合体萎缩与损坏

脂肪肝的形成是由于乙醇等毒性物质的作用，造成肝细胞中高尔基复合体脂蛋白正常合成分泌功能的丧失而引起的。在这种病理状态下，可见到肝细胞高尔基复合体中脂蛋白颗粒明显减少甚至消失，高尔基复合体自身萎缩，结构受到破坏。

（三）肿瘤细胞中高尔基复合体的变化

正常情况下，在分化成熟、分泌活动旺盛的细胞中高尔基复合体较为发达，而在尚未分化成熟或处于生长发育阶段的细胞中，高尔基复合体则相对地较少。通过对各种不同肿瘤细胞的大量观察研究结果表明，高尔基复合体在肿瘤细胞中的数量分布、形态结构及发达程度，也因肿瘤细胞的分化状态不同而呈现显著差异。例如，在低分化的大肠癌细胞中，高尔基复合体仅为聚集和分布在细胞核周围的一些分泌小泡；而在高分化的大肠癌细胞中，高尔基复合体则特别发达，具有典型的高尔基复合体形态结构。

第三节　溶　酶　体

溶酶体（lysosome）是 C.Duve 等于 1955 年在鼠肝细胞的电镜观察中发现的一种细胞器，并因其内含多种水解酶而得名。

一、溶酶体的形态结构与化学组成特征

（一）溶酶体的高度异质性

溶酶体普遍地存在于各类组织细胞之中，是一类具有高度异质性（heterogeneity）的膜性结构细胞器。大量的电镜观察及细胞化学分析研究资料表明：不同组织细胞中的溶酶体，或同一组织细胞中不同的溶酶体，甚至是同一溶酶体的不同生理功能状态，其形态、大小差异显著，最小者直径仅 0.05 μm，最大者直径可达数微米（图 2-7-8）。同时，它们各自的水解酶含量、种类亦不尽相同，从而表现出不同的生化或生理性质。

（二）溶酶体的共同特征

溶酶体也具有许多重要的共同特征：

1. 以单位膜为基本结构形式的膜性细胞器　所有的溶酶体都是由一层单位膜包裹而成的球囊状结构小体。

2. 以酸性磷酸酶为共有标志性酶的多酶体系　溶酶体含有 60 多种酸性水解酶，包括蛋白酶、核酸酶、脂酶、糖苷酶、磷酸酶和溶菌酶等，其中酸性磷酸酶是所有溶酶体共有的标志酶。

3. 溶酶体膜上都嵌有质子泵　普遍存在于溶酶体膜上的质子泵，可依赖水解 ATP 释放出的能量将 H^+ 逆浓度梯度泵入溶酶体中，以形成和维持溶酶体

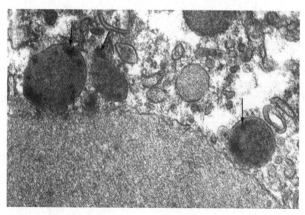

图 2-7-8　透射电镜下溶酶体的形态结构

141

囊腔中酸性的内环境。

4. 均富含两种高度糖基化的跨膜整联蛋白 Igp A 和 Igp B　这两种蛋白质分布在溶酶体膜腔面,可能有利于防止溶酶体所含的酸性水解酶对其自身膜结构的消化分解。

溶酶体膜糖蛋白家族又称溶酶体关联膜蛋白(lysosomal-associated membrane protein,LAMP)。该类蛋白质多肽链的分子组成和结构包括:含有一个较短的 N 端信号肽序列、一个高度糖基化的腔内区、一个单次跨膜区和一个由 10 个左右的氨基酸残基组成的 C 端胞质区。相关蛋白质克隆实验证明:不同物种的同类蛋白质和同一物种的不同蛋白质之功能结构区域,具有高度的氨基酸序列组成同源性。

在典型的溶酶体膜糖蛋白结构的糖基化蛋白核心,连接于多肽链中天冬酰胺残基上的寡糖成分可占到糖蛋白重量的 50%;在寡糖链的末端含有唾液酸。这种高度的糖基化使得蛋白质的等电点极低而呈酸性。

溶酶体结合膜蛋白高度保守的 C 端胞质区可能是该类蛋白从高尔基复合体向溶酶体转运的通用识别信号。因为,如果改变或破坏 C 端的结构组成,就会阻止它们向溶酶体的转运。这也提示,N- 糖基化并非是这些蛋白质必需的转运信号。

二、溶酶体的类型

根据溶酶体的不同发育阶段和生理功能状态,人们一般将之划分为初级溶酶体、次级溶酶体和三级溶酶体 3 种基本类型。

(一) 初级溶酶体

初级溶酶体(primary lysosome)是指通过其形成途径刚刚产生的溶酶体。所以,亦有原溶酶体(protolysosome)及前溶酶体(prelysosome)之称。

初级溶酶体在形态上一般为透明的圆球状。但是,在不同的细胞类型,或者在同一细胞类型的不同发育时期,可呈现为电子致密度较高的颗粒小体或带有棘突的小泡。初级溶酶体囊腔中的酶通常处于非活性状态。

(二) 次级溶酶体

当初级溶酶体经过成熟,接受来自细胞内、外物质,并与之发生相互作用时,即易名为次级溶酶体(secondary lysosome)。因此,所谓的次级溶酶体,实质上是溶酶体的一种功能作用状态,故又被称作消化泡(digestive vacuole)。次级溶酶体体积较大,外形多不规则,囊腔中含有正在被消化分解的物质颗粒或残损的膜碎片。依据次级溶酶体中所含作用底物之性质和来源的不同,又把次级溶酶体分为不同的类型,给予不同的称谓:如果是由初级溶酶体与吞噬体(phagosome)融合所成,就称之为吞噬溶酶体(phagolysosome);倘若是由初级溶酶体和吞饮体(pinosome)融合而成,则被称作多泡体(multivesicular body)。

无论是吞噬溶酶体还是多泡小体,如果其中包含的作用底物是来自于细胞自身的各种组分,或者衰老、残损和破碎的细胞器,统称之为自噬溶酶体(autophagolysosome)或自体吞噬泡(autophagic vacuole);如果作用底物是源于细胞外来的物质,则统称之为异噬溶酶体(heterophagic lysosome)或者异体吞噬泡(heterophagic vacuole)。

(三) 残余体

次级溶酶体在完成对绝大部分作用底物消化、分解作用之后,尚会有一些不能被消化、分解的物质残留于其中。随着酶活性的逐渐降低以至最终消失,进入溶酶体生理功能作用的终末状态。此时即又被易名为残余体(residual body)或三级溶酶体(tertiary lysosome),也有人称之为后溶酶体(post-lysosome)或终末溶酶体(telolysosome)。这些残余体,有些可通过细胞的排异作用,以胞吐的方式被清除,释放到细胞外去;有些则可能会沉积于细胞内而不被外排。例如,常见于脊椎动物和人类神经细胞、肝细胞、心肌细胞内的脂褐素(lipofuscin),见于肿瘤细胞、某些病毒感染细胞、大肺泡细胞和单核吞噬细胞中的髓样结构(myelin figure)及含铁小体,都是未能被外排的残留小体。它们会随个体年龄的增长而在细胞中累积。

溶酶体的类型是相对于溶酶体的功能状态而人为划分的,不同的溶酶体类型,只是同一种功能结构不同功能状态的转换形式。图2-7-9表示溶酶体的这种功能类型转换关系。

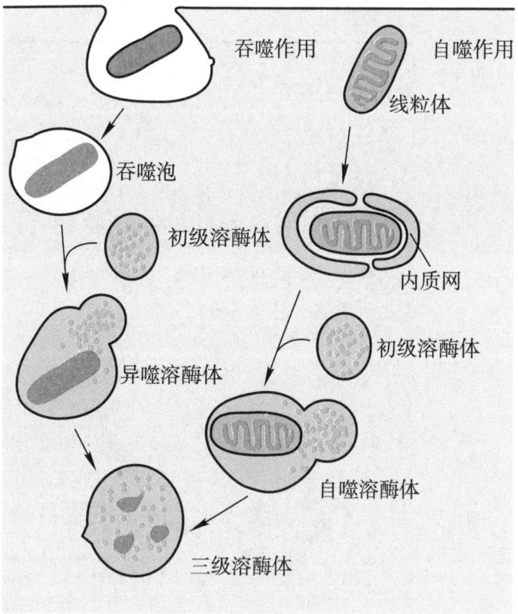

图2-7-9　溶酶体功能类型转换关系示意图

三、溶酶体的形成与成熟

溶酶体的形成是一个由内质网和高尔基复合体共同参与,集胞内物质合成、加工、包装、运输及结构转化为一体的复杂而有序的过程。目前普遍认为,以溶酶体酶蛋白在附着型多聚核糖体上的合成为起始,溶酶体的形成大致经历以下几个重要阶段:

(一)酶蛋白的糖基化与磷酸化

合成的酶蛋白前体首先进入内质网网腔,经过加工、修饰,形成 N- 连接甘露糖糖蛋白,然后再被内质网以出芽的形式包裹形成膜性小泡,转送运输到高尔基复合体的形成面。

进入高尔基复合体的 N- 连接甘露糖糖蛋白,在高尔基复合体形成面囊腔内磷酸转移酶与 N- 乙酰葡糖胺磷酸糖苷酶的催化下,寡糖链上的甘露糖残基磷酸化形成甘露糖 -6- 磷酸(mannose-6-phosphate,M-6-P),此乃溶酶体水解酶分选的重要识别信号。

(二)酶蛋白的分选

当带有 M-6-P 标记的溶酶体水解酶前体到达高尔基复合体成熟面时,被高尔基复合体网膜囊腔面的受体蛋白识别、结合,随即触发高尔基复合体局部出芽和网膜外胞质面网格蛋白(clathrin)的组装,并最终以表面覆有网格蛋白的有被小泡(coated vesicle)形式从高尔基复合体囊膜脱离。

以 M-6-P 为标志的溶酶体酶分选机制是目前了解比较清楚的一条途径,但并非溶酶体酶分选的唯一途径。有实验提示,在某些细胞中可能还存在着非 M-6-P 依赖的其他分选机制。

(三)内体性溶酶体的形成

断离后的有被小泡,很快脱去网格蛋白外被形成表面光滑的无被运输小泡。它们与胞内晚期内体(late endosome)融合,形成内体性溶酶体。

内体是由细胞胞吞作用形成的一类直径为 300～400 nm 的异质性膜泡。晚期内体是相对于早期内体(early endosome)而言。在最初形成的早期内体囊腔中,是一个 pH 和细胞外液大致相当的碱性内环境。当这些早期内体通过分拣、分离出带有质膜受体的再循环内体(recycling endosome)后,即完成了从早期内体向晚期内体的转化。而再循环内体则返回并重新融入到细胞膜中。

(四)溶酶体的成熟

由早期内体分化形成的晚期内体相对靠近细胞核一侧,它们和来源于高尔基复合体的那些含有酸性水解酶的运输小泡融合之后,在膜上质子泵的作用下,胞质中 H^+ 的泵入,使其腔内 pH 从7.4左右下降到6.0以下。在改变了的酸性内环境条件下,溶酶体酶前体从与之结合的 M-6-P 膜受体上解离,并通过去磷酸化而成熟;与此同时,膜 M-6-P 受体则以出芽形成运输小泡的形式,重新回到高尔基复合体成熟面的网膜上。溶酶体的发生过程如图2-7-10所示。

成熟的溶酶体具备物质消化、分解的基本功能。当它们接受胞内、外物质,并与之相互作用时,即转化、

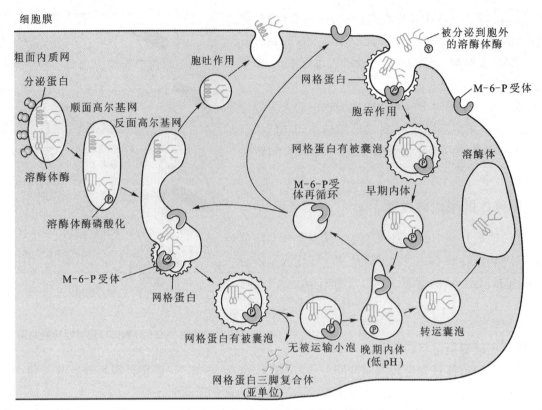

图 2-7-10　溶酶体发生过程示意图

易名为次级溶酶体。

四、溶酶体的功能

溶酶体内含 60 多种酸性水解酶,具有对几乎所有生物分子的强大消化分解能力。溶酶体的一切细胞生物学功能,无不建立在这种对物质的消化和分解作用基础之上。

1. 细胞内物质的消化分解及衰老、残损细胞器的清除更新　溶酶体能够通过形成异噬性溶酶体和自噬性溶酶体的不同途径,及时地对经胞吞(饮)作用摄入的外来物质或细胞内衰老、残损的细胞器进行消化,使之分解成为可被细胞重新利用的小分子物质,透过溶酶体膜释放到细胞质基质,参与细胞的物质代谢。这不仅使可能影响细胞正常生命活动的外来异物和丧失功能的衰老、残损的细胞器得以清除,有效地保证细胞内环境的相对稳定,也有利于细胞器的更新替代。

2. 细胞营养作用　溶酶体作为细胞内消化的细胞器,在细胞饥饿状态下,可通过分解细胞内的一些对于细胞生存并非必需的生物大分子物质,为细胞的生命活动提供营养和能量,维持细胞的基本生存。事实上,在原生动物,其从外界摄入的各种营养物质,就是完全依赖溶酶体的分解消化作用才被细胞有机体吸收利用的。

3. 防御保护功能　细胞防御是机体免疫防御系统的重要组成部分,而溶酶体强大的物质消化和分解能力则是防御细胞实现其免疫防御功能的基本保证和基本机制。通常,在巨噬细胞中均具有发达的溶酶体,被吞噬的细菌或病毒颗粒,最终都是在溶酶体的作用下而得以杀灭,并被分解消化的。

4. 参与某些腺体组织细胞分泌过程的调节　溶酶体常常在某些腺体组织细胞的分泌活动过程中发挥着重要的作用。例如,储存于甲状腺腺体内腔中的甲状腺球蛋白,首先要通过吞噬作用进入分泌细胞内,在溶酶体中水解成甲状腺激素,然后才被分泌到细胞外的。

5. 在生物个体发生、发育过程中的重要作用　溶酶体的重要功能不仅体现在细胞生命活动之始终,而且也体现在整个生物个体的发生和发育过程。

对于有性生殖生物而言,如果说受精卵是生命个体发育的开始,那么生殖配子的形成就是个体发生的前提。在动物精子中,溶酶体特化为其头部最前端的顶体(acrosome),当精子与卵子相遇、识别、接触时,精子释放顶体中的水解酶,溶解、消化围绕卵细胞的滤泡细胞及卵细胞外被,从而为精核的入卵受精打开一条通道。

在无尾两栖类动物个体的变态发育过程中,其幼体尾的退化、吸收,脊椎动物生长发育过程中骨组织的发生及骨质的更新,哺乳动物子宫内膜的周期性萎缩、断乳后乳腺的退行性变化、衰老红细胞的清除及某些特定的细胞程序性死亡等,都离不开溶酶体的作用。

◆ 拓展知识 2-7-5　溶酶体与自噬作用

五、溶酶体异常与人类疾病

溶酶体在细胞生命活动中具有多方面的重要生物学功能。把由于溶酶体的结构或功能异常引起的疾病统称之为溶酶体病。近年来,人们对于溶酶体与人类某些疾病的关系,进行了颇为广泛深入的探讨和研究,取得一定的成果。

(一)与溶酶体相关的人类先天性疾病

目前已经发现有40余种先天性溶酶体病系由溶酶体中某些酶的缺乏或缺陷所引起。现举两例简单介绍如下:

1. 泰-萨克斯病　泰-萨克斯病(Tay-Sachs disease)亦称黑蒙性痴呆。由于患者缺乏氨基己糖酶A,阻断GM2神经节苷脂的代谢,导致GM2的代谢障碍,使其在脑及神经系统和心脏、肝等组织大量累积所致。

2. Ⅱ型糖原累积病　Ⅱ型糖原累积病(type Ⅱ glycogenosis,Pompe's disease)是由于缺乏 $\alpha-$ 糖苷酶,以致糖原代谢受阻而沉积于全身多种组织,主要受累器官和组织包括脑、肝、肾、肾上腺、骨骼肌和心肌等。

此外,某些药物也会引起获得性溶酶体酶缺乏相关疾病。例如,磺胺类药物会造成巨噬细胞内pH的升高,使得酸化降低,导致所吞噬的细菌不能被有效地杀灭而引发炎症。还有,抗疟药、抗组胺药及抗抑郁药会因其在溶酶体中的蓄积,或引起某些细胞代谢中间产物在溶酶体中的蓄积,从而直接或间接地导致溶酶体病的发生。获得性溶酶体酶缺乏疾病是比较少见的。

(二)溶酶体酶的释放或外泄造成的细胞或组织损伤性疾病

由于受到某些理化或生物因素的影响,使溶酶体膜的稳定性发生改变,导致酶的释放,结果造成细胞、组织的损伤或疾病:

1. 硅沉着病　硅沉着病是一种由溶酶体膜受损导致溶酶体酶释放的常见职业病,发病机制为:吸入肺中的硅尘颗粒,被肺组织中的巨噬细胞吞噬,形成吞噬体,进而与内体性溶酶体(或初级溶酶体)融合为吞噬性溶酶体。带有负电荷的硅尘颗粒在溶酶体内形成硅酸分子,以非共价键与溶酶体膜受体或膜上的阳离子结合,影响膜的稳定性,使溶酶体酶和硅酸分子外泄,造成巨噬细胞的自溶。一方面,外泄的溶酶体酶消化和溶解周围的组织细胞,另一方面,释放出的不能被消化分解的硅尘颗粒又被巨噬细胞吞噬。上述过程不断重复,结果诱导成纤维细胞增生,并分泌大量胶原物质,造成肺组织纤维化,降低肺的弹性,引起肺功能障碍甚或丧失。

2. 痛风　痛风是以高尿酸血症为主要临床生化指征的嘌呤代谢紊乱性疾病。当尿酸盐生成与排除之间的平衡失调,血尿酸盐升高时,尿酸盐会以结晶形式沉积于关节、关节周围及多种组织,并被白细胞吞噬。被吞噬的尿酸盐结晶与溶酶体膜之间形成的氢键结合,改变了溶酶体膜的稳定性,溶酶体中水解酶和组胺等致炎物质释放,引起白细胞自溶坏死的同时,引发所在沉积组织的急性炎症。被释放的尿酸盐又继续在组织沉积。当沉积发生在关节、关节周围、滑囊、腱鞘等组织时,会形成异物性肉芽肿;在肾,则可能导致尿酸性肾结石或慢性间质性肾炎。

此外,溶酶体酶的释放与类风湿关节炎的发生、休克发生后的细胞与机体的不可逆损伤等都有着密切的关系。

第四节 过氧化物酶体

过氧化物酶体(peroxisome)最初被称作微体(microbody),是 1954 年首次发现于鼠肾小管上皮细胞中的亚微结构。此后几十年的大量观察研究表明,该结构是普遍地存在于各类细胞之中的一种细胞固有的结构小体。

过氧化物酶体也是由一层单位膜包裹而成的膜性结构细胞器。因为过氧化物酶体在形态、结构和物质降解功能上与溶酶体类似及其本身的异质性,以致在相当长的一段时间内不能够把它们与溶酶体区分开来。直至 20 世纪 70 年代,人们才逐渐确认过氧化物酶体是完全不同于溶酶体的另一种细胞器,并根据其内含氧化酶和过氧化氢酶的特点而命名为过氧化物酶体。

一、过氧化物酶体的形态结构特征

过氧化物酶体在形态上多呈圆形或卵圆形,偶见半月形和长方形;其直径大小变化在 0.2 ~ 1.7 μm。电镜下,其不同于溶酶体等类似的膜泡结构小体的显著特征是:① 过氧化物酶体中常常含有电子致密度较高、排列规则的晶格结构,由尿酸氧化酶所形成,被称作拟核(nucleoid)或类晶体(crystalloid)。② 在过氧化物酶体界膜内表面可见一条称之为边缘板(marginal plate)的高电子致密度条带状结构。该结构的位置与过氧化物酶体的形态有关:如果存在于一侧,过氧化物酶体会呈半月形;倘若分布在两侧,过氧化物酶体则为长方形。

二、过氧化物酶体膜的理化特征

以磷脂酰胆碱和磷脂酰乙醇胺为主要结构组分的过氧化物酶体脂质膜,具有较高的物质通透性,不仅可允许氨基酸、蔗糖、乳酸等小分子物质的自由穿越,而且,在一定条件下也允许某些大分子物质的非吞噬性穿膜转运,从而保证了过氧化物酶体反应底物及代谢产物的通畅运输。

三、过氧化物酶体中的酶

过氧化物酶体的异质性不仅表现为形态、大小的多样性,而且也体现在不同的过氧化物酶体所含酶类及其生理功能的不同。迄今为止,已经鉴定的过氧化物酶体中的酶就达 40 余种,但是至今尚未发现一种过氧化物酶体含有全部的 40 多种酶。根据不同酶的作用性质,可把过氧化物酶大体上分为三类:

1. 氧化酶类 氧化酶类包括尿酸氧化酶、D- 氨基酸氧化酶、L- 氨基酸氧化酶、L-α 氨基酸氧化酶等黄素腺嘌呤二核苷酸(FAD)依赖氧化酶类。各种氧化酶占过氧化物酶体酶总量的 50% ~ 60%。尽管各种氧化酶的作用底物互不相同,但是,它们共同的基本特征是:在对其作用底物的氧化过程中能够把氧还原成过氧化氢。这一反应通式可表示如下:

$$RH_2 + O_2 \longrightarrow R + H_2O_2$$

2. 过氧化氢酶类 过氧化氢酶约占过氧化物酶体酶总量的 40%;因其几乎存在于各类细胞的过氧化物酶体中,故而被看做是过氧化物酶体的标志性酶。该酶的作用是将过氧化氢分解成水和氧气,即:

$$2H_2O_2 \longrightarrow 2H_2O + O_2$$

3. 过氧化物酶类 过氧化物酶可能仅存在于如血细胞等少数几种细胞类型的过氧化物酶体之中。其作用与过氧化氢酶相同,即可催化过氧化氢生成水和氧气。

此外,在过氧化物酶体中还含有苹果酸脱氢酶、柠檬酸脱氢酶等。

四、过氧化物酶体的功能

1. 解毒功能　过氧化物酶体中的氧化酶,可利用分子氧,通过氧化反应祛除特异有机底物上的氢原子,产生过氧化氢;而过氧化氢酶,又能够利用过氧化氢去氧化诸如甲醛、甲酸、酚、醇等各种反应底物。

氧化酶与过氧化氢酶催化作用的偶联,形成一个由过氧化氢协调的简单的呼吸链(图2-7-11)。这不但是过氧化物酶体独有的重要特征之一,而且也是过氧化物酶体主要功能的体现,即可以有效地消除细胞代谢过程中产生的过氧化氢及其他毒性物质,从而起到对细胞的保护作用。这种反应类型,在肝、肾组织细胞中显得尤为重要。比如,饮酒进入人体的乙醇,主要就是通过此种方式被氧化解毒的。

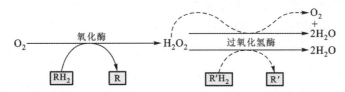

图2-7-11　氧化酶与过氧化氢酶催化作用偶联呼吸链

2. 细胞氧张力的调节　尽管过氧化物酶体只占到细胞内氧耗量的20%,但是,其氧化能力却会随氧浓度的增高而增强。因此,即便细胞出现高浓度氧状态时,也会通过过氧化物酶体的强氧化作用而得以有效调节,以避免细胞遭受高浓度氧的损害。

3. 对脂肪酸等高能物质的分解转化　过氧化物酶体的另一功能是分解脂肪酸等高能分子,或使其转化为乙酰辅酶A,并被转运到细胞质基质,以备生物合成反应中的再利用;或者向细胞直接提供热能。

五、过氧化物酶体的发生

关于过氧化物酶体的发生,目前存在两种不同的观点。

早前,人们根据一些形态观察获得的实验资料,认为过氧化物酶体的发生和形成过程相似于溶酶体,即过氧化物酶体的酶蛋白是在粗面内质网上的附着核糖体合成,经过在内质网网腔中的加工修饰后,以转运小泡的形式转移、分化形成的。

而现在则有证据显示,过氧化物酶体的发生与线粒体相类似,是由原有的过氧化物酶体分裂而来。分裂产生的子代过氧化物酶体经过进一步的装配,最后形成成熟的过氧化物酶体细胞器。更有实验证明:过氧化物酶体基质蛋白是合成于细胞质中游离的核糖体上,然后,在其肽链某一端特定的过氧化物酶体导向信号(peroxisomal targeting signal,PTS)或前导肽(leader peptide)的引导下进入到过氧化物酶体中的;过氧化物酶体膜整联蛋白也是在游离核糖体上合成的。

但是,无论上述哪种观点,都不排除和否认内质网在过氧化物酶体形成过程中的作用。首先,构成过氧化物酶体的膜脂,可能是在内质网上合成,再通过磷脂交换蛋白或膜泡运输的方式完成其转运的;其次,在细胞质中游离核糖体上合成的过氧化物酶体膜整联蛋白,可能通过三种不同的途径嵌入过氧化物酶体的脂质膜中。这三种可能的途径分别是:① 在过氧化物酶体进行分裂增殖之前直接嵌入;② 嵌入来自于内质网的过氧化物酶体膜脂转移小泡,并随同转移小泡一起加入到过氧化物酶体;③ 嵌入正在从内质网膜上分离,但是又尚未完全分离的过氧化物酶体的脂质膜上,然后与过氧化物酶体膜脂一起以转移小泡的形式被转运到过氧化物酶体。

六、过氧化物酶体异常与疾病

(一)原发性过氧化物酶体缺陷与疾病

与原发性过氧化物酶体缺陷相关的大多是一些遗传性疾病。例如:

1. 遗传性无过氧化氢酶血症　该类患者细胞内过氧化氢酶缺乏,抗感染能力下降,易发口腔炎等疾病。

2. Zellweger综合征　又称脑肝肾综合征,为一种常染色体隐性遗传病,患者肝、肾细胞中有过氧化物酶体结构异常及过氧化氢酶缺乏,并可能有琥珀酸脱氢酶与CoQ之间的电子传递障碍。临床表现为严重肝功能障碍、重度骨骼肌张力减退、脑发育迟缓及癫痫等综合症状。

(二)过氧化物酶体病理性改变导致的疾病

过氧化物酶体的病理性改变可表现为数量、体积、形态等多种异常。例如,在患有甲状腺功能亢进、慢性乙醇中毒或慢性低氧血症等疾病时,可见患者肝细胞中过氧化物酶体数量增多,而在甲状腺功能减退、肝脂肪变性或高脂血症等情况下,过氧化物酶体数量减少、老化或发育不全。这也提示,甲状腺激素与过氧化物酶体的产生、形成和发育具有一定的关系。

过氧化物酶体数目、大小及酶含量的异常变化亦常见于病毒、细菌及寄生虫感染、炎症或内毒素血症等病理情况以及肿瘤细胞中。

基质溶解是过氧化物酶体最常见的异常形态学变化。其主要形式是在过氧化物酶体内出现片状和小管状结晶包涵物。此种改变往往发生于缺血性组织损伤。

◆ **拓展知识2-7-6**　内膜系统与细胞内的房室化

◆ **拓展知识2-7-7**　内膜系统与膜流

◆ **拓展知识2-7-8**　内膜系统的起源

(李　刚)

思考题

1. 细胞中所合成蛋白质的结构的正确性及其所存在空间位置的正确性是如何实现的?

2. 结合内膜系统各种细胞器的结构特征、功能作用及其相互关系,说明细胞功能活动的整体性。

数字课程学习

📚 学习目标　　⬇️ 教学PPT　　📝 自测题

第八章　线　粒　体

　　线粒体（mitochondrion，复数 mitochondria）是普遍存在于真核生物中的一种重要而独特的细胞器。机体通过生物氧化作用将摄取的糖、蛋白质、脂肪等营养物质进行氧化分解，进而在线粒体中经过氧化磷酸化作用以实现食物中储存的能量向 ATP（细胞生命活动直接能源）的转化。人体内大约 95% 的 ATP 都是在线粒体内合成的，故线粒体有细胞"动力工厂"之称。对线粒体的认识至今已有 100 多年的历史。早在 1850 年，在光学显微镜下就已观察到不同动物细胞中有这种小颗粒结构存在。1890 年，德国生物学家 Altmann 对此进行了比较系统的研究，将细胞内这种颗粒称为原生粒（bioblast）。1897 年，Benda 将此颗粒首次命名为线粒体（mitochondrion，源于希腊字 mito：线，chondrion：颗粒），一直沿用至今。线粒体被发现后，经过许多科学家不断研究，人们对线粒体的结构、功能、发生等有了逐渐深入的了解。到 20 世纪 80 年代，对线粒体的研究已发展成为一门相对独立的学科—— "线粒体学"。90 年代中期以来，由于发现线粒体 DNA 的突变与 100 多种人类疾病的发生有关，因此又兴起"线粒体医学"。

第一节　线粒体的形态结构与组成成分

　　线粒体是一个敏感而多变的细胞器，普遍存在于哺乳动物除成熟红细胞以外的所有细胞中。其形态、大小、数量和分布，常因细胞种类的不同而异。即使在同一细胞中，也会因细胞生理功能和环境的不同而发生较大的变化。

一、线粒体的形态、数量及分布

　　线粒体形态多样，光镜下一般呈线状、粒状或杆状，直径 0.2~1.0 μm，长 1~4 μm。有的线粒体较大，直径 2~3 μm，长 7~10 μm，称为"巨大线粒体"，见于一些骨骼肌细胞中。线粒体大小与生理状态变化密切相关。利用荧光标记显示活细胞中线粒体是动态变化的细胞器，线粒体之间可以发生融合和再分离，这种融合和分离不时地改变线粒体的形状、大小和数量。线粒体的形态也随细胞发育阶段不同而异，如人胚胎干细胞的线粒体，在发育早期为短棒状，在发育晚期为长棒状。

　　线粒体的数量因细胞种类不同而有很大差别。动物细胞中，一般有几百至几千个线粒体，如大鼠肝细胞内的线粒体数为 1 000~2 000 个，使线粒体的总体积占到肝细胞体积的 1/5；哺乳动物成熟的红细胞中没有线粒体。线粒体的数目与细胞生理功能及代谢活动有关，代谢旺盛需要能量较多时，线粒体数目较多，反之线粒体的数目较少。

　　线粒体在细胞质中一般为随机分布，但经常与含脂肪酸的脂滴结合，从这些脂滴中可获取用于氧化反应的原料。在细胞中，线粒体多聚集在能量需求多的区域，如在肌细胞中线粒体集中分布在肌原纤维之间；在精子细胞中，线粒体围绕鞭毛中轴紧密排列（以利于精子运动时尾部摆动的能量供应）。当细胞内的代谢

149

和能量需求状态改变时,线粒体在细胞质中向代谢旺盛的需能部位集中。如分泌细胞在合成蛋白质时线粒体集中分布在内质网周围;当肾小管上皮细胞对物质主动交换功能旺盛时,其基底面可见大量平行排列于质膜内褶间的线粒体。有丝分裂时,线粒体均匀集中在纺锤丝周围,分裂结束后,它们大致平均分配到两个子细胞中。线粒体在细胞质中的分布和迁移往往沿微管进行,故线粒体常常排列成长链形,并与微管的分布相对应。

二、线粒体的亚微结构

电镜下,线粒体是由两层高度特化的单位膜套叠而成的封闭性膜囊结构。两层膜将线粒体内部空间与细胞质隔离,形成两个独立的线粒体室,构成线粒体的支架(图 2-8-1)。

(一) 外膜

外膜(outer membrane)是线粒体最外层所包绕的一层单位膜,厚 5 ~ 7 nm,光滑而有弹性。在化学组成上,外膜中脂质和蛋白质约各占 50%。外膜中含有整联蛋白即孔蛋白(porin),孔蛋白是由 β 片层形成的桶状结构,桶状结构包绕形成直径 2 ~ 3 nm 的内部通道。孔蛋白并非一个静态结构,它可以对细胞的不同状态作出反应,从而可逆性地关闭。当孔蛋白通道完全打开时,允许小相对分子质量的物质或蛋白质(≤50 000)通过。例如 ATP、NAD、辅酶 A 等都能在膜间隙和胞质溶胶之间自由通过。外膜像是一层滤网,使小分子物质进入膜间隙,但内膜具有不通透性,所以膜间隙中的小分子成分与细胞质相似。外膜含有一

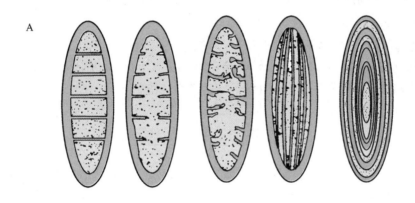

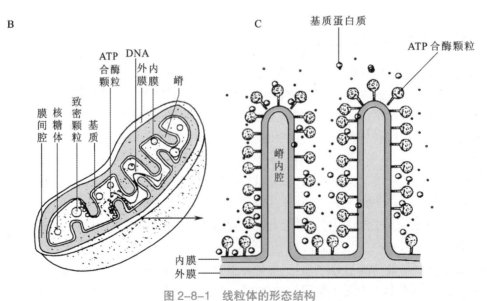

图 2-8-1　线粒体的形态结构

A. 线粒体的形态;B. 线粒体的整体亚微结构;C. 线粒体嵴的亚微结构

些特殊的酶类,这些酶可催化如肾上腺素氧化、色氨酸的降解、脂肪酸链的延长等。表明外膜不仅可以参与膜磷脂的合成,而且还可以对那些将在线粒体基质中进行彻底氧化的物质先行初步分解。外膜的标志酶是单胺氧化酶(monoamine oxidase)。

(二) 内膜和内部空间

内膜(inner membrane)也是一层单位膜,厚 6~8 nm。内膜中约 20% 是脂类,80% 是蛋白质,蛋白质的含量明显高于其他膜成分。内膜高度特化,脂双层中缺乏胆固醇,但富含稀有的双磷脂酰甘油(diphosphatidylglycerol),即心磷脂(cardiolipin),约占磷脂含量的 20%。心磷脂结构中含有的 4 个脂肪酸有助于形成内膜的通透性屏障,与离子的不可通透性有关。内膜通透性很小,只允许相对分子质量 110~150 的不带电荷的小分子通过。一些较大的分子和离子都是由特异的膜转运蛋白转运进出线粒体基质。线粒体内膜的高度不透性对建立质子电化学梯度,驱动 ATP 的合成起重要作用。另外,线粒体内膜的一些蛋白质参与 Ca^{2+} 的吸收和释放。Ca^{2+} 是各种细胞活动的重要触发器,最近的研究证实,线粒体与内质网一起在调节细胞质基质 Ca^{2+} 浓度中起重要作用。

内膜将线粒体的内部空间分成两部分,其中由内膜直接包围的空间称内腔,含有基质,也称基质腔(matrix space);内膜与外膜之间的空间称为外腔,或膜间隙(intermembrane space)。内膜上有许多向内腔突起的折叠(infolding),形成嵴(cristae)。嵴与嵴之间的内腔部分称嵴间腔(intercristal space),而由于嵴向内腔突进造成的外腔向内伸入的部分称为嵴内腔(intracristal space)。嵴的存在大大扩大了内膜的面积,增加了内膜的代谢效率。如心肌细胞对 ATP 的需求量大,因而其线粒体中嵴的数量是肝细胞的 3 倍之多。

不同类型的细胞中,嵴的形状与排列方式不同。一般有如下几种类型的嵴:① 板层状:多存在于高等动物细胞中,嵴呈板层状,多垂直于线粒体的长轴;② 管状:嵴呈管状,多存在于原生动物和大多数植物细胞中;③ 有的嵴呈同心圆状排列,如在 SP2/0-Ag14 骨髓瘤细胞的线粒体中。此外,有的嵴由于分支形成复杂的网状。细胞功能状态不同,嵴的数量也不同。一般需能较多的细胞,线粒体数量较多,嵴的数量也多。

内膜(包括嵴)的内表面附着许多突出于内腔的颗粒,称为基粒(elementary particle),据估计,每个线粒体有 10^4~10^5 个基粒。利用磷钨酸做负染时,在电镜下这种颗粒清晰可见,它是通过细柄与内膜相连。基粒由多种蛋白质亚基组成,头部呈扁球体,高约 8 nm,宽 10 nm;柄部直径约 4 nm,长 4.5~5 nm;头部与柄部相连凸出在内膜表面,柄部则与嵌入内膜的基部相连。目前已明确,基粒是将呼吸链电子传递过程中释放的能量用于使 ADP 磷酸化生成 ATP 的关键装置,是由多种多肽构成的复合体,其化学本质是 ATP 合酶复合体(ATP synthase complex),也称 F_0F_1ATP 酶(F_0F_1-ATPase)。

(三) 内外膜转位接触点

利用电镜技术,可以观察到在线粒体的内、外膜上存在许多内膜与外膜相互接触的位点。采用免疫电镜技术,可观察到在其接触位点有很多蛋白质前体的聚集,提示它可能是蛋白质等大分子物质进入线粒体的通道,故将其称为转位接触点(translocation contact site)(图 2-8-2)。有研究表明,直径 1 μm 的鼠肝线粒体有 100 个左右的转位接触点。

(四) 基质

线粒体内腔充满电子密度较低的均质胶状物,称之为基质(matrix),其内含有多种可溶性蛋白质、脂类和一些有形成分。线粒体中催化三羧酸循环、脂肪酸氧化、丙酮酸氧化、蛋白质合成等有关的酶都在基质中。基质中的有形成分包括线粒体独特的双链环状DNA、RNA 和核糖体等,它们构成了线粒体相对独立的遗传信息复制、转录和翻译系统。因此,线粒体是哺乳动物细胞除细胞核以外唯一含有 DNA 的细胞器,每个线粒体中可有一个或多个 DNA 拷贝。

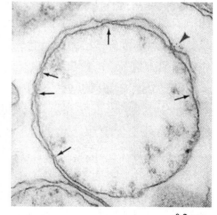

0.2 μm

图 2-8-2　线粒体内外膜转位接触点

基质内的致密颗粒状物质中含有 Ca^{2+}、Mg^{2+} 或 Zn^{2+} 等,其中含有 Ca^{2+} 的颗粒状物质可能是磷酸钙的沉积物,与储积 Ca^{2+} 有关。线粒体本身又是一个 Ca^{2+} 存储器,在一定程度上能控制细胞质中 Ca^{2+} 的浓度。

三、线粒体的化学组成

线粒体干重的主要成分是蛋白质,占 65%～70%,多数分布于内膜和基质,这提示线粒体主要通过内膜和基质发挥生物学功能。线粒体蛋白质分为两类:一类是可溶性蛋白,包括基质中的酶和膜外周蛋白;另一类是不溶性蛋白质,为膜结构蛋白或膜镶嵌蛋白。脂质占线粒体干重的 25%～30%,大部分是磷脂。此外,线粒体还含有 DNA、多种辅酶(如 CoQ、FMN、FAD 和 NAD^+)、维生素和各类无机离子。线粒体含有众多酶系,目前已确认的有 120 余种,是细胞中含酶最多的细胞器。这些酶分别位于线粒体内特定的空间位置上,在线粒体行使细胞氧化功能时起重要的作用。有些酶可作为线粒体不同空间位置的标志酶,如内、外膜的标志酶分别是细胞色素氧化酶和单胺氧化酶;基质和膜间腔的标志酶分别为苹果酸脱氢酶和腺苷酸激酶。

第二节　线粒体的功能

细胞生命活动的能量主要来自 ATP。在动物细胞中,绝大部分的 ATP 是在线粒体中合成的。线粒体是物质最终彻底氧化分解的场所,其主要功能是进行三羧酸循环及氧化磷酸化合成 ATP,因而线粒体是绝大多数细胞代谢过程中能量转换和输出的中心场所。此外,线粒体还在细胞中氧自由基的生成,调节细胞氧化－还原电位、脂肪酸代谢、嘧啶生物合成、体内钙平衡,以及细胞信号转导中起着重要作用。现在已经知道,细胞的许多生命现象(如凋亡、老化等)及多种疾病(如肿瘤、肌病、糖尿病、肥胖、神经退行性疾病等)的发生都与线粒体功能障碍有关。

一、线粒体中的氧化代谢

(一) 生物氧化

较高等的动物都能依靠呼吸系统从外界吸取 O_2,并排出 CO_2。从某种意义上说,细胞中也存在这样的呼吸作用,即在细胞特定的细胞器(主要是线粒体)内,在 O_2 的参与下,分解各种大分子物质,产生 CO_2;与此同时,分解代谢释放出的能量储存于 ATP 中,这一过程称为生物氧化(biological oxidation)或细胞氧化(cellular oxidation),也称为细胞呼吸(cellular respiration)。生物氧化是细胞内提供生物能源的主要途径,它的化学反应与物质体外氧化(燃烧)时消耗的氧量、最终产物(CO_2 和 H_2O)和释放的能量均相同。但是,生物氧化具有以下特点:① 生物氧化本质上是在线粒体中进行的一系列由酶系所催化的氧化还原反应;② 所产生的能量储存于 ATP 的高能磷酸键中;③ 整个反应过程是分步进行的,能量也是逐步释放的;④ 反应在恒温(37℃)和恒压条件下进行的;⑤ 反应过程中需要 H_2O 的参与。以葡糖糖为例这个过程可分为 4 个步骤:无氧酵解、三羧酸循环、电子传递和氧化磷酸化。其中无氧酵解是在细胞质中进行,三羧酸循环在线粒体基质中进行,电子传递和氧化磷酸化过程偶联在一起在线粒体内膜上进行。

(二) 细胞能量转换分子 ATP

生物氧化产生的能量并不像燃烧产生的热能那样散发出来,大约有 40% 以化学能的形式储存于细胞能量转换分子 ATP 中。ATP 是一种高能磷酸化合物,生物氧化时,释放的能量可通过 ADP 的磷酸化而及时储存于 ATP 的高能磷酸键中;反之,当细胞进行各种活动需要能量时,高能磷酸键水解,释放能量来满足机体需要。生理条件下,每摩尔 ATP 水解为 ADP 和 Pi 时释放的能量为 30.5 kJ。

(三) 线粒体基质中的三羧酸循环

生物氧化的第一步是在细胞质中将糖、脂肪和蛋白质分解成为相应的基本单位,进一步降解为共同产物乙酰辅酶 A(乙酰 CoA)。乙酰辅酶 A 可在线粒体基质中进入三羧酸循环(tricarboxylic acid cycle,TCA 循环)

被氧化分解(图 2-8-3)。如糖酵解过程中产生丙酮酸或乙酰 CoA,脂肪酸分解的重要终产物是乙酰 CoA,所有 20 种氨基酸都可被分解成丙酮酸或乙酰 CoA 或 TCA 循环的中间产物。三羧酸循环是三大营养物质生物氧化最终共同通路。三羧酸循环本身并不是释放能量生成 ATP 的主要环节,其作用在于通过 4 次脱氢,为氧化磷酸化反应生成 ATP 提供 NADH+H⁺ 和 FADH₂。三羧酸循环总反应式为:

$$乙酰\ CoA + 3NAD^+ + FAD + GDP + Pi + 2H_2O \rightarrow$$

$$HS\ CoA + 3NADH + 3H^+ + FADH_2 + GTP + 2CO_2$$

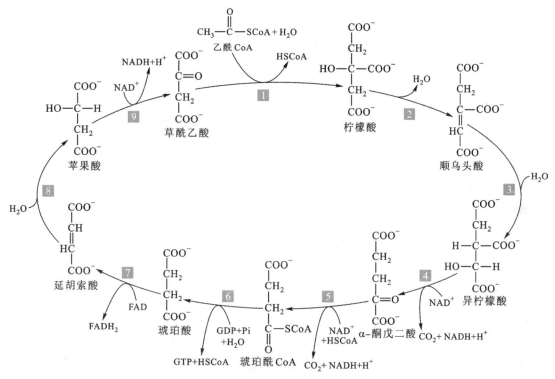

图 2-8-3 三羧酸循环

二、线粒体与氧化磷酸化

在机体能量代谢中,ATP 是体内主要供能的高能化合物。细胞内 ATP 形成的主要方式是氧化磷酸化(oxidative phosphorylation),即由底物氧化而产生的电子在呼吸链传递过程中偶联 ADP 磷酸化,生成 ATP。氧化磷酸化是释放代谢能的主要环节。

线粒体基质中三羧酸循环所脱下的 H,由 NADH 和 FADH₂ 携带,通过多种酶和辅酶催化的连锁反应逐步传递,最终与氧结合生成水。然而,H 并不能直接与 O_2 结合。一般认为,H 须首先离解为 H^+ 和 e^-,电子经过线粒体内膜上酶系的逐级传递,最终使 $1/2O_2$ 成为 O_2^-,后者再与基质中的 2 个 H^+ 化合生成 H_2O。这一传递电子的酶体系是由一系列能够可逆地接受和释放 H^+ 和 e^- 的化学物质所组成的,它们在线粒体内膜上相互关联有序地排列成传递链,称为呼吸链(respiratory chain)或电子传递链(electron transport chain)。

(一)氧化磷酸化的结构基础

1. 电子载体的类型 电子传递链由一系列特殊的电子载体构成。在电子传递过程中,与释放的电子结合并将电子传递下去的化合物称为电子载体(electron carrier)。参与电子传递链的电子载体有 5 种,分别是黄素蛋白、细胞色素、泛醌、铁硫蛋白和铜原子。除泛醌外,接受和供给电子的氧化还原中心都是辅基,即与蛋白质紧密相连的非氨基酸组分。

黄素蛋白(flavoprotein):由一条多肽与黄素单核苷酸(FMN)或黄素腺嘌呤二核苷酸(FAD)紧密结合组

成。黄素蛋白的辅基都是核黄素(维生素 B_2)的衍生物,每个辅基都能接受和供给两个质子和两个电子。线粒体中主要的黄素蛋白有电子传递链中的 NADH 脱氢酶和 TCA 循环中的琥珀酸脱氢酶。

细胞色素(cytochrome):是一种以血红素为辅基的催化电子传递的酶蛋白。血红素辅基由卟啉环结合一个位于环中央的铁离子构成。接受或失去单个电子后,血红素中的铁原子能在 Fe^{3+} 和 Fe^{2+} 不同的氧化状态之间可逆转变。根据吸收光谱不同,将细胞色素分为细胞色素 a、b、c(Cyt a,Cyt b,Cyt c)三类,每一类中又因其最大吸收峰的微小差别再分为几种亚类。各种细胞色素的主要差别在于铁卟啉辅基的侧链及铁卟啉与蛋白质部分的连接方式。

泛醌(ubiquinone,UQ):或称辅酶 Q(coenzyme Q,CoQ),是一种脂溶性的、带有一条长的类异戊二烯侧链的苯醌。泛醌能够接受一个电子成为半醌自由基(QH^*)或接受 2 个电子成为氢醌(QH_2),在双电子供体和单电子受体之间的接合处发挥作用。泛醌不但体积小而且疏水,能够在线粒体内膜脂质双分子层中自由扩散。泛醌既携带电子又携带质子。

铁硫蛋白(iron-sulfur protein):是一类含非血红素铁的蛋白质。蛋白质分子的中央是铁硫中心(iron-sulfur center)。铁原子与铁硫中心的无机硫原子相连,最常见的是在蛋白质的中央含有 2 个铁原子和 2 个硫原子或含有 4 个铁原子和 4 个硫原子(以[2Fe-2S]和[4Fe-4S]形式存在),并且通过硫与蛋白质的半胱氨酸残基相连。即使一个铁硫蛋白中有多个铁原子,但整个复合体一次只能接受和供给一个电子,也是通过 Fe^{3+} 和 Fe^{2+} 两种状态的变换传递电子。在线粒体中已发现 12 种以上的铁硫中心。

铜原子(copper atom):都处在线粒体内膜的单个蛋白质内,它们通过在 Cu^{2+} 和 Cu^+ 两种氧化态之间的变换接受和给出一个电子。

2. 电子载体排列顺序 实验证明,电子传递链上的电子载体有严格的排列顺序和方向。宾夕法尼亚大学的 Britton Chance 及同事通过确定不同抑制剂存在的情况下各种电子载体的氧化还原状态,证明电子载体是按氧化还原电位从低向高排序。NAD^+/NADH 的氧化还原电位值最低($E'_0 = -0.32$ V),O_2/H_2O 的最高($E'_0 = +0.82$ V)。根据电子传递反应中的电位下降,可以得出传递链中各组成成分的排列次序。这些组成成分按次序为 NADH 脱氢酶、黄素[黄素腺嘌呤二核苷酸(FAD)或黄素单核苷酸(FMN)]脱氢酶、铁硫蛋白、辅酶 Q、细胞色素 b、细胞色素 c_1、细胞色素 c、细胞色素 a、细胞色素 a_3。每一个载体获得前一个载体的电子被还原,随后将电子传递给相邻的下一个载体而被氧化。电子传递链的最终受体是 O_2,O_2 接受电子后与 H^+ 结合生成水。

3. 电子转运复合体 电子传递链中的各组分,并不是游离存在的,均以多分子复合体的形式包埋在线粒体内膜中(除泛醌和细胞色素 c 外)。用胆酸、脱氧胆酸等反复处理线粒体内膜可分离出 4 种膜蛋白复合体,分别命名为复合体 Ⅰ、Ⅱ、Ⅲ和Ⅳ。电子传递链中的细胞色素 c 和泛醌不属于任何一种复合体,它们独立存在于线粒体膜上,其中泛醌以可溶的分子库形式存在于脂双层中,细胞色素 c 是一种外周膜蛋白。泛醌和细胞色素 c 被认为能在膜内或沿着膜运动,在较大的、相对不能移动的蛋白复合体之间穿梭传递电子。复合体 Ⅰ 与Ⅲ和Ⅳ组成一条主呼吸链,催化 NADH 的氧化;复合体Ⅱ与Ⅲ和Ⅳ则组成另一条呼吸链,催化琥珀酸的氧化。这些复合体在线粒体内膜中既有一定的流动性,又有一定的空间分布,组成典型的多酶体系。线粒体中氧化过程是由这 4 种膜蛋白复合体相继作用来完成的,每一种复合体都能催化电子通过呼吸链中一个特定的环节。

(1) 复合体 Ⅰ(或 NADH 脱氢酶) 复合体 Ⅰ 是电子传递的入口,催化一对电子从 NADH 转移到泛醌(UQ)上形成氢醌(UQH_2)。哺乳动物中复合体 Ⅰ 呈巨大的 L 形酶复合物,其"疏水臂"位于膜中,"亲水臂"伸展到基质中。它由 44 个不同的亚基组成。其中,14 个是核心亚基(指从低等生物到高等生物的呼吸链中都存在的、其蛋白质序列和三维结构具有高度保守的亚基);7 个核心疏水亚基嵌合于线粒体内膜,由线粒体基因编码。复合体 Ⅰ 包括 1 个含 FMN 的黄素蛋白和 8 个铁硫中心。NADH 的电子首先传递给 FMN,再经过铁硫中心传递至 UQ,将之还原成 UQH_2。复合体 Ⅰ 每传递一对电子,将伴随 4 个质子从基质转移到膜间隙。因此,复合体 I 是由电子传递释放能量驱动的一种质子泵。

$$\text{NADH} \longrightarrow \boxed{\text{FMN, Fe-S}_{\text{N-1a,b}}\ \text{Fe-S}_{\text{N-4}}\ \text{Fe-S}_{\text{N-3}}\ \text{Fe-S}_{\text{N-2}}} \longrightarrow \text{CoQ}$$

复合体 I 的电子传递

(2) 复合体 II（或琥珀酸脱氢酶） 是三羧酸循环中唯一一种结合在膜上的酶。2005 年,饶子和等首次成功解析出由 4 种不同的蛋白质组成的线粒体膜蛋白复合体 II 的精细三维结构。它是由两个亲水蛋白,即以 FAD 为辅基的黄素蛋白(Fp,622 个氨基酸)和铁硫蛋白(Ip,252 个氨基酸)及两个跨膜蛋白,即 CybL(140 个氨基酸)和 Cybs(103 个氨基酸)构成。复合体 II 的作用是催化从琥珀酸来的一对低能电子经 FAD 和 Fe-S 传给泛醌,使 $FADH_2$ 上的电子通过还原泛醌进入呼吸链中。这一步反应没有 ATP 的形成,电子传递也不伴随质子的跨膜转移。复合物 II 是唯一一个不含附属亚基且不是质子泵的呼吸链复合物。

$$\text{琥珀酸} \longrightarrow \boxed{\begin{array}{cc} \text{FAD} & \text{Fe-S}_1 \quad b_{560} \\ & \text{Fe-S}_2 \quad \text{Fe-S}_3 \end{array}} \longrightarrow \text{CoQ}$$

复合体 II 的电子传递

(3) 复合体 III（或细胞色素 bc_1、细胞色素还原酶） 由 3 个核心亚基和 8 个附属亚基组成,含一个带有两个不同的血红素基团的细胞色素 b(b_{562},b_{566})、一个细胞色素 c_1 和一个铁硫蛋白,其中细胞色素 b 由线粒体基因编码。其作用是催化电子从 UQH_2 转移到细胞色素 c。实验测定结果表明,每通过复合体 III 转移一对电子到达细胞色素 c 时,有 4 个 H^+ 从基质侧被泵到膜间隙中。复合体 III 将电子从 UQH_2 到细胞色素 c 的传递和 H^+ 从基质到膜间隙的单向运动两个过程偶联起来。

$$\text{UQH}_2 \longrightarrow \boxed{b_{562},\ b_{566},\ \text{Fe-S},\ \text{C}_1} \longrightarrow \text{Cyt c}$$

复合体 III 的电子传递

(4) 复合体 IV（或细胞色素 c 氧化酶） 由 3 个核心亚基和 10 个附属亚基组成,它可以将电子从细胞色素 c 传递给氧。哺乳动物的细胞色素 c 氧化酶由 13 条多肽链组成,其中形成催化亚基核心的 3 个核心亚基由线粒体基因编码。该酶共有 4 个氧化还原中心,其中一条多肽链含有双铜中心(Cu-Cu),称之为 Cu_A；另一条多肽链结合两个铁卟啉辅基,由于其氧化还原电位不同分别称之为 Cyt a 和 Cyt a_3,此外还含有 1 个 Cu,由于其氧化还原电位与 Cu_A 不同,称之为 Cu_B。铜原子可进行 Cu^+ 和 Cu^{2+} 之间的转换传递电子。Cyt a 从 Cu_A 获得电子后将电子交给 Cyt a_3 和 Cu_B。Cyt a_3 和 Cu_B 形成活性部位,使 O_2 还原与 H^+ 生成 H_2O。每传递 1 对电子要从基质中摄取 4 个 H^+,其中 2 个 H^+ 用于 H_2O 的形成,另 2 个 H^+ 被跨膜转移到膜间隙。复合体 IV 既是电子传递体又是递氢体。

$$\text{还原型 Cyt c} \longrightarrow \boxed{\text{Cu}_\text{A} \longrightarrow \text{a} \longrightarrow \text{a}_3 - \text{Cu}_\text{B}} \longrightarrow \text{O}_2$$

复合体 IV 的电子传递

一些呼吸链抑制剂如鱼藤酮(rotenone)、粉蝶霉素 A(piericidin A)及异戊巴比妥(amobarbital)等与复合体 I 中的铁硫蛋白结合,从而阻断电子传递。抗霉素 A(antimycin A)、二巯丙醇(dimercaptopropanol,BAL)抑制复合体 III 中 Cyt b 与 Cyt c_1 间的电子传递。一氧化碳(CO)、叠氮化合物(N_3^-)和氰化物(CN^-)等通过与细胞色素氧化酶的催化位点相结合使电子不能传递给氧而发挥其毒性作用。

呼吸链由 4 种含有电子载体的复合体和 2 种独立存在于膜上的电子载体(UQ 和 Cyt c)组成。4 种复合体依次嵌入线粒体内膜上,UQ 和 Cyt c 在复合体之间传递电子。根据不同实验方法确定的呼吸链各组分的排列顺序和根据接受代谢物脱下的氢的最初受体不同,得知体内存在 2 条氧化呼吸链(图 2-8-4):

1) NADH 氧化呼吸链 由复合体 I、III、IV 组成。当 NADH 作为电子供体时,传递氧化 NADH 释放的电子。生物氧化中大多数脱氢酶如乳酸脱氢酶、苹果酸脱氢酶都以 NAD^+ 为辅酶。NAD^+ 接受氢生成

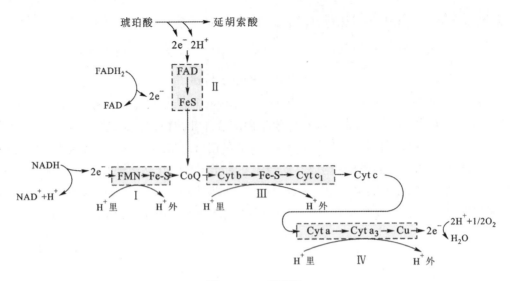

图 2-8-4 呼吸链

NADH+H$^+$,其脱下的 2H 经复合体 I 传给 CoQ,再经复合体Ⅲ传至 Cyt c,然后传至复合体Ⅳ,最后将 2e 交给 O$_2$。

2) 琥珀酸氧化呼吸链(FADH$_2$ 氧化呼吸链) 由复合体Ⅱ、Ⅲ、Ⅳ组成,当 FADH$_2$ 作为电子供体时,传递氧化 FADH$_2$ 释放的电子。琥珀酸由琥珀酸脱氢酶催化脱下的 2H 经复合体Ⅱ使 CoQ 形成 CoQH$_2$,再往下传递与 NADH 氧化呼吸链相同。α- 磷酸甘油脱氢酶及脂酰 CoA 脱氢酶催化代谢物脱下的氢也由 FAD 接受,通过此呼吸链被氧化。

4. ATP 合成酶的结构与组成 在氧化磷酸化过程中起偶联作用的结构是内膜上的基粒即 ATP 合成酶,又称 F$_0$-F$_1$ 偶联因子(F$_0$-F$_1$ coupling factor)。ATP 合成酶是一个蘑菇状的蛋白复合体,包括两个基本组分:球状的 F$_1$ 头部(直径约 90 Å)和包埋在内膜中的称为 F$_0$ 的基部(图 2-8-5)。

(1) 头部(F$_1$ 偶联因子) F$_1$ 是由 5 种类型的 9 个亚基组成,其组分为 α$_3$β$_3$ γ δ ε。F$_1$ 的所有 5 种多肽由核 DNA 编码。3 个 α 亚基和 3 个 β 亚基交替排列,形成一个“橘瓣”状结构,组成颗粒的头部。每个 F$_1$ 含有 3 个 ATP 合成催化位点,每个 β 亚基上各有一个。γ 亚基从 F$_1$ 顶端到 F$_0$ 穿过 ATP 合成酶中心,形成中央柄,ε 亚基协助 γ 亚基附着到 F$_0$ 基部。γ 与 ε 亚基有很强的亲和力,结合在一起形成“转子”(rotor),位于 α$_3$β$_3$ 的中央。δ 亚基是 F$_0$ 和 F$_1$ 相连接所必需的。纯化的 F$_1$ 可催化 ATP 水解(ATP 酶),但其自然状态下的正常功能是催化 ATP 合成。这是因为在 F$_1$ 中还存在一种 F$_1$ 抑制蛋白(F$_1$ inhibitory protein),它可特异地抑制 ATP 酶,防止 ATP 水解,但不抑制 ATP 合成。

(2) 基部(F$_0$ 偶联因子) F$_0$ 是嵌合在内膜的疏水性蛋白复合体,其亚基类型的组成在不同物种中差别很大,细菌 F$_0$ 含 a、b、c 3 种类型亚基,a 亚基跨膜 8 次,每个 b 亚基跨膜 1 次,每个 c 亚基跨膜 2 次。在真核细胞线粒体中 F 也由 a、b、c 3 种亚基以 ab$_2$c$_{12}$ 方式组成,还有 2~5 个功能未明的多肽。多拷贝的 c 亚基形成一个可动环状结构,a 亚基与 b 亚基二聚体排列在 c 亚基 12 聚体形成的环的外侧,F$_0$ 基部中一对 b 亚基和 a 亚基和 F$_1$ 头部的 δ 亚基组成一个外周柄,相当于一个“定子”(stator)将 α/β 亚基的位置固定。

F$_0$ 镶嵌于内膜的脂双层中,不仅起连接 F$_1$ 与内膜的作

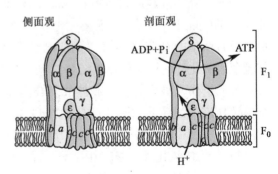

图 2-8-5 ATP 合成酶的结构

用,而且还是质子(H^+)流向 F_1 的穿膜通道。F_1 和 F_0 通过"转子"和"定子"连接起来,在合成 ATP 的过程中,"转子"在通过 F_0 的 H^+ 流驱动下在 $\alpha_3\beta_3$ 的中央旋转,依次与 3 个 β 亚基作用,调节 β 亚基催化位点的构象变化;"定子"在一侧将 $\alpha_3\beta_3$ 与 F_0 连接起来并保持在固定位置。

(二)氧化磷酸化的偶联机制

1. **质子转移和质子驱动力的形成** 在电子沿呼吸链传递的过程中,如果检测连续电子载体的氧化还原电位,很明显有 3 个地方的电子转移伴随着大量自由能的释放,每一个偶联位点都出现在构成 3 个复合体 Ⅰ、Ⅲ、Ⅳ 的电子载体之间,这 3 个电子转移过程的每一个都能产生足够的能量使质子跨线粒体内膜运动。这使电子传递过程所释放的自由能通过将基质内的质子跨膜转移到膜间隙得以保存。这 3 种蛋白复合体常被称为质子泵(proton pump)。其反应过程是:

NADH 呼吸链电子传递从 NADH 开始,首先由 NADH 提供 1 个 H^+ 和 2 个 e,加上线粒体基质内 1 个 H^+ 使 FMN 还原成 $FMNH_2$。$FMNH_2$ 将 2 个 H^+ 释放到膜间隙,将 2 个 e 还原铁硫簇(Fe-S)。Fe-S 释放出 2 个 e 重新被氧化,将 2 个 e 加上基质内的 2 个 H^+ 传递给泛醌,使泛醌还原成 QH_2。当 QH_2 通过变构移动到内膜外侧时,先后向膜间隙释放 2 个 H^+,而将 2 个 e 交给 Cyt b。还原型 Cyt b 将 2 个 e 交换给泛醌,加上基质内的 2 个 H^+ 又使泛醌还原成 QH_2。QH_2 将 2 个 H^+ 向膜间隙释放,2 个 e 依次通过 Fe-S 和细胞色素 c_1、c、a、a_3 传递给氧,并与基质内的 2 个 H^+ 生成 H_2O。

由上述可知,电子转移过程中释放的能量被用来驱动质子从基质侧转移到膜间隙。由于内膜本身对 H^+ 是不通透的,造成 H^+ 在膜间隙积累,导致:① 产生横跨线粒体内膜的 pH 梯度(ΔpH),即基质内的 pH 高于膜间隙;② 产生横跨线粒体内膜的电位梯度,即内负外正的膜电位。由浓度(化学的)梯度和电(电压)梯度形成的质子电化学梯度中两个成分所包含的能量可以集合并表现为质子驱动力(proton-motive force,Δp)。

约 80% 的质子驱动力自由能以电压成分存在,其余的 20% 则以质子浓度差形式存在。质子驱动力的维持,要求线粒体内膜对质子保持高度的不通透,否则,在电子传递过程中建立起来的电化学梯度就会因为质子扩散返回基质而迅速消失,并导致能量以热的形式释放。

2. **化学渗透假说** 尽管已有"复合体 Ⅰ、Ⅲ、Ⅳ 是呼吸链中电子传递与氧化磷酸化偶联的 3 个位点",但关于电子在呼吸链中传递时释放的自由能与磷酸化相偶联生成 ATP 的生化机制至今尚未彻底阐明。目前,被广泛接受的是英国化学家 P.Mitchell 于 20 世纪 60 年代初提出的化学渗透偶联假说(chemiosmotic coupling hypothesis)。该假说认为,氧化磷酸化偶联的基本原理是电子传递中的自由能差造成 H^+ 穿膜传递,暂时转变为跨线粒体内膜的电化学质子梯度(electrochemical proton gradient),然后质子顺梯度回流并释放能量,驱动结合在内膜上的 ATP 合酶,催化 ADP 磷酸化合成 ATP(图 2-8-6)。该假说有两个特点:一是需要定向的化学反应,二是突出膜的结构。尽管 Mitchell 的假说被争论了数年,但随后被越来越多的研究逐步证实,并获得了大部分科学家的支持,Mitchell 也因此于 1978 年获得了诺贝尔化学奖。

在上述概念的基础上,美国 P. Boyer 于 1979 年提出了"结合变构机制"(binding-change mechanism)假说,进一步阐明了在 ATP 酶的作用下 ADP 和 Pi 生成 ATP 的分子机制。1994 年,英国的 J. Walker 发表了 F1 头部的详细原子模型,为 P. Boyer 的结合变构机制提供了重要的结构学证据。P. boyer 和 J. Walker 因在 ATP 酶方面的贡献而分享了 1997 年诺贝尔化学奖。

◆ **拓展知识 2-8-1** ATP 合酶的结构和催化机制

◆ **拓展知识 2-8-2** 线粒体中的 ATP 是如何合成的(动画)

◆ **拓展知识 2-8-3** 线粒体中的 ATP 是如何生产的

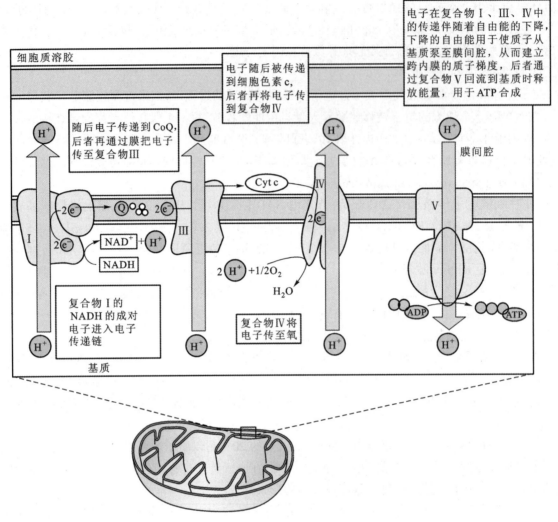

图 2-8-6　化学渗透偶联假说

三、线粒体与细胞凋亡

细胞凋亡（apoptosis）指细胞在一定的生理和病理条件下，由基因控制的细胞自主性死亡过程，故又称程序性细胞死亡（programmed cell death，PCD）。细胞凋亡是保证个体发育成熟、维持正常生理功能和自身稳定不可缺少的一种基本生命现象。细胞凋亡增多或凋亡障碍均可导致一系列疾病。

研究表明，线粒体功能与细胞凋亡关系密切。在哺乳动物中，目前已明确两条主要的细胞凋亡通路，一条是由细胞表面死亡受体介导的细胞凋亡途径，另一条是以线粒体为核心的细胞凋亡途径。各种凋亡诱导信号使线粒体膜通透性增大，引起线粒体内膜上的细胞色素 c、线粒体内的凋亡蛋白激活因子和凋亡诱导因子等释放。细胞色素 c 通过活化与凋亡相关的酶类如 caspase 等导致细胞凋亡。而某些位于线粒体膜上的凋亡抑制因子如 Bcl-2 家族部分成员可阻止细胞色素 c 向细胞质释放，阻断 caspase 活化途径而抑制凋亡，促进细胞生存。细胞的生存在很大程度上取决于细胞内的凋亡与抗凋亡的平衡状态，而线粒体作为开启细胞凋亡的主要开关，在控制细胞死亡中起重要作用。

第三节　线粒体的半自主性

线粒体有自己的遗传系统，且在线粒体基质中存在线粒体 DNA（mtDNA）、RNA、核糖体和蛋白质合成所需要的酶,故线粒体能够独立表达和进行蛋白质合成。有人将线粒体 DNA 称为第 25 号染色体或 M 染色体,具有独特的遗传规律。但线粒体基因组编码序列有限,哺乳动物细胞线粒体 DNA 仅能编码 13 种多肽,大部分线粒体蛋白质靠核基因组的编码,这些蛋白质在细胞质核糖体上合成后转运至线粒体相应的功能位点发挥作用。线粒体自身的复制、转录、翻译过程也必须依靠核基因提供酶蛋白才能进行。所以,它与细胞核的遗传系统构成一个整体,这种既独立、又统一的遗传特性称为线粒体的半自主性。

线粒体的基因组为一条环状双链 DNA 分子,称为线粒体 DNA(mtDNA),mtDNA 是裸露的,不与组蛋白结合,存在于线粒体的基质内或依附于线粒体内膜。在一个线粒体内往往有一至数个 mtDNA 分子,平均为 5 ~ 10 个。它主要编码线粒体的 tRNA、rRNA 及一些线粒体蛋白质,如电子传递复合体中的亚基(图 2-8-7)。但由于线粒体中大多数酶或蛋白质仍由核编码,所以它们在细胞质中合成后经特定的方式转运到线粒体中。

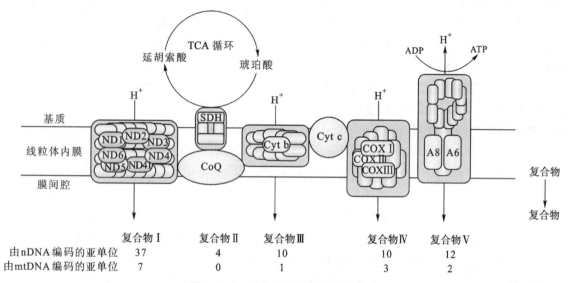

图 2-8-7　线粒体呼吸链蛋白的组成

分别显示由 nDNA 或 mtDNA 编码蛋白情况

经序列测定发现,不同种属 mtDNA 的大小、遗传密码及所编码的蛋白质的数量和特性均不相同。人 mtDNA 全序列(又称剑桥序列)共含 16 569 个碱基对(bp),是一个小分子双链 DNA,包含 37 个基因,其中 22 个用于编码 22 种 tRNA,2 个基因编码 2 种 rRNA,剩余 13 个基因编码 13 种蛋白质。双链中一为重链(HH),一为轻链(L),这是根据它们的转录本在 CsCl 中密度的不同而区分的。重链和轻链上的编码物各不相同(图 2-8-8)。重链编码 12S rRNA(小 rRNA)、16S rRNA(大 rRNA)、NADH-CoQ 氧化还原酶 1(NADH-CoQ oxidoreductase 1,ND1)、ND2、ND3、ND4L、ND4、ND5、细胞色素 c 氧化酶 1(cytochrome c oxidase Ⅰ,COX Ⅰ)、COX Ⅱ、COX Ⅲ、细胞色素 b 的亚基、ATP 合酶的第 6 亚单位和第 8 亚单位(A6、A8)及 14 个 tRNA 等,轻链编码 ND6 及 8 个 tRNA。

线粒体基因组与核基因组相比,具有如下自身特点:① 结构更紧密,mtDNA 基因中的每个核苷酸都是编码序列的组成部分,基因内部不含内含子,几乎没有非编码序列。② 结构不对称,两条链的编码基因是不对称的,轻链只有 9 个编码序列,位于内环,重链含有 28 个编码序列,位于外环。13 个蛋白编码序列有 12 个在重链。③ 密码子配对不严格,线粒体蛋白质合成中的 22 种 tRNA,其中的许多分子能识别密码子上第 3 个位置上的碱基,并配对结合。④ 遗传密码的意义有所不同,在 64 种密码子中大约有 4 个密码代表的意义与"通用"密码不同。值得一提的是,线粒体基因中存在两个重叠基因,一个是复合体 Ⅰ 的 ND4L 和 ND4,另一个是复合体 Ⅴ 的 ATP 酶 8 和 ATP 酶 6。

线粒体合成蛋白质有其自身特点：① 转录和翻译同时进行，即线粒体 mRNA 的转录与线粒体蛋白质的合成几乎同步进行，这种情况与原核生物相似。② 线粒体蛋白质合成的起始密码是 AUA，细胞质中蛋白质合成的起始密码是 AUG，起始步骤是携带 *N*- 甲酰甲硫氨酸起始，与细菌的蛋白质合成相似。③ 线粒体自身编码的蛋白质几乎都是线粒体功能活动的关键酶，它们组成 ATP 合成酶系和电子传递链中复合体的主要成分。④ 线粒体编码的 RNA 和蛋白质并不运出线粒体外，线粒体的 tRNA、mRNA 都属自身专用的，而构成线粒体核糖体的蛋白质则是由细胞质运入线粒体内的。⑤ 某些对细菌起作用的药物抑制线粒体蛋白质的合成，如氯霉素、红霉素、链霉素等，但细胞质内合成蛋白质的过程对此类药物不敏感。相反，能抑制细胞质合成蛋白质的放线菌酮等药物却不能抑制线粒体合成蛋白质。

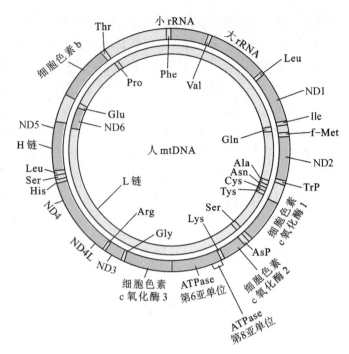

图 2-8-8　人线粒体环状 DNA 分子及其转录产物

尽管线粒体有自己的遗传系统和蛋白质翻译系统，但存在于线粒体中的蛋白质（1 000～1 500 种）中的绝大部分（95% 以上）则是由细胞核基因组 DNA 编码，并在细胞质中的核糖体上合成后运入线粒体的。线粒体中有 4 个区域的蛋白质主要由核基因组 DNA 编码，即线粒体外膜（OM）、线粒体内膜（IM）、膜间隙（IMS）和基质。现有的研究表明，由核基因组编码、在核糖体上合成的线粒体所需的蛋白质能够"特异性地靶向线粒体，并精准地定位于线粒体的特定区域"现象的发生，是通过一套特殊的生物学机制来实现的。由此可见，线粒体的自主性实际上是在核遗传系统控制之下的相对自主性，即半自主性。

◆ 拓展知识 2-8-4　核编码蛋白质如何向线粒体转运

第四节　线粒体的发生

一、线粒体的增殖

对于真核细胞的线粒体生源论（biogenesis）机制，学术界一直存有争论。目前有 3 种关于线粒体生物发生的观点，即重新合成、起源于非线粒体的亚细胞结构及通过原有线粒体的分裂形成。自从线粒体 DNA 发现后，生物学家较普遍地接受这样的观点：线粒体是以分裂的方式进行增殖的。G. Attardi 等（1975 年）认为，线粒体的生物发生过程分两个阶段。在第一阶段，线粒体的膜进行生长和复制，然后分裂增殖；第二阶段包括线粒体本身的分化过程，形成能够行使氧化磷酸化功能的结构。线粒体的生长和分化阶段分别接受细胞核和线粒体两个独立的遗传系统的控制。

但是，关于线粒体如何进行分裂增殖的，目前尚未完全明了。一般认为它可能包括以下 3 种分裂方式：① 出芽分裂。线粒体分裂时先从线粒体上长出膜性突起，称为"小芽"（budding），随后小芽不断长大，并与原线粒体分离，再经过不断"发育"，最后形成新的线粒体。② 收缩分裂。这种分裂方式是线粒体在其中央处收缩形成很细的"颈"，最后断裂，形成两个线粒体。③ 间壁分裂。这种分裂方式是线粒体的内膜向中心内褶形成分隔线粒体结构的间壁，随后再一分为二，形成两个线粒体。

无论是哪一种分裂机制,线粒体的分裂都是不均等的,例如经过复制的 mtDNA 在分裂后的线粒体中分布就是不均等的。此外,线粒体分裂还受到细胞分裂的影响。

二、线粒体的起源

线粒体起源有内共生和分化两种假说。目前普遍认为,线粒体可能是从内共生细菌进化而来的。线粒体具有许多原核细胞的特征,如相似的大小、具有增殖和分裂能力和对抗生素(四环素和红霉素)的敏感性。更重要的是线粒体的遗传系统与细菌相似,如 DNA 呈环状、不与组蛋白结合;线粒体的蛋白质合成方式与细菌相似,如核糖体 70S,基因转录和翻译同时进行等。研究提示,线粒体可能是从 10 多亿年前的内吞细菌进化而来,根据内共生假说(endosymbiotic hypothesis),真核细胞最初是一种没有线粒体和叶绿体的厌氧生物,大约在 15 亿年前(植物和动物出现前),当相当浓度的氧气进入大气层时,真核细胞对细菌的内吞事件发生,在进化的过程中,真核细胞与细菌逐渐建立起了一种稳定的共生关系。自从细菌被吞噬后,它们逐渐失去了许多原有的基因组,对宿主核编码的蛋白质越来越依赖,相应地,宿主细胞改造细菌的氧化磷酸化系统,产生的 ATP 为自身的生物氧化、离子泵、运动等提供能量。线粒体是由什么类型的细菌形成的呢?通过对基因序列的比较发现,线粒体可能源于一种特殊的紫色光合细菌,在演变过程中它们失去了光合作用的能力,但将一条呼吸链保留下来。近 10 年来由于对古细菌的发现与研究,提出了古细菌可能是真核生物祖先的论断,这都十分有利于线粒体和叶绿体内共生起源学说。但这一机制也有不足之处,所以有学者提出了分化假说。

分化假说认为原始的真核细胞是一种进化程度较高的需氧细菌,参与能量代谢的电子传递系统、氧化磷酸化系统位于细胞膜上。随着不断进化,细胞需要增加其呼吸功能,因此不断增加其细胞膜的表面积,增加的膜不断内陷、折叠、融合,并被其他膜结构(如质膜)包裹,形成功能上特殊(有呼吸功能)的双层膜性囊泡,最后演变为线粒体。这一学说曾得到一些学者支持,遗憾的是,这个学说缺乏足够的实验证据。

第五节　线粒体与医学

线粒体通过合成 ATP 为细胞提供能量,调节细胞质的氧化还原状态,同时,它也是细胞内氧自由基产生的主要来源,与细胞的许多生命活动有关。因此维持线粒体结构与功能的正常,对于细胞的生命活动至关重要。而在特定条件下线粒体与疾病的发生有着密切的关系,一方面是疾病状态下线粒体作为细胞病变的一部分,是疾病在细胞水平上的一种表现形式;另一方面线粒体作为疾病发生的主要动因,是疾病发生的关键,主要表现为 mtDNA 突变导致细胞结构和功能异常。

一、疾病过程中线粒体的变化

线粒体对外界环境因素的变化很敏感,一些环境因素的影响可直接造成线粒体结构及功能的异常。肿胀是线粒体病变最常见的形态改变,也是较早出现的结构异常。例如在有害物质渗入(中毒)、病毒入侵(感染)及温度、pH、渗透压和离子浓度异常改变等情况下,线粒体可发生肿胀甚至破裂,肿胀后的体积有的比正常体积大 3～4 倍。如人原发性肝癌细胞中,线粒体肿胀呈大型"液泡"状,嵴的数目减少;坏血病患者的肝细胞中有时也可见 2～3 个线粒体融合成的一个大线粒体球现象。缺血性损伤时的线粒体也会出现结构变异如凝集、肿胀等。在慢性毒素或长期药物作用下,病变肝细胞的线粒体可发生浓缩变性,出现体积变小、结构模糊不清和基质电子密度增高现象。一些细胞病变时,有时可见线粒体基质颗粒大量增加,这些物质的充塞往往影响线粒体功能甚至导致细胞死亡。

线粒体在不同的生理和病理状态下,可因增生使数量增多,也可因病理性损害而数量减少。在正常心肌或骨骼肌由于功能亢进而出现线粒体生理性增生,导致线粒体数目增多,并伴有嵴的增加。在某些肿瘤细胞中出现线粒体大量减少,如鼠肝癌细胞线粒体数目比正常少 50%。而在细胞衰老、代谢衰退时,线粒体的氧化磷酸化能力下降,线粒体数目也显著减少。因而,线粒体常作为细胞病变或损伤时最敏感的指标之一,成为细胞病理学检查的重要依据。

二、mtDNA 突变引起的疾病

人类每个细胞中往往含有数千乃至上万个 mtDNA 分子。一个细胞或组织中的线粒体基因组可以全是野生型的或突变型的,也可以是两者兼而有之。一个细胞或组织中野生型和突变型线粒体 DNA 的比例决定了细胞是否出现能量供应障碍。那些对能量需求较高的组织(如脑、骨骼肌、心肌和肝)更容易受到线粒体 DNA 突变的影响。目前发现近百种疾病与 mtDAN 突变有关。mtDNA 突变一般分为 4 类:错义突变、蛋白质生物合成基因突变、插入与缺失突变及拷贝数目突变。环状 mtDNA 因无组蛋白包裹是裸露的;mtDNA 容易受到致突变的氧自由基的影响;线粒体缺少 DNA 损伤修复系统,以上这些原因使线粒体 DNA 发生突变的频率比核 DNA 高 10 倍以上。在同一线粒体中,可能存在野生型和突变型的 mtDNA,在同一细胞中,也可能存在带有不同 mtDNA 的线粒体。突变 mtDNA 具有复制优势,在长期存活、分裂不旺盛的细胞(如神经细胞、肌细胞)中逐渐累积,当突变的 mtDNA 累积达到一定比例时,引起了呼吸链的电子传递酶系和氧化磷酸化酶系的异常,即有受损的表型出现。这类以线粒体结构和功能缺陷为主要病因的疾病被称为线粒体疾病(mitochondrial disorder),包括具有母系遗传特征的疾病、中老年时发病的一些退化性疾病甚至包括衰老过程本身。

人类 mtDNA 具有母系遗传的特征,因为精子与卵子结合时精子提供的只是核 DNA,受精卵中的细胞质几乎全部来自卵子,所以线粒体遗传病中突变的 mtDNA 是母亲遗传给下一代的。线粒体遗传病的特点是某一家族的不同成员虽然带有相同线粒体的 DNA 突变,但显示不同的临床症状,含高百分比突变线粒体的个体所患的疾病将更加严重。患者的临床症状与氧化磷酸化缺陷的严重程度及各器官对能量的依赖程度密切相关。因此,当线粒体中 ATP 产生减少到低于维持各组织、器官正常功能所需能量的最低值时,最先受损的是中枢神经系统,其后为肌肉、心脏、胰、肾和肝。现举两个病例加以介绍。

1. Leber 遗传性视神经病(Leber's hereditary optic neuropathy,LHON) 该病是人类母系遗传病的典型病例。主要症状为双侧视神经的坏死,急性或亚急性发作,使得双眼中心视力迅速丧失,但周围视力仍存在,常伴有球后视神经炎和心律失常。一般成年期发病,平均发病年龄为 27 岁。患者男女比例为 4∶1。现已发现有许多 mtDNA 突变与 LHON 有关,其中最早发现,也是最重要的是 mtDNA 第 11 778 bp 由 G 转换成了 A,使编码 NADH 脱氢酶亚单位 4(ND4)中第 340 位高度保守的精氨酸变成组氨酸,从而影响线粒体能量的产生。这是 1987 年 D. C. Wallace 最先发现的。大约 50% 的 LHON 病是由该位点引起的。除此之外现在已发现 10 多种点突变与该病的发生相关,它们都位于呼吸链复合体 I(ND1、ND2、ND3、ND4、ND6)和复合体 III 的基因中,有些突变单独可引起 LHON,有些则必须与其他突变配合作用才发生 LHON。LHON 的研究也提出了线粒体疾病中的一个概念,即多种突变的相互作用(其中也包括核基因的作用)最终导致疾病的发生。

2. 线粒体心肌病(mitochondrial cardiomyopathy) 该病主要累及心脏和骨骼肌,患者常有严重的心力衰竭,常见临床症状为劳力性呼吸困难、心动过速、全身肌无力、全身严重水肿、心脏和肝增大等症状。原发型心肌病可由线粒体基因组缺失而致,T.Ozawa 等 1990 年报道原发型、肥厚型和扩张型心肌病患者心肌 mtDNA 中存在有 7.5 kb 的缺失,缺失部位两侧为同向重复序列 CATCAACAACCG,缺少片段包含 *ATPase6*、*CO III*、*ND3*、*ND4L*、*ND4*、*ND5*、*ND6* 和 *Cytb* 8 个基因。随后的研究发现非遗传性的肥厚型心肌病患者心肌 mtDNA 中,存在大量的点突变,突变可发生在蛋白质编码区,导致或不导致所编码的氨基酸改变,也可能发生在 tRNA 和 rRNA 编码区。事实上,心肌细胞 mtDNA 突变发生率随年龄增加而升高,这种趋势在 35 岁后更明显,70 岁以上的老年人均有部分心肌 mtDNA 缺失。

此外,人类多种疾病如骨髓–胰腺综合征(即 Pearson 综合征)、帕金森病、非胰岛素依赖型糖尿病、亨廷顿舞蹈症等都与 mtDNA 缺失突变有关。

三、mtDNA–nDNA 突变交互作用引起的疾病

1. 核 DNA(nDNA)改变引起的线粒体疾病　这类疾病主要表现为线粒体功能障碍,但呈孟德尔遗传。如编码线粒体蛋白的基因缺陷或与线粒体蛋白质转运有关的核基因突变都会引起人类的线粒体疾病。

2. mtDNA 和 nDNA 的相互作用　在研究 mtDNA 突变引起人类疾病中有一些难以完全用母系遗传来解释的问题。由于 mtDNA 与 nDNA 共同编码氧化磷酸化系统的 5 个酶复合体,而 mtDNA 的复制、转录和翻译过程中所需的几十种酶均由 nDNA 编码,所以线粒体在遗传上的自主性也受到核基因一定的制约,编码这些酶的 nDNA 突变也可产生类似于线粒体病的症状。因此,除了对 mtDNA 的基因结构进行分析外,还应对线粒体内各酶的组成成分进行详细的生化分析,来确定何种成分有缺陷,这不仅有助于阐明线粒体病的发病机制,还能排除核遗传病的干扰,也有利于研究 mtDNA 与 nDNA 的相互关系。

(朱家鹏)

思考题

1. 为什么线粒体是半自主性细胞器? 它的遗传体系有什么特点?
2. 细胞质中合成的线粒体蛋白质是怎样转运到线粒体各亚区域的? 转运过程有何特点?
3. ATP 合成酶是如何合成 ATP 的?

数字课程学习

📗 学习目标　　📥 教学 PPT　　📝 自测题

细胞骨架（cytoskeleton）是指真核细胞中的蛋白纤维网架系统，由微管（microtubule，MT）、微丝（microfilament，MF）和中间纤维（intermediate filament，IF）组成。它们分别由相应的蛋白质亚基装配成纤维状结构，并根据细胞不同的功能状态，改变其排列、分布方式，相互交叉贯穿在整个细胞中。细胞骨架不仅对维持细胞的形态，保持细胞内部结构的有序性起重要作用，还与细胞的运动、物质运输、信息传递、基因表达、细胞分裂与分化等重要生命活动密切相关，是细胞内除了生物膜体系和遗传信息表达体系外的第三类重要结构体系（图 2-9-1）。

细胞骨架的概念一直在不断地发展中。一般意义上的细胞骨架是指存在于细胞质内，由微管、微丝和中间纤维组成的蛋白纤维网架系统。而实际上，在真核细胞的核中还有另一个骨架系统，即核骨架（nuclear skeleton）。它是细胞核内主要由非组蛋白构成的精密的三维纤维网架结构，即除了核被膜、核纤层－核孔复合体、染色体骨架与核仁以外的网架结构系统。广义的核骨架也可包括核纤层和核孔复合体及染色体支架（chromosome scaffold）。核骨架与染色质的复制、转录和 RNA 加工及细胞核与染色体的构建有关（详见第十章）。

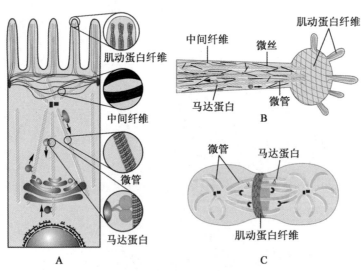

图 2-9-1　细胞骨架的基本类型及其主要功能示意图
A. 上皮细胞；B. 神经细胞；C. 有丝分裂细胞

◈ 拓展知识 2-9-1　细胞骨架的研究方法

第一节　微　　管

微管(microtubule,MT)是由微管蛋白原丝组成的不分支的中空管状结构,由 Slautlerback 和 Porter 于 1963 年首次在动物和植物细胞中发现并命名。细胞内微管呈网状或束状分布,是一种动态结构,能很快地组装与去组装,以完成各种功能。微管还与其他蛋白质组装成相对稳定的"永久性"结构,如中心粒、基体、鞭毛、纤毛等细胞的特定结构。

一、微管的结构与微管蛋白

在电子显微镜下观察到的微管呈不分支的中空管状结构,管的外径为 25 nm,内径为 15 nm。其长度变化很大,在大多数细胞中,微管的长度仅有几个微米,但在某些特定的细胞中,如在中枢神经系统运动神经元的轴突中可以长达几厘米。X 线衍射分析证明,微管圆柱状结构是由 13 条原纤维(protofilament)纵行螺旋排列构成。

生化分析表明,构成微管的基本成分是微管蛋白(tubulin)。微管蛋白呈球形,是一类酸性蛋白,占微管总蛋白的 80% ~ 95%。微管蛋白分为两种,即 α 微管蛋白(α–tubulin)和 β 微管蛋白(β–tubulin),其中 α 微管蛋白含 450 个氨基酸残基,β 微管蛋白含 455 个氨基酸残基,两者均含酸性 C 末端序列,使微管表面带有较强的负电荷。细胞中 α 微管蛋白和 β 微管蛋白常以异二聚体(heterodimers)的形式存在,这种 αβ 微管蛋白异二聚体是细胞内游离态微管蛋白的主要存在形式,也是微管组装的基本结构单位。若干异二聚体首尾相接,形成细长的微管原丝,由 13 根原丝靠非共价键排列形成微管(图 2-9-2)。

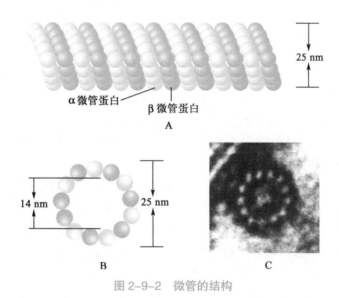

α 微管蛋白　　β 微管蛋白
A

14 nm　　25 nm

B　　　　　C

图 2-9-2　微管的结构
A. 微管结构模式图;B. 微管横切面模式图;C. 微管横切面电镜照片

微管蛋白的结构在生物进化过程中非常稳定,在 α 微管蛋白和 β 微管蛋白上各有一个 GTP 结合位点,在 α 微管蛋白位点上结合的 GTP 通常不会被水解,被称为不可交换位点(nonexchangeable site,N 位点)。但在 β 微管蛋白位点上结合的 GTP,在微管蛋白异二聚体参与组装成微管后即被水解成 GDP,当微管去组装后,该位点的 GDP 再被 GTP 替换,继续参与微管的组装,所以被称为可交换位点(exchangeable site,E 位点)。此外,微管蛋白上还含有二价阳离子(Mg^{2+}、Ca^{2+})结合位点、一个秋水仙素(colchicine)结合位点和一个长春新碱(vinblastine)结合位点。秋水仙素和长春新碱与微管蛋白异二聚体结合,具有抑制微管装配的作用。有些微管蛋白亚基上特定的氨基酸残基在乙酰化酶的作用下被乙酰化修饰。

近年来人们又发现了微管蛋白家族的第三个成员——γ 微管蛋白,其相对分子质量约 50 000,由约 450 个的氨基酸残基组成,存在于微管组织中心(microtubule organizing center,MTOC),对微管的形成、数量和位置、极性的确定,以及细胞分裂具有重要作用。

细胞中大约有 80% 的 γ 微管蛋白以一种 25S 的复合体形式存在,称为 γ 微管蛋白环状复合体(γ –tubulin ring complex, γ –TuRC)(图 2–9–3),由 γ 微管蛋白和一些其他相关蛋白构成,是微管的一种高效的集结结构,在中心体中是微管装配的起始结构。

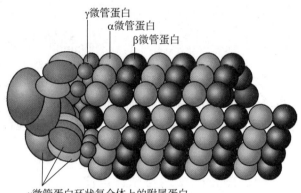

图 2-9-3　γ 微管蛋白环状复合体上的附属蛋白

微管在细胞中有 3 种不同的存形式:单管(singlet)、二联管(doublet)和三联管(triplet)(图 2–9–4)。单管微管由 13 条原纤维组成,是细胞质中微管的主要存在形式,常分散或成束分布。单管微管不稳定,易受低温、Ca^{2+} 和秋水仙素等因素的影响而发生解聚。二联管由 A、B 两根单管组成,A 管为由 13 根原丝组成的完全微管,B 管仅有 10 根原丝,与 A 管共用 3 根原丝,主要分布在纤毛和鞭毛的杆状部分。三联管由 A、B、C 3 根单管组成,A 管有 13 根原丝,B 管和 C 管均由 10 根原丝组成,分别与 A 管和 B 管共用 3 根原丝,主要分布在中心粒及纤毛和鞭毛的基体中。二联管和三联管属于稳定微管,对低温、Ca^{2+} 和秋水仙素作用不敏感。

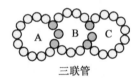

单管　　　二联管　　　　　三联管

图 2-9-4　三种微管的横断面

二、微管相关蛋白

在细胞内,微管除了含有微管蛋白外,还有一些微管相关蛋白(microtubule–associated protein,MAP),这是一类以恒定比例与微管结合的蛋白质,决定不同类型微管的独特属性,参与微管的装配,是维持微管结构和功能的必需成分。它们结合在微管表面,维持微管的稳定及与其他细胞器间的连接。一般认为,微管相关蛋白由两个区域组成:一个是碱性微管结合区,该区域能结合到微管蛋白侧面,另一个是酸性区域,从微管蛋白表面向外延伸成丝状,以横桥的方式与其他骨架纤维相连接(图 2–9–5)。突出区域的长度决定微管在成束时的间距大小。

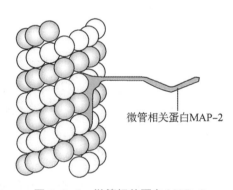

图 2-9-5　微管相关蛋白 MAP-2

微管相关蛋白主要包括 MAP–1、MAP–2、Tau 和 MAP–4,前三种微管相关蛋白主要存在于神经元中。MAP–4 广泛存在于各种细胞中,在进化上具有保守性。不同的 MAP 在细胞中有不同的分布区域,执行不同的功能。各种 MAP 的活性主要通过蛋白激酶和磷酸酶控制,它们分别在特定氨基酸上添加或去除磷酸基团,如 Tau 蛋白存在于神经细胞轴突中,可以增加微管组装的起始点,促进二聚体聚合成多聚体。Tau 蛋白被磷酸化,则不能与微管蛋白结合,从而抑制其促进微管组装的能力。MAP–1 存在于神经细胞轴突和树突中,常在微管间形成横桥,可以控制微管延长,但不能使微管成束。MAP–1 有三种不同的亚型,其中磷酸化的 MAP–1B 参与轴突的再生和生长,MAP–1C 是一种胞质动力蛋白,具有 ATP 酶活性,与轴突中逆向的物质运输有关。MAP–2 存在于神经细胞的胞体和树突中,而 Tau 主要存在于轴突中。MAP-2能在微管之间以及微管与中间纤维之间形成横桥使微管成束。磷酸化的MAP-2可抑制微管装配。MAP-2和Tau通常沿微管侧面结合,封闭微管表面,保持轴突和树突中微管的稳定。MAP-4广泛存在于各种细胞中,起稳定微管的作用。

三、微管的组装和极性

微管蛋白在细胞中以异二聚体或多聚体的形式存在。根据细胞的生理需要,微管蛋白聚合或解聚,引起微管的组装或去组装,从而改变微管的结构与分布。微管正是靠着这种多变的特性行使其功能,如参与细胞的形态变化、物质运输、定向运动、有丝分裂期染色体的移动等生命现象的发生。

微管的组装是一个复杂而有序的过程,分为3个时期:成核期、聚合期和稳定期。① 成核期(nucleation phase):先由α和β微管蛋白聚合成一个短的寡聚体(oligomer)结构,即核心形成,然后微管蛋白异二聚体在其两端和侧面添加使之扩展成片状带,当片状带加宽至13根原丝时,即合拢成一段微管。由于该期是微管聚合的开始,速度缓慢,是微管聚合的限速过程,因此也称为延迟期(lag phase)。② 聚合期(polymerization phase):又称延长期(elongation phase),该期细胞内高浓度的游离微管蛋白使微管聚合速度大于解聚速度,新的异二聚体不断添加到微管正极端,使微管延长。③ 稳定期(steady state phase):又称为平衡期(equilibrium phase),随着细胞质中的游离微管蛋白浓度下降,达到临界浓度,微管的组装与去组装速度相等,微管长度相对恒定。

(一) 微管的体外装配

1972年,Richard Weisenberg首次从小鼠脑组织分离出微管蛋白,并在体外装配成微管获得成功。随后,精子尾部、肾、脑垂体、卵细胞、胚胎细胞和培养细胞提取物的微管蛋白都在体外装配成功。体外实验发现,在适当的条件下,微管能进行自我组装,其组装受微管蛋白的浓度、pH和温度的影响。在体外,只要微管蛋白异二聚体达到一定的临界浓度(约为1 mg/mL),有Mg^{2+}存在,(无Ca^{2+})、在适当的pH(pH6.9)和温度(37℃)的缓冲液中,异二聚体即组装成微管,同时需要由GTP提供能量。当温度低于4℃或加入过量Ca^{2+},已形成的微管又可去组装。微管在体外组装的主要方式是:先由微管蛋白异二聚体头尾相接形成短的原丝,然后经过在两端和侧面增加异二聚体扩展成片层,当片层扩展到13条原丝时,即合拢成一段微管。然后新的异二聚体再不断加到微管的两端,使之延长(图2-9-6)。由于原丝由αβ微管蛋白异二聚体

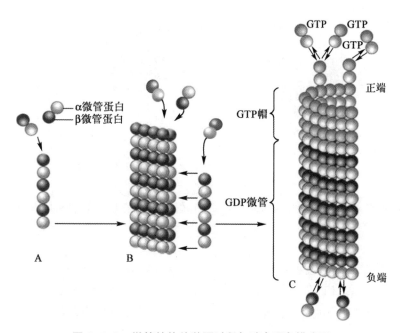

α微管蛋白
β微管蛋白

GTP GTP
GTP

GTP帽

正端

GDP微管

负端

图 2-9-6 微管的体外装配过程与踏车现象模式图

头尾相接而成,这种排列构成了微管的极性。微管两端的异二聚体微管蛋白具有不同的构型,决定了它们添加异二聚体的能力不同,因而微管两端具有不同的组装速度。通常微管持有β微管蛋白的正极(+)端组装较快,而持有α微管蛋白的负极(−)端组装较慢。在一定条件下,在同一条微管上常可发生微管的正极(+)因组装而延长,而其负极(−)则因去组装而缩短,这种现象称为踏车现象(treadmilling)。当微管两极的组装和去组装的速度相同时,微管的长度保持稳定。

(二) 微管的体内装配

微管在体内的装配要比体外装配更为复杂,除了遵循体外装配规律外,还受到严格的时间和空间的控制。如,在细胞分裂期纺锤体微管的组装和去组装,称为时间控制,而活细胞内的微管组织中心(microtubule organizing center,MTOC)在空间上为微管装配提供始发区域,控制着细胞质中微管的数量、位置及方向。MTOC包括中心体、纤毛和鞭毛的基体等。

中心体是动物细胞中主要的MTOC,位于间期细胞核一侧,由中心粒和其外周围物质(PCM)组成。最新研究表明,真正起微管组织中心作用的是中心粒周围的一些蛋白质性质的物质,免疫电镜观察结果显示,γ微管蛋白在中心体的周围物质中形成许多直径为24 nm的环状复合体(γ–TuRC),该环状复合体在中心体中是微管组装的起始结构,故人们提出了微管在中心体部位的成核模型(图2-9-7)。

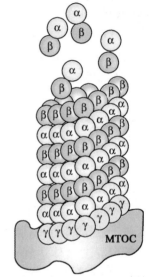

图 2-9-7 微管成核模型

该模型认为13个γ微管蛋白在中心体的无定形致密基质中螺旋状排列形成一个开放的环状结构,每一个γ微管蛋白环都是微管生长的起始点,或者叫成核部。微管组装时,游离的αβ微管蛋白二聚体以一定的方向添加到γ微管蛋白环上,而且γ微管蛋白只与二聚体中的α微管蛋白结合,结果产生的微管在靠近中心体的一端都是负(−)极,而另一端为正(+)极,都是β微管蛋白。由于微管的负(−)极附着在MTOC上而受保护,因此在细胞内微管的延长或缩短的变化大多数发生在微管的正(+)极(图2-9-8)。

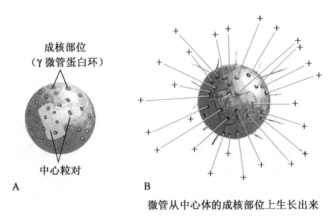

图 2-9-8 微管在中心体上的聚合
A. 中心体的无定型蛋白质基质中含有γ微管蛋白环,它是微管生长的起始部位;
B. 中心体与附着其上的微管,负端被包围在中心体内,正端游离于细胞质中

纤毛和鞭毛内部的微管起源于其基部的基体(basal body)。基体的结构与中心粒基本一致,由9组三联体微管构成,它们是同源结构,在某些时候可以相互转变。例如,精子鞭毛内部的微管起源于中心粒衍生来的基体,该基体进入卵细胞后在受精卵第一次分裂过程中又形成中心粒。

（三）作用于微管的特异性药物

一些特异性药物可以影响细胞内微管的组装和去组装,这些药物可以分为抑制微管组装的药物和稳定微管的两类药物。由于这些特异性药物只能与 α 或 β 微管蛋白结合,而不与其他蛋白结合,因此成为研究微管作用机制的有力工具。

秋水仙素(colchicine)可以与微管蛋白 β 亚基结合,抑制微管的组装,破坏纺锤体的形成,从而使细胞停止在分裂中期,是细胞有丝分裂的抑制剂。秋水仙素的衍生物——秋水仙酰胺(colcemid)与秋水仙素结合位点结合后,也具有较强的抑制微管组装的作用,是有丝分裂抑制剂。

紫杉醇(taxol)是从紫杉(*Taxus brevifolia*)的树皮中提出的一种化合物,是微管的特异性稳定剂,作用与秋水仙素相反。当紫杉醇结合于 β 微管蛋白特定位点时,可以促进微管的装配,阻止微管的去组装。结果是微管不断地组装而不解聚,使细胞停滞在分裂期。临床上将一些影响微管组装和去组装的药物用于肿瘤的治疗就是基于这种机制。

微管的组装与去组装的动态行为还受温度的影响。通常在其他条件合适情况下,环境温度高于 20℃ 有利于微管组装,低于 4℃ 会引起微管解聚。

四、微管的功能

微管是普遍存在于真核细胞中的多功能细胞器,在细胞内的作用主要有以下几方面:

（一）构成细胞的支架并维持细胞的形态

微管具有一定的强度,能够抗压和抗弯曲,这种特性为细胞提供了机械支持力。微管在细胞内构成网状支架,维持细胞的形态,例如在体外培养的动物细胞中,微管围绕细胞核向外呈放射状分布,维持细胞的形态。蝾螈红细胞呈椭圆盘状外形,这种形状是靠质膜下环绕细胞排列的微管束来维持的。这些微管束构成边缘带,支撑着红细胞的形态,并使细胞具有一定的弹性,如果用秋水仙素处理细胞后,微管解聚,细胞则变成圆形。此外微管对于细胞的突起部分,如纤毛、鞭毛以及神经元的轴突和树突的形成和维持也起关键作用。

（二）参与细胞内物质运输

真核细胞具有复杂的内膜系统,使细胞质高度区域化,因此新合成的物质必须经过胞内运输才能被运输到其功能部位。微管以中心体为中心向四周辐射延伸,为细胞内物质的运输提供了轨道。细胞内合成的一些运输小泡、分泌颗粒、色素颗粒等物质就是沿着微管提供的轨道进行定向运输的,如果破坏微管,物质运输就会受到抑制。

微管参与细胞内物质运输任务,是通过一类利用 ATP 作为动力的蛋白质来完成的,这类蛋白质称为马达蛋白(motor protein),这是一类利用 ATP 水解产生的能量驱动自身携带运载物沿着微管或肌动蛋白丝运动的蛋白质。目前发现有几十种马达蛋白,可分为 3 个不同的家族:驱动蛋白(kinesin)、动力蛋白(dynein)和肌球蛋白(myosin)家族。其中驱动蛋白和动力蛋白是以微管作为运行轨道,而肌球蛋白则是以肌动蛋白纤维作为运行轨道的。

胞质动力蛋白和驱动蛋白各有两个球状头部和一个尾部,其球状头部是具有 ATP 水解活性的酶(ATP酶),通过酶解反应所产生的能量提供两者的头部进行循环构象改变,完成与微管的结合、解离、再结合的动作,从而使蛋白沿微管移动。尾部通常是与细胞组分如运输泡或细胞器稳定结合,决定了马达蛋白所运载"货物"的种类(图 2-9-9)。

一般来说,马达蛋白尾部结构域并不和物质直接结合,典型情况下是一个衔接体蛋白(adaptor protein)在一端结合小泡,在另一端结合在马达蛋白尾部,间接地使马达蛋白尾部和小泡相连。当前研究最深入的是动力蛋白激活蛋白复合体模型,动力蛋白激活蛋白复合体包括 7 个多肽和由 Arp1 组成的短纤维。在膜泡上覆盖的一些蛋白质[如锚蛋白(ankyrin)和血影蛋白(spectrin)]能与 Arp1 纤维结合,从而介导动力蛋

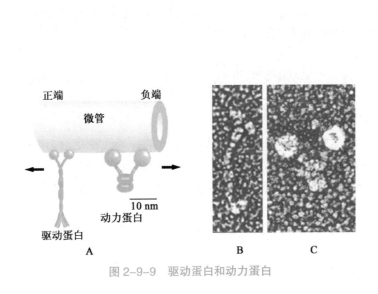

正端　　　　负端

微管

10 nm

驱动蛋白　　动力蛋白

A　　　　　　B　　　　C

图 2-9-9　驱动蛋白和动力蛋白

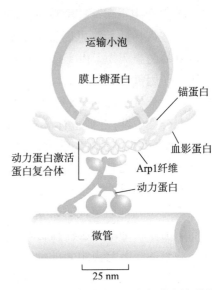

运输小泡

膜上糖蛋白

锚蛋白

血影蛋白

动力蛋白激活
蛋白复合体

Arp1纤维

动力蛋白

微管

25 nm

图 2-9-10　胞质动力蛋白与膜泡的附着

白附着到微管上(图 2-9-10)。每一种马达蛋白分别负责转运不同的"货物",被马达蛋白运输的"货物"还包括微管本身,如果微管被锚定(结合在中心体上),则马达蛋白移动到微管上运输"货物";如果情况相反,即马达蛋白被锚定(例如被锚定在细胞皮层上),则微管蛋白就会被马达蛋白所移动,后者被重新组装成微管阵列。

微管马达蛋白的运输通常是单方向的,其中驱动蛋白利用水解 ATP 提供的能量引导沿微管负极(-)向正极(+)的运输(背离中心体),而动力蛋白则利用水解 ATP 提供的能量介导从微管正极(+)向负极(-)的运输(朝向中心体)。如神经元轴突中的微管正极(+)朝向轴突末端,负极(-)朝向胞体,驱动蛋白负责将胞体内合成的物质快速转运至轴突末端,而动力蛋白负责将轴突顶端摄入的物质和蛋白质降解产物运回胞体。在非神经元中,胞质动力蛋白被认为与运输胞内体、溶酶体、高尔基复合体及其他一些膜状小体有关(图 2-9-11)。马达蛋白运输微管时,微管的极性决定了其移动的方向。

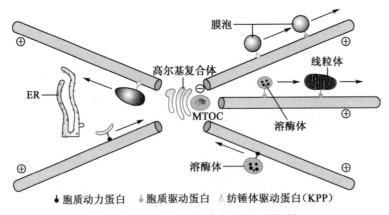

膜泡

高尔基复合体

线粒体

ER

MTOC

溶酶体

溶酶体

◆胞质动力蛋白　◆胞质驱动蛋白　◆纺锤体驱动蛋白(KPP)

图 2-9-11　细胞中微管介导的物质运输

(三) 维持细胞器的空间定位和分布

微管及其相关的马达蛋白在细胞内膜性细胞器的空间定位上起着重要作用。例如,驱动蛋白与内质网膜结合,沿微管向细胞的周边牵拉展开分布;而动力蛋白与高尔基复合体膜结合,沿微管向近核区牵拉,使其位于细胞中央。该作用可被秋水仙素破坏,去除秋水仙素,细胞器的分布恢复正常。动力蛋白还与有丝分裂过程中纺锤体的定位和有丝分裂后期染色体的分离有关。

(四) 微管与细胞运动

单个细胞的移动方式有多种,有些细胞靠变形的方式进行移动,如白细胞通过细胞质延伸和收缩形成的伪足进行移动,其细胞质的运动变化与微管的导向有关。有些细胞通过纤毛(cilia)和鞭毛(flagellae)进行运动,如精子靠鞭毛的摆动进行游动,纤毛虫靠纤毛击打周围介质使细胞运动,动物呼吸管道上皮细胞靠纤毛的规律摆动向气管外转运痰液。

纤毛和鞭毛是广泛存在于动、植物细胞中的运动器官,它们是细胞表面的特化结构,外被质膜,内部由微管组成的轴丝(axoneme)组成。组成轴丝的微管呈规律性排列,即9组二联微管在周围等距离地排列成一圈,中央是两根由中央鞘包围的单体微管,成为"9+2"的微管排列形式(图2-9-12)。每个二联微管靠近中央的一根称为A管,另一条为B管,A管向相邻二联管的B管伸出两条动力蛋白臂(dynein arm),两个相邻二联微管之间有微管连接蛋白(nexin)形成的连接丝,具有高度的韧性,将9组二联微管牢固地捆为一体,即为轴索。两根中央单管之间由细丝相连,外包有中央鞘。A管向中央鞘伸出的突起称之为放射辐条(radial spoke),辐条末端稍膨大称辐条头(spoke head)。

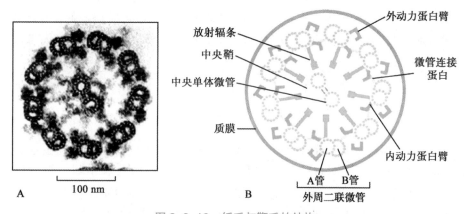

图 2-9-12　纤毛与鞭毛的结构
A. 纤毛的电镜照片(横切面); B. 纤毛结构示意图

纤毛和鞭毛基部埋藏在细胞内的部分称之为基体(basal body),基本结构与中心粒类似,即9组三联管斜向围成一圈,中央没有微管,呈"9+0"排列。A管和B管向外延伸,成为纤毛和鞭毛中的二联微管。

纤毛和鞭毛的运动是一种简单的弯曲运动,其运动机制一般用微管滑动模型解释:① 动力蛋白头部与相邻微管的B管接触,促进同动力蛋白结合的ATP水解,并释放ADP和Pi,改变A管动力蛋白头部的构象,促使头部朝向相邻二联管的正极滑动,使相邻二联管之间产生弯曲力;② 新的ATP结合,促使动力蛋白头部与相邻B管脱离;③ ATP水解,其放出的能量使动力蛋白头部的角度复原;④ 带有水解产物的动力蛋白头部与相邻二联管的B管上的另一位点结合,开始下一个循环(图2-9-13)。

(五) 参与染色体的运动,调节细胞分裂

当细胞进入分裂前期,胞质微管网络发生全面解聚,重新组装形成纺锤体(spindle)。纺锤体是有丝分裂和减数分裂过程中由微管和微管蛋白构成的纺锤状结构,与染色体的排列、移动和移向两极有关。该过程依赖于纺锤体微管的组装与去组装。分裂结束后,纺锤体微管解聚,重新组装形成细胞质微管。

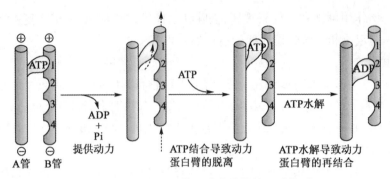

图 2-9-13 纤毛和鞭毛动力微管的滑动模型

(六) 参与细胞内信号传递

已经证明微管参与 hedgehog、JNK、Wnt、ERK 及 PAK 蛋白激酶信号通路。信号分子可直接与微管作用或通过马达蛋白和一些支架蛋白与微管作用。例如,神经营养因子(neurotrophin)及其受体 Trks 是神经系统发育必需的,当神经营养因子与 Trks 受体结合后导致 Trks 受体二聚化,活化其内在的酪氨酸激酶活性。活化的 Trks 信号能诱导受体 – 配体复合体的胞吞作用,形成"信号胞内体"(signal endosome)小泡,然后小泡被动力蛋白迅速从轴突末梢逆向运输到胞体,启动维持细胞生存所需要的信号传递系统。如果破坏动力蛋白的功能,则可以降低活化 Trks 的运输,并有选择性地阻碍依赖神经营养因子刺激的神经元的生存,导致神经元变性。

第二节 微 丝

微丝(microfilament,MF)又称肌动蛋白丝(actin filament),是普遍存在于真核细胞中由肌动蛋白(actin)组成的骨架纤维,可成束、网状或散在分布于细胞质中,与微管和中间纤维共同构成细胞的支架,参与细胞形态维持、细胞内物质运输、细胞连接及细胞运动等多种功能。和微管一样,微丝的结构是不稳定的,是一种动态结构,如动物细胞分裂时形成的收缩环、细胞迁移时伪足中的微丝束等。但在细胞内,微丝也能形成稳定结构,如肌肉细胞中的细肌丝、肠上皮细胞微绒毛中的微丝束等。

一、微丝的结构与肌动蛋白

在电镜下观察到的微丝是一种实心的细丝状结构,直径为 5 ~ 7 nm,长度不一,与微管相比,更富韧性。微丝的主要结构成分是肌动蛋白(actin),肌动蛋白在细胞内以两种形式存在,一种是游离状态的单体,称为球状肌动蛋白(globular actin,G-actin);另一种是由单体组装而成的纤维状肌动蛋白多聚体,称为纤丝状肌动蛋白(filamentous actin,F-actin)。肌动蛋白单体是由单条肽链折叠而成的球形分子,相对分子质量为 43 000,外观呈哑铃形,中央有一个裂口,裂口内部有 ATP(或ADP)结合位点和一个二价阳离子 Mg^{2+}(或 Ca^2)结位点(图2-9-14)。

在哺乳动物和鸟类细胞中至少已经分离到 6 种肌动蛋白异构体,4 种为 α 肌动蛋白,分别为横纹肌、心肌、血管平滑肌和肠道平滑肌所特有,它们均组成细胞的收

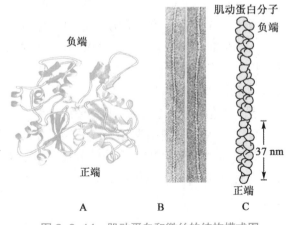

图 2-9-14 肌动蛋白和微丝的结构模式图

缩性结构;另外 2 种为 β 和 γ 肌动蛋白,存在于所有肌细胞和非肌细胞中。其中 β 肌动蛋白通常位于细胞的边缘,而 γ 肌动蛋白与张力纤维有关。

根据对微丝进行 X 射线衍射分析的结果而建立的结构模型认为,每条微丝是由 2 条平行的肌动蛋白单链以右手螺旋方式相互盘绕而成。每条肌动蛋白单链由肌动蛋白单体头尾相连排列呈螺旋状,螺距为 36 nm(图 2-9-15)。由于肌动蛋白单体具有极性,装配时头尾相接形成螺旋状纤维,有两个结构上不同的末端,因此微丝在结构上也具有极性。

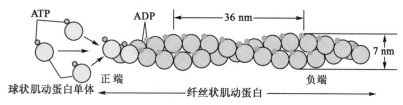

图 2-9-15　肌动蛋白亚单位组成微丝

二、微丝结合蛋白及其功能

体外实验聚合形成的纤丝状肌动蛋白,在电镜下呈杂乱无章的堆积状态,也不能行使特定的功能。而细胞中的纤丝状肌动蛋白可以组织成各种有序结构,从而执行多种功能,关键原因在于细胞内存在一大类能与肌动蛋白单体或肌动蛋白纤维结合的、能改变其特性的蛋白质,称为肌动蛋白结合蛋白(actin-binding protein)。它们以不同的方式与肌动蛋白相结合,形成多种不同的亚细胞结构,执行着不同的功能(图 2-9-16)。

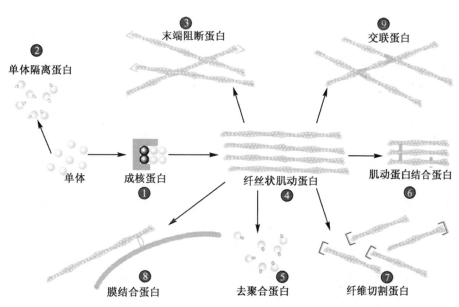

图 2-9-16　肌动蛋白结合蛋白功能示意图

目前,在肌细胞和非肌细胞中已分离出 100 多种微丝结合蛋白,表 2-9-1 中列出了常见的几类微丝结合蛋白。

表 2-9-1　常见的几类微丝结合蛋白

蛋白质	相对分子质量	来源
单体隔离蛋白		
抑制蛋白（profilin）	12 000 ~ 15 000	广泛分布
胸腺素（thymosin）	5 000	广泛分布
末端阻断蛋白		
β 辅肌动蛋白（β-actinin）	35 000 ~ 37 000	肾、骨骼肌
Z 帽蛋白（CapZ）	32 000 ~ 34 000	肌肉组织
加帽蛋白（capping protein）	28 000 ~ 31 000	棘阿米巴
交联蛋白		
细丝蛋白（filamin）	250 000	平滑肌
肌动蛋白相关蛋白（actin related protein, Arp）	250 000	血小板、巨噬细胞
gelactin	23 000 ~ 28 000	变形虫
成束蛋白		
丝束蛋白（fimbrin）	68 000	小肠表皮
绒毛蛋白（villin）	95 000	肠表皮、卵巢
成束蛋白（fasciclin）	57 000	海胆卵
α 辅肌动蛋白（α-actinin）	95 000	肌组织
纤维切割蛋白		
凝溶胶蛋白（gelsolin）	90 000	哺乳动物细胞
片段化蛋白 / 割切蛋白（fragmin/severin）	42 000	阿米巴虫、海胆
短杆素（brevin）	93 000	血浆
肌动蛋白纤维去聚合蛋白		
丝切蛋白（cofilin）	21 000	广泛分布
抗肌动蛋白解聚因子（ADF）	19 000	广泛分布
解聚蛋白（depactin）	18 000	海胆卵
膜结合蛋白		
肌萎缩蛋白（dystrophin）	427 000	骨骼、肌肉
黏着斑蛋白（vinculin）	130 000	广泛分布
膜桥蛋白（ponticulin）	17 000	盘基网柄菌

　　微丝结合蛋白按其功能可分为三大类：① 与纤丝状肌动蛋白的聚合有关的蛋白，如胸腺素（thymosin）和抑制蛋白（profilin），属隔绝蛋白，能够与球状肌动蛋白结合，并且抑制它们的聚合。② 与微丝结构有关的蛋白质，如片段化蛋白（fragmin），它们的作用是打断肌动蛋白纤维，使之成为较短的片段，并结合在断点上，使之不能再进行连接。另外还有一种细丝蛋白（filamin），这是一种将肌动蛋白丝横向交联的蛋白质，具有两个肌动蛋白结合位点，可把肌动蛋白丝相互交织成网状。③ 与微丝收缩有关的蛋白质，如肌球蛋白（myosin）、原肌球蛋白（tropomyosin, TM）和肌钙蛋白（troponin, TN）等。

三、微丝的组装

在大多数非肌肉细胞中,微丝为一种动态结构,在一定条件下它不停地进行组装和解聚,以达到维持细胞形态和细胞运动的目的,该过程受多种因素的调节。

(一) 微丝的体外组装

体外组装实验中,微丝的组装必须要有一定的球状肌动蛋白浓度(达到临界浓度以上)、一定的盐浓度(主要是 Mg^{2+} 和 K^+)并有 ATP 存在才能进行。当溶液中含有 ATP、Mg^{2+} 及较高浓度的 K^+ 或 Na^+ 时,球状肌动蛋白可自组装成纤丝状肌动蛋白;当溶液中含有适当浓度的 Ca^{2+} 及低浓度的 Na^+、K^+ 时,肌动蛋白纤维趋向于解聚成肌动蛋白单体。通常只有结合 ATP 的肌动蛋白单体才能参与肌动蛋白纤维的组装。1 个肌动蛋白单体可结合 1 分子 ATP,当 ATP– 肌动蛋白结合到纤维末端后,ATP 水解为 ADP+Pi。结合 ADP 的肌动蛋白对纤维末端的亲和性低,所以容易脱落使纤维缩短。当微丝的组装速度快于肌动蛋白水解 ATP 的速度时,在微丝的末端就形成一个肌动蛋白 –ATP 帽,这种结构使得微丝比较稳定,可以持续组装。相反,当微丝末端的亚基所结合的是 ADP 时,则肌动蛋白单体倾向从微丝上解聚下来(图 2–9–17)。

微丝在体外组装过程可分为 3 个阶段,即成核期、延长期和稳定期。成核期是微丝组装的起始限速过程,需要一定的时间,故又称延迟期。首先由两个肌动蛋白单体形成一个二聚体,随后第 3 个单体加入,形成三聚体,即核心形成。一旦核心形成,球状肌动蛋白便迅速地在核心两端聚合,进入延长期。微丝的延长发生在它们的两端,但由于微丝具有极性,新的肌动蛋白单体加到两端的速度不同,速度快的一端为正端,速度慢的一端为负端。正端速度明显快于负端 5 ~ 10 倍。随着肌动蛋白单体的组装和溶液中单体含量的减少,微丝延伸速度逐渐减缓。当肌动蛋白单体的浓度达到临界浓度,肌动蛋白的组装速度与其从纤维上解离的速度达到平衡,即进入稳定期。此时两端的组装与解聚活动仍在进行,由于正端延长长度等于负端缩短长度,因此长度基本保持不变,表现出一种“踏车”现象。

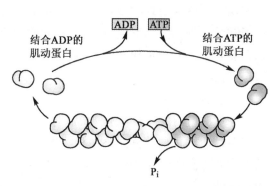

图 2–9–17 微丝装配过程中 ATP 的水解

(二) 微丝的体内组装

非肌细胞中的微丝是一种动态结构,它通过组装、去组装以及重新装配来完成细胞的多种生命活动,如细胞的运动,细胞质分裂、极性建立等。微丝的动态结构变化在时空上受一系列肌动蛋白结合蛋白的调节。细胞内新的微丝可以通过切割现有微丝形成或通过成核作用组装形成。在细胞内由于肌动蛋白单体的自发组装不能满足微丝骨架快速动态的变化,所以需要肌动蛋白成核因子通过成核作用来加速肌动蛋白的聚合。目前已知细胞内存在两类微丝成核蛋白(nucleating protein),即 Arp2/3 复合体和形成蛋白(formin)。Arp2/3 复合体由 Arp2、Arp3 和其他 5 种附属蛋白组成,能促使微丝网络结构的形成,而形成蛋白则启动细胞内不分支微丝的形成,它们在控制细胞运动中起着非常重要的作用。

1. Arp2/3 复合体　微丝的成核作用多发生在质膜区。首先,肌动蛋白单体与 Arp2/3 复合体结合,形成一段可供肌动蛋白继续组装的寡聚体(核心),然后其他肌动蛋白单体继续添加,形成肌动蛋白纤维。Arp2/3 复合体的成核位于肌动蛋白纤维的负(–)极,肌动蛋白由此向正(+)极快速生长。该复合物还可以以 70° 的角度结合在原先存在的肌动蛋白纤维上,成核并形成新的肌动蛋白纤维,这样就可使原先单独存在的微丝组装成树枝状的网络(图 2–9–18)。Arp2/3 复合体定位于快速生长的纤丝状肌动蛋白区域,如片足,它的成核活性受细胞内信号分子和细胞质面成分的调节。

2. 形成蛋白　在细胞内许多微丝结构是由不分支的肌动蛋白纤维组成,如平行微丝束、收缩环中的微

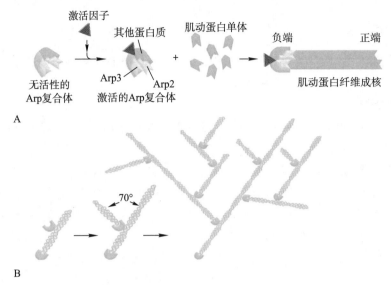

图 2-9-18 微丝装配的成核作用(A)及微丝网络的形成(B)

丝等结构。研究发现,这些平行微丝束的形成许多是通过另一类成核蛋白来完成的。形成蛋白是一个结构保守的二聚体蛋白家族,在哺乳动物中已经发现了大约 15 种不同的形成蛋白,该家族成员共同特征是都含有 FH1 和 FH2 同源结构域。FH1 结构域可与另外一种重要的肌动蛋白结合蛋白——抑制蛋白(profilin)结合,FH2 结构域可启动肌动蛋白的成核聚合。当新成核的微丝纤维生长时,形成蛋白二聚体保持结合在快速生长的正极端,保护正极在延伸过程中不受加帽蛋白的影响,并通过直接与抑制蛋白的结合提高延伸速度。形成蛋白的成核和延伸机制与 Arp2/3 复合体不同,Arp2/3 复合体只是结合在肌动蛋白纤维的负端,防止负端肌动蛋白单体的添加和丢失。形成蛋白是一种相对分子质量较大的多结构域蛋白质,还可以与其他多种蛋白质结合,如 Rho、GTP 酶、Src 类激酶和 eEF1A 等发生相互作用而受到调控,以完成其调节微丝形成的功能。

3. 丝切蛋白 /ADF 蛋白家族与微丝的解聚   与微管经历的快速组装和解聚的动态不稳定性不同,微丝不经历类似的纤维快速解聚的时期。这个差异是由于肌动蛋白单体从纤维上解离的速度约为微管的1/100。因此,细胞为了快速补充肌动蛋白单体可溶库,微丝骨架需要有效的解聚调节机制。近年来研究发现,丝切蛋白(cofilin)/肌动蛋白解聚因子(actin depolymerizing factor, ADF)家族在肌动蛋白纤维的解聚中起着重要的调节作用。丝切蛋白 /ADF 家族的单体与肌动蛋白纤维结合后,通过两种方式来加速它们的解聚:①增加肌动蛋白单体从纤维末端的解离速度;②剪切肌动蛋白纤维,使之片段化。

(三)影响微丝组装的药物

细胞松弛素(cytochalasin)又称松胞菌素,是真菌的一种代谢产物,常用于研究微丝的功能,其作用机制是通过将肌动蛋白丝切断,并结合在末端阻止新的球状肌动蛋白加入,从而干扰纤丝状肌动蛋白的聚合,破坏微丝的组装。当将细胞松弛素 B 作用于细胞后,可破坏微丝三维网络及抑制微丝的功能,如细胞的移动、吞噬作用、细胞质分裂等。去除药物后,微丝的结构和功能又可恢复。细胞松弛素 B 对微管不起作用。

鬼笔环肽(phalloidine)是一种从毒蘑菇(Amanita phalloides)中分离的剧毒生物碱,与微丝具有强烈的亲和作用,可紧密地结合在微丝上,因而能抑制微丝解聚,使微丝保持稳定状态。鬼笔环肽只与聚合的微丝有强亲和作用,而不与肌动蛋白单体分子结合,因此用荧光素标记的鬼笔环肽对细胞进行染色,可以在荧光显微镜下观察微丝在细胞中的分布。

四、微丝的功能

真核细胞中,微丝在肌动蛋白结合蛋白的协同下,形成独特的组织结构,参与细胞中许多重要的功能活动,如肌肉收缩、细胞变形运动、细胞质分裂等。近年来发现,微丝形成的骨架系统与细胞信号传递有关,有些肌动蛋白结合蛋白,如纽蛋白,是蛋白激酶及癌基因产物的作用底物。微丝还与蛋白质合成有关。

(一)构成细胞的支架并维持细胞的形态

细胞的形态维持除与微管有关外,微丝也起着重要的作用。在大多数细胞中,细胞膜下有一层由微丝与肌动蛋白结合蛋白相互作用形成的网状结构,称为细胞皮层(cell cortex),该结构具有很高的动态性,为细胞膜提供强度和韧性,并维持细胞的形态。

在细胞内有一种较稳定的纤维状结构,称为应力纤维(stress fiber),是由肌动蛋白丝和肌球蛋白丝Ⅱ组成的可收微缩丝束。这些微丝束常常与细胞的长轴平行,贯穿细胞的全长。微丝束具有极性,一端与穿膜整联蛋白连接,另一端插入到细胞质中或与中间纤维结合。它既具有对抗细胞表面张力维持细胞形态的作用,又为细胞膜提供了一定的强度和韧性。

在小肠上皮细胞游离面伸出大量的微绒毛(microvillus)结构(图2-9-19),微绒毛的核心是20~30个与微绒毛长轴平行排列的微丝束,其中有绒毛蛋白和丝束蛋白(fimbrin),它们将微丝连接成束,赋予微绒毛结构刚性。另外还有肌球蛋白-1(myosin-1)和钙调蛋白(calmodulin),它们在微丝束的侧面与微绒毛膜之间形成横桥连接,提供张力以保持微丝束处于微绒毛的中心位置。微绒毛核心的微丝束上达微绒毛顶端,下止于细胞膜下的终末网(terminal web),在这一区域中还存在一种纤维状蛋白——血影蛋白(spectrin),它结合于微丝的侧面,通过横桥把相邻微丝束中的微丝连接起来,并把它们连接到更深部的中间纤维丝上。终末网的肌球蛋白与微绒毛中轴内的微丝束相互作用而产生的拉力,维持微绒毛直立状态或摆动力的功能。一个小肠上皮细胞表面有1 000个左右微绒毛,这种特化结构大大增加了细胞的表面积,有利于小肠上皮细胞对营养物质的吸收。

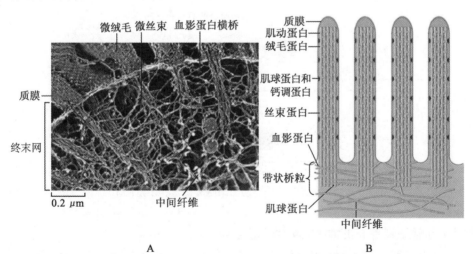

图2-9-19 小肠上皮细胞微绒毛的结构

A. 微绒毛的低温电镜照片;B. 微绒毛结构示意图

微丝的收缩活动也能改变细胞的形态(图2-9-20)。上皮细胞中形成一种可收缩的环状微丝束,即黏着带(adhesion belt),又称带状桥粒(belt desmosome),其收缩可使细胞形态变成锥形,微丝的这种收缩功能在胚胎发育神经管、腺体的形成过程中起重要的作用。

(二)微丝参与细胞的运动

在非肌细胞中,微丝参与细胞的多种运动形式,如变形运动、胞质环流、细胞的内吞和外吐作用等。微丝可以两种不同的方式产生运动:一种是通过滑动机制,如微丝与肌球蛋白丝相互滑动;二是通过微丝束的聚合和解聚。

许多动物细胞(巨噬细胞、白细胞、成纤维细胞、癌细胞等)多采用变形运动(amoeboid movement)方式进行位置移动。在这些细胞内含有丰富的微丝,细胞依赖肌动蛋白和肌动蛋白结合蛋白的相互作用进行移动。细胞变形运动可以分为3个过程(图 2-9-21):① 首先通过肌动蛋白的聚合使细胞表面形成突起,也叫片状伪足(lamellipodia)。② 突起通过黏着斑附着在爬行的表面上,黏着斑的形成也与肌动蛋白纤维相关。③ 胞质溶胶向前流动,细胞尾部收缩,使细胞向前移动。这一过程涉及肌动蛋白纤维的解聚。细胞的变形运动能被细胞松弛素 B 抑制。

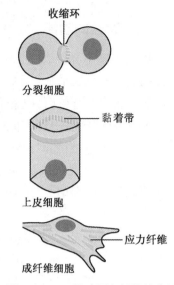

图 2-9-20　肌动蛋白纤维的收缩对组织形态的改变

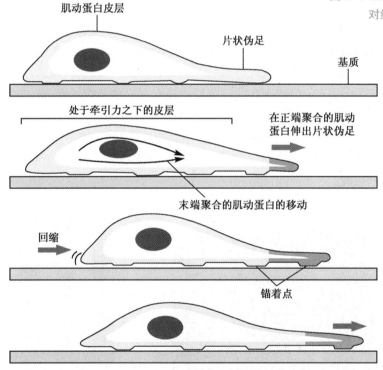

图 2-9-21　培养的动物细胞爬行过程示意图

(三) 微丝作为运输轨道参与细胞内的物质运输活动

在细胞内参与物质运输的马达蛋白家族中,还有一类称为肌球蛋白(myosin)的马达蛋白家族,它们以微丝作为运输轨道参与物质运输活动。已经在细胞内发现了多种肌球蛋白分子,其共同特点是都含有一个作为马达结构域的头部,肌球蛋白的马达蛋白结构域包含一个微丝结合位点和一个 ATP 结合位点。在物质运输过程中,肌球蛋白头部结构域与肌动蛋白丝结合,并在 ATP 存在时使其运动。肌球蛋白的尾部结构域负责结合被运输的特定物质(蛋白质或脂类),尾部结构域具有多样性,随肌球蛋白类型不同,它们与某些特殊类型的运输小泡结合,并沿微丝轨道的负极端向正极端移动。在细胞内,一些膜性细胞器作长距离转运时通常依赖于微管运输,而在细胞皮层以及神经元突起的生长锥前端等富含微丝的部位,"物质"的运输则以微丝为轨道进行。另外,也有一些肌球蛋白是和质膜结合,牵引质膜和皮层肌动蛋白丝做相对运动,从而改变细胞的形状(图 2-9-22)。

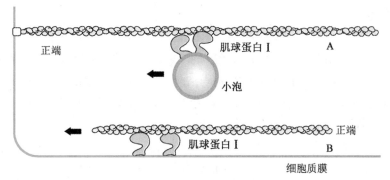

图 2-9-22　肌球蛋白的功能

A. 运输膜泡；B. 运输微丝

(四) 微丝参与细胞质的分裂

　　动物细胞有丝分裂末期,核分裂完成后,要进行细胞质分裂才能形成两个子细胞,这一过程称为胞质分裂(cytokinesis)。胞质分裂通过收缩环(contractile ring)的收缩来完成(图 2-9-23)。收缩环位于分裂细胞赤道面质膜下方,由大量平行排列的微丝组成,这些微丝具有不同的极性,卷曲形成环状,借助于 α 辅肌动蛋白与质膜相连。收缩环收紧的动力来自于纤维束中肌动蛋白和肌球蛋白的相对滑动,或者说是由肌球蛋白介导的,相反极性微丝间的滑动。在收缩环不断收紧的过程中,微丝的解聚也在缓慢地进行着,结果随着收缩环的逐渐收紧,牵拉质膜向细胞内凹陷形成分裂沟,分裂沟越陷越深,最后将细胞一分为二。这一过程可被细胞松弛素 B 抑制,但不干扰核的分裂,导致形成双核或多核细胞。收缩环是一种临时性结构,只在有丝分裂最后阶段迅速地产生,在细胞质分裂结束后又迅速消失。

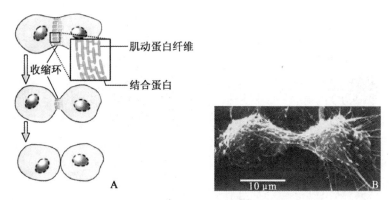

图 2-9-23　胞质分裂中收缩环的形成及作用

A. 胞质分裂模式图；B. 细胞分裂末期的扫描电镜照片

(五) 微丝参与细胞内信息传递

　　微丝参与细胞的信息传递活动。细胞外的某些信号分子与细胞膜上的受体结合,可触发膜下肌动蛋白的结构变化,从而启动细胞内激酶变化的信号转导过程。微丝主要参与 Rho(Ras homology)蛋白家族有关的信号转导。Rho 蛋白家族是与单体 GTP 酶有很近亲缘关系的蛋白质,属于 Ras 超家族,它的成员有 Cdc42、Rac 和 Rho。Rho 蛋白通过 GTP 结合状态和 GDP 结合状态循环的分子转变来控制细胞转导信号。Cdc42 激活后,触发细胞内肌动蛋白聚合作用和成束作用,形成丝状伪足或微棘。激活的 Rac 启动肌动蛋白在细胞的外周聚合形成片状伪足和褶皱。Rho 激活后既可启动肌动蛋白纤维通过肌球蛋白 Ⅱ 纤维成束形成应力纤维,又可促进细胞黏着斑的形成。肌球蛋白通过与信号蛋白结合参与信号转导,例如,肌球蛋白 Ⅰ 调控某些 Ca^{2+} 通道的活性；肌球蛋白 Ⅲ 与眼睛光感受器的信号分子相互作用。有些肌动蛋白结合蛋白(如纽蛋白)是蛋白激酶及癌基因产物的作用底物,参与细胞信息传递活动。

（六）微丝参与受精作用

卵子表面有一层胶质层，受精时，精子头端的顶体（acrosome）要释放水解酶使卵子的胶质层溶解，同时启动微丝组装，形成顶体刺突，随着顶体刺突微丝束的不断聚合延长，穿透胶质层和卵黄层，使精子和卵子的膜融合而完成受精。在精子和卵子细胞融合过程中的局部质膜运动和细胞融合后质膜形成的微绒毛结构，也同样与质膜下微丝的运动有关。因此，微丝的组装和收缩运动是受精必需的。

（七）微丝参与肌肉收缩

在肌细胞的细胞质中有许多成束的肌原纤维（myofibril），肌原纤维由一连串相同的收缩单位即肌节组成，每个肌节长约 2.5 μm。电镜观察显示，肌原纤维每个肌节由粗肌丝和细肌丝组成。粗肌丝（thick filament）又称肌球蛋白丝（myosin filament），由肌球蛋白（myosin）组成，肌球蛋白有多种类型，在肌肉中为肌球蛋白 –2（myosin–2），主要功能是参与肌丝收缩。每一个肌球蛋白 II 分子有两条重链和四条轻链分子，外形似豆芽状，可分为头部和杆部两部分（图 2-9-24）。头部具有 ATP 酶活性，属于与肌动蛋白丝相互作用的马达蛋白，主要功能是参与肌丝收缩。肌球蛋白 II 分子尾对尾地向相反方向平行排列成束，呈双极性结构，肌球蛋白分子头部露在外部，成为与细肌丝接触的桥。头部激活后具有 ATP 酶活性，当肌球蛋白与肌动蛋白结合时，ATP 分解成 ADP 并释放能量，引起细胞收缩。

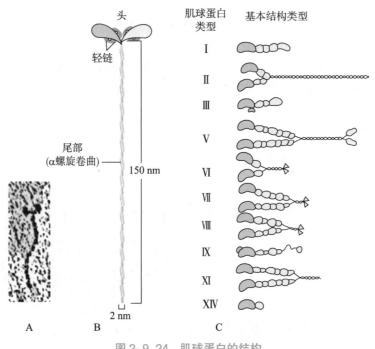

图 2-9-24 肌球蛋白的结构

细肌丝（thin filament）又称肌动蛋白丝（actin filament），由三种蛋白组成，即纤丝状肌动蛋白、肌钙蛋白（troponin，TN）和原肌球蛋白（tropomyosin，TM）。两条肌动蛋白纤维形成螺旋形链，两条原肌球蛋白纤维坐落于肌动蛋白纤维螺旋沟内，横跨七个肌动蛋白分子。肌钙蛋白的三个亚基（Tn–T，Tn–C，Tn–I）结合在原肌球蛋白纤维上（图 2-9-25）。

肌肉收缩是粗肌丝和细肌丝相互滑动的结果，肌肉收缩时，粗肌丝两端的横桥释放能量拉动细肌丝朝中央移动，使肌节缩短。游离 Ca^{2+} 浓度升高，能触发肌肉收缩。该过程包括五个步骤（图 2-9-26）。

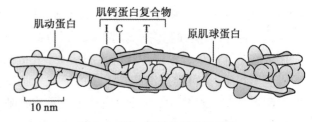

图 2-9-25 细肌丝的分子结构

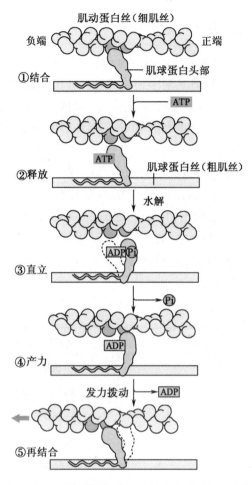

图 2-9-26　肌球蛋白在细肌丝上移动过程示意图

① 结合:在周期开始,肌球蛋白头部与肌动蛋白丝(细肌丝)紧密结合形成强直构象。这一过程非常短暂,由于和 ATP 结合而迅速结束。② 释放:ATP 结合于肌球蛋白头部后可诱导肌动蛋白结合位点上的肌球蛋白构象改变,使肌球蛋白头部对肌动蛋白的亲和力下降而离开肌动蛋白丝。③ 直立:由于头部的 ATP 水解成 ADP 和 Pi 引发一大的构象变化,使头部沿肌动蛋白丝移动约 5 nm,产物 ADP 和 Pi 仍紧密结合在头部。④ 产力:肌球蛋白头部微弱结合到细肌丝的一个新结合位点上,释放出无机磷(Pi),使肌球蛋白头部与肌动蛋白紧密结合,并产生机械力,使肌球蛋白头部释放 ADP,恢复到新周期原始构象。⑤ 再结合:在周期末,肌球蛋白头部又与肌动蛋白丝紧密结合,但此时肌动蛋白头部已经移动到肌动蛋白丝上新的位点

第三节　中间纤维

　　中间纤维(intermediate filament,IF)又称中间丝,最初是在平滑肌细胞内发现的一种直径 10 nm 的纤丝,因其直径介于肌细胞的粗肌丝和细肌丝之间,故被命名为中间丝。中间纤维是最稳定的细胞骨架成分,也是三类骨架纤维中化学成分最为复杂的一种。其结构稳定、坚韧,对秋水仙素和细胞松弛素 B 均不敏感。当用高盐和非离子去垢剂处理时,细胞中大部分骨架纤维都被破坏,只有中间纤维可以保留下来。在大多数情况下,中间纤维形成布满在细胞质中的网络,并伸展到细胞边缘,与细胞质膜上的细胞连接(如桥粒和半桥粒结构)相连。中间纤维还与核纤层、核骨架共同构成贯穿于核内外的网架体系,在细胞构建、分化等多种生命活动过程中起重要作用。

一、中间纤维蛋白的类型和结构

中间纤维的直径为 10 nm,其组成成分比微管和微丝要复杂得多,不同来源的组织细胞表达不同类型的中间纤维蛋白。根据中间纤维蛋白的氨基酸序列、基因结构、组装特性及其在发育过程的组织特异性表达模式等,可将中间纤维分为 6 种主要类型(表 2-9-2)。Ⅰ型(酸性)和Ⅱ型(中性或碱性)角蛋白(keratin),在上皮细胞内以异二聚体的形式参与中间纤维的组装。而Ⅲ型中间纤维包括多种类型,通常在各自的细胞内形成同源多聚体,如波形蛋白(vimentin)存在于间充质来源的细胞,结蛋白(desmin)在成熟肌细胞(骨骼肌、心肌和平滑肌)中表达,胶质细胞原纤维酸性蛋白(glial fibrillary acidic protein,GFAP)在中枢神经系统的星形胶质细胞中表达,外周蛋白(peripherin)在中枢神经系统神经元和外周神经系统神经元中表达。

在神经系统发育过程中,Ⅳ型神经丝蛋白(neurofilament protein)主要分布在脊椎动物神经元轴突中,包括 3 种神经丝蛋白亚基(NF-L、NF-M、NF-H)。Ⅴ型核纤层蛋白(lamin)存在于内层核膜的核纤层,有核纤层蛋白 A、B 和 C 3 种。较晚发现的巢蛋白[nestin,又称神经(上皮)干细胞蛋白]主要分布在中枢神经系统干细胞内,属于Ⅵ中间纤维蛋白家族。

表 2-9-2　脊椎动物细胞内中间纤维蛋白的主要类型及分布

类型	名称	相对分子质量	细胞内分布
Ⅰ	酸性角蛋白(acidic keratin)	40 000 ~ 60 000	上皮细胞
Ⅱ	中性 / 碱性角蛋白(neutral or basic keratin)	50 000 ~ 70 000	上皮细胞
Ⅲ	波形蛋白(vimentin)	54 000	间充质细胞
	结蛋白(desmin)	53 000	肌细胞
	外周蛋白(peripherin)	57 000	外周神经元
	胶质细胞原纤维酸性蛋白(glial fibrillary acidic protein)	51 000	神经胶质细胞
Ⅳ	神经丝蛋白(neurofilament protein)		
	NF-L	67 000	神经元
	NF-M	150 000	神经元
	NF-H	200 000	神经元
Ⅴ	核纤层蛋白(lamin)		各种类型分化细胞
	核纤层蛋白 A	70 000	
	核纤层蛋白 B	67 000	
	核纤层蛋白 C	60 000	
Ⅵ	巢蛋白(nestin)	200 000	神经干细胞
	联丝蛋白	182 000	肌细胞
	平行蛋白	178 000	肌细胞

在人类基因组中至少已经发现 67 种不同的中间纤维蛋白,其多样性与人体内 200 多种细胞类型相关。不同来源的组织细胞表达不同类型的中间纤维蛋白,为各种细胞提供独特的细胞骨架网络结构,中间纤维蛋白的这种特性被作为区分细胞类型的标志。

组成中间纤维的基本单位——中间纤维蛋白是长的线性蛋白(图 2-9-27),已经发现 60 多种,它们具有共同的结构特点:由头部、杆状区和尾部三部分组成。杆状区为 α 螺旋区,由约 310 个氨基酸残基组成(核

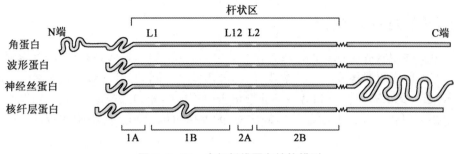

图 2-9-27　中间纤维蛋白结构模型

纤层蛋白约 356 个),内含 4 段高度保守的 α 螺旋段,它们之间被 3 个短小间隔区隔开。杆状区是中间纤维单体分子聚合成中间纤维的结构基础。在杆状区的两侧是非 α 螺旋的头部(N 端)和尾部(C 端),这两个结构域的氨基酸组成是高度可变的,长度相差甚远,通常折叠成球状结构。各种中间纤维蛋白之间的区别主要取决于头、尾部的长度和氨基酸顺序,头、尾部暴露在纤维的表面,参与和细胞质其他组分的相互作用。

二、中间纤维结合蛋白

中间纤维结合蛋白(intermediate filament associated protein,IFAP)是一类在结构和功能上与中间纤维有密切联系,但其本身不是中间纤维结构组分的蛋白质。IFAP 作为细胞中中间纤维超分子结构的调节者,介导中间纤维之间交联成束、成网,并把中间纤维交联到质膜或其他骨架成分上。目前已知约 15 种,分别与特定的中间纤维结合(表 2-9-3)。

表 2-9-3　常见的中间纤维结合蛋白

名称	相对分子质量	存在部位	功能
BPAG1*	230 000	半桥粒	将 IF 同桥粒斑交联
斑珠蛋白(plakoglobin)	83 000	桥粒	将 IF 同桥粒斑交联
桥粒斑蛋白Ⅰ(desmoplakin Ⅰ)	240 000	桥粒	将 IF 同桥粒斑交联
桥粒斑蛋白Ⅱ(desmoplakin Ⅱ)	215 000	桥粒	将 IF 同桥粒斑交联
网蛋白(plectin)	300 000	皮层	波形蛋白交联接头,与 MAP-1、MAP-2 及血影蛋白交联
锚蛋白(ankyrin)	140 000	皮层	波形蛋白与膜交联
聚丝蛋白(filaggrin)	30	细胞质	角蛋白交联
核纤层蛋白 B 受体(lamin B receptor)	58	核	核纤层蛋白与内表面交联

* 大疱性类天疱疮抗原(bullous pemphigoid antigen 1)。

已报道的 IFAP 具有如下共同特征:① 具有中等纤维类型特异性。② 表达有细胞专一性。③ 不同的 IFAP 可存在于同一个细胞中与不同的中等纤维组织状态相联系。④ 在细胞中某些 IFAP 的表达与细胞的功能和发育状态有关。如丝聚蛋白(filaggrin)使角蛋白纤维聚集,在角质化细胞中形成大的纤维聚集物,该蛋白质的表达是角质化的分化特异性标志;网蛋白(plectin)能使波形蛋白纤维成束,而且还能使 IF 与微管连接,使肌动蛋白纤维成束,帮助肌球蛋白Ⅱ与微丝的结合,以及介导 IF 与质膜的连接;中间纤维结合蛋白 300(IFAP300)主要作用是将 IF 锚定于桥粒上。但绝大多数 IFAP 的功能目前尚不很清楚。

三、中间纤维的组装及其调节

中间纤维的组装与微管和微丝相比更为复杂。大致分四步进行:首先,两个中间纤维蛋白分子的杆状区以平行排列的方式形成双股螺旋状的二聚体,该二聚体可以是同型二聚体,如波形蛋白、GFAP 等,也可以是异型二聚体,如一条Ⅰ型角蛋白和另一条Ⅱ型角蛋白构成的异型二聚体。然后,由两个二聚体反向平行和以半分子交错的形式组装成四聚体。一般认为,四聚体可能是细胞质中间纤维组装的最小单位。由于四聚体中的两个二聚体是以反向平行方式组装而成,因此形成的四聚体两端是对称的,没有极性。再后,作为中间纤维组装的基本结构单位,四聚体之间在纵向端对端(首尾)连成一条原纤维。最后,由 8 条原纤维侧向相互作用,最终形成一根横截面为由 32 个中间纤维蛋白分子组成的长度不等的中间纤维(图 2-9-28)。

各类中间纤维目前均可在体外进行装配,不需要核苷酸和结合蛋白的参与,也不依赖于温度和蛋白质的浓度。在低离子强度和微碱性条件下,多数中间纤维可发生明显的解聚,一旦离子浓度和 pH 恢复到接近生理水平时,中间纤维蛋白即迅速自我装配成中间纤维。各种不同的中间纤维的组装方式大致相同。

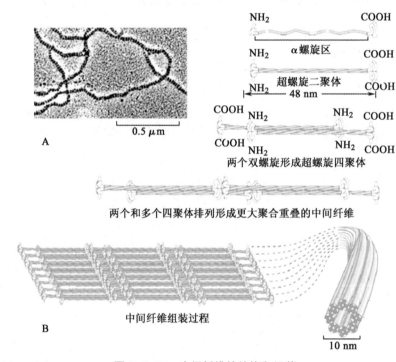

图 2-9-28　中间纤维的结构和组装
A. 中间纤维电镜照片;B. 中间纤维组装过程示意图

在细胞体内,中间纤维蛋白绝大部分都被装配成中间纤维,游离的单体很少,几乎不存在相应的可溶性的蛋白库,也没有踏车现象。在处于分裂周期的细胞质中,中间纤维网络在分裂前解体,分裂结束后又重新组装。目前认为,中间纤维的组装和去组装是通过中间纤维蛋白的磷酸化和去磷酸化来控制的。中间纤维蛋白丝氨酸和苏氨酸的磷酸化作用是中间纤维动态调节最常见的调节方式。在有丝分裂前期,中间纤维蛋白的磷酸化导致中间纤维网络解体,分裂结束后,中间纤维蛋白去磷酸化使其重新参与中间纤维网络的组装。细胞分裂周期中核纤层蛋白网的解体和组装将在细胞核部分介绍。

四、中间纤维的功能

以往对中间纤维的功能了解较少,一个重要的原因是迄今未能发现一种像秋水仙素和细胞松弛素 B 那样作用于微管和微丝的特异性药物。近年来随着分子生物学及分子遗传学研究方法的迅速发展,特别是转基因(transgene)、基因剔除(gene knockout)和基因缺失(gene deletion)研究技术的引入,使中间纤维及其结合蛋白的功能研究取得了重大突破。现在认为中间纤维的功能主要有以下几方面:

(一) 构成细胞完整的支撑网架系统

中间纤维在细胞内形成一个完整的支撑网架系统。它向外可以通过膜整联蛋白与质膜和细胞外基质相连,在内部与核膜、核基质联系;在细胞质中与微管、微丝及其他细胞器联系,构成细胞完整的支撑网架系统。中间纤维还与细胞核的形态维持和定位有关。

(二) 参与细胞连接

一些器官和皮肤的上皮细胞通过桥粒和半桥粒连接在一起。中间纤维参与了桥粒和半桥粒的形成,参与相邻细胞之间、细胞与基膜之间连接结构的形成,因此,中间纤维既能维持细胞的形态,又在维持组织的完整性方面起着重要作用。

(三) 为细胞提供机械强度支持

体外实验证明,中间纤维在受到较大的变形力时,不易断裂,比微管、微丝更耐受化学药物的剪切力。当细胞失去完整的中间纤维网状结构后,细胞很易破碎(图2-9-29)。因此中间纤维为细胞提供机械强度的功能在一些组织细胞中显得更为重要。例如,中间纤维在肌肉细胞和皮肤的上皮细胞中特别丰富,其主要作用是使细胞能够承受较大的机械张力和剪切力。神经元轴突中存在大量的中间纤维,它们能增强轴突的机械强度。

研究表明,当角质蛋白的基因发生突变,干扰了角蛋白纤维网络的形成时皮肤对机械伤害高度脆弱,只要稍加压力就能使皮肤破裂,引起水疱。这说明中间纤维网络对于维持上皮组织细胞间的连接以及为细胞提供机械强度支持起重要作用。

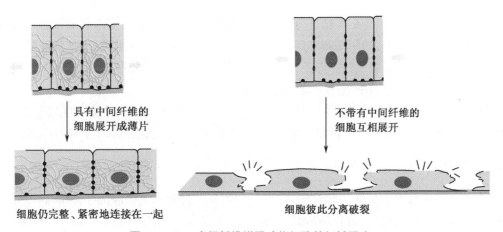

图 2-9-29　中间纤维增强动物细胞的机械强度

(四) 参与细胞的分化

中间纤维的表达和分布具有严格的组织特异性,这一特性表明中间纤维与细胞的分化密切相关。发育分子生物学表明,胚胎细胞能根据其发育的方向调节中间纤维蛋白基因的表达,即不同类型的细胞或细胞不同的发育阶段,会表达不同类型的中间纤维。细胞的这种在不同的发育阶段可表达不同类型中间纤维的特点,已经被用于干细胞鉴定和干细胞分化研究,例如将巢蛋白(nestin)作为神经干细胞的特异性标志、GFAP作为星形胶质细胞分化的标志。

(五) 中间纤维参与细胞内信息传递

由于中间纤维外连质膜和细胞外基质,内达核骨架,因此在细胞内形成一个穿膜信息通道。中间纤维蛋白在体外与单链DNA有高度亲和性,有实验证实,在信息传递过程中中间纤维水解产物进入细胞核内,通过与组蛋白和 DNA 的作用来调节复制和转录。

研究发现,中间纤维与 mRNA 的运输有关,细胞质 mRNA 锚定于中间纤维,可能对其在细胞内的定位及是否翻译起重要作用。

第四节 细胞骨架与疾病

细胞骨架与细胞的形态改变和维持、细胞内物质的运输、信息传递、细胞分裂与分化等重要生命活动密切相关,是生命活动不可缺少的细胞结构,它们的结构、功能异常可引起很多疾病,包括肿瘤、一些神经系统疾病和遗传性疾病等。不同的细胞骨架在细胞内的特异性分布可用于对一些疑难疾病进行诊断,也可以根据细胞骨架与疾病的关系来设计治疗药物。

一、细胞骨架与肿瘤

在恶性转化细胞中,细胞常表现为细胞骨架结构的破坏和微管解聚。用免疫荧光标记技术显示,肿瘤细胞和恶性转化细胞中微管的数量仅为正常细胞的 1/2,微管数量的减少是恶性转化细胞的一个重要特征。肿瘤细胞学研究发现,肿瘤细胞内由三联微管组成的中心体,失去正常细胞内的相互垂直排列,而呈无序紊乱排列。微管在细胞质中的分布也发生紊乱,常常表现为微管分布达不到质膜下的细胞质溶胶层,造成肿瘤细胞的形态与细胞器的运动发生异常。在体外培养的多种人癌细胞中,微丝应力纤维被破坏和消失,肌动蛋白发生重组,形成肌动蛋白小体,聚集分布在细胞皮层。在肿瘤细胞的浸润转移过程中,这些骨架成分的改变可增加肿瘤细胞的运动能力。微管和微丝可作为肿瘤化疗药物的作用靶点,如长春新碱、秋水仙素和细胞松弛素等及其衍生物作为有效的化疗药物可抑制细胞增殖,诱导细胞凋亡。

另外,由于中间纤维的不同类型严格地分布于不同类型的细胞中,绝大多数肿瘤细胞通常继续表达其来源细胞特征性中间纤维类型,即便在转移后仍然表达其原发肿瘤中间纤维类型,如皮肤癌以表达角蛋白为特征,肌瘤表达结蛋白,非肌瘤表达波形蛋白,神经胶质瘤表达神经胶质酸性蛋白等,因此可用于鉴别肿瘤细胞的组织来源及细胞类型,为肿瘤诊断起决定性作用。

中间纤维还可以进一步被分出许多亚型。已经建立了主要人类肿瘤类群的中间纤维目录,利用中间纤维单克隆抗体分析技术鉴别诊断疑难和常见肿瘤,已经成为临床肿瘤病理诊断的有力工具。

二、细胞骨架与神经系统疾病

许多神经系统疾病与骨架蛋白的异常表达有关,如阿尔茨海默病(Alzheimer's disease,AD),即早老性痴呆,在患者脑神经元中可见到大量损伤的神经元纤维,并存在高度磷酸化 Tau 蛋白的积累,神经元中微管蛋白的数量并无异常,但存在微管聚集缺陷。神经丝蛋白亚基 NF-H 的异常磷酸化也会导致疾病发生,在 AD 患者的神经原纤维缠结(neurofibrillary tangle,NFT)和帕金森病(Parkinson's disease)患者的神经细胞内包涵体即路易体(Lewy bodies)中都有高度磷酸化的 NF-H 存在。肌萎缩侧索硬化(amyotrophic lateral sclerosis,ALS)和婴儿脊髓性肌萎缩(infantile spinal muscular atrophy)都与神经丝蛋白的异常表达和异常修饰有关。根据神经细胞中间纤维的特异标志,检测羊水细胞中胶质纤维蛋白和神经丝蛋白的存在,能够早期诊断胎儿中枢神经系统的畸形。

三、细胞骨架与遗传性疾病

一些遗传性疾病的患者常有细胞骨架的异常或细胞骨架蛋白基因的突变。人类纤毛不动综合征(immotile cilia syndrome)发病原因往往是由于纤毛、鞭毛结构中具有 ATP 酶活性的动力蛋白臂缺失或缺陷,从而使气管上皮组织纤毛运动麻痹,以及精子尾部鞭毛不能运动,导致慢性气管炎和男性不育等。

　　人类遗传性皮肤病单纯型大疱性表皮松解症(epidermolysis bullosa simplex,EBS)由于角蛋白 14(CK14)基因发生突变,患者表皮基底细胞中的角蛋白纤维网受到破坏,使皮肤很容易受到机械损伤,即一点轻微的压挤便可使患者皮肤起泡。编码肌球蛋白Ⅵ、Ⅶ的基因突变可以引起耳朵感觉毛细胞中的肌动蛋白纤维结构的破坏,从而导致听觉丧失。

(辛　华)

思考题

1. 何谓细胞骨架? 简述细胞骨架各类成分的基本结构特征及功能。
2. 为什么说细胞骨架是一种动态结构? 这种特性对细胞的生命活动有什么意义?
3. 试以细胞骨架在细胞周期活动过程中的作用为例,说明细胞的结构与功能相关性。
4. 研究细胞骨架常用的方法有哪些? 在细胞骨架的研究中,特异性工具药起了什么作用?

数字课程学习

📖 学习目标　　⬇教学 PPT　　📝 自测题

第十章	细胞核

细胞核(nucleus)是细胞遗传物质储存、复制及转录的场所,也是细胞代谢、生长、分化及增殖的控制中心,对细胞生命活动有着重要的作用。结构完整的细胞核存在于真核生物的间期细胞中,由核被膜、核仁、染色质、核纤层和核骨架(核基质)等部分组成(图2-10-1)。它的出现是生物进化历程中的一次飞跃,是真核细胞结构完善的主要标志。

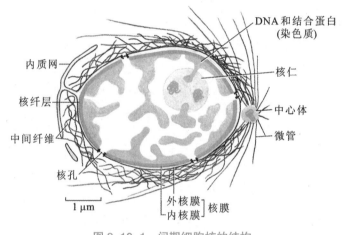

图2-10-1 间期细胞核的结构

细胞核一般位于细胞的中央。有些细胞中,如脂肪细胞,由于脂滴较多,核常被挤于边缘,而在腺细胞中,核的位置偏于细胞的一侧。通常一个细胞只有一个细胞核,但肝细胞、肾小管细胞和软骨细胞有双核,而破骨细胞的核可多达数百个。

细胞核的形态多种多样,一般与细胞的形态相适应,球形、柱形的细胞,其核多呈圆球形或椭圆形;细长的肌细胞的核呈杆状;哺乳动物中性粒细胞的核呈分叶状;形态不规则的细胞核可呈杆状、折叠状、锯齿状等。

细胞核的大小一般为细胞体积的10%,但在不同的生物及不同的生理状态下有所不同,大多数细胞核的直径为5~30 μm。常用细胞核与细胞质的体积比,即核质比来表示细胞核的相对大小:

$$核质比 = \frac{细胞核的体积}{细胞质的体积}$$

核质比大表示核相对较大,核质比小表示核相对较小。核质比与生物种类、细胞类型、发育阶段、生理状态及染色体倍数等有关。幼稚细胞的核较大,成熟细胞的核较小,例如淋巴细胞、胚胎细胞和肿瘤细胞的核质比较大,而表皮角质细胞、衰老细胞的核质比较小。

188

第一节　核　膜

核膜（nuclear membrane）又称核被膜（nuclear envelope），是一种包被核内物质的膜结构，为整个内膜系统的一部分，是细胞区域化的结果。核膜的出现使胞核内的物质处于一个较为稳定的环境中，成为相对独立的系统。

一、核膜的化学组成

蛋白质与脂类是构成核膜的主要成分，其中蛋白质占 65% ~ 75%，此外，核膜中还含有少量的 DNA 和 RNA。核膜的某些组分与内质网极为相似，如内质网膜上的标记酶 G-6-P 和电子传递有关的 NADH 细胞色素 c 还原酶、NADH 细胞色素 b_5 还原酶等也存在于核膜上。核膜与内质网均含有不饱和脂肪酸磷脂酰胆碱和磷脂酰乙醇胺，以及胆固醇、三酰甘油等，但所含浓度有差别。核膜上的不饱和脂肪酸浓度较低，胆固醇及三酰甘油的浓度却较高。这种结构成分的相似性，说明核膜与内质网联系紧密，但它们作为内膜系统的不同部分，又具有各自结构的特点。

二、核膜的亚微结构

电镜下，核膜由两层基本平行的单位膜组成，因内、外核膜的组成、结构不尽相同，故核膜是一种不对称的双层膜。内、外核膜间的空隙构成核周间隙，内、外核膜局部融合、特化形成核孔，内核膜下附着一层纤维蛋白网，即核纤层（图 2-10-2）。

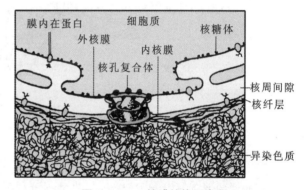

图 2-10-2　核膜结构示意图

（一）核膜的双层膜结构

外核膜（outer nuclear membrane）面向胞质，厚 4 ~ 10 nm，与粗面内质网相连，外表面附着核糖体，能进行蛋白质合成。外核膜的形态、组成及生化行为与粗面内质网具有相似性，被认为是内质网的特化区域。外核膜的外表面还可见中间纤维、微管形成的细胞骨架网络，可能与细胞核的定位有关。

内核膜（inner nuclear membrane）为核膜中靠向核质的一层膜，外表面无核糖体附着，内侧有一层致密的纤维蛋白网络，称为核纤层，对核膜起支持作用。

（二）核周间隙

核周间隙（perinuclear space）为内、外核膜之间的腔隙，宽 20 ~ 40 nm，间隙内充满液态不定形物质，内含有多种蛋白质和酶。核周间隙与粗面内质网腔相通，是细胞质与细胞核之间物质交流的重要通道。因内、外核膜各自特化，分别与核质、胞质的组分相互作用，在生化性质及功能上呈现较大的差别，核周间隙即成为内、外核膜之间的缓冲区。

（三）核孔

所有真核细胞的核膜上均分布有核孔（nuclear pore），形状一般为圆环状，孔径在 40 ~ 150 nm。一个典型哺乳动物的细胞核核膜可有 3 000 ~ 4 000 个核孔。根据细胞的种类及生理状态的不同，核孔的数目和分布密度可呈现较大的变化。动物细胞的核孔数多于植物细胞，在代谢旺盛的细胞，如非洲爪蟾卵母细胞中核孔数为 60 个 /μm^2，在肝、肾、脑细胞中，核孔数为 12 ~ 20 个 /μm^2。一些代谢低、增殖不活跃的细胞的核孔数明显减少，如有核红细胞及淋巴细胞的核孔数仅为 1 ~ 3 个 /μm^2。

核孔并不是一个单纯的孔洞，电镜下核孔显示出复杂、有规律的结构，即核孔复合体（nuclear pore

complex),这是一个由多个蛋白质分子以特定方式排列形成的复合体,相对分子质量可达 125 000 000。关于核孔复合体的结构目前有较多的学说,其中捕鱼笼(fish trap)式模型有一定的代表性。该模型认为核孔复合体的基本结构包括以下四部分:① 朝向胞质面并与外核膜相连的胞质环(cytoplasmic ring),胞质环上有 8 条细长的纤维,称胞质原纤维(cytoplasmic fibril);② 朝向细胞核基质并与内核膜相连的核质环(nucleoplasmic ring),核质环上对称分布着 8 条纤维,这些纤维在其末端可形成一个由 8 个颗粒组成的小环,构成捕鱼笼式或篮网状结构,称为核篮(nuclear cage);③ 位于核孔中央的颗粒状或棒状的中央栓(central plug),由跨膜的糖蛋白组成,对核孔复合体在核膜的锚定有一定的作用;④ 位于核孔内,把胞质环、核内环和中央栓连接在一起的轮辐(spoke)(图 2-10-3)。

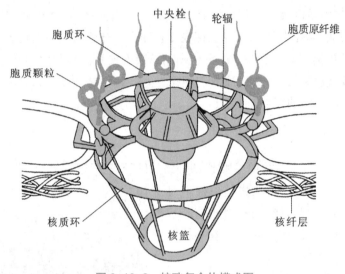

图 2-10-3　核孔复合体模式图

三、核膜的主要功能

核膜是真核细胞主要标志之一,是细胞进化中的关键性结构。作为细胞核和细胞质的界膜,核膜的功能主要涉及稳定细胞核的形态和成分,调控细胞核和细胞质之间的物质交换,参与细胞的有丝分裂及蛋白质、核酸等生物大分子合成和成熟过程。

(一) 区域化作用

细胞生命活动所需全部遗传信息储存在 DNA 分子中,通过 RNA 转录和蛋白质的翻译,遗传信息得以表达。在原核细胞中,因缺乏核膜,DNA 分子位于细胞质中,RNA 的转录及蛋白质的合成均发生于细胞质内,在 RNA 转录尚未结束时,蛋白质的合成即已开始进行,所以,因时间及空间的缺乏,RNA 转录后产生的前体不能被有效地剪切、修饰。在真核细胞中,核膜的出现将细胞核的物质与细胞质的物质限定在各自特定的区域,RNA 的转录和蛋白质的合成由此在时间及空间上得以分隔,RNA 转录后产生的前体在被翻译成为蛋白质前,可以首先在细胞核内进行有效的剪切、加工,再进入细胞质中指导及参与蛋白质的合成。通过这样的过程,遗传信息被完整、准确地传递并得以高效的表达,其调控更为精确,使细胞能够有效适应外界环境的变化。

(二) 控制细胞核与细胞质的物质交换

细胞核与细胞质之间的物质交换极为频繁,是细胞完成其生命活动的必需环节。DNA 合成、RNA 的转录及加工在细胞核内进行,所需各种酶先在细胞质中合成,再转运入细胞核。蛋白质合成在细胞质中进行,所需 tRNA、mRNA 及核糖体前体,均合成于细胞核,经转运后到达细胞质。作为细胞核与细胞质之间的界膜,核膜对细胞核与细胞质间物质交换起着重要的作用,决定着交换物质的类型、方式及数量。

不同类型的物质以不同的方式通过核膜,在细胞核与细胞质间进行交换。无机离子及小分子物质,例如水分子、K^+、Ca^{2+}、Mg^{2+}、Cl^-,以及单糖、氨基酸、核苷酸等相对分子质量低于5 000的物质均可以自由地通过核膜。但是,绝大多数大分子物质及一些小颗粒主要是通过核孔复合体的选择性运输方式跨越核膜的。核孔复合体中央水性通道的大小限制大分子及颗粒物质跨越核膜的方式。直径小于中央水性通道孔径的分子能通过自由扩散在核膜内外进行被动转运,直径超过中央水性通道孔径的分子,如DNA聚合酶、RNA聚合酶、核糖体亚基、mRNA等,一般都是以耗能的主动运输方式通过核膜的,这对于维持细胞核内外某些大分子物质成分的差异有重要的意义,可保证细胞的RNA转录、蛋白质合成等活动均限定在特定的区域中。

核孔复合体以主动运输方式进行大分子、颗粒物质运输的机制,目前认为与存在于核孔复合体上的核转运受体(nuclear transport receptor)有关,具有选择性。核转运受体是一些可溶性的蛋白质和RNA–蛋白质复合体(RNA-protein complex,RNP complex),相对分子质量为90 000~130 000,呈酸性。已经发现,在被转运的核蛋白上一般都有供核转运受体识别的位点,称为核定位信号(nuclear localization signal,NLS),当这些信号被核转运受体识别并结合后,核孔孔径可发生暂时性扩大,此时较大的分子可允许通过。核孔复合体上分布有Mg^{2+} ATP酶,能为此过程提供能量。

核定位信号是一段由4~8个氨基酸组成的短肽,可位于蛋白质分子的任何部位,有些核蛋白上存在多个核定位信号。不同核蛋白的核定位信号氨基酸组成有差异,但均富含Lys、Arg及Pro等碱性氨基酸。核定位信号首先发现于SV40病毒的T抗原,该抗原对于病毒DNA在宿主细胞中的复制有重要作用。T抗原先在细胞质中合成,然后再进入细胞核。如果T抗原分子中一个八肽片段的某个氨基酸残基发生突变,T抗原将不能进入细胞核中。而这段八肽片段即被确定为T抗原的核定位信号,通过此信号与核孔复合体上的核转运受体结合,T抗原可被主动转运至细胞核内。有关核质蛋白(nucleoplasmin)的实验也证实了核定位信号的存在。核质蛋白是一种核内蛋白,经酶解后成为头尾两部分,放射性核素标记后,分别将其显微注射到细胞质中,尾部将由细胞质进入到细胞核,而头部却滞留在细胞质中;如果用尾部包裹直径远远超过核孔复合体孔径的胶体金颗粒,胶体金颗粒可通过核孔进入细胞核内。上述实验表明,协助核质蛋白由细胞质进入细胞核的核定位信号存在于该蛋白质的尾部(图2-10-4)。

核孔复合体上除了具有能识别核定位信号的受体外,也存在一些能识别RNA或RNA结合蛋白的受体,这类受体能将RNA特异性地由细胞核转运到细胞质。将RNA包裹于胶体金颗粒,注射到蛙卵的细胞核中,被注射物质将迅速地出现于细胞质中;如果将包裹RNA的胶体金颗粒注射到蛙卵细胞质中,则该被注射物质将不会发生转移,而停留在原位。

核孔复合体对大分子、颗粒物质运输还具有双向性,即将某些物质由细胞质转运入细胞核的同时,也将另一些物质由细胞核向细胞质进行转运。将包裹了RNA的胶体金颗粒及包裹了核定位信号的胶体金颗粒分别注射到细胞核及细胞质中,在同一个核孔复合体中可观察到上述物质的双向运输,包裹了RNA的胶体金颗粒将向细胞质转运,而包裹了核定位信号的胶体金颗粒则向细胞核转运。

> 拓展知识2-10-1　Ran–GTP酶促进核孔复合体定向转运的发生

(三) 在细胞分裂中参与染色体的定位与分离

在细胞分裂间期,可见染色质紧贴于核膜内面。细胞分裂前期,当染色质螺旋化形成染色体时,可见染色体紧贴在核膜内面的一定区域并随不同物种而表现出特异性。细胞分裂前中期,核膜崩溃并形成断片或小泡,分散于细胞质并进入内质网中。有人认为,分散于细胞质中的断片或小泡与染色体片段相连,为细胞分裂末期核膜的重新形成打下基础。

在减数分裂前期Ⅰ,联会复合体(synaptonemal complex)形成,成对染色体的末端附着在核膜内面,这可能和成对染色体的活动有关。因此,有人提出,核膜与染色体在细胞中的定位有一定的关系,尤其在减数分裂中,核膜与染色体平均分配到细胞核的两极有关。

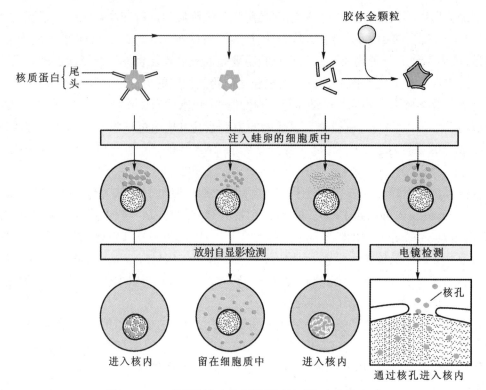

图 2-10-4　核质蛋白有选择地通过核孔复合体的实验

(四) 合成生物大分子

核膜外层在结构上和粗面内质网相似,膜上附着核糖体和多聚核糖体,因此外核膜也参与了蛋白质的合成。用免疫电镜已证实,抗体的形成首先出现在核膜的外层。核周间隙分布有多种结构蛋白及酶,能合成一定的膜蛋白、脂质等。有报道认为核膜还可合成糖类。

第二节　核纤层和核骨架

一、核纤层

核纤层(nuclear lamina)是广泛存在于高等真核细胞中的一层紧贴内核膜的高电子密度纤维蛋白网。核纤层在细胞核内与核骨架相连,在细胞核外与中间纤维连接,构成贯穿于细胞核与细胞质的网架结构体系(图 2-10-5)。核纤层的厚度随细胞种类的不同而呈现差异,在多数细胞中为 10～20 nm。

组成核纤层的蛋白质主要为核纤层蛋白(lamin),除此之外还有一些核纤层相关蛋白(lamina associated protein,LAP)。哺乳类有 4 种核纤层蛋白,属同一蛋白质家族,即 lamin A,lamin B1、B2 和 lamin C,相对分子质量为 60 000～75 000。Lamin A 和 lamin C 由同一基因转录的不同 mRNA 编码。核纤层蛋白是中间纤维蛋白超家族的成员,lamin A 和 lamin C 分子中一段长约 350 个氨基酸

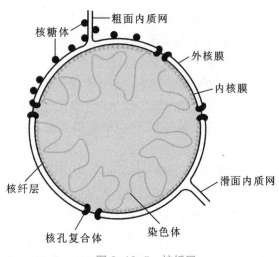

图 2-10-5　核纤层

残基的序列与中间纤维蛋白 α 螺旋区在组成上同源性达 28%，经组装后，这两种核纤层蛋白可形成与中间纤维类似的纤维。组装好的核纤层纤维直径约 10 nm，具有较大的刚性。

核纤层与核膜、核孔复合体及染色质在结构上联系密切。核纤层蛋白通过与内核膜上的镶嵌蛋白相连，进而与核骨架一起组成有弹性的网架支架，共同支撑着核膜，维持核孔的位置及核膜的形状。而通过与染色质上的特异部位结合，核纤层又能为染色质提供附着的位点。

在细胞分裂时，核纤层对于核膜的重建有重要的意义。核纤层蛋白的磷酸化与去磷酸化，可决定核膜的崩溃和重建，在细胞分裂前期，核纤层蛋白磷酸化后发生解聚，核膜裂解，其中 lamin A 与 lamin C 分散到细胞质中，lamin B 因与核膜结合力最强，解聚后即与核膜小泡结合，这些小泡在细胞分裂末期作为核膜重建的基础。在细胞分裂末期，核纤层蛋白发生去磷酸化，进而聚合，电镜下可见核纤层又重新聚集在细胞核的周围，核膜再次形成。

核纤层还参与了细胞分裂中染色质凝集的调节。核纤层蛋白和染色质蛋白在分子结构上存在相互作用的结构域，通过该结构域，细胞分裂间期的染色质可与核纤层的内面紧密结合，从而不能螺旋化成染色体。在细胞分裂前期，随着核纤层蛋白的解聚，染色质与核纤层蛋白的连接丧失，将逐渐凝集成染色体。

核纤层在细胞核的构建中也有一定的作用。在间期细胞中，核纤层和核膜内层紧密联系，染色质也紧贴于核纤层内面，而且核纤层和核骨架也相互连接，这样组成了核的支架。如果利用免疫学方法选择性地除去 lamin A、lamin C 和 lamin B，可广泛地抑制核膜和核孔复合体围绕染色体的组装，表明核纤层在间期核的组装中可以起着决定性的作用。

二、核骨架

核骨架（nuclear skeleton）又称核基质（nuclear matrix），是间期细胞核内除了染色质、核膜与核仁以外的非组蛋白组成的纤维网架，其基本形态与细胞骨架类似，在结构上与核孔复合体、核纤层、核仁、染色质及细胞质骨架等结构均有密切的联系。核骨架在真核细胞染色体的空间构建、基因表达调控、DNA 复制、损伤修复、RNA 转录及转录后的加工和运输过程中都起重要的作用。

（一）核骨架的形态结构及化学组成

将细胞核进行一系列的生化抽提，除去 DNA、RNA、组蛋白与脂类等成分后，在电镜下可观察到核骨架为一个复杂而有序的三维网络结构，由 3～30 nm 粗细不均的纤维蛋白和颗粒状结构相互联系构成，充满整个核空间。核骨架、核纤层与细胞质中的中间纤维在结构上相互联系，形成一个贯穿于细胞核与细胞质之间的复合网络系统，即核骨架 – 核纤层 – 中间纤维统一体系。核骨架的结构可随细胞生理状态及细胞核功能状态的不同而表现出动态变化。RNA 合成旺盛的鸡胚胎期成红细胞核中具有发达的核骨架，但在成年的鸡成红细胞核中，RNA 合成很少，核骨架也不发达。

核骨架的成分较复杂，主要是纤维蛋白，含量在 90% 以上，相对分子质量为 40 000～60 000，其中不少为含硫蛋白。

核骨架蛋白在不同类型的细胞及不同生理状态的细胞中都有明显的差异。核骨架蛋白的代谢比较活跃，在细胞周期的整个过程中，其分布和含量都会发生很大的变化。用双向凝胶电泳对核骨架蛋白成分进行分析，发现其种类在 200 种以上。核骨架蛋白质可分为核基质蛋白（nuclear matrix protein，NMP）和一些功能性的核基质结合蛋白（nuclear matrix associated protein，NMAP）两大类。核基质蛋白存在于核骨架上，呈纤维颗粒状分布，为各种类型细胞共有；核基质结合蛋白包括与核基质结合的酶、细胞调控蛋白、RNP 等，这类蛋白质与细胞的类型、分化程度、生理及病理状态均相关。

RNA 也是核骨架的成分之一，常与蛋白质形成 RNP，对于保持核骨架三维网络结构的完整性起着重要的作用，若用 RNA 酶消化核骨架，核骨架的三维结构将发生很大改变，网状颗粒结构变得稀疏，因此 RNA 可能在连接核骨架纤维网络过程中发挥着一定的作用。

核骨架成分中还含有少量的 DNA,占核 DNA 总量的 1% ~ 2%,一般认为这些 DNA 不是核骨架结构的成分,仅为一种功能性的结合。

(二)核骨架的功能

核骨架与 DNA 复制、基因表达及细胞核结构的变化等都有极为密切的关系。

1. 核骨架与核内 DNA 复制　核骨架是 DNA 复制的空间支架,DNA 结合于核骨架后,其复制的准确率及效率均可显著地提高。在核骨架上可能存在有 DNA 聚合酶、DNA 引物酶及 DNA 拓扑异构酶等 DNA 复制相关酶的特异性结合位点,通过与核骨架结合,DNA 聚合酶的活性可被激活。DNA 复制的起始点也可结合于核骨架上,在 DNA 复制的过程中,DNA 复制的起始位点能连续不断地与核骨架结合。新合成的 DNA 形成后也可与核骨架结合,占与核骨架结合总 DNA 的 90%。

在许多转录活跃的基因旁侧,存在一些核基质附着区(matrix attachment region,MAR)或称核骨架附着区(scaffold attachment region,SAR),而核骨架中有多种核骨架蛋白可与 MAR 特异结合,即骨架附着因子(scaffold attachment factor,SAF)。DNA 分子就是通过其中的 MAR 与核骨架中某些特异性的蛋白质相连的。

2. 核骨架与基因表达　核骨架与基因表达的关系主要表现在两方面,一是参与基因转录活性的调节,二是在转录后 RNA 的加工修饰和定向运输中起作用。

已有的研究显示:核骨架上富含有转录活性的基因,而基因只有与核骨架结合后,才能进行转录,不转录的基因则不与核骨架结合。核骨架上不仅具有 RNA 聚合酶结合位点,还存在 ADP 核苷酸转移酶、核苷三磷酸化酶等与 RNA 化学合成相关的酶类结合位点。细胞内 3 种 RNA 都是在核骨架上进行合成的,RNA 合成后也将紧密结合于核骨架上。

最近的工作进一步表明:细胞核内进行的酶促反应,几乎都是在核内一个相对确定的位置进行的。这种三维定位,主要依靠各种核内蛋白的核内定位信号(intranuclear targeting signal)或核仁定位信号(nucleolar targeting signal,NOS)。在一些肿瘤细胞中观察到,由于某些核骨架蛋白或核骨架相关蛋白异常表达,导致核内定位紊乱,引起基因表达失控;这些异常表达的蛋白质可以用作肿瘤诊断的标志。一些病原体(如 HIV)也有核定位信号,这可能与某些感染性疾病的发病机制有关。

3. 核骨架与 RNA 转录后的加工修饰及定向运输　在细胞核中,转录出的 hnRNA 要在 RNP 复合体上进行加工,剪接内含子。用 RNA 酶处理 RNP,发现剩余的蛋白质可以组装成核骨架样的纤维网络。由此推测,核骨架参与 RNA 转录后的加工修饰。

4. 核骨架与细胞分裂　在有丝分裂的前期(prophase),如果用 HA95 和蛋白激酶 A 锚定蛋白(A-kinase anchoring protein,AKAP)等抗体与某些核骨架相关蛋白结合,就会抑制核膜的崩解、染色质的凝缩等。在细胞分裂过程中,染色质与染色体各级水平上的构建都以核骨架为支架。根据染色质组装的放射环模型,由 30 nm 的染色质细丝折叠而成的放射环可结合于核骨架上,18 个放射环放射状结合于核骨架上后形成微带,10^6 个微带以核骨架作为轴心,由此形成染色质的高级结构。核骨架在调节染色体的结构中也有作用,核骨架成分的差异,可导致染色质环的 DNA 链长短及包装的不同。核骨架也参与有丝分裂后细胞核的重建,为核膜重建所必需,阻止核骨架相关蛋白 AKAP149 与蛋白磷酸酶 1(protein phosphatase 1,PP1)的相互结合,核膜的重建将受到抑制。

5. 核骨架与细胞分化　核骨架发达状况与核内 RNA 合成能力及细胞分化的程度密切相关。随着分化程度的增加,细胞 RNA 合成能力增强,核骨架也变得发达。如果细胞分化过程中,核骨架结构和功能发生改变,基因的选择性转录活性也会发生相应的变化,由此可导致细胞分化的异常。

肿瘤细胞中常存在核骨架的结构及组成的异常,与正常细胞相比,显得非常不规则,而且许多癌基因是结合于核骨架上的。核骨架上还可能存在某些致癌物作用的位点。致癌物如 α- 苯甲吡可能是通过结合在 DNA 与核骨架相结合的位点上或靠近这个位点的区域,从而有效地影响了核内 DNA 的复制和转录,最后导致细胞癌变。

第三节　染色质和染色体

染色质(chromatin)与染色体(chromosome)均为遗传物质在细胞内存在的形式,是遗传信息的载体。染色质与染色体可以通过碱性染料染色被显示出来。在细胞分裂间期,染色质呈细丝网状,形态不规则,弥散在细胞核内;当细胞进行有丝分裂时,染色质经复制后反复盘绕,高度压缩,最终凝集形成形态特定的条状或棒状的染色体,以保证遗传物质DNA能够被准确地分配到两个子代细胞中。因此,染色质和染色体是细胞核内同一种成分在细胞周期不同时相的两种结构形式。

一、染色质和染色体的化学组成

染色质和染色体的主要组成成分是DNA和组蛋白,此外还包括非组蛋白及少量的RNA,DNA和组蛋白的含量接近1∶1的比例,两者总量占染色质总化学组成的98%以上。

(一) DNA

DNA具有高度稳定性和复杂性,正常情况下,同一物种不同的间期体细胞中DNA分子结构及含量都是一致的,而不同的物种之间,细胞内DNA的含量、长度均有很大差异。

每一条染色体都是由一条线形的DNA分子组成。在真核细胞中,根据分子组成的不同,染色体DNA序列可分为两大类型,即单一序列和重复序列。前者为非重复的、单拷贝的序列,在一个基因组中仅出现一次或很少几次,绝大多数编码蛋白质的结构基因都是单拷贝序列。重复序列为具有多个拷贝的序列,拷贝数在 $10^2 \sim 10^5$ 的序列称为中度重复序列,重复单元由几百个到几千个碱基对(bp)组成。多数中度重复序列为非编码的间隔序列,少部分具有编码功能或基因调控功能。拷贝数大于 10^5 的序列为高度重复序列,其重复单元一般由 $2 \sim 200$ bp组成,该类序列多分布于染色体的着丝粒区及端粒区。

(二) 组蛋白

组蛋白(histone)是真核生物染色体的基本结构蛋白。在成年脊椎动物的不同组织中,其含量相对恒定,无种属及组织特异性(组蛋白 H_1 除外)。组蛋白富含带正电荷的精氨酸和赖氨酸等碱性氨基酸,等电点一般在pH 10.0以上,属碱性蛋白质,可以和带有负电荷的DNA分子紧密结合,而且一般不要求特殊的核苷酸序列。用聚丙烯酰胺凝胶电泳可以将组蛋白区分为5种组分: H_1、H_2A、H_2B、H_3 和 H_4。几乎所有真核细胞都含有这5种组蛋白,而且含量丰富,每个细胞每种类型的组蛋白约含 6×10^7 个分子。这些组蛋白在功能上分为两大类,即核小体组蛋白(nucleosomal histone)与 H_1 组蛋白。

核小体组蛋白相对分子质量较小,一般由 $102 \sim 135$ 个氨基酸残基组成,包括 H_2A、H_2B、H_3、H_4 4种,这些组蛋白之间有相互作用形成聚合体的趋势,从而可将DNA卷曲形成核小体。核小体组蛋白在进化上高度保守,无种属及组织特异性,其中 H_3 和 H_4 是所有已知蛋白质中最为保守的,例如海星与哺乳动物的 H_4 组蛋白仅有1个氨基酸不同,而牛和豌豆的 H_4 组蛋白的102个氨基酸残基中仅有2个不同,这表明 H_3 和 H_4 的功能几乎涉及其所有的氨基酸,以致任何位置上的变化对细胞都将是有害的。现在已经知道,H_3 和 H_4 在染色质的高度凝集过程中具有重要作用。

H_1 组蛋白相对分子质量较大,由220个氨基酸组成,进化中不如核小体组蛋白那么保守。H_1 组蛋白有一定的种属和组织特异性,哺乳类细胞的 H_1 组蛋白约有6种密切相关的亚型,它们在氨基酸顺序上稍有不同。H_1 组蛋白在构成核小体时起连接作用,它赋予染色质以极性,与染色体高级结构的构建相关。

组蛋白可以进行化学修饰,如乙酰化、磷酸化和甲基化等。乙酰化可以改变赖氨酸所带的电荷,使组蛋白与DNA的结合减弱,DNA解旋,从而有利于DNA复制及转录的进行。磷酸化也有相似的作用,而甲基化则可增强组蛋白和DNA的结合,降低DNA的转录活性。

组蛋白在细胞周期的 S 期与 DNA 同时合成。组蛋白在细胞质中合成后即转移到核内,与 DNA 紧密结合,组装形成染色质。

(三) 非组蛋白

非组蛋白(non-histone)是染色质中除组蛋白以外的其他蛋白质的总称,为一类带负电荷的酸性蛋白质,富含天冬氨酸、谷氨酸等。该类蛋白质数量少而种类多,用双向凝胶电泳可得到 500 多种不同组分,相对分子质量为 15 000 ~ 100 000。非组蛋白包括一些结构蛋白、调节蛋白及参与核酸代谢和染色体化学修饰的相关酶类。

多数非组蛋白能与特异性的 DNA 序列发生识别及结合,进而可启动并促进基因的复制及转录,调控基因的表达。非组蛋白还能促进核小体结构中的 DNA 分子进一步盘曲、折叠,从而在染色体的构建中发挥作用,并由此形成有利于 DNA 复制、转录的结构域。

非组蛋白有种属和组织特异性,在整个细胞周期中都能合成。其含量常因细胞的类型及生理、病理状态的不同而变化,一般功能活跃组织的染色质中非组蛋白含量比不活跃组织的高。非组蛋白的重要特性之一是在细胞周期的不同时相或基因表达的不同阶段中发生高度的磷酸化。非组蛋白的磷酸化修饰被认为是基因表达调控的重要环节。

二、染色质的种类

间期核中的染色质由于其折叠及压缩程度的不同,在形态、染色性能和功能上呈现出差异,由此可将染色质分为两大类,即常染色质(euchromatin)和异染色质(heterochromatin)。

常染色质为间期核内折叠压缩程度较低的、处于伸展状态的染色质细纤维丝,碱性染料染色时着色较浅,分散度较大,常位于细胞核的中央,也可以襻环的形式伸入到核仁中。在常染色质中,DNA 包装比为 1/2 000 ~ 1/1 000,即 DNA 实际长度为染色质丝长度的 1 000 ~ 2 000 倍。构成常染色质的 DNA 主要是单一及中度重复的 DNA 序列(如组蛋白基因和酵母 tRNA 基因),能参与 DNA 复制及 RNA 转录的过程,在一定程度上调节、控制着间期细胞的代谢活动。但并非所有常染色质上基因都具有转录活性,处于常染色质状态只是基因转录的必要条件,而不是充分条件。在分裂细胞中,常染色质分布于染色体的臂上。

异染色质是指间期核中染色质丝折叠压缩程度高、处于凝集状态的块状结构,碱性染料染色时着色较深,在电镜下为染色质盘绕形成的粗大颗粒。异染色质主要分布于间期核的周边,位于核膜内表面的附近,部分异染色质可与核仁结合,成为核仁相随染色质的一部分。异染色质中 DNA 分子与组蛋白等的结合非常紧密,染色质丝螺旋化程度高,因而该类染色质不转录或转录活性低。

异染色质又分为组成性异染色质(constitutive heterochromatin)和兼性异染色质(facultative heterochromatin)。组成性异染色质是异染色质的主要类型,在所有细胞类型的全部发育阶段均处于永久凝集状态,在中期染色体上多分布于着丝粒区、端粒、次缢痕及染色体臂的凹陷部位,由相对简单、高度重复的 DNA 序列构成,不转录也不编码蛋白质,但可能与细胞分裂、分化及组成性蛋白基因表达的调控相关。在复制行为上,与常染色质相比表现为晚复制、早聚缩。在间期核中,组成性异染色质可发生聚集,形成多个染色中心(chromocenter),在哺乳类细胞中,这些染色中心随细胞类型和发育阶段而变化。

兼性异染色质指在某些细胞类型或特殊的发育阶段呈凝集状态的异染色质,由常染色质凝缩、丧失基因转录活性后形成,在一定条件下,可向常染色质转变,恢复基因转录活性。例如雌性哺乳类体细胞的核内两条 X 染色体在发育早期均有活性,但在发育第 16 ~ 18 天,两条 X 染色体之一将随机发生异染色质化而失活,在核膜内形成一个深染的小体,称性染色质或巴氏小体(Barr body)。兼性异染色质不是由简单重复的 DNA 序列组成的,这类兼性异染色质的总量随不同细胞类型而变化,一般在胚胎细胞含量很少,而在高度特化的细胞含量很多。这就说明,随着细胞分化,较多的基因会渐次地关闭,从而再也不能接近基因活化蛋白。因此,染色质的紧密折叠压缩可能是关闭基因活性的一种途径。

常染色质与异染色质除了在细胞核中的位置、凝集的程度、所含 DNA 序列及功能等表现出差别外,在复制的时间及不同类型细胞中的分布等方面也有所不同。常染色质复制的时间早于异染色质,多发生于 S 早期及中期,而后者则于 S 期晚期进行复制。此外,常染色质常大量出现于快速增殖的细胞(如胚胎细胞、骨髓细胞及肿瘤细胞)中,常染色质的比例较大。而在分化程度较高的细胞中,核内常以异染色质为主,如精子的细胞核中,异染色质的含量可达染色质总量的 90% ~ 100%。但上述常染色质与异染色质间的差别不是绝对的,在一种细胞中为常染色质,而在另一种细胞中则可能成为异染色质。就同一种细胞而言,在不同功能状态下,彼此也可发生相互的转化。电镜观察已发现,常染色质与异染色质在结构上具有连续性,而兼性异染色质的存在也证明了这点。因此,可以说常染色质与异染色质无化学性质上的差异,是染色质存在的不同状态,常染色质与异染色质形态的差异可能与组蛋白的分布比例有关,当一定量的组蛋白与常染色质结合,可促使其向异染色质转变。

除常染色质与异染色质外,染色质可按功能状态的不同分为活性染色质(active chromatin)和非活性染色质(inactive chromatin)。活性染色质是指具有转录活性的染色质,一般为具有转录活性的常染色质;而非活性染色质指不进行转录的染色质,因大多数细胞中 90% 以上的基因在转录上是不活跃的。这些没有转录活性的基因,大量存在于一些不转录的常染色质上,而少量分布于高度聚缩的异染色质中,因此,非活性染色质既包括异染色质,也包括部分常染色质。

三、染色质的结构与组装

所有真核生物都有特定的方式将 DNA 包装成染色体。对于人类细胞而言,一个细胞核中 DNA 分子的总长约达 2 m,而细胞核的直径仅为 5 ~ 10 μm,显然,细胞核一定具有一个可对其 DNA 分子进行有序折叠或组装的机制,DNA 分子才能在细胞核内保存,并行使其功能,进而在细胞分裂时被平均分配到两个子细胞中,以保证基因复制和表达的准确性。

20 世纪 70 年代以前,染色质的结构被认为是由组蛋白包裹在 DNA 外的类似"铅笔"状的结构。1974年,R. D. Kornberg 等人根据染色质的酶切降解和电镜观察,才使人们对于染色质的结构有了基本正确的认识。现已知道,染色质的基本结构单位为核小体,核小体在串联的基础上,发生进一步折叠、压缩,形成更高级的结构,最终形成染色体。

(一)染色质的一级结构

20 世纪 70 年代中期,由于染色质标本制备方法的改进和高分辨率电镜的应用,科学家们清楚地观察到了直径约 11 nm 的呈串珠状的染色质纤维。同时期的大量相关研究又证明了电镜下所见的珠状结构是组蛋白和 DNA 分子组成的核小体(nucleosome),珠状结构之间的细丝实际上就是相邻珠状结构上 DNA 分子的延续。

核小体是由 200 bp 左右的 DNA 和一个组蛋白组成的八聚体,呈圆盘形颗粒状。组蛋白八聚体由 H_2A、H_2B、H_3、H_4 各两个分子聚合而成,构成核小体的核心,相对分子质量为 100 000。组蛋白八聚体的中央是 H_3、H_4 各两分子聚合形成的四聚体,H_2A、H_2B 形成的两个二聚体则排列在四聚体的两侧。DNA 分子向左盘绕组蛋白八聚体 1.75 圈,每圈 83 bp,共 146 bp。DNA 分子双螺旋小沟中富含 A–T 的区段常结合于组蛋白核心的特定位点上,由此可促进 DNA 分子在组蛋白八聚体表面的弯曲、盘绕(图 2-10-6)。

核小体间通过平均长度 60 bp 的 DNA 片段相连,一个分子的组蛋白 H_1 与该 DNA 片段结合,"锁住"核小体 DNA 的进出口,有稳定核小体结构的作用,并与染色质进一步的凝集有关。若干个核小体经一个 DNA 分子连接后,形成直径为约 10 nm 的串珠状结构。

(二)染色质的二级结构

在细胞中,染色质很少以伸展的串珠状形式存在。当细胞核经温和处理后,在电镜下可以观察到,大多数染色质以直径为 30 nm 染色质纤维的形式存在。有研究表明,这种纤维可能是在核小体串珠结构的染色质纤维基础上螺旋而成的一种结构形式，由此便出现了染色质的螺线管模型（solenoid model）。该模型认为，每6个核小体长度的染色质纤维可以螺旋式地围成一圈，以形成外径约30 nm、内径约11 nm、螺距约11 nm的中空纤维样结构，H_1组蛋白就位于螺线管的内部，对螺线管的形成有重要作用。由于H_1组蛋白分子具有一个球形中心区及两个氨基酸臂，故也认为，H_1可结合到核小体的特异性位点上，促使核小体发生有序的组装，形成规则的重复排列结构。此外，H_1组蛋白还能影响螺线管结构形成后的稳定。通过成簇地与DNA分子结合或成簇地从DNA分子上脱落，H_1分子可使螺线管形成或松解，由此可对相关基因的活性加以调节。

（三）染色质的高级结构

关于直径30 nm的螺线管如何进一步压缩成为染色体是一个富于争议性的问题。目前有多种假说提出不同的模型，其中多级螺旋化模型得到较为广泛的接受。该模型认为，30 nm的螺线管可以进一步螺旋化，形成直径为0.2～0.4 μm的圆筒状结构，即超螺线管（supersolenoid）（图2-10-7）。超螺线管可以被认为是染色质的三级结构。在超螺线管的基础上，还可以进一步地螺旋和折叠，形成染色单体。染色单体被认为是染色质的四级结构。

根据多级螺旋化模型，在人的细胞中，DNA分子经过核小体、螺线管、超螺线管到染色单体连续螺旋、折叠的过程，其长度压缩了近万倍，其中，当200 bp DNA片段缠绕在核小体核心颗粒上时，DNA分子长度被压缩7倍；当直径10 nm的核小体串珠状结构折叠形成螺线管后，DNA分子长度被压缩6倍；而在螺线管盘绕形成超螺线管后，DNA分子的长度被大幅度地压缩，约为40倍；超螺线管再度折叠、缠绕形成染色单体后，DNA分子长度又将被压缩5倍，因此，在染色质的组装过程中，DNA分子的长度共被压缩了8 000～10 000倍。

一般地讲，多级螺旋化模型对于细胞核中DNA分子的长度被压缩现象的解释似乎是合理的。然而，它并不能解释DNA分子被压缩的细节，而且也有许多实验研究的结果表明，染色体的组装并非是简单地螺旋与折叠。

就目前来看，U. K. Laemmli等（1977）所提出的放射环模型（radial loop model）或许能够更合理地说明直径30 nm染色质纤维的进一步组装。Laemmli等用NaCl溶液去除染色体的部分组蛋白后，通过电镜观察到铺展的染色体标本的核心中由非组蛋白构成的染色体支架（chromosome scaffold），两条染色单体的骨架相连于着丝粒区，从其骨架的一点可以发出许多由直径为30 nm的染色质纤维构成的袢环（loop），并发

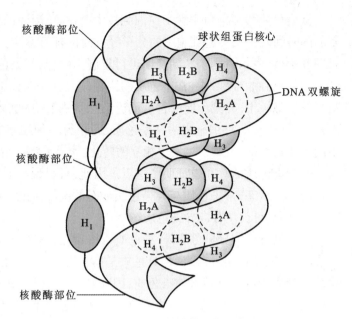

图2-10-6　核小体结构示意图

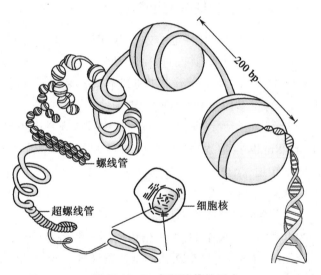

图2-10-7　超螺线管的形成

现一些由袢环组成的"菊花样"结构(图2-10-8A)。随后,他们用 EDTA 处理染色体标本,发现标本中有许多直径为 11 nm 的纤维。基于这些发现,他们提出了染色质结构的放射环模型(图2-10-8B)。

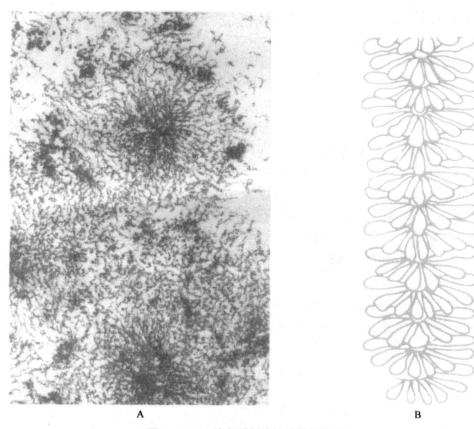

图 2-10-8　染色质纤维的放射状排列
A. 电镜下呈"菊花样"排列的染色质结构; B. 放射环模型

　　放射环模型的基本要点是:30 nm 的染色质纤维折叠形成袢环,袢环沿染色体纵轴由中央向周围放射状伸出,其基部与染色单体中的非组蛋白轴(即染色体骨架)相连,由此构成放射环状的结构。这种放射状的结构可被认为是染色质的三级结构。放射环模型能比较好地解释电镜下观察到的 11 nm 及 30 nm 纤维产生的结构形态,同时对染色质中非组蛋白的作用也进行了说明。而且,这种袢环式结构很可能就是细胞核中 DNA 分子具有多点复制特性的高效性和准确性,以及 DNA 分子中基因活动的区域性和相对独立性的结构基础。

　　然而,呈放射环结构的染色质又是如何进一步组装成染色单体的细节,目前了解很少。但是,对于DNA、染色质和染色体的大致关系,目前的观点则是比较一致的,其基本要点如图2-10-9所示。

四、染色体的结构

　　不同种类的生物染色体的大小、数目与形态各不相同,而在同一种生物中,染色体的形态结构则相对恒定,这对于维持生物物种的稳定及生物的进化具有重要意义。染色体数目、结构的变化,对生物的功能、形态及遗传性状均会产生严重影响。

　　在细胞分裂的中期,由染色质高度螺旋化形成的染色体具有较为稳定的形态及结构特征,可作为染色体一般形态和结构的标准,中期染色体的主要结构包括以下几部分(图2-10-10)。

(一)染色单体

每一中期染色体均含两条染色单体(chromatid)，由细胞分裂间期时组成染色体的 DNA 与组蛋白复制后组装形成，又称为姐妹染色单体，每条单体之间以着丝粒相连。

(二)着丝粒及动粒

着丝粒(centromere)位于两个染色单体相连处，为染色体上向内凹陷的、浅染的缢痕，即主缢痕(primary constriction)或初级缢痕的中心部位，由高度重复的异染色质组成，并将染色单体分为两臂。动粒(kinetochore)为电镜下观察到位于染色体主缢痕两侧附加的特化圆盘状结构，由蛋白质组成，可与纺锤丝微管接触，是微管蛋白聚合的中心之一。着丝粒和动粒所在的区域总称为着丝粒–动粒复合体，是一种高度有序的、结构和组成都是非均一的整合结构，包括3 种不同的结构域：沿着着丝粒外表面的动粒结构域(kinetochore domain)、中心结构域(central domain)及位于中心结构域内表面的配对结构域(pairing domain)(图 2–10–11)。

电镜下的动粒结构域可分为 3 层，即电子密度中等、厚 30～40 nm 的外板(outer plate)，为大部分纺锤丝微管连接的位点；电子密度高、厚 15～40 nm 的内板(inner plate)，呈颗粒状，可与中心结构域相联系；电子密度最低，呈半透明状、无结构的中间间隙(middle space)，厚度为 15～60 nm。在没有动粒微管存在时，外板表面还可见覆盖着一层由微管蛋白构成的纤维冠(fibrous corona)，动粒微管与外板相连后，可沿纤维冠相互作用。动粒结构域主要由与动粒结构和功能相关的蛋白质及少量的着丝粒 DNA 和 RNA 组成，动

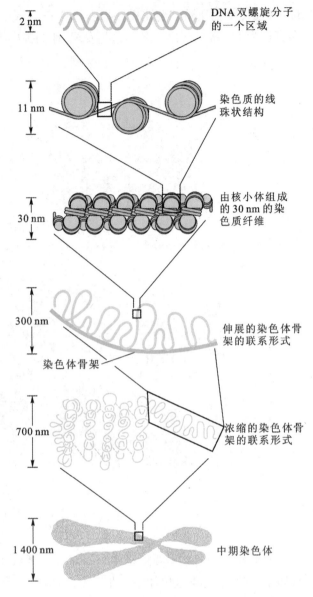

图 2–10–9　染色质组装模式图

DNA 双螺旋分子的一个区域

染色质的线珠状结构

由核小体组成的 30 nm 的染色质纤维

伸展的染色体骨架的联系形式

染色体骨架

浓缩的染色体骨架的联系形式

中期染色体

2 nm

11 nm

30 nm

300 nm

700 nm

1 400 nm

粒结构域中的蛋白质主要为进化上高度保守的着丝粒蛋白(centromere protein，CENP)。这些蛋白质的结构在多种动、植物中均有同源性。此外，一些与染色体运动相关的蛋白质，如微管蛋白、钙调蛋白(CaM)、动力蛋白等在动粒结构域中也有分布。动粒结构域中的着丝粒 DNA 的作用在于维持动粒的结构，若用 DNA 酶处理着丝粒，消化其 DNA，动粒的板层结构将发生崩解。

中心结构域位于动粒结构域的内表面，由富含重复 DNA 序列的、高度浓缩的异染色质组成，具有抗低渗膨胀和核酸酶消化的特性。中心结构域中的重复 DNA 序列在不同物种之间变异很大。

配对结构域位于中心结构域的内表面，在有丝分裂中期，姐妹染色单体在此相连。该结构域有两种重要的蛋白质，即内着丝粒蛋白(inner centromere protein，INCENP)和染色单体连接蛋白(chromatid linking protein)，它们分布于配对结构域的内表面，并扩展到 2 个姐妹染色单体的动粒牵丝上，在细胞分裂后期，这些蛋白质与姐妹染色单体的配对和分离有密切关系，随着染色单体的分离，INCENP 可迁移到纺锤体赤道区域，而染色体连接蛋白则会逐渐消失。

上述 3 种结构域在组成及功能上既有区别又有联系，在细胞有丝分裂的过程中，3 种结构域相互配合、

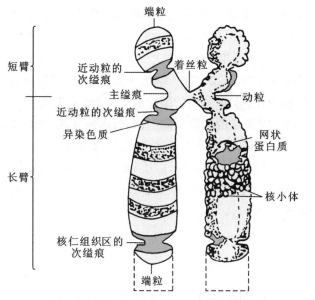

图 2-10-10 中期染色体的结构特征

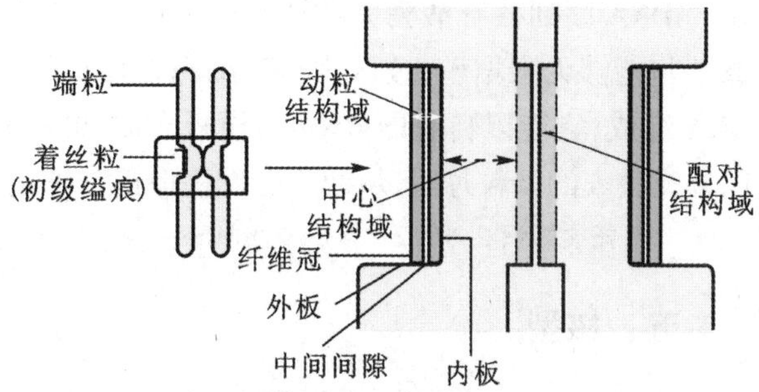

图 2-10-11 着丝粒-动粒复合体结构示意图

共同作用,保证有丝分裂中染色体与纺锤体的整合及有序的配对和分离。

着丝粒将染色体分为两部分,称为染色体的臂,根据着丝粒在染色体上的位置,染色体可被划分为 4 种类型(图 2-10-12):① 中着丝粒染色体(metacentric chromosome),着丝粒位于染色体中间,将染色体分成大致相等的两臂(图 2-10-12A);② 亚中着丝粒染色体(submetacentric chromosome),着丝粒偏离染色体的中间部位,将染色体分成长短不等的短臂(p)和长臂(q)(图 2-10-12B);③ 近端着丝粒染色体(subtelocentric chromosome),着丝粒靠近染色体的一端,染色体的短臂微小(图 2-10-12C);④ 端着丝粒染色体(telocentric chromosome),着丝粒位于染色体的一端,形成的染色体只有一个臂(图 2-10-12D)。人类染色体只有前 3 种类型,无端着丝粒染色体。

(三) 次缢痕

染色体上主缢痕外的浅染缢缩部位称为次缢痕(secondary constriction),常位于近端着丝粒染色体的短臂上,其数目、位置和大小较为恒定,是某些染色体特有的形态特征,可作为鉴别染色体的一种标志物。

(四) 核仁组织区

核仁组织区(nucleolar organizer region,NOR)为染色体上含有 rRNA 基因的区域(5S rRNA 基因除外),它是与间期细胞核仁形成有关的一种结构,对于核仁有缔合作用。该区的 rRNA 基因转录活跃,阻挠染色质的凝集,因此 NOR 在形态上表现为次缢痕,但并非所有次缢痕都是 NOR。

(五) 随体

随体(satellite)指位于染色体末端的球形或棒状的结构,通过次缢痕区的染色质丝与染色体短臂相连,主要由异染色质组成,含高度重复的 DNA 序列,不具有常染色质的功能活性。随体的形态、大小在染色体上是恒定的,因此是识别染色体的又一重要形态特征。带有随体的染色体称为 sat- 染色体。

(六) 端粒

端粒(telomere)是染色体端部特化结构,具极性,由端粒 DNA (telomere DNA sequence,TEL DNA)和端粒蛋白构成。DNA 为富含

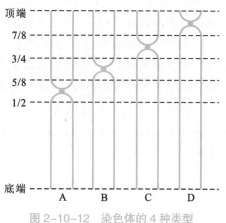

图 2-10-12 染色体的 4 种类型

GC 的简单重复序列,进化上高度保守,其末端不被外切核酸酶及单链特异性的内切核酸酶识别。端粒结构蛋白属非组蛋白,可使端粒免受酶或化学试剂的降解。人类染色体的端粒 DNA 主要由 GGGTAA 序列重复构成。端粒的存在对于维持染色体结构的稳定性有重要意义,可防止染色体末端之间发生粘连,从而保证染色体 DNA 的完全复制及参与染色体在核内的空间排布。研究发现,若染色体末端被 X 射线等因素破坏后,将发生染色体片段的缺失或末端融合等现象,可导致疾病或肿瘤的形成,融合的端粒常发现于肿瘤细胞中。

端粒的长短对于维持细胞生命周期的进程有重要作用。在正常的细胞周期中,染色体每复制一次,端粒的 DNA 序列核苷酸丢失数达 50 ~ 100 bp,当端粒缩短到一定的程度,预示着细胞的衰老将会发生。肿瘤细胞能够无限增殖,被认为与其细胞中存在的端粒酶的活性相关,该酶由蛋白质和与端粒 DNA 互补的 RNA 组成,它能以自身的 RNA 为模板合成端粒 DNA。在端粒酶的作用下,肿瘤细胞可不断地合成端粒,以补充丢失的端粒片段,从而不会发生像正常细胞那样的衰老。

◆ **拓展知识 2-10-2** *端粒与端粒酶*

五、核型

核型(karyotype)指一个细胞中的全部染色体在有丝分裂中期的表型,包括染色体数目、大小和长度,着丝粒的位置、随体的有无、次缢痕的数目等形态特征的总和。正常人有 23 对染色体,可分为 7 组,第 1 对至第 22 对称为常染色体(autosome),为男女所共有;另一对为性染色体(sex chromosome),即 X 染色体或 Y 染色体。性染色体与性别决定相关,在男性为 XY,女性为 XX。

细胞中的染色体可以通过对其数目及形态特征的分析,以确定其是否正常,这一过程称为核型分析(karyotype analysis)。核型分析在研究人类遗传病的机制、物种亲缘关系与进化、远缘杂种的鉴定等方面有着重要的实用意义。

用作核型分析的染色体标本的制备技术有很多。除用 Giemsa 对染色体进行染色的常规方法外,还可以利用不同染色体中的 DNA 序列及致密度具有各自特点的特性,采用不同的方法,便可使染色体显示出不同的带型。例如,Q 带、R 带、C 带,以及高分辨显带染色体等。这些方法的综合应用,可以有效地提高染色体分析的准确性。特别是高分辨显带染色体,可显示出更多更细的带纹,在识别染色体、分析染色体的微细变异、基因定位、物种的起源及进化等研究领域中有重要的应用价值。

◆ **拓展知识 2-10-3** *高分辨染色体显带技术在医学中的应用*

第四节　核　仁

核仁(nucleolus)是真核细胞间期核中最为明显的结构,在光镜下为折光性强的、均质无包膜的球形小体,每个细胞中可有 1 ~ 2 个核仁,也可有多个。核仁的形状、大小、数目和位置随生物种类、细胞类型和生理状态不同而异,核仁的大小通常反映细胞的代谢活跃程度,尤其与细胞蛋白质合成的水平密切相关。在蛋白质合成旺盛的细胞中,核仁容积可达细胞核的 25%,如卵母细胞和分泌细胞中,蛋白质合成旺盛,核仁体积也就很大;而一些蛋白质合成不活跃的细胞,如精子细胞、肌细胞中,核仁很小,甚至没有核仁。此外,核仁还是一种高度动态性的结构,随着细胞周期进程,核仁可在有丝分裂期间发生周期性的重建与消失。

核仁一般位于细胞核的一侧,在生长代谢活跃的细胞中,核仁常会分布于核被膜边缘,称核仁边集(nucleolar margination)现象,靠边分布有利于将核仁的合成物向细胞质输送,以便进行细胞核内外的物质交换。

一、核仁的化学组成

核仁的主要成分为蛋白质、RNA、DNA 和微量的脂类。核仁的蛋白质含量较高,约占核仁干重的 80%,

核仁蛋白质中主要为核糖体蛋白、核仁染色质的组蛋白和非组蛋白以及核仁中存在的多种酶类,如碱性磷酸酶、ATP 酶、RNA 聚合酶等。核仁 RNA 含量约占核仁干重的 10%,以 RNP 的形式存在,在 RNA 转录及蛋白质合成旺盛的细胞中,核仁的 RNA 含量较高。核仁含有约 8% 的 DNA,主要存在于核仁相随染色质中。

二、核仁的结构

在电镜下,核仁是无界膜包裹的、由纤维丝构成的海绵状结构,包括不完全分隔的 3 部分:纤维中心、致密纤维组分和颗粒组分(图 2-10-13)。

1. 纤维中心 纤维中心(fibrillar center,FC)位于核仁中央,电镜下呈浅染的低电子密度区。纤维中心主要由含有大量重复串联排列的 rRNA 基因的 DNA 袢环组成,这种含 rRNA 基因的 DNA,可称为 rDNA。在 rDNA 中的 rRNA 基因,可高速转录,产生 rRNA,进而参与核糖体的组成。rDNA 在核仁组织形成过程中具有直接作用,故将其统称为核仁组织者(nucleolar organizer)。在 rDNA 中,rRNA 基因是成簇存在的,每一个 rRNA 基因簇所在的 rDNA 区域,可以叫做核仁组织区(nucleolar organizer region)。在人类细胞中,rDNA 分布于第 13、14、15、21 和 22 号 5 对染色体的次缢痕部位。在间期细胞的细胞核中,这些核仁组织者所在的 rDNA 便以纤维状的形式存在于核仁中。

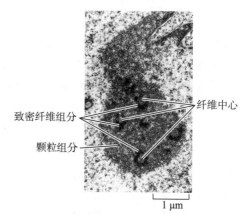

图 2-10-13 核仁的结构

2. 致密纤维组分 致密纤维组分(dense fibrillar component,DFC)是电镜下观察到的核仁中电子密度最高的部分,染色深,位于浅染区的周围,呈环形或半月形分布。纤维结构由紧密排列的细纤维丝组成,直径一般为 4 ~ 10 nm,长度在 20 ~ 40 nm,主要由正在转录的 rRNA 组成,此外,还包括核糖体蛋白及一些特异性的 RNA 结合蛋白,如纤丝蛋白、核仁素等。rRNA 与核糖体蛋白可共同构成核仁的海绵状网架。

3. 颗粒组分 颗粒组分(granular component)是电镜下观察到的核仁中直径为 15 ~ 20 nm 的核糖核蛋白颗粒,主要由 RNA 和蛋白质组成,是 rRNA 基因转录产物进一步加工、成熟的区域,这些颗粒是处于不同加工及成熟阶段的核糖体亚单位的前体。间期核中核仁的大小与颗粒成分数量的多少密切相关。

此外,用 DNA 和 RNA 酶处理核仁后,电镜下可见核仁残余结构,称核仁基质,是由蛋白质组成的、无定形的液体物质,电子密度低,是上述核仁 3 种组分的存在环境。核仁基质可与核骨架相沟通,但有关其详细的结构和功能,目前所知甚少。

三、核仁周期

核仁是一种高度动态的结构,随着细胞周期的进程,核仁的形态及结构经历着周期性的变化,从间期—中期—末期,核仁经历了缩小—消失—重新形成的过程,而核仁组织区的活动与有丝分裂中核仁周期性变化密切相关。从有丝分裂的前期开始,伴随着染色质的凝集,核仁组织区的 DNA(rRNA 基因)逐渐发生缠绕,回缩到相应的染色体次缢痕处。此时,rRNA 合成停止,核仁的各种结构成分分散于核骨架中,核仁逐渐消失。到了分裂中期时,已观察不到核仁的存在。当细胞进入分裂后期及末期时,染色体到达细胞两极后发生解旋,核仁组织区 rRNA 基因的 DNA 袢环由此松解,rRNA 合成得以重新开始,核仁的纤维成分及颗粒成分开始生成,在核仁组织区的作用下,核仁又重新出现。

有丝分裂中核仁消失或重组装时,核仁的主要成分 RNA 和蛋白质也会发生相应的一些变化,它们中至少有一些可分布于中期染色体的表面,随着染色体分到两个子细胞的细胞核内。到了有丝分裂的末期,随着染色体去浓缩而伸展时,这些原有的核仁成分可参与新核仁的建立。因此,在核仁的周期性变化中,rRNA 基因的活性是核仁重新形成的必要条件,核仁的原有成分则起着协助的作用。

四、核仁的功能

核仁的主要功能是合成 rRNA 和组装核糖体。

1. rRNA 的合成 真核细胞中有 4 种 rRNA,即 5S rRNA、5.8S rRNA、18S rRNA 及 28S rRNA。除 5S rRNA 在核仁外的染色体上合成外,其余 3 种 rRNA 均在核仁内合成。在核仁中,编码这 3 种 rRNA 的基因紧密连锁为一个转录单位,许多这样的转录单位再串联为 rRNA 基因的基因簇。但在各转录单位之间均间隔着一段不转录的 DNA 片段,其长度在不同种类的动物中存在差异。在人的细胞中,间隔的 DNA 片段长度约为 30 kb。在细胞功能活动需要时,这些基因簇可在 RNA 聚合酶 I 的作用下进行转录,每个转录单位都可产生约 13 000 个核苷酸组成的 45S 的初级 rRNA 转录本。在电镜下,可观察到转录的 rRNA 基因呈现独特的"圣诞树"样结构(图 2-10-14),即沿 rDNA 长轴垂直方向,伸展出一系列新生的 RNA 链,沿着转录的方向,其长度逐渐增长,呈箭头状。由于 rRNA 基因是串联重复排列的,因此沿 rDNA 长轴可出现若干重复的箭头状结构单位,各单位之间为裸露的、不被转录的 DNA 片段。

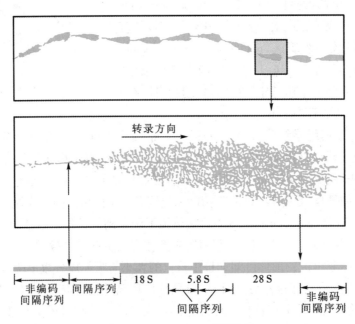

图 2-10-14 rRNA 基因转录

除能进行 rRNA 的合成外,核仁也是 rRNA 加工、成熟的场所。rRNA 基因转录形成的 45S rRNA,在经过几个中间阶段后,可裂解为 32S RNA 和 20S RNA,20S 将进一步裂解为 18S rRNA,而 32S RNA 则经过 40 min 左右再被剪切为 28S 和 5.8S rRNA。RNA 的加工还涉及 rRNA 上部分核苷酸的甲基化。

2. 核糖体的组装 在细胞内 rRNA 前体的加工成熟过程是以核蛋白方式进行的。当 45S rRNA 经转录生成后,可迅速地与进入核仁的蛋白质结合形成 80S 的核糖核蛋白颗粒。随着 45S rRNA 分子加工过程的进行,80S 核糖核蛋白颗粒将逐渐丢失一些 RNA 和蛋白质,18S rRNA 与蛋白质形成核糖体小亚基,而 5S rRNA、5.8S rRNA 及 28S rRNA 与蛋白质结合组装成大亚基,然后,大、小亚基通过核膜孔运送到细胞质中,再进一步组装成成熟的核糖体,有实验表明,小亚基进入细胞质速度快于大亚基,因此核仁中所含的大亚基较多。核糖体大、小亚基在核仁中组装,在细胞质中成熟,可避免有功能的核糖体在细胞核内提前与 mRNA 结合,阻止 mRNA 前体在细胞核内进行翻译,这对控制真核细胞的转录、翻译在不同时空进行有着重要意义(图 2-10-15)。

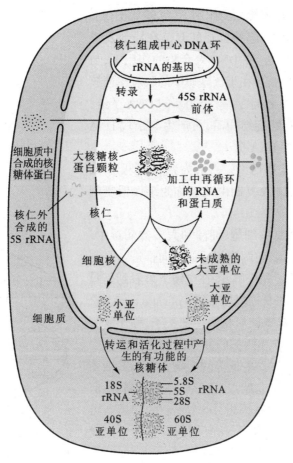

图 2-10-15　核仁在核糖体组装中的作用

第五节　细胞核的功能

细胞核的功能主要涉及遗传信息的储存、复制及传递与表达。细胞核对 DNA 的复制及 RNA 的转录有直接的决定作用,而通过蛋白质的合成能间接地调控细胞的形态及功能特征,因此细胞核在维持细胞遗传稳定性及细胞的代谢、生长、分化、增殖等生命活动中,起着重要的作用,是控制细胞整个生命活动的重要枢纽。

一、遗传信息的储存

DNA 分子携带的遗传信息蕴藏在组成 DNA 分子的核苷酸序列中,核苷酸数量及排列顺序的变化,构成了遗传信息的复杂性与多样性。一段有功能的 DNA 片段构成基因,有些基因能编码蛋白质,有些基因能编码 RNA(如 tRNA、rRNA、小 RNA 或长非编码 RNA 等)。

在真核细胞中,绝大多数 DNA 分子存在于细胞核内,通过有序的包装及高度的压缩,以与组蛋白结合形成复合体的形式储存在染色质上,这一储存方式将 DNA 分子稳定在细胞核内,有利于真核细胞基因在细胞分裂后产生的两个子细胞间的平均分配,同时也可保证基因复制及表达的准确。

二、遗传信息的复制

遗传信息在亲代与子代细胞间的传递是以 DNA 复制作为基础来实现的。DNA 复制是指 DNA 在细胞核内 DNA 合成酶系的作用下,合成与自身分子结构相同的子代 DNA 的过程。DNA 的复制有以下特点:

1. 半保留性　DNA 分子在解旋酶的作用下,靠碱基互补形成的氢键(A＝T,G≡C)连接在一起的核苷酸双链在局部发生分离、打开,然后以每条链为模板,在 DNA 聚合酶的作用下,与模板 DNA 核苷酸的碱基互补的、存在于核基质中的脱氧核糖核苷酸,可被不断地加入到 DNA 链的 3′ 端,产生新的 DNA 子链,在与模板 DNA 链结合形成双螺旋结构后,可产生与亲代 DNA 分子具有相同碱基组成的子代 DNA 分子。

复制后形成的子代双链 DNA 中,一条为亲代模板 DNA 链,另一条为其互补的新链,DNA 复制由此被称为半保留复制(semiconservative replication)(图 2-10-16)。

2. 多起点与双向性　在真核细胞、细菌和大多数病毒中,DNA 复制是从固定的起点开始,向两侧相反的方向推进。复制开始时起始点处的 DNA 双螺旋先松解开,在电镜下可看到呈眼泡状,称复制泡(replication bubble)或复制眼(replication eye);松解开的两股链和未松解开的双螺旋形状像一把叉子,称作复制叉(replication fork);复制起始点和两侧的复制叉共同构成一个单位,称为复制子(replicon)。在一些低等的生物,如病毒、细菌的细胞中,DNA 复制时仅有一个起始点,只形成一个复制子,但在真核细胞中,因其具有庞大的基因组,DNA 复制的起始点可多达 100~1 000 个,形成多个复制子,从复制起点进行双向复制直到与相邻复制子相遇,复制终止(图 2-10-17)。

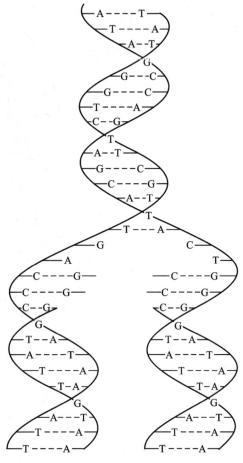

图 2-10-16　DNA 的半保留复制

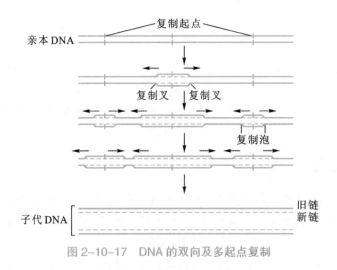

图 2-10-17　DNA 的双向及多起点复制

3. 不连续性　所有的 DNA 聚合酶催化合成新的 DNA 链的方向均为 5′→3′,而 DNA 双链的方向彼此是反向平行的,一条为 5′→3′,另一条为 3′→5′,因此,每个复制叉中两条 DNA 新链具有不同的合成方式,其中一条链合成的方向与复制叉推进的方向一致,能连续合成,称为前导链(leading strand);另一条链先按 5′→3′ 方向合成一些短的、不连续的 DNA 片段,再经 DNA 连接酶的作用形成完整的新链,故其合成方向与复制叉推进的方向相反,称为后随链(lagging strand)(图 2-10-18)。形成后随链的不连续 DNA 片段,通常是由一段 RNA 引物加上一段 DNA 构成,称为冈崎片段(Okazaki fragment)。

206

在后随链形成过程中,RNA 引物起着关键的作用,RNA 引物一般由 15 个或更少的核苷酸组成,只有当其合成后,DNA 聚合酶才可以利用其游离的 3′–OH,按 5′ → 3′ 方向催化合成一段 DNA 片段。在合成完成时,DNA 聚合酶可利用自身的 5′ → 3′ 外切酶活性,将 RNA 引物切除,并使脱氧核糖核苷酸填补其所占的位置。

4. 不同步性 真核细胞有多个复制起始点决定了其有多个复制子,不同的复制单位彼此在复制的时间上存在差异,这主要与复制单位的碱基组成及所在的染色质性质有关。一般位于常染色质的复制单位复制时间早于位于异染色质上的复制单位,而通过显带技术也证实,在哺乳动物早期的 G 显带染色体上,富含 G–C 的浅色带的复制发生于 S 期早期,而富含 A–T 的深色带则于 S 期后期进行复制。

◆ 拓展知识 2-10-4 DNA 复制所需要的酶及蛋白质

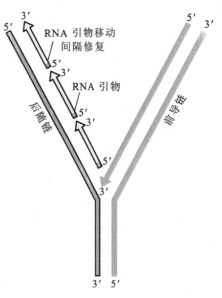

图 2-10-18 DNA 复制的不连续性

三、遗传信息的转录

以 DNA 为模板合成 RNA 的过程称为转录(transcription)。转录的实质是将遗传信息从 DNA 传递给 RNA 分子。转录是在 RNA 酶的催化下完成的,RNA 聚合酶与 DNA 模板上的特定序列结合后,DNA 双链解旋并打开,形成一段单链区域,4 种核苷酸在 RNA 聚合酶的作用下,按碱基配对的原则合成 RNA。通常将 DNA 双链中,作为转录模板的链称为模板链或反义链(antisense strand),而与其互补的链因其碱基序列与转录产物相同(除 DNA 中的 T 变为 RNA 中的 U 外),称为编码链或有义链(sense strand)。由转录产生的 RNA 分子包括 mRNA、rRNA、tRNA 及其他具有结构或催化功能的 RNA 分子。

真核生物 DNA 转录产生的初级产物(前体 RNA)多数并无生物学活性,需要在细胞核中经过一定形式的加工后,才能成为成熟的 RNA 分子被运往细胞质中参与蛋白质的合成。

◆ 拓展知识 2-10-5 基因转录的基本过程
◆ 拓展知识 2-10-6 基因转录产物的加工

(郑 红)

思考题

1. 简述核孔复合体的结构和功能。
2. 从核纤层的组成阐述核纤层在核膜重建中的作用。
3. 比较染色质组装的多级螺旋化模型与放射环模型。
4. 为什么 rRNA 基因在核仁中转录时呈现"圣诞树"样结构?如何理解核糖体组装的意义?

数字课程学习

📖 学习目标 　 ⬆️ 教学 PPT 　 📝 自测题

第三篇
细胞的生命现象及其发生与延续

　　细胞的生命现象很多，有生长、分裂、分化、遗传、变异、发育、运动、兴奋传导、信号转导、癌变、衰老及死亡等。在这些现象中，大多数是所有类型的细胞所共有的，但有些则是特殊类型的细胞所特有的。例如，神经细胞可以表现出兴奋传导，骨骼肌中的肌肉细胞可以收缩，血管中的白细胞可以运动。当然，细胞的任何一种生命现象总是发生在细胞的某一特定时期或某一特定状态。同时，需引起注意的是，在人体及高等动物的个体中，位于不同空间位置的不同类型的细胞所表现的生命现象可以有很大的差别，这也正是每种组织器官具有特定功能的细胞生物学基础。

　　在过去的几十年中，由于细胞生物学本身的各种研究手段的发展，以及各个相关学科或领域（如分子生物学、发育生物学及基因芯片技术等）的一些特殊技术或方法的介入，使得人们对细胞许多生命现象的发生规律及其机制的认识有了很大的进展。特别是在近些年中，系统生物学概念和整合性研究手段的出现和应用，使细胞生命现象的研究又进入了一个新的发展阶段。

　　为了体现遗传在细胞生命现象中的突出地位，以及它在个体生长发育中的重要意义，本篇仅就细胞的增殖与分化、生殖细胞的产生与受精、细胞与个体发育，以及它们在各种组织器官中的动态平衡等内容加以介绍。目的是希望通过这部分的学习，能够帮助读者从空间和时间的角度，把细胞的各种概念纳入到对于人体的生长发育和功能维持的理解。很显然，这部分知识在医学科学具有十分重要的意义，因为它是认识和解决许多重大医学问题（如肿瘤、心血管疾病、老年性疾病，甚至艾滋病等）的基础。

第十一章　细胞的增殖与分化

细胞的增殖与分化是细胞生命活动的基本特征。细胞通过增殖而增加细胞的数量,通过分化增加细胞的种类。多细胞生物就是通过增殖和分化等过程,使有机体从单细胞的受精卵发育成像人体这样由200余种、数量达 2×10^{14} 个细胞组成的复杂有机体。细胞通过分裂而实现增殖,并以(细胞)周期循环的方式进行。从亲代细胞分裂而来的子代细胞,继承了亲代细胞的全部遗传信息。细胞增殖活动在胚胎发育期极为活跃,随着发育的不断进行,由受精卵产生的同源细胞在形态结构和生化组成上发生明显的差异,形成执行不同功能的特化细胞,此时大多数细胞的增殖速度减慢,有的甚至停止。但有些细胞在有机体的整个生命过程中仍不断增殖,以补充机体正常衰老和死亡的细胞。细胞的增殖失控和分化异常与人类的某些疾病如肿瘤的发生等密切相关。

第一节　细胞分裂

细胞通过分裂将遗传物质和其他细胞成分分配到两个子代细胞,保证细胞的增殖和生命的延续。地球上生物细胞的分裂方式有3种:一是在一些低等生物中较为常见的无丝分裂;二是有丝分裂,这是多细胞生物个体细胞增殖的主要方式;第三种是减数分裂,主要发生于有性生殖个体的生殖细胞产生的过程中。

一、无丝分裂

1841年,R. Remak首先在鸡胚血细胞中观察到无丝分裂(amitosis)。无丝分裂是指细胞核和细胞质的直接分裂,表现为细胞核拉长呈哑铃形,中央部分变细断开,细胞随之分裂成两个。

在无丝分裂过程中,既没有染色体组装,也没有纺锤体形成。细胞在进行无丝分裂之前,细胞体积增大,DNA复制。在DNA复制之后,分裂即开始。环状微丝在子细胞核形成过程中起重要作用,它缠绕在拉长的哑铃形核的中间部位,随着微丝环的收缩,中间部位不断变细,最终消失并形成两个子核。因此,通常将环状微丝称为无丝分裂装置。

无丝分裂常见于一些低等生物细胞的增殖过程,在高等生物中很少见。迄今,对无丝分裂的生物学意义存在不同看法,有关其生化事件和调控机制研究较少。

二、有丝分裂

有丝分裂(mitosis)是高等真核生物在长期进化过程中形成的一种细胞核分裂方式,系因分裂过程中呈现纺锤形线状纤维结构(纺锤体)而得名。除核分裂之外,广义的有丝分裂还包括核分裂之后的胞质分裂(cytokinesis)阶段。通过有丝分裂装置,细胞把分裂间期(interphase,细胞分裂期之间的时期)合成的染色体DNA精确地平分至两个子代细胞中,从而保证遗传性状的继承性和稳定性。

(一) 有丝分裂的一般过程

根据有丝分裂发生和发展过程中的形态学特征,通常将有丝分裂划分为 6 个阶段,前 5 个属于有丝分裂期,这 5 个阶段分别为前期、前中期、中期、后期和末期,它们严格按照时间顺序进行。第 6 个阶段为胞质分裂,它从有丝分裂后期开始,一直持续到末期。这 6 个阶段依次进行,其中涉及许多独立的循环过程,包括染色体、细胞骨架和中心体循环等,这些循环协调活动,从而保证获得 2 个具有相同遗传物质的子代细胞。

1. 前期　标志前期(prophase)开始的第一个特征是,在间期中分散的染色质不断凝集。随着前期的进展,染色质包装成染色体,染色体纤维进一步缩短、变粗,可观察到每条染色体包含两条染色单体,染色单体中间有着丝粒相连。至晚期,在着丝粒的两个外侧将形成成熟的动粒(kinetochore)。随着染色体的凝集,核仁开始分散,逐渐消失;同时,原来已经完成复制的分布于细胞同一侧的两个中心体(central body)开始沿核膜外围分别向细胞的两极移动。中心体是与染色体分离相关的细胞器,每一中心体由一对中心粒(centriole)及周围无定型基质组成,这些无定型基质中包含有微管蛋白、微管结合蛋白、微管依赖性马达蛋白(microtubule-dependent motor protein)及一些与细胞周期调控有关的蛋白质。两个中心体最后到达的位置将决定细胞的分裂极。

前期的另一个显著特征是在前期末开始出现纺锤形的线状纤维结构,即纺锤体(spindle)。纺锤体是一种对细胞分裂及染色体分离有重要作用的动态性细胞器,由星体微管(astral microtubule)、动粒微管(kinetochore microtubule)和重叠微管(overlap microtubule,也称极微管)组成(图 3-11-1)。星体微管是指围绕中心体向外辐射状发射的微管,其作用是使纺锤体两极分开,同时对纺锤体起定位作用;动粒微管由纺锤体的一极发出,末端附着于染色体动粒上;重叠微管为一些来自纺锤体两极,彼此在纺锤体赤道面重叠、交叉的微管。纺锤体和其两极的星体(aster,中心体与星体微管一起被合称为星体)组成有丝分裂器(mitotic apparatus),以保证复制和包装后的染色单体能够均匀地分配到子代细胞中。有丝分裂过程中的纺锤体和星体是一种动态结构。

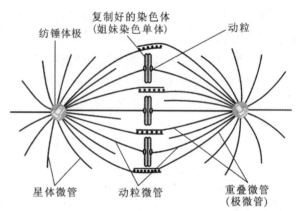

图 3-11-1　动物细胞纺锤体结构模式图

2. 前中期　前中期(prometaphase)开始于核膜的突然崩解,此时核周围的纺锤体微管进入细胞中心区,纺锤体试图"捕获"染色体,部分纺锤体微管自由端结合到动粒上,形成动粒微管。一侧纺锤体微管自由端"捕获"一条染色体一侧的动粒,另一侧纺锤体自由端"捕获"该染色体另一侧的动粒,这种随机过程的不断进行,致使染色体于纺锤体两极之间剧烈地运动。

3. 中期　在中期(metaphase),染色体在纺锤体中央即赤道板(metaphase plate)处排成一行,染色体的长轴和纺锤体的长轴垂直,每一染色体上成对的动粒微管附着于相反的纺锤体极,此时两侧动力微管作用于染色体上的力量持平。在哺乳类动物,染色体排在赤道板上持续 10～20 min。此时纺锤体的形态最为典型。

4. 后期　后期(anaphase)的主要特征是,姐妹染色单体分开并向纺锤体的两极迁移。排列在中期赤道板上的染色体,其姐妹染色单体借着丝粒连在一起,后期开始时,几乎所有的姐妹染色单体同时分离,此时的姐妹染色单体称为(子代)染色体。在该期,纺锤体的重叠微管不断延长,动粒微管逐渐缩短,分开的染色体以每分钟 0.2～0.5 μm 的速度向细胞的两极移动。

5. 末期　在末期(telophase),两套子代染色体分别到达纺锤体的两极,动粒微管消失,核膜重新形成,围绕在每组染色体的周围,产生两个子代的间期细胞核。浓缩的染色体又变成松散的间期染色质状态,基因转录活动恢复,核仁重新出现。

6. 胞质分裂 在有些细胞中,比如果蝇的早期胚胎细胞和脊椎动物成骨细胞中,核分裂后并不发生胞质分裂,因而成为多核细胞。但是在典型的细胞中,胞质分裂伴随每次有丝分裂(核分裂)发生。胞质分裂开始于有丝分裂后期,在下一次间期开始的时候全部完成。

动物细胞胞质分裂开始时,首先在细胞表面出现皱褶,这种结构也称为分裂沟(cleavage furrow)。分裂沟迅速加深,向细胞周围扩展,最终把细胞完全分开。分裂沟出现的本质,是源于收缩环(contractile ring)的形成。收缩环是由肌动蛋白纤维、肌球蛋白Ⅱ及许多结构蛋白和调节蛋白组成的动态结构,它位于质膜下,在动物细胞和多数单细胞原核生物中,一方面由收缩环收缩完成胞质分裂过程,另一方面通过细胞内小泡融合作用,形成新的细胞膜插入到收缩环邻近的质膜中,用于补充质膜,保证新分裂形成的细胞与亲代细胞具有相同的表面积。

大多数高等植物细胞外面包有细胞壁,因此它们的胞质分裂方式与动物细胞不同。高等植物细胞的胞质分裂是由内而外,通过在两个细胞核之间产生新的细胞壁,也称为通过细胞板收缩而产生的,而动物细胞的胞质分裂是由外而内,通过收缩环收缩而产生的。

图3-11-2总结了有丝分裂期各个阶段的变化。

(二) 有丝分裂的调节机制

有丝分裂的机制极其复杂,这里就目前认识到的有丝分裂各阶段主要发生事件的调节机制做简要介绍。

1. 染色体的凝集 经过S期复制后的染色体最初以姐妹染色单体(sister chromatid)的形式结合,介导其结合的是多亚单位蛋白——黏着素(adhesin)。黏着素在DNA复制时就存在于每条染色单体上,只有在有丝分裂后期开始时这种结合才能解开,使姐妹染色单体分开。

凝集素(lectin)在染色体凝集过程中发挥着重要作用。进入有丝分裂期(M期)后,M期细胞周期依赖性激酶(M-Cdk)被激活后,部分凝集素亚单位发生磷酸化,引起凝集素复合体在DNA分子上组装,导致染色体凝集。实验研究发现,姐妹染色单体分布于由凝集素复合体形成的线性中轴的周围,凝集素可利用ATP水解释

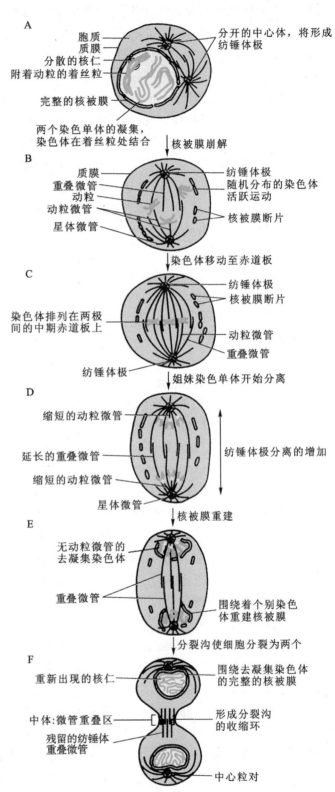

图3-11-2 细胞有丝分裂过程模式图
A. 前期;B. 前中期;C. 中期;D. 后期;E. 末期;
F. 胞质分裂

放的能量在试管中促进 DNA 螺旋化(coiling),因而推测它们在细胞内染色体的凝集过程中也通过相同方式起作用。

凝集素和黏着素在结构上有一定联系,两者共同作用对有丝分裂染色体进行装配。遗传学研究表明,如果 S 期染色单体结合不好,M 期就不能发生染色体凝集,细胞分裂后期就会导致染色体分离异常。

在芽殖酵母(budding yeast)中,黏着素复合体的迅速降解和释放使姐妹染色单体在细胞分裂后期得以分离。相反,在脊椎动物细胞有丝分裂开始时,当凝集素结合到染色体上使其凝集时,大部分黏着素就从染色体上释放出来。而留在染色体上的一小部分黏着素就足以使姐妹染色单体结合在一起,直到分裂后期,这些残余的黏着素降解,才使染色单体分离。

2. 有丝分裂器的形成与子染色体分离　有丝分裂的关键问题是如何使在细胞间期(S 期)复制的染色体准确地分离并分配到子代细胞中,从而使每一个新的细胞都得到一套完全相同的遗传物质。该过程由特殊的细胞骨架结构——纺锤体完成。

(1) 纺锤体的组装　在多数动物细胞间期,细胞质中的微管处于动态不稳定状态,每根微管既可以生长又可以收缩,微管在这两种状态间不断转换,新微管持续不断地产生以补充由于解聚而消失的微管。当指导细胞进入有丝分裂前期的信号出现以后,间期内相对少而长的微管阵列迅速变成大量短而有力的微管,围绕在每个中心体周围,最后形成纺锤体。

研究表明,有丝分裂纺锤体微管的组装和功能发挥均有赖于微管依赖性马达蛋白。马达蛋白可分为向微管正端移动的驱动蛋白(kinesin)和向微管负端移动的动力蛋白(dynein)两个家族。马达蛋白在纺锤体微管末端或接近末端的位置发挥作用,这些位置不仅是微管组装和去组装的部位,而且还是动力产生的部位,纺锤体微管的组装和动态变化就是依靠正端和负端马达蛋白的消长平衡来维持的。

在有丝分裂早期,调控微管动态变化的微管相关蛋白(microtubule-associated protein,MAP)和驱动蛋白相关蛋白的平衡性改变导致微管活动性增加,而微管正端和负端马达蛋白的平衡则有助于纺锤体的组装。这两类不同的马达蛋白在纺锤体组装和功能上的作用主要有两方面:一是使微管的负端聚集,形成纺锤体两极(图 3-11-3A);另一是可以使反向平行的微管在纺锤体重叠区作相对滑动(图 3-11-3B)。马达蛋白形成寡聚体,由于它们与相邻微管交连,因而可以使一个微管的位置相对于其他微管发生移动,移动的方向取决于马达蛋白和微管的极性。

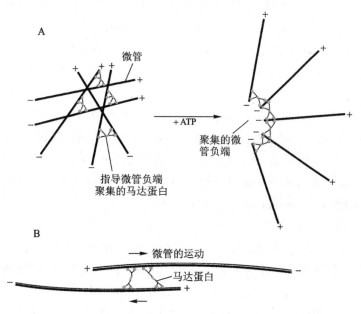

图 3-11-3　马达蛋白与纺锤体的组装和纺锤体微管间的滑动

A. 微管负端的聚集;B. 反向平行微管间的滑动

动物细胞有丝分裂前期,由一个中心体发出的微管与由另一个中心体发出的微管相互交错,一方面作用于重叠微管的正端马达蛋白的作用是将纺锤体的两部分分开(图 3-11-4),而另一方面,负端马达蛋白的作用是使它们聚集到一起,因此正端马达蛋白和负端马达蛋白保持平衡对于纺锤体组装非常重要。

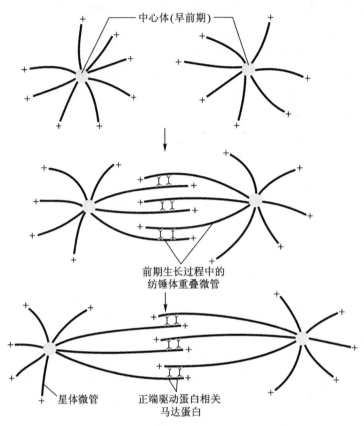

中心体(早前期)

前期生长过程中的
纺锤体重叠微管

星体微管　　　正端驱动蛋白相关
马达蛋白

图 3-11-4　动物细胞中纺锤体两极的分离

脊椎动物细胞中,至少有 7 个驱动蛋白家族的马达蛋白定位在纺锤体上。在芽殖酵母中,已经证明有 5 种这样的马达蛋白在纺锤体上起协同作用,如果单纯提高 Cin8p(一种正端马达蛋白)的水平,就可以制造出极长的微管,而如果单纯提高 Kar3p(一种负端马达蛋白)的水平,则可制造出极短的微管。因此,目前认为正端和负端马达蛋白水平的平衡决定着纺锤体的长度。在人有丝分裂细胞两极也存在相似的马达蛋白平衡,M-Cdk 可以使一种马达蛋白磷酸化,结合到纺锤体上,因而提示 M-Cdk 至少在调控不同方向的马达蛋白平衡过程中发挥作用。

染色体在纺锤体组装过程中也起重要作用。染色体并不是纺锤体组装过程中"搭乘"的"乘客",而是营造一个既适合于微管组装,又有助于稳定微管的微环境,因而在纺锤体形成过程中发挥活跃的功能。对于有些处于有丝分裂中期的细胞来说,如果用极细的玻璃针将一条染色体拉出"队列",则会发现新的纺锤体微管迅速在新位置上的染色体周围形成,而原来位置上的纺锤体微管解聚。染色体促进微管形成是在核染色质上的鸟苷酸交换因子(guanine-nucleotide exchange factor,GEF)的作用下实现的,它能激活胞质溶胶中的 Ran(小分子的 GTPase)使之结合 GTP。活化的 Ran-GTP 使微管稳定蛋白(microtubule-stabilizing protein)从胞质溶胶的蛋白复合体上释放出来,从而刺激染色体周围局部微管组装。不仅如此,在没有中心体的细胞中,是由染色体来指导双极纺锤体组装的,因而在高等植物、减数分裂细胞以及某些不经过受精作用,直接由卵细胞诱导(比如孤雌生殖)发育形成的昆虫胚胎中,仍然可以发现纺锤体。正常情况下,一般是由精子在对卵细胞的受精过程中提供中心体。而在孤雌生殖的胚胎中,有丝分裂纺锤体的发育则不需要中心体。离体实验也证明了这一点,在体外模拟的有丝分裂体系中,当把包被有 DNA(没有着丝粒,也没有动粒)的小珠加入无中心体的爪蟾卵细胞提取物时,小珠的周围会形成双极纺锤体。

(2)纺锤体"捕获"染色体　核膜的解体使微管可以与浓缩后的染色体接触,之后开始形成成熟纺锤体。染色体连接到纺锤体是在"寻找捕获"机制作用下完成的动态过程。由显微摄像技术可以观察到,此过程中,从每个中心体发生的微管向外,朝向染色体的方向生长。与染色体连接的微管转变成稳定态的微管。微管正端与染色体在动粒的位置结合,称为端点结合(end-on attachment)。在蝾螈肺细胞中很容易观察到染色体的捕获过程,首先是动粒结合到微管的侧面,之后迅速向中心体滑动,然后这种结合方式迅速由侧面结合转变为端点结合,与此同时,由对面纺锤体发出的微管连接到染色体对侧的动粒上,形成双极连接(bipolar attachment)(图3-11-5)。接着,染色体被来回拉动,最后定位在纺锤体两极中间的赤道板上。脊椎动物细胞中,染色体在赤道板附近轻微振动等待分离信号的传达,当所有的染色体都完成双极结合后,经过一段时间,产生染色体分离的信号。

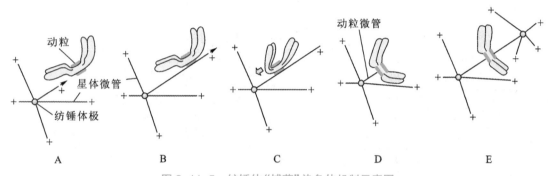

图3-11-5　纺锤体"捕获"染色体机制示意图

A. 前中期没有连接到纺锤体微管的染色体;B. 一个动粒与星体微管的侧面结合;C. 染色体沿星体微管向纺锤体极滑动;D. 原来与星体微管侧面结合的动粒转变为端点结合,形成动粒微管;E. 另一个动粒从反向的纺锤体极捕获微管,并转变为无极性的动粒微管,最终形成双极连接

染色体在纺锤体上移动的过程中,动粒起重要作用。电镜下观察发现,动粒呈板状结构,与微管正端结合。随着有丝分裂时期的不同,微管正端处于不断聚合和解聚状态,因而目前对微管正端与动粒连接的机制还不十分清楚。

有丝分裂细胞的分裂中期持续时间为 M 期的一半,中期染色体排列在赤道板上,互相推挤,当接受到诱导姐妹染色单体分开的信号后,就进入后期。用破坏微管稳定性的药物,比如秋水仙素或长春碱处理细胞,可以使有丝分裂停滞几小时甚至几天,由此发现纺锤体附着检查点(spindle-attachment check point)。它可以阻止有丝分裂进行,保证细胞染色体与纺锤体两极完全结合后才进入分裂后期,如果检查点调控体系中的某种蛋白复合体由于突变或导入针对其自身的抗体而失活,细胞就会提前进入分裂后期。

检查点机制在调控染色体与纺锤体的附着过程中具有重要作用,它可以监控未附着在纺锤体上的动粒或者由于双极附着而没有张力的动粒。在这两种情况中,未与纺锤体附着的动粒会发出"等待信号",阻止细胞进入有丝分裂后期,直到它们正确附着到纺锤体后才停止信号发送。破坏微管稳定性的药物正是由于阻碍了染色体与纺锤体的附着作用,因而使动粒一直发出延迟有丝分裂后期发生的信号,使细胞分裂停滞。用培养的哺乳动物细胞进行的实验进一步证明动粒发出的抑制信号的存在。由某个没有与纺锤体附着的动粒发出的"等待信号"可以阻碍有丝分裂后期的发生,当用激光破坏该动粒后,有丝分裂又继续进行。

(3)染色体的分离机制　黏着素具有使姐妹染色单体结合,聚集在赤道板上的作用,随着黏着素的释放,有丝分裂立即进入后期。这种中期到后期的转变(metaphase-to-anaphase transition)是在有丝分裂后期促进复合体(anaphase promoting complex,APC)的作用下完成的。一旦这种蛋白复合体被激活,它便发挥两种重要功能：① 降解 M 期细胞周期素（M-cyclin）并使之失活，从而使 M-Cdk 失活；② 降解抑制蛋白，从而激活分离酶（separase）。继之，分离酶使黏着素复合体的一个亚单位被切断，姐妹染色单体的结合松开。姐妹染色单体迅速分开后，很快移动到两极，成为子代染色体（详见本章第二节细胞周期）。

染色体的移动包括两个相互独立而又重叠发生的过程。第一个过程被称为后期 A（anaphase A），它是染色体开始向两极移动的过程，其间伴随着动粒微管接触到染色体后缩短，以及两极的纺锤体微管在较小程度上发生解聚。第二个过程被称为后期 B（anaphase B），它是两极的分离过程，在姐妹染色单体分离以后，子代染色体之间拉开一段距离时发生。后期 A 的发生借助于动粒上的马达蛋白，而后期 B 借助的是拉动两极分离的两极的马达蛋白和推动两极分离的中央纺锤体（central spindle）（中央纺锤体是反向平行位于分离的染色体之间的重叠微管）上的马达蛋白（图 3-11-6）。最初对后期 A 和后期 B 的区分单纯根据它们对药物的不同敏感程度，现在认为，这两个时期对药物不同的敏感度实际是由于调节这两个过程的马达蛋白对药物的敏感程度不同造成的。

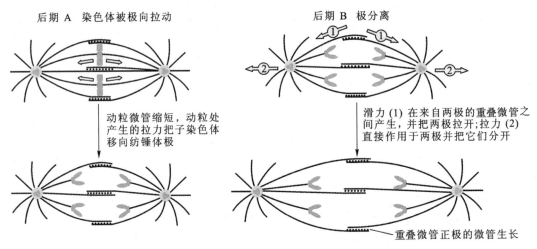

图 3-11-6　哺乳动物细胞有丝分裂后期子代染色体分离机制示意图

子代染色体向两极移动时，其动粒微管开始解聚，到末期时基本消失。如果在有丝分裂中期将标记的微管蛋白注入细胞，由荧光摄像显微镜观察相邻微管蛋白的结合，可以发现微管蛋白由动粒端加入动粒微管。到了后期 A，动粒微管又从动粒端开始缩短。目前对微管由聚合到解聚状态的具体变化过程还不清楚，当黏着素被破坏之后，由于微管张力消失，可能会引起这种变化。而且重叠微管和动粒微管会从其两极的负端不断丢失微管蛋白亚单位，并一直持续到后期，由此，动粒微管在后期从两端解聚。

现在已知在后期 A，微管马达蛋白和动粒部位的微管解聚是导致染色体移动的原因，但对驱动染色体运动的确切机制还不清楚，虽然微管从动粒端不断丢失微管蛋白亚单位，但是为什么动粒仍然可以附着在微管上也不清楚。目前对于染色体在后期 A 是如何移动的有两种观点。一种观点认为，动粒上的马达蛋白利用 ATP 水解的能量拉动染色体沿着动粒微管移动，移过的动粒微管随即解聚。另外一种观点认为，动粒微管解聚可以驱动染色体移动，此过程不需要 ATP 水解供能。第二种观点看起来不大可能，但是在体外实验中，纯化的动粒在无 ATP 存在的情况下，确实可以附着在正在解聚的微管上并发生位置移动。推动其移动的能量就存在于微管中，当微管蛋白从末端解聚的时候，该能量就由 GTP 水解释放出来。有丝分裂过程中，马达蛋白和微管解聚如何协同作用，促使染色体移动仍然是一个谜。

后期 A 动粒微管解聚，伴随染色体向两极移动，与后期 A 不同的是，纺锤体的重叠微管在后期 B 伸长，推动染色体进一步分开。后期 B 受两种力驱动，一种是在从两极发出的重叠微管之间起搭桥作用的中央纺锤体上的正端微管马达蛋白，这些马达蛋白向微管正端移位，使其中的一根微管滑过与它重叠的另一根微管,推动两极分开得更远,同时中央纺锤体的重叠微管束逐渐变薄。这种机制类似于马达蛋白在有丝分裂前期纺锤体组装过程中推动两极分开的过程。另一种是负端马达蛋白与星体微管和细胞皮层相互作用,拉动纺锤体两极分开。

依据细胞类型的不同,后期 A 和后期 B 在染色体分离过程中所起的作用相差很大。哺乳动物细胞中,后期 B 在后期 A 开始后立即开始,当纺锤体长度增加到中期长度的两倍时结束;相反,酵母纺锤体和某些原生动物主要是依靠后期 B 的作用使染色体分开,这时纺锤体的长度能够达到中期纺锤体长度的 15 倍。

3. 核膜的崩解与再组装机制　研究表明,有丝分裂过程中促进核膜崩解和再形成的因子为位于核膜下的核纤层蛋白(lamin)。在有丝分裂前期,在染色体凝集的同时,核膜下的核纤层(蛋白)纤维磷酸化,水解成可溶性核纤层蛋白,核膜失去核纤层的支持而碎裂成小泡,碎裂的小泡通过与可溶性的核纤层蛋白连接,分散在细胞质中。由于有丝分裂由中期突然进入后期,因而在前期被磷酸化的可溶性核纤层蛋白发生去磷酸化,至有丝分裂末期,去磷酸化的核纤层蛋白重新聚合成核纤层。核纤层的聚合,将与之相连的核膜小泡集中在染色体周围,然后再逐渐融和,重新形成核膜(图 3-11-7)。同时,核孔复合体结合到核膜上,最后核膜重新变成与内质网相连的连续的膜结构。

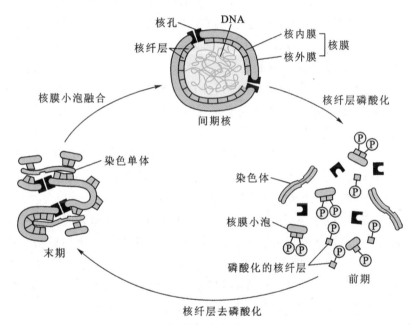

图 3-11-7　有丝分裂过程中核膜崩解与再组装机制示意图

4. 胞质分裂机制　胞质分裂发生的时间和位置都是受严格控制的,首先它在 M 期中出现的时间不能过早,否则会影响染色体的分离。其次,胞质分裂发生的位置要位于两套染色体中间,以保证子代细胞得到相同的遗传物质。胞质分裂过程中,发挥作用的细胞骨架结构在不同的细胞中有所不同。例如,动物细胞和许多单细胞真核生物中的收缩环,以及植物细胞中的成膜体(phragmoplast)分别作用于胞质分裂过程。收缩环由肌动蛋白(actin)和肌球蛋白(myosin)组成,在质膜下形成环绕细胞的赤道。当环收缩时,它向内拉动细胞膜,使细胞一分为二(图3-11-8)。植物细胞由于有细胞壁,因而它分裂细胞质的机制与上述细胞不同。植物细胞分裂是通过成膜体从原来细胞的内部,在两套新复制出的染色体之间重新构建一个新的细胞壁,来完成胞质分裂和子细胞的分离。

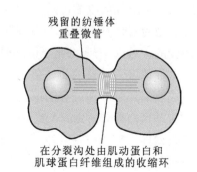

图 3-11-8　收缩环作用机制模式图

(1) 纺锤体与收缩环形成的关系　在动物细胞的有丝分裂中,纺锤体不仅可以将子代染色体分开,它还可以定位收缩环,决定细胞分裂平面的位置。收缩环总是在赤道板平面上形成,与纺锤体的长轴垂直,以保证分裂活动在两套染色体中间的位置发生。根据细胞种类不同,决定分裂平面位置的纺锤休微管也不同,有的细胞由星体微管决定,有的细胞由中央纺锤体上反向平行的重叠微管决定。

有丝分裂纺锤体是如何控制分裂平面形成的呢? 在利用大的胚胎细胞进行的实验中发现,在中心体间没有纺锤体连接的细胞中,也能在由中心体发出的星体中间形成分裂沟。因而,在这些细胞中,是由星体将信号传导到细胞皮层,确定收缩环组装的部位。但是在其他细胞中,却可能是由中央纺锤体,而不是星体微管对收缩环进行定位的。根据以上情况推测,重叠微管可能为马达蛋白提供了轨道,将收缩环调节子或者新的膜运送到分裂中细胞的适当位置。目前对于纺锤体在分裂沟定位过程中作用的分子机制还不清楚。

多数细胞是对称分裂的,例如,许多动物细胞在亲代细胞赤道周围形成收缩环,由于纺锤体一般情况下是在星体微管和马达蛋白的推拉作用下处于细胞质中央,因而形成的两个子代细胞大小相同,性质相同。然而,当纺锤体重新定位时将导致细胞的不对称分裂。细胞在不对称分裂时会形成大小不同,或细胞质中包含的物质不同,或者大小和细胞内含物都不相同的细胞,通常这样的两个子代细胞沿不同方向发育。其前提条件是亲代细胞先将决定细胞命运的物质聚集到细胞一侧,然后确定分裂面的位置,从而保证只有一个细胞能够获得这些组分。不对称分裂时纺锤体在细胞中的移动受细胞皮层局部微环境控制,在马达蛋白的作用下,通过星体微管拉动其中的一个纺锤体极,到达合适的位置。对线虫和果蝇的遗传分析发现,一些在非对称分裂过程中发挥作用的蛋白质,它们在脊椎动物中可能也具有相似的功能。

有些细胞在有丝分裂前,根据前一次细胞周期完成后在细胞皮层上留下的"路标"确定收缩环组装的位置。例如,芽殖酵母中,septin 蛋白环就是在有丝分裂前组装,靠近前一次分裂过程中亲代细胞和子代细胞分离后在细胞表面留下的"芽痕"(bud scar)的部位。septin 起"脚手架"的作用,可以使包括肌球蛋白Ⅱ在内的收缩环的其他组分在上面进行组装。而植物细胞是由微管和肌动蛋白丝在有丝分裂前组装出一条带,形成细胞壁,在这个位置将亲代细胞分为两个子细胞。

(2) 收缩环与胞质分裂　间期细胞中,肌动蛋白丝和肌球蛋白丝被组装成皮层网络,在有的细胞中形成张力纤维(stress fiber)。细胞进入有丝分裂后,这些结构解聚;多数肌动蛋白重新组装,而肌球蛋白Ⅱ被释放出来。当染色单体在后期分离的时候,肌球蛋白Ⅱ开始在快速组装的收缩环中聚集。

多数细胞胞质分裂需要激活一种或多种 polo-like 蛋白激酶家族的成员,这些蛋白激酶能够调节纺锤体和收缩环的组装,因而可能在协调有丝分裂和胞质分裂方面发挥作用,但目前对于其作用机制还不清楚。完全组装好的收缩环除肌动蛋白和肌球蛋白Ⅱ以外,还含有多种其他蛋白质。重叠排列的肌动蛋白丝和双极的肌球蛋白Ⅱ可以产生促使细胞质分裂的力,其收缩的生化机制类似于平滑肌细胞的收缩,都是由 Ca^{2+}-钙调蛋白激活肌球蛋白轻链激酶,使肌球蛋白Ⅱ磷酸化导致收缩,一旦收缩发生以后,由收缩环产生的力足以使插入收缩环的玻璃针弯曲。

收缩环如何收缩还是一个谜,可能并不像在骨骼肌细胞中肌动蛋白和肌球蛋白Ⅱ发生相对滑动那么简单。因为当收缩环收缩时,环在横切面上的厚度保持不变,说明它的总体积和它包含的蛋白丝的数量是稳定减少的。可见,与肌细胞不同的是,收缩环中的蛋白丝是动态变化的,它们在胞质分裂过程中变化非常大。

促使微管解聚的药物会引起收缩环中肌动蛋白丝排列程度降低,如果用针将微管从细胞皮层拨开,会造成收缩环解聚和分裂沟退化。还有证据表明生长中的微管可以激活小 GTP 酶 Rho 家族的某些成员,促进肌动蛋白聚合。Rho A 是 Rho 家族中的一个成员,它在胞质分裂过程中发挥作用。因此,微管除可以确定收缩环组装的位置以外,在后期和末期对稳定分裂沟方面也发挥作用,但是现在对于微管如何稳定收缩环还不清楚。

分裂结束后,分裂沟部位的质膜变窄,形成中间体。中间体是两个子代细胞之间的连接结构,由残留的中央纺锤体组成。有些细胞在胞质分裂完成之前,亲代中心粒与子代中心粒分离并进入中间体,在这里停留数分钟,然后重新回到子细胞,使细胞完成胞质分裂,目前对中心粒在中间体中的作用还不清楚。子代细胞彻底分开后,残留的中间体的组分留在细胞质膜内侧,可能在皮层上作为"标记",对下一次细胞分裂中的纺锤体进行定位。

(3) 胞质分裂与子细胞中细胞器的分配　有丝分裂过程保证每个子代细胞都得到全套的染色体,除此以外,细胞还需要继承膜包围的细胞器等其他重要成分。线粒体和叶绿体不能由组成这些细胞器的物质自发组装形成,只能通过已经存在的细胞器的生长和分裂获得。

细胞分裂过程中,由膜包围的细胞器是如何分离的呢? 线粒体和叶绿体在细胞中大量存在,这样才能保证遗传的需要,一般来说每经过一次细胞周期,它们的数量大约增加一倍。间期内质网在微管的组织下,呈连续网状结构与核膜相连。进入 M 期后,重新组合的微管使内质网得到释放,核膜也破裂为碎片。虽然在有些细胞中,高尔基复合体好像暂时重新分配到内质网中,直到后期才重新出现,但实际上高尔基复合体可能也同样分裂为碎片。有的细胞器碎片在马达蛋白的作用下与纺锤体微管相连,因而当末期纺锤体伸长的时候,就好像"搭车"一样随之进入子细胞。

5. 核分裂先于胞质分裂的调控机制　M 期很重要的两个生物事件是细胞核分裂和胞质分裂,两者按严格的先后顺序进行,如果胞质分裂发生在染色体分离之前,将对细胞造成极大损害。目前研究表明,至少有两种机制在阻止这种情况发生。首先,细胞周期调控系统在激活有丝分裂需要的蛋白质的同时,会使胞质分裂所需要的蛋白质失活,可能正是由于这种原因,直到有丝分裂末期 M-Cdk 失活后,才进入胞质分裂。另外,纺锤体将两套染色体反向拉向细胞两极后,需要在残留的中央纺锤体的作用下形成有功能的收缩环,因而在收缩环形成之前不会发生胞质分裂。

三、减数分裂

在有性生殖中,配子(精子和卵子)是单倍体细胞,它的产生必须通过一种特殊类型的细胞分裂,使染色体减半,这便是减数分裂(meiosis)。对减数分裂的认识最早来源于对染色体携带的遗传信息的观察结果。早在 1883 年,人们发现蛔虫卵子和精子的细胞中各含有 2 条染色体,而受精卵内含有 4 条染色体。这一发现揭示了配子的形成是通过一种特殊类型的核分裂过程,在这个过程中染色体被精确地平均分配到子代细胞中。染色体在减数分裂过程中的行为比预想中的更复杂,直到 20 世纪 30 年代,减数分裂的本质才最终被确立下来。近年来大量的分子遗传学研究明确了参与减数分裂的特异性蛋白质,这种蛋白质可以使染色体以一种特定的方式运动,介导减数分裂过程中的基因重组过程。

(一) 减数分裂的一般过程

机体中处于减数分裂前间期的生殖细胞依顺序进入两个分裂过程:减数分裂 Ⅰ(division Ⅰ of meiosis)和减数分裂 Ⅱ(division Ⅱ of meiosis)。减数分裂 Ⅰ 的本质是同源染色体通过联会实现染色体之间部分片段的交换;减数分裂 Ⅱ 与有丝分裂类似,是姐妹染色单体均匀分配到配子中的过程。

1. 减数分裂 Ⅰ　按照时间顺序,减数分裂 Ⅰ 可分为前期、中期、后期和末期,分别称作前期 Ⅰ、中期 Ⅰ、后期 Ⅰ 和末期 Ⅰ。

(1) 前期 Ⅰ　此阶段约占整个减数分裂过程的 90%,要经过几天、几个月甚至几年的时间,这由物种的种类及产生配子的类型而定。这个时期的变化最为复杂,虽然它被称作是传统意义上的分裂前期,但实际上它类似于有丝分裂周期的 G_2 期。依据染色体的形态学变化可区分为细线期、偶线期、粗线期、双线期和终变期(图 3-11-9)。

1) 细线期　细线期(leptotene stage)也称为染色质凝集期。精(卵)原细胞经过减数分裂前间期的 DNA 复制后,直接进入前期 Ⅰ 的细线期。该期的特点是染色质不断凝集,形成光镜下可观察到的细线状结构,即染色线。染色线的两端与核被膜相连,在染色线上有许多膨大的念珠状结构,称为染色粒

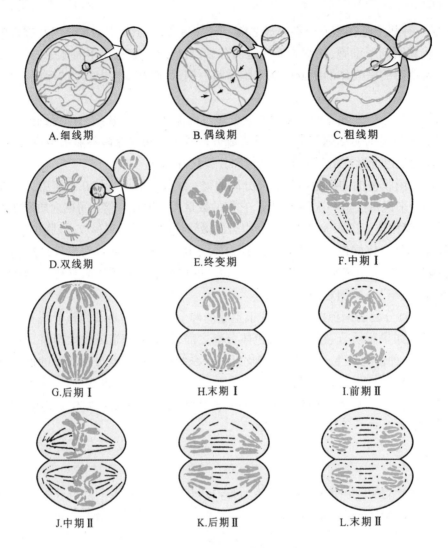

A.细线期   B.偶线期   C.粗线期

D.双线期   E.终变期   F.中期Ⅰ

G.后期Ⅰ   H.末期Ⅰ   I.前期Ⅱ

J.中期Ⅱ   K.后期Ⅱ   L.末期Ⅱ

图 3-11-9 减数分裂过程示意图

（chromomere）。

2）偶线期 偶线期（zygotene stage）的特点是同源染色体配对。二倍体细胞核内有两组相似的染色体，对于每一对常染色体而言，一条来自父方，一条来自母方，这两条染色体的形态和大小很相近，而且在 DNA 的序列上具有很高的相似性，它们被称作同源染色体。在减数分裂前间期和细线期，同源染色体在细胞核中随机分布，至偶线期，两条同源染色体靠拢在一起，同源染色体的侧面紧密相贴，这种配对现象称为联会（synapsis）。位于两条同源染色体之间的联会部位形成一种沿染色体纵轴分布的特殊结构，称为联会复合体（synaptonemal complex），在光镜下可以观察到这一空间的存在。电镜下联会复合体呈拉链状结构，其两侧电子密度较高（20～40 nm），称为侧成分（lateral element）；中间部分宽 100 nm，电子密度较低。中间部分的中央比较暗，宽约 30 nm，称为中央成分（central element）。侧成分和中央成分之间有横向排列的纤维

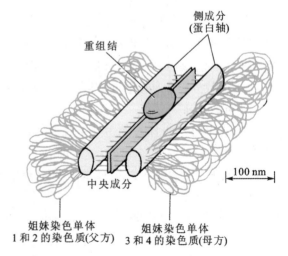

重组结

侧成分
(蛋白轴)

中央成分

100 nm

姐妹染色单体
1 和 2 的染色质(父方)

姐妹染色单体
3 和 4 的染色质(母方)

图 3-11-10 联会复合体结构模式图

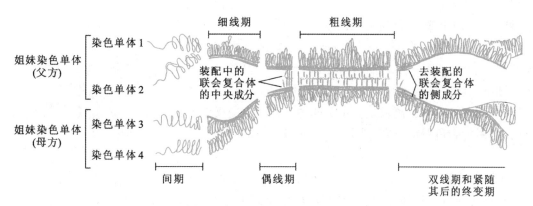

图 3-11-11　减数分裂前期Ⅰ同源染色体联会与去联会示意图

（图 3-11-10）。现已知联会复合体主要由酸性蛋白、RNA 及少量 DNA 组成。联会复合体是应对减数分裂的信号刺激而组装的。联会复合体参与同源染色体的重组过程，待重组完成后，在双线期去组装（图 3-11-11）。一对同源染色体通过联会复合体结合在一起称为二价体（bivalent），由于一对同源染色体中的每条染色体分别由两条染色单体组成，因此每一配对的结构中共有 4 条紧密结合在一起的染色单体，称为四分体（tetrad）。

3）粗线期　粗线期（pachytene stage）开始于同源染色体联会之后。这一时期染色体进一步浓缩，每对同源染色体中的非姐妹染色单体 DNA 之间发生交叉互换，形成新的基因组合，联会复合体的梯状结构中间出现直径为 90 nm 呈球形或椭圆形的重组小结（recombination nodule）。重组节为含有多种酶的"重组机器"，它将来自父方和母方的同源非姐妹染色单体 DNA 的局部区域结合在一起，发生活跃的基因重组（图 3-11-10、图 3-11-11）。因此，该期又称为重组期。目前已经明确参与重组过程中的蛋白质均位于重组节内，而且，参与对错配的 DNA 进行修复的蛋白质也位于重组节内。

重组期持续时间较长，可达数天、数月甚至更长。研究表明，重组期可伴有 DNA 和组蛋白的合成，这些合成产物主要用于 DNA 链的修补、连接，以及参与染色体 DNA 的重组和交换过程。

4）双线期　双线期（diplotene stage）开始于同源染色体的去联会。此时染色体与核被膜脱离，同源染色体之间的联会复合体结构消失，同源染色体的大部分片段分开，但仍有一些连接点，称之为交叉（chiasmata）。这时期可清楚地看到四分体（图 3-11-9）。同源染色体的交叉部位与数量，在不同种类的细胞中有所不同。一般每一个四分体上至少有一个交叉，在人类平均每一对同源染色体有 2～3 个交叉。随着双线期的继续进行，交叉点逐渐移向染色体两端，这种现象称为端化（terminalization）。

除同源染色体的交叉现象之外，进入双线期的另一个显著变化是，RNA 合成异常活跃。由此，该期又称为合成期。在爬行类、鸟类和两栖类卵母细胞中，由于 mRNA 和 rRNA 的合成活跃，常可见到"灯刷染色体"的形成。RNA 的大量合成将为卵母细胞的进一步发育提供大量的物质和营养贮备。这一阶段持续时间较长，如在两栖类可达一年，在人类可持续多年，直到性成熟后的排卵之前。

5）终变期　终变期（diakinesis stage）的特点是染色体的再凝集。随着双线期合成的结束，染色体进一步凝集，核仁消失，四分体均匀地分布在细胞核中。四分体中端化明显，最后交叉仅存在于四分体的端部。同源染色体的重组完成，姐妹染色单体借着丝粒连接在一起。在减数分裂的纺锤体形成后，减数分裂前期Ⅰ结束。

（2）中期Ⅰ　分裂前期Ⅰ进入分裂中期Ⅰ时核膜消失，纺锤体微管进入核区，开始"捕获"四分体。与有丝分裂不同的是，减数分裂中期Ⅰ的染色体为二价体，二价体中的每条同源染色体的姐妹染色单体的动粒融合在一起，这样，每个二价体的两个动粒分别位于赤道面的两侧，各自面向相对的两极，由此决定二价体中每条同源染色体的去向（图 3-11-12）。此期姐妹染色单体紧密贴在一起，位于同源染色体端部的交叉仍然结合在一起。

（3）后期Ⅰ　二价体的两条同源染色体的分离和向两极的移动,标志着后期的开始。此时,每条同源染色体的两条姐妹染色单体共有一个动粒和一个着丝粒,纺锤体分别牵拉每条同源染色体向细胞的两极移动。与长的二价体相比,完全端化的短的二价体,其同源染色体分离较快。由于同源染色体的交叉互换与重组,此时的染色单体上有不同程度的父母双方的互混成分。

（4）末期Ⅰ及间期　此时染色体到达细胞的两极,多数物种细胞的染色体仍保持凝集状态,直至胞质分裂后形成两个子细胞。新生的子细胞进入间期,经短暂的停顿之后,即开始减数分裂Ⅱ。但也有少数种类的细胞,当染色体到达细胞的两极之后,即去凝集,在完全逆转到间期核的状态时,才开始减数分裂Ⅱ。

2. 减数分裂Ⅱ　减数分裂Ⅱ的过程与有丝分裂基本相同,可分为前期Ⅱ、中期Ⅱ、后期Ⅱ和末期Ⅱ(图3-11-9)。

前期Ⅱ的过程相对简单。当纺锤体形成时,核膜破碎,随后便连续快速地出现中期Ⅱ、后期Ⅱ和末期Ⅱ。在中期Ⅱ,染色体会进一步凝集,并集中在赤道板上,每一条姐妹染色单体上都附着一套动粒微管,两套微管指向相反的方向。至后期Ⅱ,两个姐妹染色单体分离,在纺锤体的作用下分别移向细胞的两极(图3-11-12)。在分裂末期Ⅱ,核膜重新出现,细胞质分裂,减数分裂结束。

(二)减数分裂的特征和意义

1. DNA复制一次细胞分裂两次　减数分裂的主要特征之一是,两次连续的细胞分裂过程伴随着一次DNA的复制。如前所述,姐妹染色单体作为一个完整的单位存在,在减数分裂Ⅰ不产生含有单倍体DNA的细胞。在减数分裂Ⅰ过程中子代细胞获得复制后的同源染色体中的一条染色体,如果没有基因

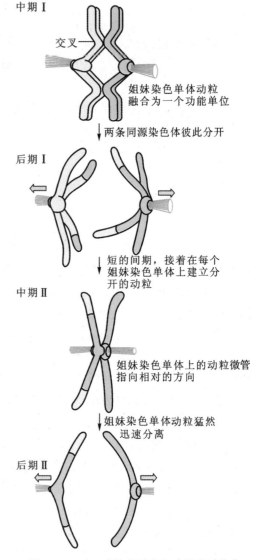

图3-11-12　减数分裂Ⅰ和减数分裂Ⅱ中
染色体的排列和分离的比较

重组出现,那么这条复制后的染色体的双拷贝基因是完全相同的。因此子代细胞中虽然含有的是单倍数染色体,但却是二倍数DNA。它们与普通的二倍体细胞有两点不同:其一,每条染色体上DNA双拷贝基因来源于亲代细胞的同源染色体中的一条染色体(除外基因重组的位点);其二,双拷贝DNA以姐妹染色单体的方式遗传。

配子细胞核是在减数分裂Ⅱ过程中形成的,这一时期中没有DNA的复制。姐妹染色单体随着细胞的分裂而分离进入单个细胞中,从而形成含有单倍数DNA的子代细胞。因此,在整个减数分裂期中DNA复制一次而细胞连续分裂两次。减数分裂过程中每个细胞形成4个单倍体细胞。减数分裂和有丝分裂的比较见图3-11-13。

减数分裂不仅使有性生殖生物物种的染色体数目保持稳定,而且是使生物遗传发生变异的基础。在有性生殖生物中,除非是一个合子形成的完全一样的孪生子,否则没有两个子代的遗传物质是相同的。这是因为在两个配子发生受精进行融合之前,父方和母方来源的遗传物质在减数分裂期里已经发生了随机的排列组合。一种遗传类型的改变是由于减数分裂过程中来自母方和父方的同源染色体在减数分裂Ⅰ子代细胞中随机分布,结果形成包含不同的来自父母双方染色体的配子。在这个过程中,理论上每个个体可

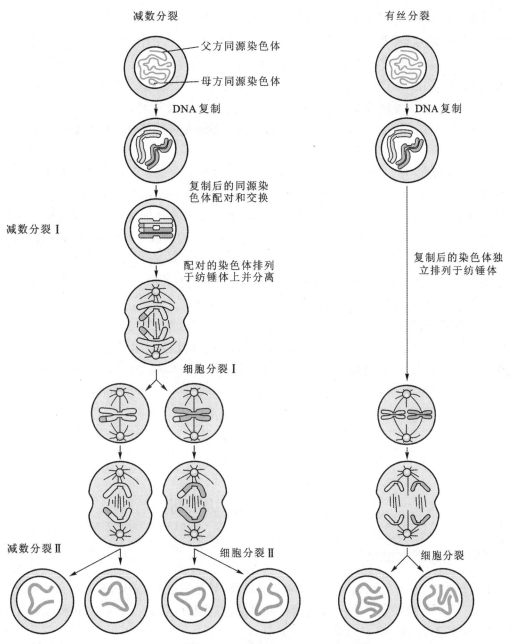

图 3-11-13　减数分裂和有丝分裂的比较

以产生 2^n 个遗传背景不同的配子（n 代表单倍体染色体的数目）。例如，人类每个个体可以产生至少 $2^{23} =$ 8.4×10^6 种不同遗传背景的配子。但是实际变异的个体数量远高于此，这是因为在减数分裂的过程中存在另外一种类型的基因重排方式，即染色体的交叉互换。这种扩大的后代变异，增强了生物机体对外界环境变化的适应性。

2. 同源染色体的配对与分离　同源染色体配对既是减数分裂的典型特征，也是减数分裂的核心问题。正因为有了配对，才使得同源染色体之间能够发生遗传物质的重组和同源染色体的准确分离。

目前尚不清楚父方和母方的染色体是如何相互识别的。同源染色体的配对导致母方染色单体上某一片段与同源的父方染色单体相应的片段发生互换。在染色体交叉互换的过程中，母方的染色单体和同源的父方的染色单体上 DNA 的双螺旋结构都是打开的，有利于在两条非姐妹染色单体间进行某一片段的相互交换，这一过程就是遗传重组（genetic recombination）。这种同源非姐妹染色单体间的交叉互换可以增加遗传类型。

交叉在减数分裂的染色体分离过程中具有重要的作用。对于多数生物来说,除了基因再分配外,染色体交叉互换对于复制后的同源染色体在子代细胞间正确的分离具有重要的作用。因为通过交叉互换产生的交叉具有重要的功能,它可以维持后期 I 纺锤体将同源染色体正确分离之前同源染色体间的紧密连接。在分裂后期 I 之前,纺锤体两极向相反的方向牵引复制后的同源染色体,而交叉则抵制这种牵引。某些配对而没有交叉的染色体往往不能正确地分离,结果是产生含有过多或过少染色体的配子。

3. 性染色体的配对　我们已经知道,如果复制后的同源染色体能够在子代细胞中正确分离必须有同源染色体的配对及至少一个交叉的形成。但是性染色体(sex chromosome)情况如何? 雌性哺乳动物有两条 X 染色体,它们能够配对并且可以像其他同源染色体那样进行分离。但是雄性个体有一条 X 染色体和一条 Y 染色体,它们不是同源染色体。事实上,精子含有 X 染色体或者是 Y 染色体两者中的任意一条而不是两者都有或者都没有,那么在减数分裂 I 的中期必然发生染色体的配对和交叉互换。这种交叉互换是有可能发生的,因为在 X 染色体和 Y 染色体的末端存在一个小的区域,两者的这个区域是具有同源性的。在分裂前期 I 两个染色体的同源区域配对并且交叉互换。这种基因重组形成的交叉保证 X 染色体和 Y 染色体可以连接在纺锤体上(便于染色体分离),结果只产生两种类型的精子:含有 Y 染色体的精子受精后可以形成雄性胚胎,含有 X 染色体的精子受精后可以形成雌性胚胎。

(三) 异常的减数分裂

在减数分裂过程中偶尔会出现染色体分离失败,不能够正确地进入 4 个单倍体细胞中,这称作"不分离"(nondisjunction)现象。异常的减数分裂过程会产生一些染色体缺失的单倍体细胞或者多拷贝细胞。这样的配子受精后会产生异常的胚胎,这些胚胎大多死亡,但也会有一部分存活下来。人类的唐氏综合征就是减数分裂 I 期或 II 期中出现染色体的"不分离"现象而形成的。大多数的分离错误都出现在雌性个体的减数分裂过程中,并且错误的概率随着母体年龄的增长而增高。在人类卵母细胞中,这种分离错误的概率明显高于其他物种,这被认为是怀孕早期自发流产高发病率的原因之一。

第二节　细胞周期

一、细胞周期的基本概念

地球上所有的生物,从单细胞细菌到多细胞哺乳动物,均是通过重复的细胞生长和分裂而维持生存和保持物种延续的。一个细胞经过一系列生化事件而复制它的组分,然后一分为二,这种周期性的复制和分裂过程即为细胞周期(cell cycle)。

细胞周期的详细过程因不同生物或同一个体的不同发育时期而有所不同,但其基本特征是一致的,即细胞将其遗传信息传递给子代细胞。为产生遗传信息等同的两个子代细胞,每个染色体的 DNA 必须首先被复制,以形成两个完整拷贝,然后复制的 DNA(染色体)必须被精确地分配到两个子代细胞中,从而使每个子代细胞具备一套完整的基因组信息。这些过程可划分为 S 期(S 代表合成)和 M 期(M 代表有丝分裂)两个主要的细胞周期时相。S 期,进行 DNA 复制,在典型的哺乳动物细胞中占据其细胞周期时间的一半,$10 \sim 12 \, \text{h}$。M 期,染色体开始分离并且出现细胞分裂,此时期需要的时间很短,在哺乳动物细胞中短于 $1 \, \text{h}$。

大多数细胞用于生长及倍增大量蛋白质、细胞器所需的时间明显多于它们进行 DNA 复制和分裂所需的时间,部分细胞更多的时间用于生长。由此,额外的间期被插入到大多数细胞周期中处于 M 期和 S 期之间的 G_1 期、G_2 期。因此,真核生物细胞周期传统上被分为连续的 4 个时期:G_1、S、G_2 和 M 期(图 3-11-14)。G_1、S 和 G_2 期统称为细胞间期。在体外培养增殖的典型人类细胞中,细胞间期在 24 h 的细胞周期中约占 23 h,M 期仅占 $1 \, \text{h}$。

G_1 和 G_2 期不仅仅是延迟时间使细胞得到充分的生长,它们也为细胞监测内外环境提供了时间。G_1 期在细胞周期中非常重要,它的长短会因外部条件和来自其他细胞的胞外信号而发生极大的改变。如果胞外信号为抑制性信号,细胞将延迟通过 G_1 期并可能进入一个特殊的静止期,称为 G_0 期。在恢复增殖以前它们能够一直处于 G_0 期数天、数周,甚至数年。许多细胞会永久地处于 G_0 期直到它们或有机体死去。如果胞外信号为激活信号,一旦刺激生长和分裂的信号出现,处于 G_1 早期或 G_0 期的细胞能够通过靠近 G_1 期末期的一点,这个点被称为起始点(在酵母中)或限制点(在哺乳动物细胞中)。通过这个点之后,即使刺激细胞生长和分裂的信号消失,细胞仍会继续进行 DNA 的复制。

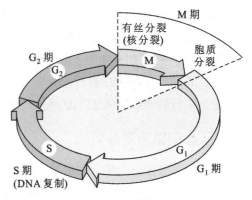

图 3-11-14　细胞周期时相的划分

二、细胞周期各时相的动态与生物大分子的合成

1. G_1 期　G_1 期是细胞中物质代谢极为活跃的时期,此阶段细胞体积增大,细胞合成大量的 RNA 和蛋白质。现有资料表明,G_1 期中合成 RNA 和蛋白质是细胞进入 S 期的必要条件之一。应用 RNA 和蛋白质合成抑制剂,如低剂量的放线菌素 D 和嘌呤霉素等均可抑制细胞由 G_1 期向 S 期的转移。

一般认为,刚刚从亲代细胞分裂而来的 G_1 期早期细胞,其细胞体积较小,细胞需要进一步的生长、发育,此时细胞合成的 RNA、蛋白质(也包括脂质和糖类)主要用于形成细胞器等细胞结构,从而使细胞体积增加。而 G_1 期晚期细胞合成的 RNA 和蛋白质,主要为 S 期的 DNA 复制及由 G_1 期向 S 期的转变作准备。在 G_1 期晚期,细胞合成 DNA 复制所需的各种酶类,如 DNA 聚合酶、解旋酶等;与 G_1 期向 S 期转变相关的触发蛋白、钙调蛋白、细胞周期蛋白等均在此期合成。触发蛋白是一种不稳定蛋白,只有当其含量达到临界值时,细胞周期才能朝 DNA 合成方向进行。钙调蛋白为 Ca^{2+} 的受体,它从 G_1 期开始积累,至 G_1/S 交界处达到峰值,用抗钙调蛋白药物处理细胞,可延缓细胞从 G_1 期到 S 期的进程。

此外,G_1 期的特点还表现在组蛋白、非组蛋白和一些蛋白激酶发生磷酸化。组蛋白磷酸化的增加,与细胞周期进程中染色质的结构变化有关。

2. S 期　S 期是细胞周期进程中的 DNA 复制阶段,组蛋白、非组蛋白等染色质蛋白的合成也与 DNA 复制同步进行,最后新合成的染色质蛋白与 DNA 组装成核小体等染色质结构。

与原核细菌相比,真核生物在 DNA 复制的时间和空间上均有其自身特点。放射自显影分析和电子显微镜观察等表明,DNA 复制在多个起点上进行,即在多个复制起点上 DNA 双链解开并以复制叉方式向两个方向延伸,当与相邻的复制叉相遇时,终止其推进,依次完成 DNA 合成。复制起点之间的间隔距离在不同类型的细胞中有所不同。在高等生物,DNA 复制起点通常成簇活化,成簇活化的复制起点组成复制单位,复制单位一般由数个至上百个复制起点组成。现有研究资料表明,S 期中 DNA 复制起点的启动具有严格的时间顺序性,通常,常染色质的复制较异染色质要早,例如雌性动物钝化的 X 染色体直到其他染色体都被复制完之后才开始复制。通过对 S 期不同复制阶段 DNA 的浮力密度变化分析,发现 GC 含量较高的 DNA 序列在早 S 期复制,而 AT 含量较高的 DNA 序列则在晚 S 期复制。

S 期是组蛋白合成的主要时期,在核内 DNA 复制的同时,细胞质中出现大量的组蛋白 mRNA,新合成的组蛋白由细胞质入细胞核,与复制后的 DNA 迅速结合并组装成核小体。至 S 期末 DNA 复制停止时,组蛋白 mRNA 则成为不稳定成分,在数分钟内降解,以保证组蛋白合成的数量与 DNA 复制相匹配。

S 期也是中心粒的复制时期。在 G_1 期相互垂直的一对中心粒,到 S 期时,相互分离,各自在与其垂直的方向复制出一个子中心粒。

3. G_2 期　G_2 期为细胞分裂准备期,细胞合成进入 M 期所需的结构与功能相关的蛋白质,如染色质凝集相关蛋白和参与纺锤体形成的微管蛋白等均在此期合成。在 G_2 期合成的成熟促进因子(maturation

promoting factor,MPF)能促进 M 期的启动,它是一种蛋白激酶,由细胞周期蛋白 B(cyclin B)和细胞周期依赖蛋白激酶 $p34^{cdc2}$(Cdk1)两种蛋白质组成,其中 $p34^{cdc2}$ 为 MPF 的活性单位,细胞周期蛋白 B 为 MPF 的调节单位。此外,已在 S 期中复制的中心粒,在 G_2 期逐渐长大,并开始向细胞两极分离。

4. M 期　M 期为细胞有丝分裂期。细胞在 M 期有明显的形态学变化,包括染色体凝集后的姐妹染色单体的分离、核膜崩解与再重建、纺锤体的形成、收缩环的出现与细胞质分裂等一系列过程,详见有丝分裂一节。

三、细胞周期的调控

真核细胞有一个复杂的细胞周期调节蛋白网络,称为细胞周期调控系统(cell-cycle control system),它控制着细胞周期的进程。细胞周期调控系统的基本构成在从酵母到人类的所有真核细胞中是高度保守的,其本质是一系列生化反应的有序发生,以控制 DNA 复制、复制后的染色体分离等细胞周期主要事件。在绝大部分细胞,这种调节还包括增强细胞分裂的精确性,允许调控系统能够对来自细胞内外信号产生应答。在多细胞动物,该调控系统对来源于其他细胞的信号具有高度的反应性,当机体需要更多细胞时则刺激细胞分裂,反之则阻断细胞分裂。

(一) 研究细胞周期调控的常用细胞

1. 酵母　酵母为小的单细胞真菌,其细胞周期调控系统与人的细胞周期调控系统惊人相似,尽管其基因组大小不到哺乳动物的 1%。通常用于细胞周期研究的酵母有两类,即裂殖酵母(如 *Schizosaccharomyces pombe*)和芽殖酵母(如 *Saccharomyces cerevsiae*)。酵母的增殖速度快,并能在单倍体状态进行增殖,这种单倍体(单拷贝基因)存在形式,很容易进行分离并且可以通过抑制某一个基因的活性来研究突变。许多关于细胞周期调控的重要发现都来自对酵母突变体的研究,这些突变体是通过抑制编码细胞周期调控系统重要元件的基因活性而形成的。受到突变影响的基因被称为细胞分裂周期基因(cell-division-cycle gene,cdc gene)。许多突变导致细胞停留在细胞周期某一特殊位点,这说明要使细胞能够通过这一点,正常的基因产物是必需的。

2. 爪蟾胚胎细胞　利用许多动物巨大的受精卵对细胞周期作生化特性分析非常容易,这些受精卵中储存着大量的细胞分裂所需的蛋白质。例如,非洲爪蟾的卵直径约为 1 mm,其细胞质含量要比人体细胞中细胞质含量多 100 000 倍。爪蟾卵细胞的受精触发一个快速的细胞分裂过程,被称为卵裂。在爪蟾胚胎细胞,每个细胞周期被划分为 S 期和 M 期,但检测不到 G_1 或 G_2 期。爪蟾的早期胚胎细胞,在缺少复杂细胞周期调控机制的情况下仍能够进行快速分裂,因此,这些早期胚胎细胞周期揭示了其细胞周期调控系统的结构被拆除并且被简化到能够满足最基本需求——基因组的复制及分离进入两个子细胞中的最小程度。爪蟾早期胚胎细胞用于细胞周期分析的另一优点是具有较大的体积,便于将实验物质注射到卵细胞中,使研究注射物质对细胞周期进程的影响变得相对容易。此外,还可从爪蟾卵中制备出细胞质并且在试管中重建细胞周期事件,在这样的细胞抽提物中,我们可以在高度简化的可控制的条件下对细胞周期事件进行观察和操控。

3. 体外培养的哺乳动物细胞　在一个完整的哺乳动物个体中观察单个细胞并不容易,因此,大多数关于哺乳动物细胞周期调控的研究通常用已经从正常组织或肿瘤组织分离出来的细胞为材料。然而,当来源于哺乳动物正常组织的细胞在标准培养条件下进行培养时,经过一定次数的分裂周期后它们经常停止分裂,例如,人成纤维细胞经过 25～40 次分裂后将永久性地停止分裂。哺乳动物细胞偶尔会发生突变,使其在培养基中作为"永生"细胞系很容易进行无限增殖,尽管这些细胞系是不正常的,但因能提供无限的遗传结构相同的细胞,因而便于对细胞周期调控系统所涉及的蛋白质进行生化分析。基于这些细胞系的研究,不仅对认识多细胞生物机体组织中细胞增殖的调控,同时对了解细胞癌变的机制具有非常重要的作用。

(二) 细胞周期调控系统的组成

细胞周期蛋白与细胞周期蛋白依赖性激酶,是细胞周期调控系统的核心组分。

1.　细胞周期蛋白　细胞周期蛋白（cyclin）是一个大的家族，因其随细胞周期进程而周期性地出现（合成）及消失（降解）而得名。目前已在酵母中发现的有 Cln1、Cln2、Cln3、Clb1、Clb2、Clb3、Clb4、Clb5、Clb6 等，在高等真核生物中有细胞周期蛋白 A、B、C、D、E、F、G、H 及 T 等。这些细胞周期蛋白都存在一个由约 100 个氨基酸组成的保守序列，谓之周期蛋白框（cyclin box），该框介导细胞周期蛋白与 Cdk 结合。

依据细胞周期蛋白所处的细胞周期阶段来定义，可以将细胞周期蛋白分为 4 类，它们在其所处阶段与特定的 Cdk 结合并发挥特定功能。其中，有 3 类在所有真核细胞中是必不可少的：① G_1/S– 细胞周期蛋白，在 G_1 期末期与 Cdk 结合并决定细胞进行 DNA 复制；② S– 细胞周期蛋白，在 S 期与 Cdk 结合，为 DNA 复制起始所需要的蛋白质；③ M– 细胞周期蛋白，与 Cdk 结合后促进有丝分裂。另外一类（即第四类）则存在于大多数细胞中，即 G_1– 细胞周期蛋白，G_1–Cdk 有助于促进通过起始点（酵母中）或 G_1 末期的限制点（哺乳动物细胞中）（参见表 3–11–1）。

2.　细胞周期蛋白依赖性激酶　细胞周期调控系统的另一核心成分为一组细胞周期蛋白依赖性激酶（cyclin-dependent kinase，Cdk）。迄今已发现的 Cdk 家族成员有 Cdk1（Cdc2）、Cdk2、Cdk3、Cdk4、Cdk5、Cdk6、Cdk7、Cdk8 和 Cdk9 等，这些蛋白质均含有 Cdk 激酶结构域（Cdk kinase domain），Cdk 通过该结构域中的一段保守序列与细胞周期蛋白结合。Cdk 家族蛋白中还存在一些可磷酸化的氨基酸残基，这些氨基酸的磷酸化与调节该酶的活性密切相关。

Cdk 活性的改变由一系列酶和其他蛋白质的复合体控制，其中最重要的是细胞周期蛋白。Cdk 的活动依赖于细胞周期蛋白，它们只有与细胞周期蛋白紧密结合才表现出蛋白激酶活性。细胞周期蛋白的出现及因降解而消失，调控了 Cdk 活性。Cdk 活性的周期性改变，启动或调节 DNA 复制、有丝分裂、细胞质分裂等细胞周期主要事件（图 3–11–15），例如，在有丝分裂开始时，Cdk 活性的增加导致细胞内蛋白质磷酸化的增加，而蛋白质磷酸化控制着染色体浓缩、核膜破裂和纺锤体装配。

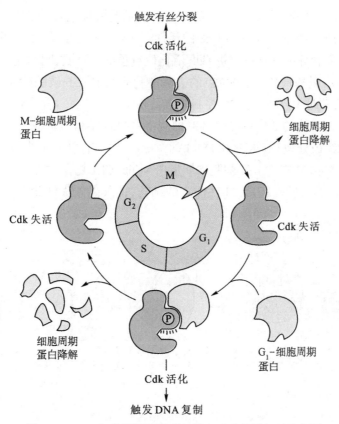

图 3–11–15　细胞周期调控系统核心成分作用机制示意图

表 3-11-1 给出了不同的细胞周期蛋白 -Cdk 复合体（G_1-Cdk、G_1/S-Cdk、S-Cdk 和 M-Cdk）中的细胞周期蛋白与 Cdk 的具体名称。

表 3-11-1　主要的细胞周期蛋白和细胞周期蛋白依赖性激酶

细胞周期蛋白 -Cdk 复合体	脊椎动物		出芽酵母	
	细胞周期蛋白	Cdk	细胞周期蛋白	Cdk
G_1-Cdk	细胞周期蛋白 D*	Cdk4,6	Cln3	Cdk1**
G_1/S-Cdk	细胞周期蛋白 E	Cdk2	Cln1、Cln2	Cdk1
S-Cdk	细胞周期蛋白 A	Cdk2	Clb5、Clb6	Cdk1
M-Cdk	细胞周期蛋白 B	Cdk1**	Clb1、Clb2、Clb3、Clb4	Cdk1

* 哺乳动物中有 3 个细胞周期蛋白 D（D1、D2、D3）。
**Cdk1 的原名为 Cdc2（存在于脊椎动物和裂殖酵母中）和 Cdc28（存在于出芽酵母中）。

不同的细胞周期蛋白 -Cdk 复合体是如何驱动特定细胞周期事件的发生呢？目前认为，细胞周期蛋白不仅仅是激活与它结合的 Cdk，而且还"指引"Cdk 到达特定的靶蛋白，由此，不同的细胞周期蛋白 -Cdk 复合体磷酸化不同的靶蛋白，从而诱导特定细胞周期事件的发生。研究结果还表明，即使是同一个细胞周期蛋白 -Cdk 复合体，在细胞周期的不同阶段，也可诱导不同效应的产生，这可能与细胞周期过程中一些 Cdk 底物的可接近性发生改变有关。

Cdk 蛋白的三维结构研究结果表明，在细胞周期蛋白与 Cdk 结合并引起其活化的过程中，Cdk 活化激酶（Cdk activating kinase，CAK）起到重要的催化作用。CAK 为蛋白复合体，由细胞周期蛋白 H、Cdk7 和 p36 蛋白组成。

3. Cdk 活性抑制因子　细胞周期蛋白水平的升高和降低是 Cdk 活性的主要决定因素。除此之外，还有一些因素在细胞周期的某些特定阶段调节 Cdk 的活性。

细胞周期蛋白 -Cdk 复合体的活性可以被 Cdk 活化位点顶部一对氨基酸的磷酸化所抑制，这些位点氨基酸的磷酸化为 Weel 蛋白激酶催化；而该位点的去磷酸化则由 Cdc25 磷酸酶完成（图 3-11-16A）。这种调节机制对于有丝分裂启动时 M-Cdk 的活性控制非常重要。

细胞周期蛋白 -Cdk 复合体的活性也可被 Cdk 抑制蛋白（Cdk inhibitor protein，CKI）所调节。CKI 蛋白有许多种，哺乳动物的 CKI 被分为 CIP/KIP 和 INK4 两个家族，前者包括 p21[cip1]、p27[kip1] 和 p57[kip2]，后者包含有 p16[INK4a]、p15[INK4b]、p18[INK4c]、p19[INK4d] 等。对细胞周期蛋白 -Cdk-CKI 复合体的三维结构研究显示，细胞周期蛋白 -Cdk 与 CKI 结合后显著地改变 Cdk 活性位点的结构，使其处于失活状态（图 3-11-16B）。CKI 主要

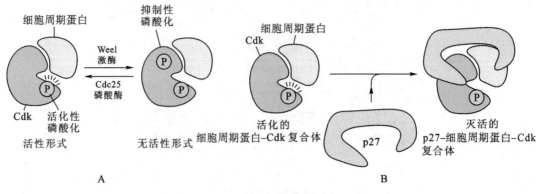

图 3-11-16　Cdk 活性的抑制性调节
A. 抑制性磷酸化调节；B. 抑制性蛋白的调节

参与 G_1 期和 S 期的调控。

4. 促进 Cdk 调节因子降解的酶复合体　细胞周期的循环进行,需要细胞周期蛋白的形成、积累及与 Cdk 的结合和活化,一旦特定的细胞周期事件完成之后,触发该事件的细胞周期蛋白必须被迅速地降解,这样才能保证细胞周期的正常运行。同样,一些 Cdk 抑制因子也需要经历一个降解过程,才能使相关性 Cdk 激酶表现出活性。目前的研究资料表明,Cdk 调节蛋白的降解主要依赖于两种不同的酶复合体:SCF (Skp1-Cull-F-box protein) 和 APC (有丝分裂后期促进复合体),这两种复合体也被视为细胞周期控制系统的重要成分。

SCF 和 APC 介导的 Cdk 调节蛋白的降解是泛素 (ubiquitin) 依赖性的,活化的 SCF、APC 酶复合体分别识别 CKI 和细胞周期蛋白上某个特定的氨基酸序列,并在泛素化酶 E_1 和 E_2 的作用下,使许多的泛素与之相连 (SCF 和 APC 起到泛素连接酶作用),进而被蛋白酶体 (proteasome) 降解 (图 3-11-17)。SCF 的活性在细胞周期中是不变的,它引起的泛素化是由其底物蛋白的磷酸化状态控制的,只有特定的被磷酸化的蛋白质才能被识别、泛素化和降解;相反,APC 的活性在细胞周期中的不同阶段是变化的,APC 活性的启动主要是由于其复合体中加入了激活亚单位 Cdc20。

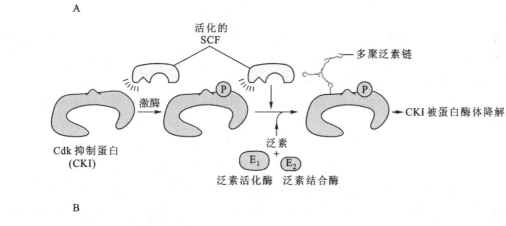

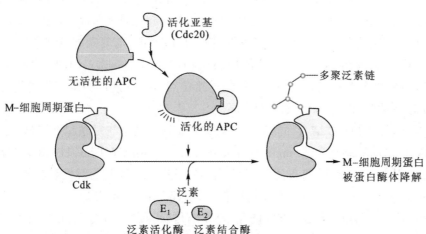

图 3-11-17　SCF 和 APC 介导的 Cdk 调节蛋白降解机制示意图
A. SCF 控制的蛋白质降解;B. APC 控制的蛋白质降解

以上谈到的 Cdk 磷酸化、与调节蛋白 (包括细胞周期蛋白) 结合引起的 Cdk 活性的变化,以及对细胞周期蛋白的降解作用等均是转录后调节。然而,在大多数类型的细胞中,转录调节在细胞周期进程中也起重要作用。例如,多数细胞的周期蛋白,不只是由细胞周期蛋白的降解调节系统所控制,还受到细胞周期蛋白基因的转录和周期蛋白合成的调控因素的严格影响。

在对出芽酵母基因组的表达研究中发现,大约 10% 酵母基因的 mRNA 在细胞周期进程中呈现出波动性变化,其中有些基因的编码产物为目前已知的细胞周期调节蛋白,但大部分基因的功能尚不清楚。

(三) 细胞周期蛋白 –Cdk 复合体与细胞周期事件的调控

每种不同的细胞周期蛋白 –Cdk 复合体都作为触发某个特定的细胞周期事件的分子开关。

1. 细胞从 G_1 期进入 S 期　细胞是怎样从 G_1 期进入 S 期的呢？研究表明,细胞是通过 G_1– 细胞周期蛋白的积累而退出 G_1 期的。例如在出芽酵母细胞中,G_1 细胞周期蛋白不被 Hct1–APC 破坏(Hct1 为 APC 激活蛋白),也不被 CKI 家族蛋白 Sic1 抑制。在哺乳动物细胞中,G_1– 细胞周期蛋白的积累是由细胞外信号调节所控制的。G_1– 细胞周期蛋白的积累能导致 G_1–Cdk 活性的增加,使细胞能够跨越存在于 G_1 晚期的限制点(R 点)。一些促进或抑制细胞增殖的信号通常是通过调节 G_1 期的 R 点而实现的。

在出芽酵母细胞中,活化的 G_1–Cdk 能引发 G_1/S– 细胞周期蛋白基因的转录,导致 G_1/S– 细胞周期蛋白的合成及 G_1/S–Cdk 复合体的形成,这一过程能拮抗 Hct1–APC 和 Sic1 的作用。而 G_1/S–Cdk 也能促进 S– 细胞周期蛋白的基因转录,导致 S– 细胞周期蛋白的合成及 S–Cdk 复合体的形成。G_1/S–Cdk 的激活引起与 S 期 DNA 复制相关基因的转录,促使细胞进入 S 期。

此外,G_1–Cdk 介导的 Rb 蛋白(抑癌基因产物)与转录因子 E2F 间的相互作用在细胞从 G_1 期进入 S 期中起重要作用。

2. S 期的 DNA 复制　S 期 DNA 的复制不仅要在特定的时间被启动,而且还需要保持高度的准确性,即保证每个基因组里的核苷酸都被复制一次,而且只是一次,以避免下一代细胞基因组的突变。这些过程由 S 期细胞周期蛋白 –Cdk 复合体控制。

对 S 期 DNA 复制调控机制的认识,最初来源于人类细胞的融合实验,其方案是将处于不同细胞周期阶段的细胞融合成一个双细胞核的细胞。当 G_1 期细胞与 S 期细胞融合后,DNA 复制将在 G_1 期的细胞里开始(推测应该是由 S 期细胞的 S–Cdk 触发的);但当 G_2 期细胞与 S 期细胞融合后,DNA 复制则不会发生在 G_2 期的细胞。这些实验提供一个明确的线索:只有 G_1 期的细胞有能力开始 DNA 复制,而完成了 S 期的细胞(G_2 期细胞)则不能再次复制它们的 DNA,即使为它提供 S–Cdk 活性激酶。

直到最近人们才能解释清楚上述细胞融合实验的分子基础。研究表明,DNA 的复制开始于复制起点(origin of replication),它们分布在染色体的不同位置。出芽酵母的复制起点是简单而明确的,所以迄今大多数关于 DNA 复制起始机制的了解都是来自对此种生物的研究。研究表明,与复制起点结合的蛋白质为一种大的多种蛋白质构成的复合体,称为起点识别复合体(origin recognition complex,ORC),该复合体在细胞周期的全程中与复制起点结合并作为许多其他调节蛋白的连接位点。一种这样的调节蛋白是 Cdc6,它在大多数的细胞周期中呈低水平表达,但在 G_1 早期瞬间升高。

在 G_1 早期,Cdc6 与复制起点的 ORC 结合,同时一组称为 Mcm 的蛋白也与复制起点结合,结果在复制起点形成大的蛋白复合体,谓之前复制复合体(pre-replication complex,pre-RC)(图 3–11–18)。一旦 pre-RC 装配完成,DNA 复制将立即开始。在 G_1 后期,S–Cdk 的活化,将推进 DNA 复制的触发和起始。DNA 复制的起始还需要第二种蛋白激酶的活化,后者与 S–Cdk 协同作用,引起 ORC 的磷酸化。

S–Cdk 不仅启动 DNA 复制,而且还以几种方式防止 DNA 的再次复制。首先,在复制开始后,它引起 Cdc6 蛋白从 ORC 上解离,引起 pre-RC 的去组装,这种机制可阻止在相同复制起始点复制的再次发生。其次,S–Cdk 可以阻止 Cdc6 和 Mcm 蛋白在任何复制起始点重新组装。S–Cdk 活化引起的磷酸化 Cdc6,通过 SCF 酶复合体起始 Cdc6 的泛素化,使未与复制起始点结合的 Cdc6 在蛋白酶体中迅速降解。S–Cdk 也磷酸化特定的 Mcm 蛋白,该作用可激发 Mcm 蛋白由细胞核向细胞质的转运,从而进一步确保 Mcm 蛋白不与复制起始点结合。

在 G_2 期和有丝分裂早期,S–Cdk 活性保持在较高水平,阻止在 S 期结束后再次发生复制。M–Cdk 也可通过磷酸化 Cdc6 和 Mcm 蛋白而确保在有丝分裂过程中 DNA 复制的不再发生。由此,S–Cdk 和 M–Cdk

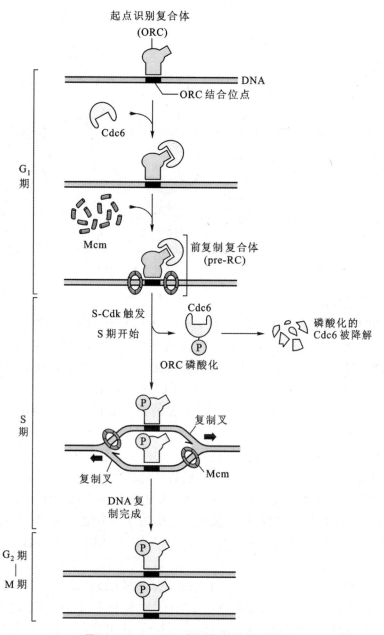

图 3-11-18　DNA 复制起始机制示意图

协同作用,限制在 S 期之后的 pre-RC 组装和 DNA 的再次复制,而在有丝分裂结束后,细胞中所有的 Cdk 活性都降低到零,引起 Cdc6 和 Mcm 蛋白的去磷酸化,pre-RC 再次组装,启动下一轮的 DNA 复制。

3. M 期的进出与有丝分裂事件的触发

(1) M 期的进入　M 期细胞周期蛋白 -Cdk 复合体的活化及 DNA 复制检查点决定细胞进入 M 期。

M 期 Cdk 的活化开始于该期的细胞周期蛋白(在脊椎动物为细胞周期蛋白 B)在细胞中的积累。在胚胎细胞中,M- 细胞周期蛋白在整个细胞周期中的合成是恒定的,其在 M 期的积累主要是由于降解的减少;然而,在绝大多数类型的细胞,G₂ 和 M 期中的 M- 细胞周期蛋白的积累主要源于该时期细胞周期蛋白基因转录的增加。当细胞接近有丝分裂期时,M- 细胞周期蛋白的增加导致 M 期 Cdk(Cdk1)在细胞中逐渐积累并形成细胞周期蛋白 -Cdk 复合体,尽管在这些复合体中 Cdk 的活化位点已被 CAK 磷酸化(使细胞周期蛋白与 Cdk 形成复合体),但由于该活化位点邻近的其他位点被蛋白激酶 Wee1 磷酸化(抑制性磷酸化),所

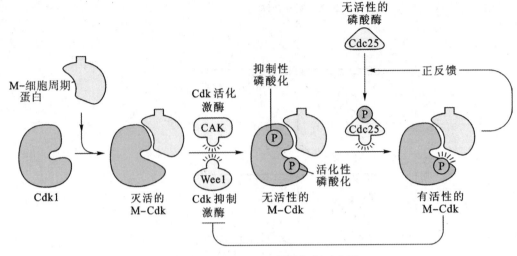

图 3-11-19　M-Cdk 活化机制示意图

以 M-Cdk 仍然处于非活化状态(图 3-11-19)。

在 G_2 晚期,蛋白磷酸化酶 Cdc25 被激活,它可以移去 M-Cdk 中抑制性的磷酸,同时,抑制性激酶 Wee1 的活性也被抑制,进一步确保 M-Cdk 活性的突然增加。有两种蛋白激酶活化 Cdc25,一种被称为 polo 激酶,另一种是 M-Cdk 本身,它们分别在不同的位点磷酸化 Cdc25。活化的 M-Cdk 还具有对 Wee1 的抑制作用。

M-Cdk 活化其激活物 Cdc25 和抑制其抑制物 Wee1 的能力说明,在有丝分裂中 M-Cdk 的活化包括一个正反馈环。这种机制将快速引起细胞中所有的 M-Cdk 的完全活化,使 M 期细胞周期蛋白水平的逐渐增加转变为 M-Cdk 活性的迅速增强,由此,细胞以一种全或无的方式进入有丝分裂期。

如果一个细胞在 DNA 复制完成之前进入有丝分裂,它将会把不完整的染色体传递给它的子细胞。在绝大多数细胞中,可以通过一种 DNA 复制检查点的机制避免这种灾难的发生,这种机制可以确保 DNA 复制结束前,细胞不会起始有丝分裂。感受器机制可检测未复制的 DNA 或相应的未完成的复制叉(参见后述的未复制 DNA 检测点),向细胞周期控制系统发送一个阴性调节信号,阻断 M-Cdk 的活化。因而,用 DNA 合成的化学抑制物处理的正常细胞不能进入有丝分裂周期。因此,M-Cdk 在 DNA 复制完成前保持磷酸化和非活化状态。

(2) 有丝分裂事件的触发　单一的 M-Cdk 在有丝分裂早期可以产生多种多样的、复杂的效应。它必须诱导有丝分裂纺锤体的组装,并确保复制的染色体结合在纺锤体上。在很多生物,M-Cdk 也触发染色体浓缩、核膜降解、肌动蛋白细胞骨架重排、高尔基体和内质网的再组装。这些效应都是由 M-Cdk 磷酸化特异的、与该事件有关的结构蛋白和调节蛋白引起的。例如,核膜降解需要核纤层的去组装,M-Cdk 直接磷酸化核纤层蛋白导致它们的解聚。

在 M-Cdk 触发有丝分裂早期复杂的事件之后,细胞周期到达顶点——中后期转移时姐妹染色单体的分离。尽管 M-Cdk 的活化使有丝分裂到达该阶段,但启动姐妹染色单体分离的直接因素为 APC 酶复合体。

有丝分裂后期开始于两个染色单体间黏着素复合体(cohesin complex)的突然破坏,使得两个染色单体可以向纺锤体的两极运动,该过程是由 APC 的活化起始的。APC 的靶蛋白是 securin。在后期以前,securin 结合并抑制一种被称为(染色体)分离酶的蛋白酶活性。在中期的末端,securin 被破坏(APC 介导的泛素化降解),使分离酶释放出来,然后分离酶自由地切割黏着素复合体,使黏着素复合体从染色体中脱离下来,姐妹染色单体随之分离(图 3-11-20)。

目前认为,当细胞接近有丝分裂时,Cdc20 的合成增加,APC 可在 M-Cdk(即 MPF)作用下发生磷酸化,进而与 Cdc20 结合而被激活,产生一个有活性的 APC 复合体。

在大多数类型的细胞中,姐妹染色体的分离还受纺锤体附着检查点的控制,该检查点的运行保证在

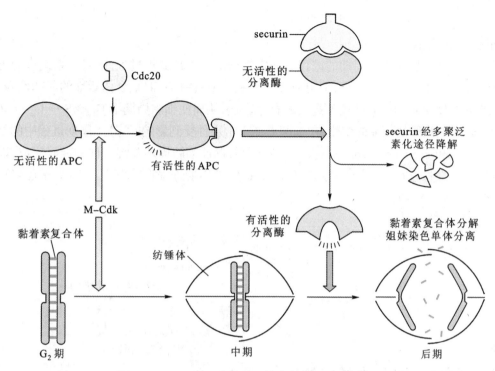

图 3-11-20　APC 介导的姐妹染色单体的分离机制

姐妹染色体发生分离之前,所有的染色体均与纺锤体正确相连。检查点依靠一个感受装置监视与纺锤体微管连接的动粒的状态,一些不能与纺锤体正确连接的动粒将向细胞周期控制系统发出负反馈信号,阻断 Cdc20-APC 的活动和姐妹染色体的分离。

(3) M 期的退出　细胞进入有丝分裂首先需要各种蛋白质的磷酸化,因此在有丝分裂结束后这些蛋白质将去磷酸化。去磷酸化反应和从有丝分裂退出需要 M-cdk 的失活和磷酸酶的激活,其中 M-Cdk 的失活是最主要的。M-Cdk 失活的发生主要通过泛素依赖性的 M- 细胞周期蛋白的降解。M- 细胞周期蛋白的泛素化通常由 Cdc20-APC 复合体引发,这种复合体也能促进 securin 在从中期到后期中被破坏。因此,Cdc20-APC 复合体的激活不仅使有丝分裂进入后期,同时也使 M-cdk 失活,使细胞退出有丝分裂期。

4. 细胞周期蛋白 -Cdk 复合体与 G₁ 期的调控　在细胞周期中,细胞进入下一个 S 期之前要先停留于 G₁ 期,以便于细胞生长和细胞外信号对细胞周期的调节。因此,在 G₁ 期,大部分细胞都采取几种机制以确保有丝分裂后 Cdk 不被激活。一种机制是通过另一种 APC 激活蛋白 Hct1,后者是 Cdc20 的类似物。尽管 Hct1 和 Cdc20 都能与 APC 结合并使之激活,但却有着重要的不同之处:Cdc20-APC 复合体被 M-Cdk 活化,Hct1-APC 复合体的活性则被 M-Cdk 抑制(M-Cdk 直接磷酸化 Hct1)。因此,在有丝分裂晚期,Cdc20-APC 引起 M- 细胞周期蛋白的破坏后,Hct1-APC 的活性则增加。这样,在有丝分裂后,尽管 Cdc20-APC 活性已经降低,但 Hct1-APC 的活性却增加,致使 M- 细胞周期蛋白持续被破坏。

在 G₁ 期,Cdk 活性受抑的第二种机制是依赖 CKI 蛋白的增加。在出芽酵母细胞中,这种机制最好理解,细胞含有一种 Sic1 的 CKI 蛋白,它能在有丝分裂晚期和 G₁ 期与 M-Cdk 结合并使之失活。在哺乳动物细胞中起作用的蛋白质为 p27^{kip1}。CKI 能确保 M-Cdk 活性在有丝分裂后被稳定抑制。

在大多数细胞中,有丝分裂晚期 M-Cdk 的失活也是由于 M- 细胞周期蛋白基因转录水平的下降。比如在出芽酵母细胞中,M-Cdk 能促进这些基因的表达,从而形成一个正反馈环;当细胞从有丝分裂中退出时,这个环就被关闭,由 Hct1 和 Sic1 引起的 M-Cdk 失活能导致 M- 细胞周期蛋白基因转录水平的下降,从而减少 M- 细胞周期蛋白的合成。

总之,Hct1-APC 被激活、CKI 积累和细胞周期蛋白合成减少的共同作用,确保在 G₁ 期 Cdk 的活性被抑制。

(四) 细胞周期检查点

　　细胞周期调控系统操纵细胞周期的进程是非常精确的时序性调控过程,同时其系统行为也能够被修正使其适合特殊的环境条件。一方面,细胞内部的细胞周期蛋白 -Cdk 复合体活性的周期性变化,触发了一系列事件的顺序发生及细胞周期相关基因的有序表达,从而使细胞周期沿 $G_1 \rightarrow S \rightarrow G_2 \rightarrow M$ 顺序循环进行;另一方面,因细胞所处环境的变化,在细胞周期正常事件受到影响时,处于周期进程中的细胞将通过细胞周期检查点(cell cycle checkpoint)的反馈调控机制,保证细胞周期关键事件的准确完成,以监控细胞周期的正常运行。在检查点,如果前一事件还未完成,细胞周期进程将被阻止。在此,阐述多数细胞中存在的几个检查点(图 3-11-21)。

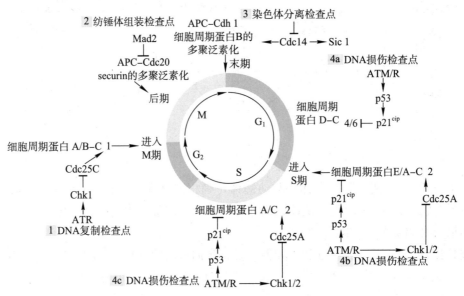

图 3-11-21　常见的细胞周期检查点

　　1. DNA 复制检查点　　DNA 复制检查点(DNA replication checkpoint)又称未复制 DNA 检查点。其主要作用是识别未复制 DNA 并抑制 M-Cdk 激活,确保在 DNA 未发生复制时,细胞不能进入 M 期。有两种蛋白激酶 ATR 和 Chk1,能阻止未经 DNA 复制的细胞发生分裂。在 DNA 复制时,ATR 在与 DNA 复制叉结合后被激活,进而激活 Chk1 激酶,后者再磷酸化 Cdc25 磷酸酶,使其不能激活 M-Cdk,该信号活动持续存在,直至 DNA 合成全部完成,复制叉解体。这样,使 M 期必须在 DNA 合成结束后才能发生。

　　2. 纺锤体组装检查点　　又称有丝分裂期中期检查点(metaphase checkpoint)。如果一些染色体没有正确地附着在有丝分裂纺锤体上,那么有丝分裂期染色体分离将被延迟。Mad2 为纺锤体组装检查点的关键蛋白质。Mad2 对 APC 的激活因子 Cdc20 有抑制作用,在中期染色体上,如有染色体动粒未与纺锤体微管连接,Mad2 将结合在该动粒上并被激活,进而使 APC-Cdc20 介导的 securin 泛素化降解受阻,子代染色单体不能分离。一旦染色体上所有的动粒均被纺锤体微管附着,Mad2 与动粒的结合才停止,APC 才能被活化,启动子代染色单体的分离及细胞由分裂中期向后期的转变。

　　3. 染色体分离检查点　　位于有丝分裂后期末,其作用是通过监测发生分离的子代染色体在后期末细胞中的位置,来决定细胞中是否产生活化的 Cdc14 磷酸酶,以促进细胞进入末期,发生胞质分裂,最后退出 M 期。Cdc14 磷酸酶的活化,能促使 M- 细胞周期蛋白经泛素化途径降解,导致 M-Cdk 失活,引发细胞转向末期。如果后期末子代染色体分离方向出现异常,Cdc14 就不能被活化,细胞向末期的转变受阻,不能退出 M 期。

4. DNA 损伤检查点　在细胞分裂周期过程中,DNA 可能因外界化学或物理因素的影响而被损伤,这时,DNA 损伤检查点(DNA damage check point)将阻止或延迟细胞周期的继续进行,直到 DNA 损伤被修复。在大多数细胞中,这样的检查点有两个:一个存在于 G_1 晚期,阻止细胞进入 S 期;另一个存在于 G_2 晚期,阻止细胞进入有丝分裂期。如果细胞周期被阻止在 G_1 或 S 期,受损的碱基将不能被复制,由此可避免基因组产生突变。若细胞周期被阻在 G_2 期,可使 DNA 双链断片得以在细胞进行有丝分裂以前被修复。

G_2 期细胞暴露于辐射损伤时,受损 DNA 将信号传递至可使磷酸激酶 Cdc25 磷酸化并失活的一系列蛋白激酶,抑制 M-Cdk 的去磷酸化和活化,从而阻止细胞进入有丝分裂期。当 DNA 损伤被修复,就会发出阻抑信号,使细胞周期重新开始。

G_1 检查点则通过抑制 G_1/S-Cdk 和 S-Cdk 复合体的活化来阻止进入细胞 S 期。其中 p53 蛋白(抑癌基因产物)在此过程中起到了重要的调控作用。

(五) 癌基因和抑癌基因在细胞周期调控中的作用

在细胞周期调控系统中,很多细胞内信号通路的成分最初被认为是编码促进肿瘤发生的基因,因为它们的突变常导致肿瘤的发生。目前已清楚,癌基因产物是细胞周期调控中必不可少的成分。癌基因一词的由来,源于对反转录病毒的认识。

在反转录病毒基因组中,有些基因能促使细胞无限增殖进而发生癌变,这些基因称为病毒癌基因(viral oncogene, *V-onc*);而存在于脊椎动物细胞中的与 *V-onc* 相似的基因则称为细胞癌基因(cellular oncogene, *C-onc*)或原癌基因(proto-oncogene)。目前已发现多种原癌基因及其产物,可区分为 *src*、*erb*、*ras*、*myc*、*fos* 等基因家族。在正常情况下,细胞癌基因有少量表达,它们通过不同途径调节细胞周期,为细胞生长和增殖所必需的。这些基因只有在发生突变或过量表达之后,才显示出致癌性。例如 Ras 上的单一氨基酸突变将使该蛋白质长期过度激活,即使在缺乏有丝分裂原刺激的情况下。导致 Ras 依赖性信号通路的持续激活,同样地,导致 *myc* 过度表达的突变将促进细胞过度生长和增生,导致肿瘤的发生和发展。

与癌基因相反,还有一类存在于正常细胞中的、能抑制细胞恶性增殖的基因,称为抑癌基因(anti-oncogene, tumor-suppressor gene)。这些基因编码的产物,从多个调控点参与对细胞周期的调节,其失活或缺失将引起细胞癌变。在迄今鉴定的十几种抑癌基因中,*p53* 和 *Rb* 基因在细胞周期中的调控作用得到了较为深入的研究。

1. Rb 蛋白在 G_1 期向 S 期转换过程中的作用　*Rb* 基因是在研究儿童视网膜母细胞瘤(retinoblastoma)的过程中被发现的。其编码产物 Rb 蛋白定位于细胞核,它的功能是调控 G_1 期的进展,通过"刹车"作用,使细胞周期"停留"在 G_1 期。

G_1 期的进程依赖于 G_1-Cdk,一种叫做 E2F 的转录因子可以使我们更好地理解 G_1-Cdk 的作用,以及 G_1-Cdk 和 Rb 蛋白之间的关系。E2F 通过与编码进入 S 期必需蛋白基因的启动子部分结合,包括 G_1/S- 细胞周期蛋白和 S- 细胞周期蛋白而诱导这些蛋白质的转录。E2F 的功能主要受 Rb 调控。在 G_1 期,Rb 和 E2F 结合,使 E2F 的活性丧失,进而抑制 S 期的基因转录。当细胞受细胞外信号刺激准备分裂时,有活性的 G_1-Cdk 积累并磷酸化 Rb,将减少其与 E2F 的亲和性。此时 Rb 解离出来,E2F 活化并激活 S 期基因的表达(图 3-11-22)。这种转录调控像其他调控系统一样,也包括一些促进从 G_1 期到 S 期转换的反馈环。

2. p53 蛋白在 DNA 损伤检查点中的作用　*p53* 基因编码产物的相对分子质量为 53 000,分布于细胞核。p53 蛋白可作为转录因子或与其他转录因子结合,通过影响细胞周期相关基因的转录,而参与细胞周期的调控。

在哺乳动物细胞中,DNA 损伤导致基因调节蛋白 p53 的活化,后者可激活一些基因的转录,其中一个基因编码一种称为 p21^{cip1} 的 CKI 蛋白,p21^{cip1} 与 G_1/S-Cdk 和 S-Cdk 结合并抑制它们的活性,从而阻止细胞进入 S 期(图 3-11-23)。

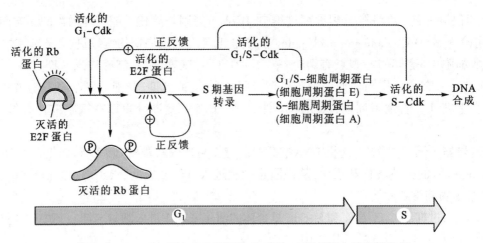

图 3-11-22　Rb 蛋白在动物细胞 G₁ 期和 S 期起始中的调控作用

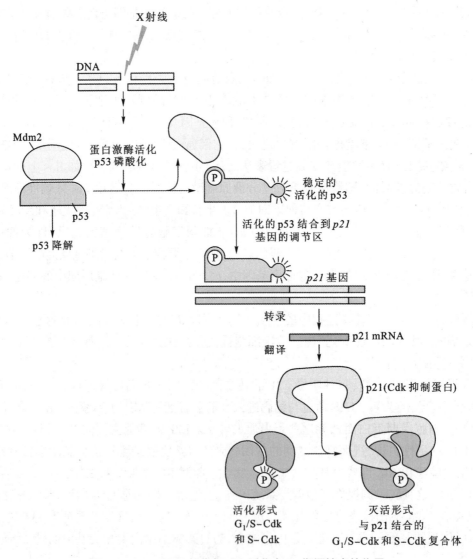

图 3-11-23　DNA 损伤与 p53 活化在 G₁ 期调控中的作用

　　DNA 损伤通过一种间接机制活化 p53。正常细胞中,p53 蛋白高度不稳定并且浓度很低,这是由于 p53 与 Mdm2 相互作用,Mdm2 作为泛素连接酶使 p53 成为被蛋白酶破坏的靶蛋白。DNA 损伤激活磷酸化

p53 的蛋白激酶,降低它与 Mdm2 的结合,从而减少由于 p53 的降解导致其在细胞内浓度的明显降低,另外,与 Mdm2 结合的减少也能增强 p53 促进基因转录的能力。

在 DNA 损伤被修复之后,细胞周期将继续进行。在多细胞生物,对于 DNA 严重损伤的细胞,如进行分裂将威胁到多细胞生物的生命,此时这种细胞则不进行分裂,而是通过程序性细胞死亡来达到"自杀"目的,该过程依赖于 p53 的活化,并且对保护机体以防止肿瘤的发生具有重要作用。

表 3-11-2 归纳了主要的细胞周期调节蛋白。

表 3-11-2 主要的细胞周期调节蛋白

名称	功能
修饰 Cdk 的蛋白激酶和蛋白磷酸酶	
Cdk 活化激酶(CAK)	磷酸化 Cdk 的一个激活位点
Wee1 激酶	磷酸化 Cdk 的一个抑制位点,主要涉及对进入有丝分裂期的控制
Cdc25 磷酸酶	除去对 Cdk 的磷酸化抑制,哺乳动物中有 3 个家族成员(Cdc25A、Cdc25B、Cdc25C),Cdc25C 是 Cdk1 有丝分裂开始的活化因子
Cdk 抑制蛋白(CKI)	
Sic1(出芽酵母)	抑制 G$_1$ 期 Cdk 活性,被 Cdk1 磷酸化激发其降解
p27^{kip1}(哺乳动物)	抑制 G$_1$ 期的 G$_1$/S-Cdk 和 S-Cdk 活性,帮助终末分化细胞离开细胞周期,被 Cdk2 磷酸化激活其被 SCF 的泛素化
p21^{cip1}(哺乳动物)	抑制 G$_1$ 期 DNA 损伤后 G$_1$/S-Cdk 和 S-Cdk 活性,p53 可激活其转录
p16^{INK4a}(哺乳动物)	抑制 G$_1$ 期 G$_1$-Cdk 活性,肿瘤细胞中经常被灭活
泛素连接酶及其激活因子	
SCF	催化 G$_1$ 期调节蛋白(出芽酵母中的 Sic1、哺乳动物的 p27^{kip1})的泛素化
APC	催化涉及撤离有丝分裂的调节蛋白(包括 securin 和 M- 细胞周期蛋白)的泛素化
Cdc20	APC 活化亚单位,激活从分裂中期到后期转换时 APC 的起始活化,被 M-Cdk 激活
Hct1	维持细胞分裂后期之后和整个 G$_1$ 期内 APC 的活性,被 Cdk 活性抑制
基因调节蛋白	
E2F	启动 G$_1$/S 期进程中所需基因的转录,包括编码 G$_1$/S- 细胞周期蛋白、S- 细胞周期蛋白和 DNA 合成所需蛋白的基因;在细胞外有丝分裂原使 G$_1$-Cdk 磷酸化 Rb 时被激活
p53	启动细胞周期停滞基因(特别是 p21^{cip1})的转录,促进针对 DNA 损伤和其他细胞应激形成的凋亡,受启动 p53 降解的 Mdm2 调节

(六) 胞外信号对细胞周期的调控

调节细胞分裂周期的胞外信号分子包括可溶性分泌蛋白、细胞表面结合蛋白和细胞外基质成分等。常见的为有丝分裂原。迄今已发现包括血小板衍生生长因子(platelet-derived growth factor,PDGF)、表皮生长因子(epidermal growth factor,EGF)、红细胞生成素(erythropoietin)在内的 50 余种有丝分裂原。

血小板衍生生长因子(PDGF)是首先被确认的有丝分裂原。其发现起始于对培养皿中的成纤维细胞添加血清后增殖而添加血浆则不增殖现象的观察。血清支持细胞增长的能力提示血小板中含有一种或多种有丝分裂原,后来检测出血小板提取物能代替血清促进成纤维细胞生长的现象证实了这一猜想,提取物中的关键成分显示为一种蛋白质,即 PDGF。PDGF 作用于一系列不同类型的细胞,包括成纤维细胞、平滑肌细胞和神经胶质细胞。同样,表皮生长因子(EGF)不仅能作用于表皮细胞,而且能够作用于包括上皮细胞和非上皮细胞在内的其他类型细胞。相反,"窄谱"特异性分子红细胞生成素只能诱导红细胞前体增殖。

对绝大多数动物细胞来说,有丝分裂原通过作用于细胞周期的 G_1 期而控制细胞的分裂速度。有丝分裂原的存在解除 Cdk 活性的抑制机制,使 S 期得以开始。有丝分裂原通过与细胞表面受体结合而启动由细胞质到细胞核的一系列胞内信号,最后结果是 G_1-Cdk 和 G_1/S-Cdk 复合体的激活,从而消除阻止细胞进入 S 期的抑制性屏障。

有丝分裂原信号的早期诱导通常是小 GTP 酶 Ras 的激活,进而导致 MAP 激酶的级联反应,通过尚未明确的机制引起基因调节蛋白 Myc 水平增高。Myc 促进编码 G_1- 细胞周期蛋白(周期蛋白 D)的基因转录,从而增加 G_1-Cdk(Cdk4)活性。另外,Myc 还增加 SCF 泛素连接酶基因的转录,以促使 CKI 蛋白 p27^{kip1} 的降解,导致 G_1/S-Cdk(Cdk2)活性增加。G_1-Cdk 和 G_1/S-Cdk 活性的增加引起抑制性蛋白 Rb 的磷酸化,而使基因调节蛋白 E2F 被激活。研究表明,Myc 也可作用于 E2F 基因的转录,进一步激活细胞中的 E2F 活性,最终使进入 S 期所需基因的转录增加(图 3-11-24)。

在缺少有丝分裂原时,G_1 期内的 Cdk 抑制作用就会表现出来,细胞周期停止。在某些情况下,细胞会部分"拆解"其细胞周期控制系统,从周期中退出来并进入到一种特异的、非分裂状态——G_0 期。我们体内的大多数细胞都处于 G_0 期,但不同细胞类型中这种状态的分子基础和转换是变化的。例如神经元和骨骼肌细胞处于终末分化的 G_0 期,它们的细胞周期控制系统完全解体,编码各种 Cdk 和周期分子的基因表达都已被关闭,因此细胞从未分裂。其他类型细胞则只是瞬时离开细胞周期,并且保留有快速组装细胞周期控制系统和重新进入周期的能力,如大多数肝细胞处于 G_0 期,但如果肝受损,肝细胞就会进入有丝分裂期。某些细胞如淋巴细胞,在其生命中可反复离开和进入细胞周期。

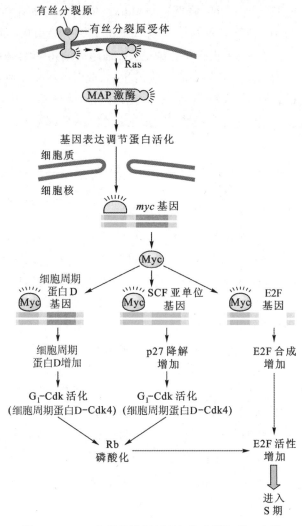

图 3-11-24　有丝分裂原刺激细胞分裂机制示意图

除促进细胞分裂的有丝分裂原之外,还有一些因子如转化生长因子 β(transforming growth factor-β,TGF-β)家族中的部分成员作用于某些细胞,可促进或抑制其分裂,或者在一种浓度下促进分裂而其他浓度则起抑制作用。TGF-β 可抑制很多种细胞的增殖,阻滞细胞周期的 G_1 期进程。

四、细胞周期时相的测定和细胞的同步化

在细胞周期研究中,常需要对细胞所处的时相进行测定,以及对获取某一时相的细胞进行研究,在此简单介绍其常用方法。

1. 细胞周期时相的测定　如何判断一个细胞处于细胞周期中的哪个阶段？一种方法是应用显微镜直接对活细胞进行观察。通过对体外培养的哺乳动物细胞群体的观察,若看到一部分细胞的染色体已经发生凝集,即可断定这部分细胞处于有丝分裂期。然而,S 期细胞仅仅通过观察是不能被探测到的,但它可以通过"填充"视觉可见的分子被鉴定。

(1) 掺入标记法　细胞周期进程中的显著特点是,DNA 的含量由 2 倍逐渐变为 4 倍,据此,可以应用放射性核素 ^{3}H 标记 DNA 合成前体胸腺嘧啶脱氧核苷(TdR),让细胞在含有 ^{3}H–TdR 的培养基中生长一段时间,经放射自显影后,通过观察银颗粒的分布和数量的多少,即可判定处于细胞周期不同时相细胞的数量和比例。同样,将人工合成的胸腺嘧啶脱氧核苷类似物 BrdU(bromo-deoxyuridine)掺入到细胞合成的 DNA 中,然后通过观察细胞对抗 BrdU 抗体的染色情况,也能够判定出不同时相细胞的数量和比例。BrdU 标记物的优点是克服了核素易污染等方面的不足。

在整个细胞周期进程中,只有处于 S 期细胞的 DNA 才能被 ^{3}H–TdR 或 BrdU 标记,因此,根据有丝分裂中被标记细胞所占的比例,可以推断出细胞周期不同时相持续的时间,这就是有丝分裂标记法(PLM 法)。为测量时间长度,通常在一个 ^{3}H–TdR 或 BrdU 脉冲标记后,让细胞周期继续进行,于不同时间进行放射自显影,确定有丝分裂细胞中已被标记的细胞比率,我们就能够测定出一个 S 期细胞经过 G_2 期进入 M 期,再从 M 期进入 G_1 期,最后由 G_1 期重新回到 S 期所需要的时间。例如,从 ^{3}H–TdR 掺入时起,到标记的有丝分裂细胞首次出现,这段时间间隔即为 G_2 期的时间;从标记的有丝分裂细胞开始出现,到标记的有丝分裂细胞比率达到峰值之间的时间间隔为 M 期的时间;S 期的时间则为从开始出现标记有丝分裂细胞,到标记有丝分裂比率开始下降之间的时间间隔;而从标记有丝分裂细胞比率下降至 0,到再次出现标记细胞之间的时间间隔,即为整个细胞周期的时间。

(2) 流式细胞法　为通过测量细胞中 DNA 含量来判定一个细胞到达细胞周期某个阶段的方法,其基本原理是:细胞的 DNA 经过荧光染色后,当它逐个通过流式细胞仪的荧光探测装置时,每个细胞的荧光强度将被记录下来,而荧光强度与 DNA 含量成正比。在细胞周期各时相中,G_2 和 M 期细胞 DNA 的含量为 G_1 期细胞的 2 倍,S 期细胞的 DNA 含量则介于两者之间,再根据仪器上读出的 G_1、S、G_2+M 期的细胞数,即可确定各时相的细胞数(图 3–11–25)。该方法具有快速、简便和上样量少等优点,已为人们广泛应用。

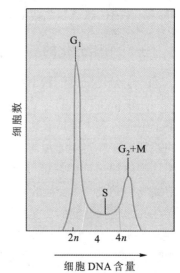

图 3–11–25　流式细胞分光光度法测定细胞周期各时相的细胞数

2. 细胞的同步化　体外培养的细胞群体通常是处于各个不同周期时相的"混合"细胞,这些细胞对外界的刺激如生长条件、药物、辐射等所引起的反应和机制各不相同,为详细探讨细胞周期中单一时相细胞的生命活动规律,需要使体外培养的细胞处于同一状态,这种使处于细胞周期不同阶段的细胞共同进入周期某一特定阶段的过程称为细胞的同步化(synchronization of cell)。经过同步化的细胞具有相似的形态和生化特征。常用的细胞同步化的方法有:有丝分裂摇落法、活细胞离心淘洗法和化学同步法等。

(1) 有丝分裂摇落法　在体外贴壁培养的细胞中,进入 M 期的细胞,与牢固贴壁的间期细胞不同,其胞体变圆,贴附性降低,若稍加振摇,细胞即可脱离培养皿而悬浮于培养液中,离心后可获得同步的 M 期细胞。该方法简单易行,细胞同步化程度高,但细胞收获率较低。

(2) 活细胞离心淘洗法　处于细胞周期不同时相的细胞体积不同,利用细胞在离心场中的沉降速度与其体积和形状密切相关的特点,应用离心淘洗转子可对细胞进行分离。通过离心淘洗,能依次获取处于 G_1、S 和 G_2+M 期等不同时相的细胞。

(3) 化学同步化法　化学同步法为一种通过药物来诱导细胞同步化的方法,常用的有 DNA 合成阻断法和有丝分裂中期阻断法。

1) DNA 合成阻断法　应用 DNA 合成抑制剂阻断 S 期细胞的 DNA 合成,而不影响其他周期时相细胞的运转,由此可获得大量的同步于 S 期的细胞。甲氨蝶呤、羟基脲、氟尿嘧啶、过量的胸腺嘧啶核苷(TdR)

等均可抑制 DNA 的合成,而使细胞同步于 S 期。

2) 有丝分裂中期阻断法 通过抑制有丝分裂过程中纺锤体微管的聚合,可使细胞周期阻断在有丝分裂的中期,从而得到同步于 M 期的细胞。秋水仙素、N_2O 等均为有效的有丝分裂阻断剂。

化学同步化方法的优点是能根据需要获得多种类型的大量同步化细胞,但所用的诱导药物可能导致细胞的不均衡生长,或可能干扰细胞周期的正常调控。

第三节 细 胞 分 化

人类成体由 200 多种不同类型的细胞组成,这些细胞都是由同一个受精卵分裂而来的。然而,不同种类的细胞无论在形态结构、生化组成上,还是生理功能上都有明显的差异。在个体发育过程中,后代细胞间在结构和功能上发生稳定性差异的过程称为细胞分化(cell differentiation)。分化细胞可以合成特异性的蛋白质以维持其特化特征的稳定性。现在已经知道,特异性蛋白质合成的实质在于基因选择性表达。

细胞分化是多细胞个体生长及其组织结构稳态维持发育的核心事件。在个体发育过程中,通过有序的细胞分化以增加细胞类型,进而由不同类型的细胞构成生物体的组织与器官,执行不同的功能。一个受精卵及其产生的后裔细胞如何分化为特定的组织并形成高度复杂的胚胎? 细胞分化如何调控? 异常分化可以引起机体哪些缺陷或疾病? 这些都是生物医学领域中一直备受关注的问题。

一、细胞分化的基本特征

(一) 分化细胞的表型特化

在正常生理状态下,细胞分化的状态一旦确定,将终身不变,既不能逆转也不能互变。如神经元可在整个生命过程中保持着这种分化状态。多细胞生物成体中,各种细胞在直观上表现出大小、形状和结构上的差别。这些差别通常与细胞的功能是相适应的。如骨骼肌细胞呈纺锤形,能够进行收缩和舒张;神经细胞从胞体伸出许多长短不同的突起,能够感知、整合和传递外界的信息;红细胞呈双凹的扁圆盘状,具有携带氧气和完成气体交换的功能等。大多数细胞以结合成组织和器官的形式存在,因而细胞的形状一般与其存在的部位和行使的功能有关。目前一般认为,在个体发育中的细胞分化是在细胞连续增殖的过程中渐进性地实现的,而不是直接地从一种细胞变为另一种细胞。所以,当细胞进入分化程序后,其细胞群体的分化程度会随其细胞的连续增殖而不断加深。从分化的角度来讲,这种进入了分化程序的细胞就已经是"定向"(commitment)的细胞,因为预示着它将分化为特定的细胞类型。定向细胞可根据其分化的程度而分为"特化"(specification)和"决定"(determination)两个阶段。特化是指细胞处于"尽管已经进入了向某一特定方向分化的程序,但它的分化方向还可随所处微环境中分化信号的改变而改变"的分化阶段。而决定则是指细胞的分化程度已经进入到"其预定分化方向不随所处微环境中分化信号的改变而改变"的分化阶段。

然而,近年的研究也发现,在病理情况下或体外实验中,分化细胞也可以发生去分化(即逆转为其前体细胞或干细胞)或转分化(即一种分化细胞转变为另一种分化细胞)。

(二) 个体发育中细胞分化的时空性

在个体发育过程中,多细胞生物的细胞既有时间上的分化,又有空间上的分化。一个细胞在个体发育的不同阶段,可以有不同的形态结构和功能,即时间上的分化;同一种细胞的后代,由于每个细胞所处的空间位置不同,其细胞外环境也不一样,可以有不同的形态结构和功能,即空间上的分化。在高等生物个体发育的过程中,细胞数目会大量增加,分化程度也越来越复杂,细胞间的差异也越来越大。而且,同一个体的细胞由于所处的空间位置不同而确定了细胞的发育命运,不同空间位置上的细胞便出现功能分工,头与尾、背与腹、内与外等不同空间的细胞会表现出明显的差别。

在个体发育中,细胞分化的时空特性是非常严格的。例如,血红蛋白是由 4 条珠蛋白肽链形成的四聚体,但在人体发育的不同阶段中,其四聚体的组成是不一样的。在胚胎早期,*HBZ* 基因(编码 ζ 珠蛋白)和 *HBE* 基因(编码 ε 珠蛋白)首先表达,血红蛋白含一对 ζ 链和一对 ε 链,即 $\zeta_2\varepsilon_2$。接着 *HBZ* 基因关闭,*HBA* 基因(编码 α 珠蛋白)表达,此阶段的血红蛋白含一对 α 链和一对 ε 链,即 $\alpha_2\varepsilon_2$。随后 *HBE* 基因关闭,*HBG* 基因(编码 γ 珠蛋白)表达,四聚体为 $\alpha_2\gamma_2$。到胎儿出生前后,*HBG* 基因表达逐渐下降,*HBB* 基因(编码 β 珠蛋白)表达逐渐升高,*HBD* 基因(编码 δ 珠蛋白)开始表达。至生后 12~18 周,主要是 *HBB* 基因表达,血红蛋白组成为 $\alpha_2\beta_2$,并有少量编码 γ 和 δ 珠蛋白基因表达。成体中主要是 *HBA* 和 *HBB* 基因表达,$\alpha_2\beta_2$ 型占 97%,$\alpha_2\delta_2$ 型约占 2%,$\alpha_2\gamma_2$ 型仅占 1%(图 3-11-26)。在发育期共生成 5 种 β 样肽链,即 β,δ,$^{G}\gamma$,$^{A}\gamma$ 及 ε,但胚胎型血红蛋白比成体型血红蛋白对氧的亲和力明显增高。

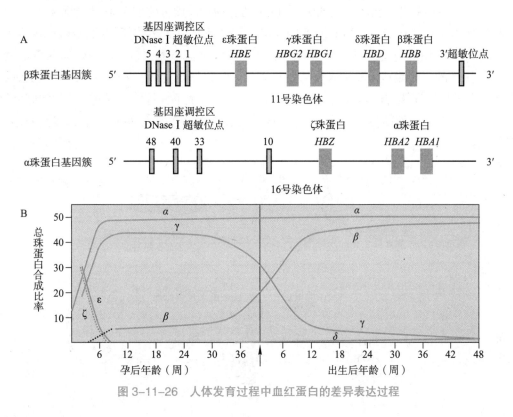

图 3-11-26　人体发育过程中血红蛋白的差异表达过程

多细胞生物由受精卵经过多代细胞分裂和分化,产生执行特定功能的终末分化细胞(terminally differentiated cell)。各种功能细胞都来自于一定的干细胞。干细胞既能自我更新,又可产生进一步分化的后裔细胞。因此,从干细胞到各种分化细胞均可追踪出一定的衍生关系。在此过程中,各代细胞通过有丝分裂的传承家系关系,称为细胞谱系(cell lineage)。

(三) 个体发育中细胞分化的潜能性

1. 细胞的发育潜能在发育过程中逐渐变窄　多细胞生物起源于一个单细胞的受精卵,从受精卵衍生出整个机体的各种组织器官。因此,就其分化潜能,受精卵是全能细胞(totipotent cell)。全能性(totipotency)指细胞具有能重复个体全部发育阶段和产生所有细胞类型的能力。在绝大多数情况下,受精卵到形成囊胚之前,细胞的分化方向尚未决定。从原肠胚细胞发育到三胚层之后,各胚层在分化潜能上开始出现一定的局限性,只倾向于发育为本胚层的组织器官(外胚层只能发育为神经和表皮等;中胚层只能发育成肌肉和骨等;内胚层只能发育为消化道及肺的上皮等)。三胚层的分化潜能虽然进一步局限,失去发育成完整个体的能力,但仍具有发育成多种表型细胞的能力,故将这种细胞称为多能细胞(pluripotent cell)。多能性指具有发育成多种组织器官,但却失去了发育成完整个体的潜能性。经过器官发生,各种组织、细胞的发育命运最终决定在形态上特化及在功能上专一化(specialization)。胚胎发育过程中,呈现逐渐由全能局限为多能,最后成为稳定型单能的趋向。单能性(unipotency)指只能以某种特定方式发育成一种细胞的潜能性。因此，就其分化潜能来讲，动物细胞的全能性随着细胞分化程度的提高，而逐渐受到限制，使分化潜能变窄。

2. 细胞生理状态随分化水平而变化　随着分化程度的提高，细胞分裂能力逐渐下降。高度分化的细胞往往不再发生分裂，如红细胞、神经细胞等。细胞有丝分裂指数往往与细胞分化程度成反比。此外，细胞对环境因子的反应性也随分化程度的提高而降低，如分化程度高的神经细胞和肌细胞对电离辐射敏感性很低，而分化程度低的生殖细胞则对电离辐射具有很高的敏感性。

3. 已分化细胞核的全能性　动物细胞的分化潜能随分化程度的提高而逐渐变窄，这种分化潜能的变化是指细胞整体而言，对细胞核来说则是另一种情况，高度分化的细胞仍保留着物种的全套基因，并没有因细胞分化而丢失基因(线虫例外)，业已证实，即使是哺乳动物高度分化的细胞，其细胞核也具有全能性。

(1) 细胞核移植实验　1952 年，R.Briggs 和 T.J.King 用手术法除去爪蟾卵的细胞核，或经紫外线照射使细胞核失去活性，然后用微吸管将爪蟾蝌蚪肠上皮细胞的细胞核植入去核的卵中。微吸管的刺入可以激发卵开始分裂，这样的实验能够检验植入核的发育潜能。结果发现，接受小肠上皮细胞核的去核卵有一些可以发育为成熟而有生育能力的爪蟾(图 3-11-27)。1978 年，童第周等将黑斑蛙成体红细胞的细胞核移入未受精的去核卵内，重组卵子也发育成正常的蝌蚪，此后科学家在哺乳动物(人和鼠等)也成功地进行了细胞核移植实验。

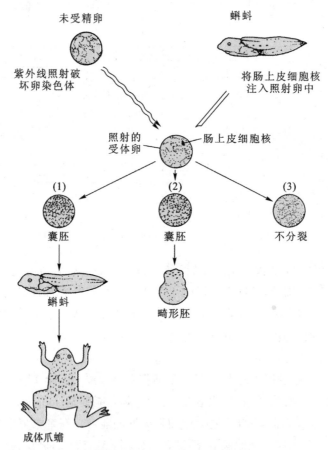

图 3-11-27　爪蟾细胞核移植实验操作步骤和实验结果图解

1996 年，L.Wilmut 等利用体细胞克隆技术将取自绵羊乳腺细胞的核移植入另一只羊的去核卵细胞中，成功地培育出世界上第一只克隆的哺乳动物："多莉"羊(图 3-11-28)，这被认为是 20 世纪生物学研究的一项重大突破。特别有趣的是，我国实验生物学家朱洗教授于 20 世纪 50 年代采用物理刺激的方法就曾获得了由未受精的蟾蜍卵发育而来的蟾蜍个体，被称为"无外祖父"的蟾蜍。这些研究都提示了分化成熟的

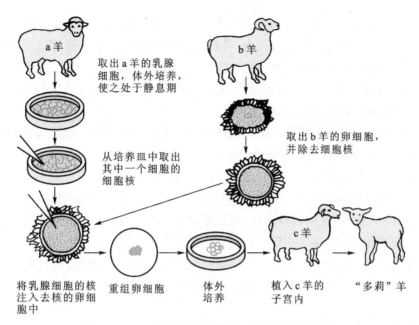

图 3-11-28　分化成熟细胞的细胞核支持卵的发育

体细胞核如同受精卵的核一样,在发育上具有潜在的全能性。

(2) 分化细胞的遗传物质　已经结束的人类基因组大规模测序的样品来源就是分化的体细胞。在受精卵和以后的有丝分裂过程中,每个细胞的核 DNA 都是通过严格的半保留复制方式被完整地传递下来,因此分化细胞仍然具有该生物体生长发育所需要的全部遗传信息。

很早就有人测量过各种动物分化细胞的 DNA 含量,发现来自同种动物不同组织的细胞含有相同的 DNA 含量;分子细胞遗传学实验不仅证实在正常情况下染色体是不会在细胞发育和分化中丢失的,也证明分化细胞的基因数目没有发生变化,具有同种的全部基因。这些证据也支持了分化细胞仍然具有潜在的分化全能性的概念。

◆ 拓展知识 3-11-1　没有外祖父的"癞蛤蟆"

◆ 拓展知识 3-11-2　朱洗生平与贡献

二、细胞分化的调控

细胞分化的机制极其复杂,概括而言细胞的分化命运取决于两方面:一是细胞的内部因素,二是细胞外部的微环境因素,前者与细胞的不对称分裂(asymmetric division)有关,因为不对称分裂使两个子细胞得到不同的基因调控成分;不对称分裂往往与子细胞向不同方向分化有关。后者表现为细胞应答不同的环境信号,启动特殊的基因表达,产生不同的细胞的行为,如分裂、生长、迁移、黏附和凋亡等,这些行为在形态发生中具有极其重要的作用。

(一) 细胞分化与差异基因表达

大量研究表明,多细胞生物个体发育与细胞分化中,其基因组中的基因并不全部表达,它们按照一定的时空顺序,在不同分化类型的细胞和同一细胞的不同发育阶段发生差异表达。

1. 细胞分化是差异基因表达的结果　已分化的成体细胞中基因进行表达比例只占基因组中全部基因的 5% ~ 10%。这些表达的基因大致可分为两类:① 管家基因(house-keeping gene),又称持家基因,为维持细胞存活和生长必需而时刻都在表达的基因,如编码核糖体蛋白、线粒体蛋白和糖酵解酶等的基因等。② 奢侈基因(luxury gene),又称组织特异性基因(tissue-specific gene),指只在特定类型细胞中表达的基因,如幼红细胞的血红蛋白基因、输卵管上皮的清蛋白基因等。组织特异性基因的选择表达,合成组织专一的蛋白质产物,如表皮的角蛋白基因表达,指导合成表皮细胞特有的角蛋白,胰岛中的 B 细胞合成胰岛素、A 细胞合成胰高血糖素等。在细胞分化过程中,某些奢侈基因表达的结果是生成一种类型的分化细胞,另一组奢侈基因表达的结果则导致出现另一类型的分化细胞的现象,称为差别基因表达(differential gene expression)。由此说明,细胞分化的本质就是细胞按照一定程序发生的差异基因表达,一些基因处于活化状态,其余大多数基因都处于抑制状态而不表达。

2. 组合调控引发组织特异性基因的表达　人体有 200 多种不同类型的细胞,但只需要少量类型的调控蛋白就可启动为数众多的特异细胞类型的分化程序,其机制就是组合调控(combinatorial control),即每种类型的细胞分化是受多种调控蛋白共同参与的,而不是单个蛋白质调控的。图 3-11-29 示意 3 种基因调控蛋白(调控蛋白 1、2、3)通过不同的调控蛋白组合,可引发出 8 种不同类型的分化细胞。这样,如果调控蛋白的数目是 n,则其调控的组合在理论上可以启动分化的细胞类型为 2^n。如果再考虑到不同调控蛋白的含量及空间位置,启动分化的细胞类型会更多。在启动细胞分化的各种调控蛋白中,往往有 1~2 种调控蛋白起关键作用。借助于组合调控,一旦某种关键性基因调控蛋白与其他调控蛋白形成适当组合,引发级联启动,不仅可以将一种类型的细胞转化为另一种类型的细胞,而且遵循类似的机制,甚至可以诱发整个器官的形成。

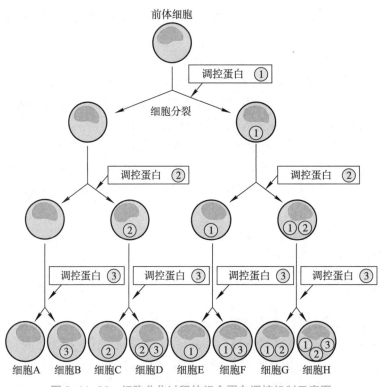

图 3-11-29　细胞分化过程的组合蛋白调控机制示意图

　　细胞信号网络是细胞与其他细胞及细胞内部联系的基础,是信息传递的媒介。可以说,没有细胞信号网络,细胞就是孤立的个体,其生长、发育和分化就失去方向。

　　细胞分化的调控可以发生在不同的水平(转录水平、翻译水平及蛋白质形成后活性调节水平等),其中转录水平的调控是最重要的。

(二) 差别基因表达的转录水平调控

1. 顺式作用元件与细胞分化调控　顺式作用元件指位于同一染色体上可直接调控其他相邻基因表达的 DNA 序列,包括启动子、增强子及沉默子等。顺式作用元件在调节组织专一性基因表达方面具有重要作用。例如,小鼠的弹性蛋白酶只在胰腺中合成,而生长激素只在脑垂体合成。如果把小鼠弹性蛋白基因的启动子与人的生长激素基因的编码区相连,然后将这一构建基因导入小鼠受精卵的细胞核中,并与基因组整合。结果发现,在转基因小鼠胚胎的胰腺中合成了人生长激素。这说明启动子在控制组织专一性基因表达方面起决定性作用。TATA 框缺失的启动子将使转录起始点变得不稳定,转录起始点不能固定在一个位置,使得转录产物长短不一,最终导致翻译产物量和质的改变。在这方面研究较多的是人类血红蛋白基因。如人 β 珠蛋白基因在 –30 bp 处的 TATA 框内发生点突变,则会导致基因转录活性明显减弱,临床上表现为 β 珠蛋白生成障碍性贫血。

增强子大都具有组织或细胞特异性,例如免疫球蛋白基因的增强子,只有在 B 淋巴细胞中活性最高。同样实验也证明,增强子在指导组织专一性基因表达方面也具有类似的作用。例如,胰岛素只在胰岛 B 细胞中合成,如果把胰岛素基因的增强子连同启动子一起与其他基因的编码区重组,则可指导其他任一基因的编码区在胰岛 B 细胞中表达。

2. 转录因子与细胞分化的调控 转录因子为能识别启动子、增强子或特定序列而调控基因表达的蛋白质。按功能可将其分为两类:① 通用转录因子,与结合 RNA 聚合酶的核心启动子结合,是启动转录的一组蛋白因子;② 特异转录因子,与特异基因的各种调控位点结合,决定该基因的时间、空间特异性表达,对这些基因的转录起促进或阻抑作用。对于组织专一性调控来说,转录起始复合体除有通用转录因子外,还需要有另外一些特异转录因子参加,这些蛋白因子与 DNA 的某些位点结合,共同控制基因的转录活动。基因激活的另一个机制涉及转录因子的乙酰化。研究表明,组蛋白去乙酰化酶抑制剂可以通过改变组蛋白或转录因子的乙酰化状态诱导肿瘤细胞生长、分化或凋亡。

在细胞分化过程中,转录因子比较普遍的作用方式是:一个转录因子能同时调控数个基因的表达,表现为某些基因的同时激活或关闭。另一种方式是特异地参与某一特定细胞分化途径的起始基因的激活。该基因一旦打开,它就维持活化状态,表现为能充分诱导细胞沿着某一分化途径进行,从而导致特定谱系细胞的发育。

哺乳动物特化的横纹肌细胞合成肌专一性蛋白质,包括肌动蛋白、肌球蛋白 II 等收缩蛋白和肌专一性酶,如磷酸肌酸激酶。肌细胞是由中胚层细胞分化而来。中胚层成肌前体细胞在成纤维细胞生长因子的诱导下,引起 *myoD* 基因表达。*myoD* 基因是肌分化的关键调控基因,一旦表达,即导致肌专一基因的激活,引起某一级联反应导致肌肉分化。在生肌基因家族中,myoD 蛋白和 myf-5 蛋白激活 *MRF4* 和肌形成蛋白基因的顺序活化,成肌细胞开始分化,细胞相互融合成肌管。*MRF4* 和肌形成蛋白基因又进一步激活肌专一基因的表达,肌管分化为成熟的横纹肌纤维(图 3–11–30)。*MyoD*、*MRF4* 和肌形成蛋白基因都编码一个含有碱性的螺旋 – 环 – 螺旋的 DNA 结合域的转录因子。

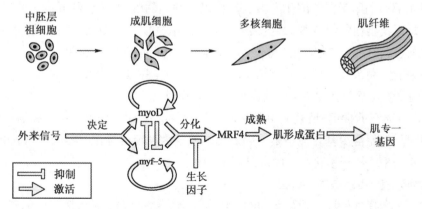

图 3–11–30 **哺乳动物骨骼肌分化与生肌基因家族顺序开启表达关系示意图**
外部信号激活 *myoD* 和 *myf-5* 基因,启动肌分化。这两种基因的哪一种优先表达取决
于物种的不同,且它们的基因活动形成交互抑制并维持自身状态,它们进一步激活
MRF4 和肌形成蛋白基因,后者进而激活肌专一基因的表达

在肝细胞分化过程中,组织专一性转录因子 HNF-4 的激活可转而激活 HNF-1α 转录因子,后者随之又激活肝专一蛋白基因,如白蛋白基因和 β- 血纤蛋白原基因。HNF-1α 蛋白含有多个结合部位,既可与基因激活所必需的 HNF-4 因子结合,也同其他的一些转录因子结合,其中包括泛用转录因子 Fos 和 Jun 及 HNF-3。由几种基因调节蛋白以不同组合方式调节不同的专一基因表达,从而产生不同的分化细胞。

真核生物基因的转录调控,包括转录激活和转录阻抑两方面。已经发现一些负调控蛋白,它们通过与特异启动子元件结合,阻断启动转录之前起始复合体的装配,或是与上游 DNA 序列结合,抑制转录因子的结合及功能。

3. DNA 甲基化与细胞分化　DNA 甲基化(methylation)修饰现象广泛存在于多种有机体中,DNA 甲基化导致某些区域 DNA 构象变化,从而影响基因调控蛋白与 DNA 的相互作用,抑制转录因子与启动区 DNA 的结合或使甲基化的 DNA 序列转换为转录阻抑物的结合位点。

DNA 甲基化与基因转录阻抑有关。真核基因中有 2% ~ 7% 的胞嘧啶残基被甲基化为 5′- 甲基胞嘧啶,这种甲基化常发生在某些基因 5′ 连接区的 CpG 序列位点(又称 CpG 岛)。动物细胞内的 DNA 约有 70% 的 CCGG 被甲基化,而转录活化区则只有 30% ~ 40% 的 CCGG 是甲基化的。非活跃转录基因的 DNA 甲基化程度普遍高于活跃转录的基因,而且含有甲基化 DNA 的非活性基因在基因活化后通常伴随失去许多甲基基团。有实验表明,在人和鸡的红细胞中,与珠蛋白合成有关的 DNA 序列几乎完全未甲基化,而在不表达珠蛋白的细胞中,这些基因则呈高度甲基化状态。在人类和鸡的胚胎发育过程的研究中也发现,各种 α 珠蛋白基因和 β 珠蛋白基因的启动子区域的甲基化程度与其基因所编码蛋白质的表达水平呈负相关,即其基因启动子的甲基化程度越高,所编码蛋白质的表达水平越低。反之亦然。这一现象表明,在珠蛋白表达的调控中,甲基化是一个重要的因素。

在生物发育的某一阶段或细胞分化的某种状态,原先处于甲基化状态的基因,也可以被诱导去甲基化(demethylation)而出现转录活性。

4. 组蛋白共价修饰与细胞分化　组蛋白的共价修饰可通过影响组蛋白与 DNA 双链的亲和性,从而改变染色质的松散或凝集状态,使 DNA 双链变得可以与基因调控蛋白相互作用,来调节基因的表达。组蛋白修饰信息称为组蛋白密码(histone code),所有这些组蛋白密码组合变化非常多。因此,组蛋白共价修饰可能是更为精细的基因表达调控形式。组蛋白共价修饰包括乙酰化、甲基化、磷酸化、腺苷酸化、泛素化和 ADP 核糖基化等,研究较为深入的是组蛋白乙酰化和甲基化。

(1) 组蛋白乙酰化　主要发生在组蛋白 N 端的赖氨酸。组蛋白乙酰化呈多样性,核小体上有多个位点可被乙酰化,但特定部位的组蛋白乙酰化和去乙酰化以一种非随机的、位置特异的方式进行。例如。干扰素 -β 基因启动子附近组蛋白的赖氨酸[组蛋白 4 的第 8 位赖氨酸(H4K8)、组蛋白 3 的第 9 位赖氨酸(H3K9)和组蛋白 3 的第 14 位赖氨酸(H3K14)]乙酰化,参与 IFN-β 转录激活作用的调节。

(2) 组蛋白甲基化　可发生在赖氨酸和精氨酸残基上,赖氨酸残基能够单、双或三甲基化,而精氨酸残基能够单、双甲基化,这就极大地增加了组蛋白修饰调节基因表达的复杂性。一系列研究揭示,H3 的精氨酸甲基化是一种相对动态的标记,精氨酸甲基化与基因激活相关,而 H3 和 H4 中精氨酸的甲基化丢失与基因沉默相关。相反,赖氨酸甲基化似乎是基因表达调控较为稳定的标记,例如,H3K4 残基甲基化与基因激活相关,H3K9 和 H3K27 的甲基化与基因沉默相关。

(三) 差异基因表达的转录后水平调控

1. hnRNA 加工及选择性剪接　哺乳动物的基因组包含大约 23 000 个基因,然而,通过选择性剪接,可使这些基因编码的蛋白质数量超过其基因数目的 10 倍,确保蛋白质的多样性。细胞分化是受 RNA 加工以及通过调控基因转录和翻译来实现的。RNA 转录物分为两种类型:① 简单的转录单元的加工主要是切除内含子,只能加工形成一种 mRNA;② 在一个特定的组织或发育阶段的细胞内,通过复杂的转录物加工,经不同剪接加工形成几种 mRNA,合成几种蛋白质。有时某一基因的内含子,在一种类型的细胞中是要被切除的内含子,而在另外一种类型的细胞中却是外显子。通过选择性剪接调控细胞分化,以控制细胞分化和重编程的效率和效果。

对一个基因的转录物通过不同的剪接从而产生不同的 mRNA,翻译出不同蛋白质的过程叫选择性剪接(alternative splicing)。选择性剪接是在 RNA 加工水平上调节基因表达的重要机制,通过这种方式,一个基因能编码两个或多个相关的蛋白质。如 β- 肌球蛋白的前体核 RNA 含有 11 个外显子,其中外显子 1~5、8 和 9 是表达这一基因的所有 mRNA 共有的,外显子 6 和外显子 11 被用在成纤维细胞和平滑肌细胞中,而外显子 7 和外显子 10 则被用在骨骼肌的 β- 肌球蛋白的合成中(图 3-11-31)。因此,选择性剪接在细胞分化的基因调控中起重要作用。在骨骼肌细胞中,外显子 6 和外显子 11 被当成内含子剪接掉了,而在成纤维细胞和平滑肌细胞中,外显子 7 和外显子 10 被当成内含子剪接掉了。

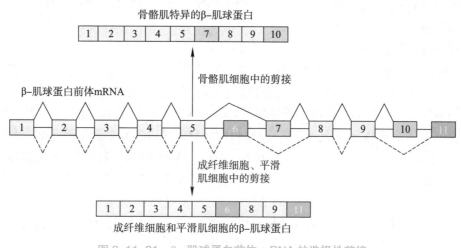

图 3-11-31　β- 肌球蛋白前体 mRNA 的选择性剪接

2. 翻译水平调控　在翻译起始过程中,有大量的翻译起始因子参与,它们的活性变化与基因表达调控密切相关。翻译起始因子 eIF-2 α 亚基的活性可因磷酸化而降低,导致蛋白质合成受到抑制。如血红素对珠蛋白合成的调节就是由于血红素能抑制 cAMP 依赖性蛋白激酶的活化,从而防止或减少 eIF-2 的失活,促进蛋白质的合成。帽结合蛋白 eIF-4E 与 mRNA 的帽结构结合是翻译起始的限速步骤,磷酸化的 eIF-4E 与帽结构的结合力是非磷酸化 eIF-4E 的 4 倍,因而可提高翻译的效率。胰岛素及其他生长因子都可增加 eIF-4E 的磷酸化,从而加快翻译速率,促进细胞分化和生长。

(四) 非编码 RNA 在细胞分化中的作用

近年的研究表明,非编码 RNA(non-coding RNA,ncRNA),尤其是小 RNA 可能是一个新层次上的基因表达的调控方式,而且可能是基因调控网络中的一个重要因素。ncRNA 的主要功能有:参与 mRNA 的稳定和翻译水平的调节、参与 RNA 的加工和修饰、影响染色体的结构等。

1. 微小 RNA(microRNA,miRNA)　可与其他蛋白质一起组成 RNA 诱导的沉默复合体(RNA-induced silencing complex,RISC),再与靶 mRNA 不完全互补结合(5′ 端非编码区域互补配对),进而抑制翻译(而不影响 mRNA 的稳定性,不改变 mRNA 的丰度)或促进 mRNA 聚腺苷酸尾巴的去除等方式调控靶基因的表达。在不同组织、不同发育阶段中 miRNA 的水平有显著差异,这种 miRNA 表达模式具有明显的时空特性,这提示 miRNA 有可能作为参与调控基因表达的分子,调控细胞分化、增殖、凋亡等多种重要的生命活动过程。而且有人推测,miRNA 可能调控着人类大约 1/3 的基因。

2. 小分子干扰 RNA　小分子干扰 RNA(small interfering RNA,siRNA)可通过完全互补配对的方式与目标 mRNA 结合,引起 mRNA 降解,从而导致靶基因的沉默。siRNA 可以高效、特异地阻断体内特定的基因表达。这种由 siRNA 介导的基因表达抑制作用被称为 RNA 干扰(RNA interference,RNAi)。RNAi 可以导致转录后基因沉默(post-transcriptional gene silencing,PTGS),而且极低浓度的 dsRNA 就能完全抑制基因表达。A. Fire 和 C. C. Mello 因发现 RNA 干扰现象而荣获了 2006 年度诺贝尔生理学或医学奖。

3. piRNA 它可以通过与 piwi 亚家族蛋白结合形成 piRNA 复合体(piRC)来调控基因沉默途径,调节减数分裂及减数分裂后事件的发生。虽然 piRNA 的功能仍然需要研究阐明,但是生殖细胞中的 piRNA 富集现象和 miwi 突变导致的男性不育现象,则暗示 piRNA 在配子形成过程中的作用。有人推测,它们可参与配子发生过程中基因表达模式及染色体组结构的调节。

4. 长非编码 RNA 目前,已有成千上万的人长非编码 RNA(long non-coding RNA,lncRNA)被鉴定。然而,lncRNA 在体细胞组织分化中的潜在功能尚不清楚。最近有研究揭示,一个长 3 700 nt 的 lncRNA——终末分化诱导的 ncRNA(terminal differentiation-induced non-coding RNA,TINCR),通过转录后修饰机制控制人表皮分化。TINCR 对于关键分化基因的高 mRNA 丰度是必需的,TINCR 和一系列与分化相关的 mRNA 相互作用,控制体细胞组织分化。

(五) 基因重排与基因调控

基因重排(gene rearrangement)是指 DNA 分子核苷酸序列的重新排列,可调节基因的表达或形成新基因。通过基因重排调节基因活性的典型例子是免疫球蛋白结构基因的表达。人类免疫细胞发育过程中,执行抗体分泌功能的 B 淋巴细胞分化的本质是由于编码抗体分子的基因片段发生了重排。如 Ig 重链基因在胚系中由可变区(V)、多样性区(D)、连接区(J)和恒定区(C)4 组 DNA 片段编码组成。人的 V 基因片段有 100~150 个,J 基因片段有 9 个,D 基因片段有 10~20 个;这些基因片段在同一条染色体上,间隔不一。B 细胞分化和成熟过程中,在特异性重组酶作用下,胚系时 4 个相隔较远的无功能基因片段经重排连接成一个完整的、有转录功能(产生抗体 mRNA)的活性基因(DNA 序列)。*Ig* 基因重排时,H 链基因首先重排,第一步发生 D 与 J 基因片段的连接,形成 D–J 基因片段,然后 V 基因片段与 D–J 基因片段连接,形成 V–D–J 基因片段。最后和 C 基因片段相连,形成一个完整的功能性 H 链基因。

除基因重排外,还有基因扩增和染色体丢失等,也可以调控细胞分化,但这些现象并不是细胞分化的普遍规律。

三、影响细胞分化的因素

(一) 受精卵细胞质的不均一性对细胞分化的影响

很早以前,人们就已经知道卵细胞胞质中的不同组分在卵裂时有空间分布的特性。在卵裂期间,不同的细胞质组分被分配到不同类型的细胞内,卵和胚胎中决定细胞定向分化的细胞质因子称为决定子(determinant),它们支配细胞分化的途径。细胞质对基因组的影响引导细胞决定的方向。成熟的卵细胞中储存有 20 000~50 000 种 RNA,其中大部分是 mRNA,这些 mRNA 直到受精后才指导蛋白质的合成。其中部分 mRNA 在卵质中的分布不均匀,有些特异地分布在动物极,有些则分布在植物极,受精后部分母体 RNA 被激活,合成早期胚胎发育所需的蛋白质,在细胞分化命运的决定中起着非常重要的作用。通常将卵子发生过程中形成的转录物储存在卵子中,其翻译产物在胚胎早期发育中起重要作用的基因称为母体效应基因(maternal effect gene)。实验揭示在卵细胞受精后加入 RNA 合成的抑制剂不会影响蛋白质合成,这表明合成蛋白质的 mRNA 是卵母细胞带来的。这些由卵母细胞带来的信息分子称为母体信息。母体效应基因产物对胚胎空间格局施加的影响,是通过激活一系列分节基因(segmentation gene)来实现的。分节基因中的体节极性基因进一步激活同源框基因,从而决定每一体节的性质和形态特征,即选择体节向某个方向发育和分化。

20 世纪 70 年代,童第周教授将鲤鱼细胞核移植到去细胞核的鲫鱼受精卵内,发现卵发育到成体后有些性状介于两种鱼之间,这种情况都显示卵的细胞质对性状形成的影响。E. M. Robertis 和 J. B. Gurdon(1977)

将经过培养的爪蟾肾细胞核注入蝾螈的卵母细胞内,然后测定肾细胞、正常卵母细胞和接受肾细胞核的卵母细胞的蛋白质合成。结果发现,肾细胞核在卵母细胞胞质的影响下,合成的蛋白质与正常卵细胞的完全相同,但没有肾细胞合成的特异蛋白质。这种由细胞质中的成分直接或间接作用于基因组,使特定基因选择性表达的现象,称胞质记忆(cytoplasmic memory)。

细胞分化过程中,越来越多的基因产物生成并加入到细胞质成分中,外来的某些因素(如激素和细胞间信号)作用于细胞,也使细胞质生成新的成分,因此,基因表达的细胞内环境一直处于不断变化之中,核内基因的表达状态也不断被调整,这种核/质的相互作用持续整个细胞的分化过程。

(二)细胞相互作用对分化的影响

在多细胞生物的个体发育过程中,细胞间的相互作用对细胞分化有较大影响。

1. 细胞诱导和抑制

(1)胚胎诱导　动物在一定的胚胎发育时期,一部分细胞影响相邻的另一部分细胞使其向一定方向分化的现象称胚胎诱导(embryonic induction)。诱导现象在动物的胚胎发育过程中是普遍存在的。如脊索可诱导其上方的外胚层细胞分化,形成神经管。神经管前部形成脑的部位向两侧长出视杯,视杯可诱导紧邻的外胚层细胞分化为晶状体。晶状体和视杯又可诱导位于外表的上皮分化成透明的角膜(图3-11-32)。诱导是由细胞内的一些化合物引起的,如把蛙胚的背唇干燥或煮沸后,仍能产生诱导作用。

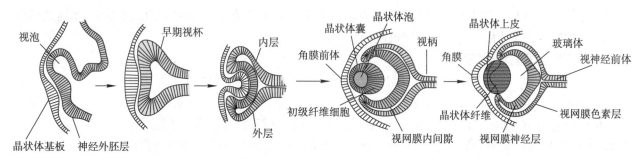

图 3-11-32　眼球发育的多级诱导现象

(2)细胞抑制　细胞抑制(cell inhibition)是指在胚胎发育中,分化的细胞受到邻近细胞产生的抑制物质的影响,其作用与诱导相对。例如,把发育中的蛙胚置于含成蛙心碎片的培养液中时,胚胎就不能产生正常的心脏。同样,用成体蛙脑的碎片培养蛙胚,也不能产生正常的脑。这说明,已分化的细胞可以产生抑制邻近细胞朝相同方向分化的物质,以使发育的器官间相互区别而避免重复发生。

2. 细胞黏附分子对分化的影响　有人将早期蛙胚的中胚层细胞、神经板细胞及表皮细胞分离,然后任意混合在一起培养,这些细胞具有自我挑选、相互黏着的能力,依然形成一个正常的胚胎,神经管在内,表皮在外,中胚层居中。相似的两种细胞之间的识别能力,依赖其表面存在的细胞黏附分子(cell adhesion molecule,CAM)。不同组织的CAM互不相同,如肝细胞含L-CAM,神经细胞含N-CAM。在个体发育过程中,细胞通过调节钙黏着蛋白表达的种类与数量而决定胚胎细胞间的相互作用(黏附、分离、迁移和再黏附等)来影响细胞的分化,参与组织器官的形成;免疫球蛋白超家族可通过同亲型黏着机制与相邻细胞同类分子黏附在一起,与神经系统的发育、轴突的生长和再生及突触的形成密切相关;整联蛋白与细胞外基质之间相互作用可以产生各种各样信号,包括 Ca^{2+} 向细胞质的释放、磷酸肌醇第二信使和胞内蛋白质酪氨酸磷酸化等,从而调节细胞的运动、生长、增殖和分化。

(三)信号分子对分化的影响

细胞分化是一个非常复杂的过程,受到一系列的信号分子调控,这些信号分子通过不同的信号途径及各个途径之间的精细调节,决定细胞特异性的基因表达方式。

　　细胞诱导是通过信号来实现的,除上述典型的胚胎诱导方式外,还有其他一些方式,如级联信号、梯度信号、拮抗信号、组合信号和侧向信号诱导等。而细胞诱导主要是通过细胞旁分泌产生的信号分子——旁泌素(细胞生长分化因子)来实现的。这类因子包括成纤维细胞生长因子(FGF)、转化生长因子(TGF)及Hedgehog家族、Wnt家族和Juxtacrine家族等5大家族因子。Wnt信号途径在细胞生长和分化以及多种人类疾病发生的病理过程中发挥重要作用,Hedgehog信号途径可启动相关基因转录,Notch信号途径在细胞的定向发育和成熟过程中发挥重要作用。

　　细胞之间的分化调节方式中,除了相邻细胞之间的作用外,还有远距离的调节作用。随着机体发育、细胞数目增加、机体体积增大和结构逐渐复杂,远距离细胞间相互作用对细胞分化的影响主要通过激素来调节。激素携带着特定的生物信息到达靶细胞,对靶细胞的发育和分化有着十分重要的作用。类固醇激素可通过细胞膜扩散进入靶细胞到达细胞内,在胞内与特异性受体分子结合形成受体–激素复合体。该复合体进入细胞核内,作为转录调控物,直接结合到DNA调控位点上,有选择地激活(在一些情况下为抑制)特异基因的转录。多肽类激素作为第一信使与靶细胞的细胞表面受体结合,并经过细胞内信号转导过程将信号传递到细胞核,对转录进行调控。

　　细胞分化涉及非常复杂的信号转导过程,信号分子可以通过不同的信号转导途径,如激活cAMP–PKA途径、调节细胞内Ca^{2+}浓度、G蛋白βγ亚单位和酪氨酸磷酸化协同作用可激活PI3K途径、MAPK途径、Smad途径,还可激活JAK–STAT途径,调控基因转录。在细胞分化中不同信号转导通路之间的相互影响与调节更为突出,如Ras/MAPK途径可调节Smad途径,蛋白激酶C可调节酪氨酸激酶系统,正是这些信号通路之间的精细调节才使细胞分化有序地进行。

(四) 环境因素对分化的影响

　　环境中的各种因子可调节或影响细胞分化与有机体的发育方向,如物理、化学或生物因素均可对细胞分化和发育产生重要影响。人类B淋巴细胞的分化与发育依赖于外来性抗原的刺激;胚胎发育早期接受大剂量的照射可引起50%婴儿先天畸形。在人类胚胎发育的不同阶段,由于细胞分裂速度及分化程度的不同,对环境(致畸)因子的敏感性存在很大差异。在受精后的前2周受到致畸因子作用,可干扰胚泡植入,引起胚泡早期死亡或流产;此期致畸因子若只损伤少量细胞,则可能通过胚胎未分化细胞的调整而完全恢复,故此期较少引起先天畸形。受精后3~8周,是胚胎细胞分裂和分化的高潮阶段,大部分器官原基在此期内形成,若致畸因子干扰原基可造成胚胎严重畸形甚至死亡,故此期为致畸敏感期。从孕第9周到出生,胚胎步入胎儿期,对致畸因子敏感性也降低,但受致畸因子作用仍会发生相对较轻的微观结构异常或功能障碍。

第四节　细胞的增殖分化与医学

一、细胞增殖周期与医学

(一) 细胞周期与组织再生

　　人体的一些组织和细胞,如血细胞、皮肤上皮和消化道黏膜上皮等始终处于不断地更新和代谢之中,由干细胞分裂而形成的新生细胞不断地产生,以补充那些因分化而衰老和死亡的细胞,这一过程称为生理性再生;而因某些原因造成的人体器官损伤,如肝损伤后,使原本处于G_0的细胞重新进入周期,不断分裂增殖,以修复损伤的肝组织,称为补偿性再生。因此,阐明细胞周期调控机制,对因某些疾病和创伤所致的组织修复等具有一定指导意义(有关细胞分化与再生见后述)。一些细胞周期调控因子的生物制剂,如红细胞生成素和表皮生长因子等已在组织再生中得到广泛应用。

(二) 细胞周期与衰老

　　衰老是机体发育过程中的必经阶段,发育过程中的这种"加龄现象"也反映出细胞周期的变化。对小鼠发育过程的研究表明,随着年龄的增长,动物细胞周期的 G_1 期明显延长,致使细胞分裂速度变慢,这种改变与细胞周期调控蛋白的表达变化有关。

研究表明,端粒(telomere)消减及功能异常与衰老有一定关系。端粒是染色体末端的 DNA 重复序列,随细胞分裂次数的增加,端粒将逐渐缩短,端粒缩短至一定长度,则标志着细胞增殖周期的结束,接着细胞便衰老死亡。一种 RNA 依赖性的 DNA 聚合酶,能以自身为模板复制端粒的 DNA 重复序列,这种酶称为端粒酶,端粒酶的活化与衰老有一定的相关性。体外培养的细胞和成年体细胞中一般检测不到端粒酶的活性,而当以外源端粒酶基因转染细胞时,则能延长细胞的增殖周期。E.Blackburn,C.Greider,J.Szostak 因发现染色体的端粒和端粒酶对染色体的保护机制,分享了 2009 年的诺贝尔生理学或医学奖。

(三) 细胞周期与肿瘤

1. 肿瘤细胞的增殖失控　细胞周期调控系统在调节机体组织细胞的数目方面起中心作用,细胞周期调控系统功能障碍可导致癌细胞的发生。在癌细胞中,从 G_1 期进入到 S 期的调控经常被破坏,从而导致无限性细胞增殖。

已如上述,在环境条件较适宜时,DNA 损伤检查点对于正常细胞分裂并不重要,但实际上环境条件很少达到适宜水平,这样,如果 DNA 损伤检查点不能发挥作用,则在细胞正常生命周期中发生的低水平 DNA 损伤就会在细胞的后代积累起来,经过长期作用,积累在缺少检查点细胞内的基因损伤就会导致癌基因突变率的升高。人类肿瘤中至少二分之一有 *p53* 基因的突变,p53 蛋白功能的丧失使肿瘤细胞更易于积累突变。同样,一种称作共济失调性毛细血管扩张症的罕见的单基因遗传病,就是由于 X 射线造成 DNA 损伤,导致磷酸化活化 p53 的蛋白激酶异常,此类疾病患者缺失 DNA 损伤检查点,因此对 X 射线非常敏感,并且患癌症的比率较高。

肿瘤细胞丧失接触性抑制(见第五章),它们在形成细胞单层之后仍继续生长。在大部分正常细胞中很难检测到端粒酶活性,但多数肿瘤细胞已恢复产生端粒酶的能力,因此能在增殖时保持端粒的功能,使体外培养的肿瘤细胞成为"永生"细胞。

癌基因与抑癌基因对细胞周期的调节作用已在上节进行了讨论。

2. 细胞周期调控与肿瘤治疗　细胞周期调控机制的研究进展为探索针对细胞周期靶点的抗癌药物的研制提供了理论基础。

在了解肿瘤细胞周期的特点之后,即可选择适当的方法,最大限度地消灭肿瘤细胞。目前除手术切除肿瘤组织之外,针对肿瘤的治疗方法较多,它们多基于肿瘤细胞周期的特点而设计的。例如,放射疗法就是根据细胞周期各阶段对放射线的敏感程度不同而实施的(G_2 期细胞对放射线比较敏感)。

化学疗法也是目前治疗肿瘤的重要疗法之一,一些细胞周期特异性药物,如羟基脲、阿糖胞苷和甲氨蝶呤等抗代谢药物主要杀伤 S 期细胞,新紫衫醇主要作用于 M 和 G_2 期,长春新碱主要杀伤 M 期细胞,放线菌素 D 则作用于 G_1 期等。对于 G_0 期细胞所占比例较大的肿瘤,由于其代谢水平低,对药物的刺激不敏感,很难被杀死,而这些细胞一旦重新增殖即导致肿瘤复发。为杀灭 G_0 期细胞,可先应用血小板生长因子等诱导 G_0 期细胞进入细胞周期,然后再应用细胞周期特异性敏感药物。

随着细胞周期关键调控点的不断阐明,人们正在试图通过基因修饰的方法来探讨肿瘤细胞的基因治疗方法。常见的有将肿瘤抑制基因导入肿瘤细胞及针对细胞周期调控蛋白编码基因序列而设计的反义寡核苷酸和干扰小 RNA 治疗肿瘤等。目前人们将以腺病毒为载体的 *p53* 基因局部注射到肺癌组织,可使部分肿瘤细胞消退。

二、细胞分化与肿瘤

生物体内正常细胞分化失控或者分化异常可能导致细胞恶变而成为肿瘤细胞(tumor cell),临床上把具有恶性增殖和广泛侵袭转移能力的肿瘤细胞称为癌(cancer)细胞。细胞一旦恶变,它们的形态、功能、代谢和增殖都会发生可遗传的变化,可以看做是细胞的异常分化。一般认为,细胞癌变是细胞去分化的结果,即已经分化的细胞回复到未分化的状态。因此,癌细胞和胚胎细胞具有许多相似的生物学特性。

(一) 肿瘤细胞的基本特征

肿瘤细胞是异常分化的细胞。电镜下,高度恶性的肿瘤细胞的细胞质呈低分化状态,含有大量的游离核糖体和部分多聚核糖体;内膜系统,尤其是高尔基体不发达;微丝排列不够规律;细胞表面微绒毛增多变细;细胞连接较少。在分化程度上癌细胞低于良性肿瘤细胞,分化程度低或未分化的肿瘤细胞缺乏或丧失正常分化细胞的功能。分化障碍是肿瘤细胞的一个重要生物学特性。

肿瘤细胞的基本特征还包括:肿瘤细胞生长与分裂失去控制,肿瘤细胞具有浸润性和扩散性,肿瘤细胞间相互作用改变,肿瘤细胞的蛋白表达谱系或蛋白活性发生改变,肿瘤细胞的 mRNA 转录谱系发生改变等。

癌细胞的生物学特征主要归结于其基因表达及调控方向的改变。此外,由于癌细胞突变位点不同,同一种癌,甚至同一癌灶中的不同癌细胞之间也可能具有不同表型,而且其表型不稳定,特别是具有高转移潜能的癌细胞,其表型更不稳定,这就决定了癌细胞异质性的特征。

(二) 癌基因和抑癌基因与细胞分化

肿瘤的发生发展是一些编码细胞增殖、分化、凋亡调控信号的基因及 DNA 损伤修复蛋白的基因发生改变,导致细胞增殖调控失衡的结果。

一系列研究证明,正常细胞的基因组中存在有能引起细胞恶性转化的原癌基因,通常不表达或低水平表达,在细胞增殖、分化或胚胎发育中具有重要功能,而且在进化上高度保守。原癌基因的表达具有细胞类型、发育阶段和细胞周期特异性,一旦发生突变,在不适当的细胞或时期表达,就会引起细胞无限制生长并发生恶性转化。在细胞分化过程中,癌基因的表达有时空顺序,例如:*c-myc* 和 *c-neu* 等在脑组织中的表达,*c-fos*、*c-Hras*、*c-abl* 和 *L-myc* 在胚胎的中晚期或出生后表达。通常认为 *c-myc* 的表达是与细胞增殖相关联的,它参与多种类型细胞的增殖过程,如心肌肥大就与 *c-myc* 的过度表达有关,因为 *c-myc* 的过度表达可完全阻断或部分抑制成肌细胞的分化,延长肌细胞生长的增殖期。

目前已发现 100 多种癌基因,多数癌基因表达产物都是细胞信号转导系统的组成成分,它们可以从多个环节改变和扰乱细胞正常代谢、生长和分化等基本过程,使这些细胞具备恶性转化的基础,并在某些促癌因素的作用下,加快了恶性转化的进程,逐步演变为恶性肿瘤。如人类约 30% 的各种癌症是信号转导通路中的 *ras* 基因突变引起的。

除癌基因外,细胞内还存在一套抑制细胞生长并有潜在抑癌作用的抑癌基因,抑癌基因可抑制细胞进入增殖周期,诱导细胞终分化和凋亡,抑制细胞的异常生长和恶性转化。正常情况下,癌基因和抑癌基因保持动态平衡,精确调控细胞的生长、增殖、分化和死亡。抑癌基因突变失活或完全缺失时,使癌基因的作用不受制约,细胞调控紊乱导致肿瘤的发生。

(三) 肿瘤细胞的起源与分化

绝大多数肿瘤呈单克隆生长的特性,说明肿瘤中的全部细胞都来源于同一个恶变细胞。根据生长动力学原理,肿瘤细胞群体大致可分为 4 种类型,即肿瘤干细胞、过渡细胞、终末细胞和 G_0 期细胞。肿瘤干细胞具有无限分裂增殖及自我更新能力,它是肿瘤细胞群体的起源,在肿瘤发生、发展中起关键作用。

组织更新存在于高等生物发育的各个时期。如在成年骨髓等组织中,存在着未分化干细胞,干细胞的增生和分化使衰老和受损的组织、细胞更新或恢复,这些正常干细胞常是恶性变的靶细胞。大量证据表明,肿瘤起源于一些未分化或微分化的干细胞,是由于组织更新时所产生的分化异常所致。肿瘤起源于未分化或微分化干细胞的直接证据来自小鼠的畸胎瘤实验:将 12 天胚龄的小鼠胚胎生殖嵴移植到同系成年小鼠睾丸被膜下,移植 17 天后,发现 80% 的睾丸有胚胎性癌细胞病灶,并且很快发展成典型畸胎瘤。同时,将早期发育阶段的胚胎包括受精卵移植至同系成年小鼠睾丸被膜下,也获得畸胎瘤。受精卵和原始生殖细胞都处于相同的未分化状态,因此正常未分化生殖干细胞是畸胎瘤的起源细胞。从白血病细胞免疫表型、免疫球蛋白和 T 细胞受体基因分析及其与正常造血干细胞发育、分化比较中也发现,白血病起源于未分化或微分化的干细胞。上皮组织包含有许多分裂中的干细胞而作为自我更新的组织和细胞类型,易受到致癌因素的影响发生突变,更容易发生癌变。据统计,目前人类肿瘤的 90% 以上是上皮源性的。

在正常组织更新过程中,致癌因素(如射线和化学致癌物等)可作用于任何能合成 DNA 的正常干细胞,而受累细胞所处的分化状态可能决定了肿瘤细胞的恶性程度。一般认为,受累细胞分化程度越低所产生的肿瘤恶性程度越高;反之,若受累细胞分化程度越高,所产生的肿瘤恶性程度越低,甚至只产生良性肿瘤。仍以小鼠畸胎瘤为例,若将 12.5 ~ 13 天的小鼠胚胎生殖嵴作异位移植,可致畸胎瘤,而将 13.5 天的生殖嵴作同样的异位移植,则丧失致畸胎瘤的能力,说明分化程度不同的细胞会产生截然不同的结果。

(四) 肿瘤细胞向正常细胞的诱导分化

细胞分化与增殖是一对相互制约和调节的生物学现象。临床观察到肿瘤不经治疗而自愈的病例,因此肿瘤细胞是否可以逆转为正常细胞是医学特别关注的一个问题。越来越多的研究表明,肿瘤细胞可以在高浓度的分化信号(某些药物)诱导下,增殖减慢,分化加强,失去恶性表型特征,走向正常的终末分化。这种诱导分化信号分子称为分化诱导剂,它可以是体内的,也可以是人工合成的。分化诱导剂对肿瘤的这种促分化作用,称为分化诱导作用。目前,诱导分化治疗已涉及多种人类肿瘤,如结肠癌、胃癌、膀胱癌和肝癌等。但不同肿瘤细胞可有多种分化诱导剂,并有相对的专一性,其中研究及治疗最深入的是全反式维 A 酸和小剂量三氧化二砷(As_2O_3)对人急性早幼粒细胞白血病的诱导分化治疗,诱导分化受阻的幼稚粒细胞分化成熟,使白血病症状得到缓解,其效果明显优于放疗和化疗,同时也避免化疗和放疗杀伤正常分裂细胞的不良反应。

我国学者应用全反式维 A 酸治疗急性早幼粒细胞白血病在大样本病例中获得成功,证明全反式维 A 酸可诱导白血病细胞沿着粒细胞系进行终末分化。虽然诱导分化治疗仅在这一病种上最为成功,但其意义重要。它揭示了一个肿瘤治疗的方向,即通过诱导肿瘤细胞分化来实现肿瘤细胞的"改邪归正",改变肿瘤细胞恶性生物学行为,达到治疗的目的。

有的癌基因高水平表达可阻遏细胞分化,肿瘤细胞经分化诱导剂诱导其分化时,$c\text{-}myc$ 表达的下降是共同的特征。如多个白血病细胞系都有 $c\text{-}myc$ 过度表达,如果用分化诱导剂先诱导其分化,再用 $c\text{-}myc$ 转染,使 $c\text{-}myc$ 在细胞内的表达增强,这时可见细胞停止分化,并逐渐恢复增殖。因此,$c\text{-}myc$ 的过度表达是保持细胞增殖的基本前提之一。相反,白血病细胞系诱导分化过程中 $c\text{-}myc$ 的转录被阻断,整个表达水平下降,反映细胞增殖的指数 $^3H\text{-}TdR$ 渗入也降低。在此过程中,$c\text{-}myc$ 表达下降是通过转录弱化作用而表现出下行调节的。

许多研究证明癌细胞的诱导分化是可能的,但要解决癌细胞的逆转问题,还需对细胞分化及其调控机制,以及分化和恶性变的关系做大量的、更深入的研究。

三、细胞分化与再生医学

再生是生物体的整体或器官受外力作用发生创伤而部分丢失,在剩余部分的基础上又生长出与丢失部分在形态与功能上相同的结构的修复过程。再分化是再生的基础。也就是说,在再生过程中,有些细胞首先要发生去分化,然后发生再分化,形成失去的器官或组织。除肝以外,人类不会再生器官。

全世界有上千万人遭受各种形式的创伤,有数百万人因疾病康复过程重要器官发生纤维化而导致功能丧失,有数十万人迫切希望进行各种器官移植。但令人遗憾的是,机体损伤和疾病康复过程中受损组织和器官的修复与重建,仍然是生物学和临床医学面临的重大难题,这方面的研究,催生形成了利用机体细胞研究促进组织再生或自我修复的学科,即再生医学(regenerative medicine)。再生医学可以认为是一门研究如何促进创伤与组织器官缺损生理性修复,以及如何进行组织器官再生与功能重建的新兴学科。它可以通过对于机体的正常组织特征与功能、创伤修复与再生机制的研究,以寻找有效的生物治疗方法,促进机体自我修复与再生,或构建新的组织与器官以维持、修复、再生或改善损伤组织和器官功能,从根本上达到治疗和预防疾病的目的。

(第一节:胡启平;第二节:李冰;第三节和第四节:赵俊霞)

思考题

1. 简述纺锤体在细胞不对称分裂中的作用和生物学意义。
2. 简述细胞分裂与肿瘤基因组遗传不稳定性的关系。
3. 简述不同种类细胞的细胞周期调控系统有何差异。
4. 简述维持 G_0 期细胞存在的机制和意义。
5. 何为细胞分化? 试归纳细胞分化的特点。
6. 为什么说细胞分化是基因差异表达的结果?
7. 如何理解细胞分化过程中基因表达调控的复杂性?
8. 影响细胞分化的主要因素有哪些?
9. 概述细胞增殖和分化与疾病的关系。

数字课程学习

📚 学习目标　　📥 教学 PPT　　✍ 自测题

第十二章　细胞衰老与死亡

在生命的历程中,人体会慢慢变得衰老并最终死亡,这是无法改变的生物学规律。人体是由细胞组成的,机体的功能是细胞功能的体现。因此,人体衰老和死亡的生物学基础就是细胞的衰老和死亡,这也意味着细胞衰老和细胞死亡特征及其发生机制的认识和理解,将有助于人体衰老及其相关疾病发生的干预研究的发展。

第一节　细　胞　衰　老

细胞在生长发育过程中,通常会伴发一种内在的、不可逆的整体性生理功能进行性下降现象,这种现象发生的过程(即"变老"的过程)叫做细胞衰老(cellular aging)。从细胞分化和发育角度上讲,当一个细胞进入成熟状态后,就意味着衰老的开始。细胞衰老是一个时间依赖性的渐进性过程,当其过程发展到一定程度时,其细胞便可表现为老化状态,即细胞老化(cellular senescence)。

一、细胞衰老与个体衰老的关系

机体的衰老是发展的,单向前行,不可逆的。衰老的直接原因是机体的绝大多数种类的细胞老化。由于衰老,机体各种生物学功能下降,给健康和生存质量带来全面的威胁或伤害。简言之,从整体上讲,机体衰老可以看成是机体死亡的前奏。

细胞衰老则有较丰富的含义。一方面,如前所述,它意味着构成整个机体衰老的物质基础。另一方面,它是机体某些器官和组织正常生理代谢活动的需要。例如,人类哪怕是婴幼儿的皮肤,其表面每天均有不少细胞衰老、死亡、脱落。脱落细胞的位置由深层细胞替代。深层细胞再由基底层细胞分裂补充。细胞的这种衰老,是为了使皮肤细胞总是保持在一个相对年轻旺盛的状态,有利于皮肤健康以增强它的抗病能力。每1～2个月,整个皮肤都要被更换一次,但它不会伴随皮肤的衰老。人类皮肤的衰老要到25岁左右才明显启动。肠上皮细胞更换过程的道理与皮肤相似,只不过它更快,2～5天就可以换新一次。第三方面,细胞衰老还是胚胎发育的需要。胚胎发育过程中,会伴随大量细胞衰老死亡。例如,肾的形成、鳃弓的演化都需要细胞衰老死亡才能最终完成复杂的演变过程。由此可见,这一类的细胞衰老,不仅与机体衰老没有因果关系,反而能促进个体发育。

简言之,机体衰老与细胞衰老既有密切关系,又不是同一概念。

二、细胞的寿命

一个细胞就是一个生命,只不过是自然界最简单的生命。是生命就会遵循生命历程的规律,有生有死。那么,细胞能活多长时间呢? 人体内有200多种细胞,每种细胞的寿命均不一样,但大体上可分为三大类:

第一类细胞的寿命可以达到与人体生命相等的长度,如神经细胞、肌细胞。这类细胞大多出生后一般情况下不再分裂,即出生后至人体生命终结时数目均相对恒定。第二类细胞的寿命虽远低于人体寿命,但仍能活较长时间。例如,肝、肾细胞可生存半年之久。第三类细胞生存时间很短,很快衰老死亡,被新生的同类细胞替代。例如,血液中的白细胞最短的只有几个小时,最长的到不了半个月,味蕾细胞的寿命只有 10 来天,肺细胞 20 多天,表皮细胞 30 天左右,红细胞寿命算这一类细胞中的长寿者,也只生存 120 天左右。

细胞的寿命有限在体外培养的细胞中得到了进一步地证实。1961 年,Leonard Hayflick 将人胚胎的成纤维细胞和成年人的成纤维细胞分别进行培养。在严格控制培养条件相同的前提下,多次培养都出现了类似的结果,即胚胎的成纤维细胞传代至 50 次左右后便不可逆地衰老死亡,而成年人的成纤维细胞则只能传 15～30 代(图 3-12-1)。后来,人们将这一发现称为 Hayflick 界限。

进一步的研究发现,不同种生物寿命的长短与培养细胞的寿命有对应关系。也就是说,哪种动物的寿命长,它的细胞在体外也能较长时间生长。例如,有一种乌龟能活到 170 多岁,它的细胞在体外培养时,可传代 100 次;相反,小鼠的寿命只有 3 年左右,它的细胞在体外培养时,只可传代 15～28 次。表 3-12-1 是人和部分生物的细胞体外培养后能传代的次数。

研究细胞体外衰老过程中还发现一些有趣的现象。例如,将年轻细胞的细胞质抽出来放进衰老细胞中,衰老的细胞不产生分裂;而将衰老细胞的细胞质放进年轻细胞内,年轻细胞则照样分裂。这说明,细胞衰老后会失去分裂能力,而决定这种能力的是细胞核而不是细胞质。

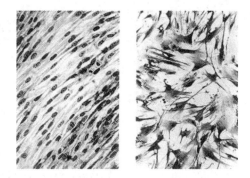

图 3-12-1　体外培养的人成纤维细胞的生长形态
左:人胚胎来源的成纤维细胞;
右:成年人来源的成纤维细胞

表 3-12-1　不同物种成纤维细胞体外培养传代次数比较

物种	传代次数
龟	90～125
人(胚胎)	40～60
人(新生儿,少年)	20～40
人(成年人)	10～30
小鼠	14～28

三、细胞衰老的表现

细胞衰老时,主要表现为形态结构和生化方面的改变。在此基础上,细胞的适应能力、维持细胞内外环境的能力等生理功能均逐渐下降。

(一)细胞衰老时的形态变化

1. 细胞膜　细胞膜分子流动性减弱。膜中磷脂分子含量减少,使得胆固醇和磷脂比值升高,细胞膜分子黏性增加,流动性降低。常见到细胞膜的脂质过氧化反应加剧,使细胞的兴奋性降低,离子转运效率下降。

2. 细胞质　首先,细胞质内的水分逐渐减少,使得细胞体积变小、皱缩。其次,细胞质内色素颗粒等代谢产物沉积逐渐加剧。例如,脂褐素(又称老年色素)在衰老的神经元、肝、肾、皮肤等细胞中的沉积随着年龄增大而增加。从外观看,皮肤老年斑就是一个皮肤细胞中色素沉积的典型代表。在光镜下,脂褐素等一类色素常表现为棕褐色的团块。第三,线粒体在衰老细胞中常表现为数量增多,体积增大。膨大的线粒体在电镜下显示出内部结构松散,内膜上的嵴排列趋于紊乱。其他细胞器如内质网、高尔基复合体、溶酶体甚至细胞骨架等也有不同程度的改变。

3. 细胞核　细胞衰老时细胞核最明显的改变是核膜内陷,其中以神经细胞表现最明显,严重时可导致核膜崩解。另一改变是染色质固化,光镜下就能看到,电镜下更清楚。

（二）生化方面的改变

1. 遗传物质　DNA 的复制和转录全面受到抑制。线粒体 DNA 残缺，甲基化程度降低。端粒 DNA 丢失。由于 DNA 复制和转录都受到了限制，RNA 也呈现全面下降之势，尤其以 mRNA 和 tRNA 最为明显。

2. 蛋白质　蛋白质合成率下降，质量不佳。例如，衰老细胞中的蛋白质常常出现糖基化、氨甲酰化、脱氨基等异常化学修饰，使得蛋白质的稳定性、功能有效性下降。另外，衰老细胞中自由基增加，自由基可使蛋白质肽链断裂，蛋白质交联变性。衰老细胞中酶的活性中心易遭受氧化、金属离子丢失，酶分子的二级结构溶解度、等电点发生改变，酶的活性越来越低。

▣ **拓展知识 3-12-1　细胞衰老的表现**（微课）

四、细胞衰老的相关基因

生物为什么会衰老是个十分有趣的问题。为此，不少学者进行了艰难而又执著的研究，先后有上百种学说去试图说明衰老的机制。遗憾的是，至今仍无一种学说得到学术界的一致公认。这可能的原因是生物衰老的机制本身就太复杂，也可能是生物衰老的机制是由多种机制共同形成的，只不过重要程度有差异罢了。近年来，学术界对基因与衰老的关系越来越重视，因此，本章将重点介绍。在此基础上，选择性地介绍其他学说。

（一）促进衰老的基因

研究发现，细胞衰老时有些基因表达特别活跃，人们有理由怀疑它们与促进衰老有关。

1. *p16* 基因　该基因是 1994 年发现的。基因全长 8.5 kb，包括 3 个外显子，编码相对分子质量 16×10^3 的蛋白质，称为 P16 蛋白。这种蛋白质能作用于细胞周期一种重要的蛋白激酶——CDK4，它抑制该酶的活性，使得细胞无法完成分裂过程。在肿瘤细胞中，该基因的表达能力大为降低，使得肿瘤细胞得以增殖。因此，长期以来，*p16* 基因被认为是一种肿瘤抑制基因（抗癌基因）。但是近年来人们又有了新的发现。它在衰老细胞中持续性高表达，可达到年轻细胞的 10～20 倍。有人将该基因导入人的成纤维细胞中，细胞迅速向衰老发展；而抑制它的表达，细胞的增殖和 DNA 修复能力再呈现增强之势，衰老表征延迟出现。目前认为，*p16* 基因不仅与衰老有关，而且还可能是促进细胞衰老的主要基因。

p16 基因的表达与一种称为 *Rb* 基因（也是一种抗癌基因）的表达密切相关。*p16* 基因表达上调时，*Rb* 基因则功能下调；反之，*Rb* 基因功能下调时，*p16* 基因表达则上调。还有人认为，*Rb* 基因、*p16* 基因、细胞周期蛋白及 CDK 共同在细胞内组成一个负反馈调节系统。

2. *p21* 基因　*p21* 基因是近年来发现的又一促进衰老的基因。该基因所表达的 P21 蛋白能够与多种细胞周期蛋白结合，抑制其活性，使细胞的周期活动停止在 G_1 期，无法完成分裂活动。正因为这样，*p21* 基因一直也被看成是一种抑癌基因。但现在认为，有些抑癌基因还兼有促衰老作用。*p21* 基因诱导细胞衰老可能与活性氧（ROS）有关。有研究发现，*p21* 基因可以增加正常成纤维细胞和 *p53* 基因阴性肿瘤细胞内的 ROS 水平，而 ROS 抑制剂 N-乙酰半胱氨酸又能够延缓 *p21* 诱导的衰老，这似乎表明 *p21* 基因通过 ROS 积聚机制诱导衰老。最近还有研究表明，*p21* 基因细胞周期抑制因子对干细胞衰老具有双重作用。一方面，*p21* 基因可以阻止急性损伤的干细胞进入不适当的周期，从而起到保护成熟干细胞的作用；另一方面，对于老化端粒功能异常的小鼠，*p21* 基因的激活会损伤其干细胞功能、缩短其存活时间。

3. *MORF4* 基因　*MORF4* 基因属于人体基因组中 MORF 相关基因（MRG）家族，该家族有 6 个成员。*MORF4* 基因位于染色体 4q33-34.1。目前认为，*MORF4* 基因能够促进衰老的机制是通过抑制 *MRG15* 基因实现的。蛋白质组学研究发现，*MRG15* 基因是哺乳动物基因中唯一的、与组蛋白脱乙酰基酶和组蛋白乙酰基转移酶都有联系的基因。已发现 *MRG15* 基因能活化原癌基因 *B-myb* 基因的启动子，从而启动细胞由 G_1 期进入 S 期，促进细胞增殖。由于 *MORF4* 基因可能抑制了 *MRG15* 基因的作用，使细胞增殖减少而开始衰老。

另外,某些与老年性退行性病变有关的基因也可看成衰老基因。例如,阿尔茨海默病(Alzheimer's disease,AD)患者的某些神经细胞中有 β 淀粉样蛋白沉积,编码这种蛋白质的基因被认为是一种促衰老基因。用这种基因制作转基因动物,与正常鼠交配后所得到的子代有 1/2 出现阿尔茨海默病症状,脑细胞中同样呈现 β 淀粉样蛋白斑块形成、学习记忆力下降等情况。

抑癌基因似乎都兼有促进衰老的作用,这好像给身体健康带来了负面影响。但仔细分析发现并不全是这样。在肿瘤发生上,由于抑癌基因的作用,细胞不能进入分裂而进入衰老状态,使得肿瘤的发生得到遏制。所以,有许多学者都认为,衰老实际上是一种机体防止肿瘤发生的保护性措施

(二) 抗衰老基因

既然有促进衰老的基因,当然也有抗击衰老的基因,有矛就有盾。人们将抗衰老有关的基因统称为"抗衰老相关基因"。现将它们的部分代表介绍如下。

1. *p53* 基因 *p53* 基因编码的 P53 蛋白是一种肿瘤抑制因子。该因子能诱导短暂地使肿瘤细胞周期停止或凋亡,从而发挥其阻止癌症发展的作用。因此,*p53* 基因也被认为是抗癌基因。但随着研究工作的深入,人们发现该基因对体外培养的人正常二倍体成纤维细胞衰老分子有明显的抗击作用,它可以诱导终末细胞周期停止。由此可见,不管是肿瘤细胞还是正常细胞,P53 蛋白的上调都可以停止运行它们的细胞周期,虽然可能不是持久的。正常细胞中 P53 蛋白水平较低,而在应激状态下 *p53* 基因转录后修饰途径直接启动,细胞核中 P53 蛋白表达量迅速增加。然而,当应激对组织造成了严重的或不可逆的损伤时,*p53* 基因则可以启动凋亡机制,以清除受损细胞。目前,氧化损伤被认为是衰老退行性改变的重要原因,因为 *p53* 可能通过减轻氧化应激的机制,发挥延长细胞生命周期的作用。由于上述特点,*p53* 基因也被认为能延长生命,即长寿基因之一。

2. *APOC3* 基因 *APOC3* 基因编码的蛋白叫载脂蛋白 C3(APOC3)。APOC3 是极低密度脂蛋白(VLDL)的主要成分。VLDL 内含丰富的坏胆固醇,常可诱发动脉粥样硬化、冠心病等心脑血管病。高密度脂蛋白(HDL)中也有 APOC3 蛋白,但 HDL 一般认为不但不会诱发反而会改善心脑血管病。2006 年,Atzmon 等试图从 214 名超过 100 岁的德系犹太人中找出长寿的遗传学线索,研究最终发现了一个基因的多态性位点的频率分布与年龄呈现明确的关系,这个多态性位点发生在 *APOC3* 基因的启动子区域。启动子是控制基因转录开始的一段 DNA 序列。长寿老人这一段 DNA 序列的碱基发生了改变。具体的改变是碱基 C(胞嘧啶)代替原来的碱基 A(腺苷酸)。*APOC3* 基因多态性位点 CC 基因型的频率在百岁老人中占 25%,而一般人中只有 10% 左右。这一结果提示,*APOC3* 基因的这种 CC 基因型既可能有利于心血管的健康,也可以促进长寿。研究还显示,长寿老人的这种基因型可以遗传给后代,这就部分解释了为什长寿老人的后代的寿命也可相对长的道理。

3. *SOD* 基因 *SOD* 基因编码的蛋白质是一种酶,即超氧化物歧化酶(SOD)。Rose 等培养出了一种寿命几乎 2 倍于野生型的果蝇(drosophila)。他们发现,此种果蝇体内的脂与糖原的储存较多,而且含有活性很高的 SOD。还有人制备了含 *SOD* 基因与过氧化氢酶基因的转基因果蝇,发现在所得转基因株中 SOD 活性比野生型高 26%,过氧化氢酶活性高 73%。转基因株不仅平均寿命延长 1/3,而且最高寿限亦有所延长。同时也发现,与增龄相关的 DNA 与蛋白质的氧化损伤现象减轻,对 X 线照射的抵抗力增强,代谢潜力增强了 30%。因此,人们有理由相信 SOD 与抗衰老关系密切。现在已基本公认 *SOD* 基因是一种抗衰老基因,也称长寿基因。过氧化氢酶也是抗衰老的主力军,它和 SOD 共同起到相得益彰的作用。

那么,*SOD* 基因抗衰老的机制究竟是怎样的呢? 近年真菌、昆虫、蠕虫等生物的研究表明,抗氧化酶类的缺乏可能是短寿的分子基础。在对高等生物的研究中发现氧化还原酶类活性随增龄而降低,长寿种群常伴有丰富的超氧化物歧化酶(SOD)和过氧化氢酶。当氧化还原酶类活性降低后,氧自由基的破坏作用加大,细胞的衰老速度加快。

必须指出,有人在小鼠中转入 *SOD* 基因后,不仅未见到延长寿命,相反有降低免疫力等副作用。这种

现象是否表示衰老的发生机制在不同的物种中可能存在差异,还有待进一步的研究。

五、细胞衰老的其他学说

(一) 遗传决定学说

遗传决定学说(genetic program theory)认为衰老是遗传上的一个程序化过程。也就是说,在生物体的细胞内的遗传物质中,存在一系列特定的、类似"生物钟"一样的基因元件,它们按照内在的预先编制程序,控制着细胞的生长发育、衰老死亡。当生命进程到某一个时间段,它们开始活跃起来。通过转录相应的 RNA、合成促进衰老的蛋白质或遏制抗衰老蛋白的作用,细胞走向衰老。如果程序出现错误,这些基因早早活跃地表达,则人过早衰老。临床上有一种罕见的病,称为儿童早老症(premature senility, Hutchinson-Gilford syndrome)。患该病的小孩在 1 岁时出现明显的衰老,12 ~ 18 岁即夭折。成人早衰症(Werner syndrome)患者平均 39 岁时出现衰老,47 岁左右生命结束。早衰症的患者往往具有明显的家族性。这些都使人们不得不联想到,衰老在一定程度上是由遗传决定的。

(二) 自由基学说

所谓自由基(free radical)是指那些在原子核外层轨道上具有不成对电子的分子或原子基团。所谓未成对电子,是指在原子或分子轨道中未与其他电子配对而独占一个轨道的电子。如 AB 两个原子各提供一个电子通过共价键形成一个分子 A∶B,这两个电子是配对的。如果在化学反应中发生了均裂,A 和 B 各带走一个电子,它们就是未成对电子。A·和·B 就称为自由基。

$$A∶B \rightarrow A· + ·B$$

常见的自由基成员有:超氧阴离子自由基($·O_2^-$)、羟离子自由基($·OH$)、过氧化氢的氢自由基($·OH$)、脂质自由基($·L$)、脂质过氧化自由基($·LOO$)、有机自由基($R·$)及有机过氧化自由基($ROO·$)等。

那么这些自由基从哪里来的呢? 在正常条件下,人体内自由基的产生有两方面:一是环境中的高温、辐射、光解、化学物质等引起的外源性自由基,二是体内各种代谢反应产生的内源性自由基。内源性自由基是人体自由基的主要来源,其产生的主要途径有:①由线粒体呼吸链电子泄漏产生。②由经过氧化物酶体的多功能氧化酶(MFO)等催化底物羟化产生。此外,机体血红蛋白、肌红蛋白中还可通过非酶促反应产生自由基。自由基主要是有氧代谢副产物。

自由基的是一类高度活化的分子,适量的自由基对人体有不少生理作用。例如,线粒体的氧化还原反应、白细胞对病原微生物及对肿瘤细胞的杀伤作用都需要超氧阴离子帮助。但是由于自由基活性强,容易与细胞内的生物大分子发生反应。过量的自由基会对许多细胞组分造成损伤。它们能使质膜中的不饱和脂肪酸氧化,从而使膜内酶活性破坏、膜蛋白变性、膜脆性增加、膜结构发生改变,因而膜的运输功能紊乱以至丧失;它们还能将蛋白质中的巯基氧化而造成蛋白质发生交联、变性,使酶失活。另外,它们还能使 DNA 链断裂、交联,碱基羟基化及碱基切除等,从而对 DNA 造成损伤。有人认为在衰老的原因中,99% 是由自由基造成的。过量自由基对细胞造成这么多损伤,细胞无法避免衰老的发生。

有必要指出,机体内并不是没有办法阻止自由基任意妄为。研究表明,机体有一整套自由基清除系统。该系统主要由抗氧化剂承担主角的责任。抗氧化剂有两大类,一是酶类,二是非酶类。前者如谷胱甘肽过氧化物酶、超氧化物歧化酶、过氧化物酶及过氧化氢酶,后者如谷胱甘肽、维生素 C、维生素 E、半胱氨酸、辅酶 Q 等。如果体内清除自由基的酶类或抗氧化物质活力下降或含量减少,细胞衰老才会加速。因此,人,特别是中老年人,适当补充抗氧化剂,或许有助于提高自由基清除系统的活力。

(三) 端粒缩短学说

1. 端粒 端粒(telomere)是位于真核细胞染色单体两端的特殊结构,主要由一段 DNA 分子碱基序列和结构蛋白组成。端粒对维持染色体稳定和细胞的其他一些生物学行为有重要意义。

我们知道，一条染色单体是一个DNA分子，一个DNA分子有两条互补的单核苷酸链，两条单核苷酸链的走向相反，一条从5′→3′，另一条从3′→5′。研究发现，人体细胞中，单核苷酸链的3′末端碱基序列中富含T和G，并且形成多个TTAGGG的重复序列。与此相对应的互补的那条单核苷酸链5′碱基序列中富含C和A，并且形成多个CCCTAA的重复序列。另一个特点是3′末端的单核苷酸碱基序列比5′末端的单核苷酸碱基序列长（一般认为可多出上百个碱基，有人称为3′单核苷酸倒挂）。所以，两条互补的单核苷酸链末端的碱基序列不是对齐的。这就好像两根一样长的铁丝，不对等相拧时，最后会出现长短不一两个末端的道理一样。所不同的是，真核细胞在分裂间期时，每个DNA分子的两条单核苷酸链末端并不是游离状态，而是端粒处形成一种称为T环的套索状结构。在这种结构中，3′端多出的部分被巧妙地插入到双链区域中（图3-12-2）。由于单核苷酸链末端呈游离状态时，很容易彼此相互粘连，细胞分裂时会造成遗传物质不能正确分配到子代细胞中等重大事件，而T环结构能防止这类事件发生，因此，具有重要的生物学意义。

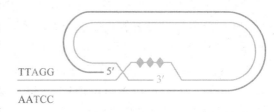

图3-12-2　端粒结构示意图

细胞分裂前，DNA要进行复制，在酶的帮助下，双链松开，T环也将松开，以便复制。

1990年，有人测定了不同年龄段的人成纤维细胞中的端粒长度，结果发现端粒长度随年龄增长而下降。同时发现在体外培养的成纤维细胞中，端粒长度也随分裂次数的增加而下降。在这些研究的基础上，逐渐形成了端粒缩短学说，或称"端粒钟（telomere clock）学说"。该学说认为，端粒随细胞的分裂不断缩短，当端粒长度缩短到一定阈值时，细胞就进入衰老过程。1998年，Wright等人提供了更令人信服的证据。他们将人的端粒反转录酶亚基（hTRT）基因通过转染，引入正常的人二倍体细胞（人视网膜色素上皮细胞和包皮成纤维细胞），发现表达端粒酶的转染细胞分裂旺盛，端粒长度明显增加，作为细胞衰老标志的β半乳糖苷酶活性则明显降低。这些高表达端粒酶的细胞比正常细胞至少要多传20代，而且保证其核型的正常。有人推断，人类胚胎细胞中每个端粒含有8 000~10 000 bp，出生后降至5 000~10 000 bp。淋巴细胞每分裂一次，可减少50~100 bp。因此，当细胞分裂若干次后，端粒碱基序列所剩无几，无法形成T环结构，失去保护染色体末端的能力，染色体随机易位融合，细胞增殖能力大受影响，进入老化状态，甚至发生癌变。

从人外周血白细胞端粒变化与增龄关系的研究中，还发现相同年龄组的成年男性的端粒长度长于女性。但随着年龄的增加，男性端粒长度的缩短速率却比女性快，平均每年多缩短3 bp。这也许是从分子水平认识女性寿命往往比男性寿命长的道理之一。

2. 端粒酶　细胞每分裂一次，端粒就会缩短一些，机体有没有什么机制来防止这种现象发生呢？研究发现有一种酶能阻止端粒的缩短。这种酶就是下面将要介绍的端粒酶（telomerase）。

端粒酶是由RNA和蛋白质共同组成的核糖核蛋白酶。哺乳动物细胞端粒酶全酶的中心由两个亚基组成。人类细胞中的催化亚基称为hTERT，另一亚基是hTR。该酶最大的特点是具有反转录的性质，即能以自身的RNA序列为模板反复延伸端粒的重复序列。

细胞每分裂一次因端粒缩短而趋向老化，端粒酶因能防止端粒缩短而防止细胞因分裂而趋向老化。换句话说，细胞要"长生不老"，基本条件之一是端粒酶始终要活跃地存在。但令人遗憾的是，人出生后（其他生物也类似）除了极少数几种细胞（如生殖细胞、干细胞）外，其他细胞中都几乎测不出端粒酶的存在。所以在正常情况下，细胞的衰老是不可避免的。

肿瘤细胞是一种病态细胞，它可以无限次数地分裂而不显衰老迹象。端粒酶被发现后，人们开始注意它与肿瘤细胞的关系。实验证明，端粒酶的活跃存在果然是大多数肿瘤细胞获得永生化的主要原因。这一重大研究成果，使人们对诊断和治疗肿瘤又多了一条很好的新思路。

然而,也有研究并不支持这一学说。Carman 等发现,在二倍体的仓鼠胚胎细胞分裂的各个阶段,细胞始终表达端粒酶,其端粒长度亦保持恒定,但在经过20～30代的分裂后,细胞仍然会进入衰老状态。另外,某些小鼠终生保持较长的端粒,但并未因此获得较长的寿命。由此看来,端粒与衰老的关系也许存在生物种群差异。

(四) 代谢废物积累学说

代谢废物积累(waste product accumulation)学说是指由于细胞功能下降,既不能将代谢废物及时排出胞外,又不能将其降解与消化,从而造成代谢废物(可以看成就是细胞内的垃圾)越积越多的过程。代谢废物在细胞中占据的有效空间越来越大,严重影响了细胞的正常生理功能,最终引起细胞的衰老。哺乳动物细胞中脂褐质的沉积是一个典型的例子。脂褐质是一些长寿命蛋白质和DNA、脂类共价缩合形成的巨交联物,次级溶酶体是形成脂褐质的场所,由于脂褐质结构致密,不能被彻底水解,又不能排出细胞,结果在细胞内沉积增多,阻碍细胞的物质交流和信号传递,最后导致细胞衰老。阿尔茨海默病也以同样道理造成β 淀粉样蛋白沉积,病情逐步加重。

细胞衰老的原因及其机制是非常复杂的,虽然关于衰老的研究已引起人们广泛的关注,近年来对其分子机制的探讨也取得了一些突出的、很有意义的成果,但要真正揭示衰老的机制和本质,显然还有很长的路要走。

第二节 细 胞 死 亡

细胞死亡(cell death)是指细胞生命现象的终结。

一、细胞死亡的原因

细胞死亡的具体因素虽然很多,但归纳起来无非是两大类,即内因和外因。内因是指发育过程所必须或衰老所致的自然死亡(又称正常死亡),而外因则指的是机体病理状态,如创伤、缺血、缺氧等。物理因素如高温与超低温、高渗与低渗、射线等,化学因素如化学毒物,生物因素如细菌和病毒的感染等。这些因素作用细胞时,超过了细胞所能承受的限度或阈值而导致的死亡,又称非正常死亡。

二、细胞死亡的形式与特征

细胞死亡的进程可以很快,如剧烈的理化因子可使细胞瞬间死亡,这种死亡使细胞难以出现渐进性改变。但在许多情况下,由于非剧烈因素的作用,细胞死亡有一定的发展过程。尤其从细胞衰老到细胞死亡更是一个明显的渐进过程,常有特征性的形态改变。由于细胞死亡原因的多样性,细胞死亡时形态改变的过程和程度也不一样。根据细胞死亡模式的差异,可将细胞死亡分为三种形式,即细胞坏死、细胞凋亡和细胞自噬性死亡。必须指出,细胞死亡形式是人为划分的,它们之间虽然有明显的界定,但彼此之间并不是没有任何联系,有些时候联系还很紧密。例如,细胞凋亡可以转化为细胞坏死。以下是细胞三种死亡形式的特征。

1. 细胞坏死 细胞坏死(necrosis)一般认为是病理原因造成的,是一种无规则的细胞死亡形式。通常,受到严重和急性的损伤(如急性缺氧和突然的营养供给不足),严重的物理化学伤害(热、清洗剂、强碱、辐射等)都会引起细胞坏死。细胞坏死时细胞膜和细胞质中细胞器的膜都发生破裂,细胞质外溢。细胞核在坏死过程中的主要变化为:①核浓缩,即核体积变小,染色质浓缩、深染。②核碎裂,即核染色质凝集,崩解呈碎粒状聚集在核膜处,随着核膜的破裂,染色质的颗粒直接分散于胞质中。倘若细胞膜亦破坏,则核碎粒就可分布于细胞外。③核溶解。

细胞坏死时,细胞解体的同时释放出内含物,很容易引起周围组织发生炎症。在炎症区域的修复过程中常伴有组织或器官的纤维化,也可以形成瘢痕。

　　长期以来,一直都认为细胞坏死是一个被动死亡的过程。但近年来的研究发现,一些蛋白质参与了细胞坏死过程的信号调控,换句话说,细胞坏死也可能有机体主动参与的因素。例如,有人在研究中发现致炎因子,如 TNF-α,与受体结合后,受体可作用于蛋白激酶-3(RIP3)。RIP3 是一个蛋白酶家族。RIP3 和另一家族成员 RIP1 及一种称为 MLKL 的蛋白激酶结合,三者共同形成一种叫做坏死开始体(necrosome initiation)的复合物。该复合物中的 RIP3 可使 MLKL 的氨基酸磷酸化,从而使原来的坏死开始体演变成坏死活化体(necrosome activation),随后细胞进入坏死状态(图 3-12-3)。

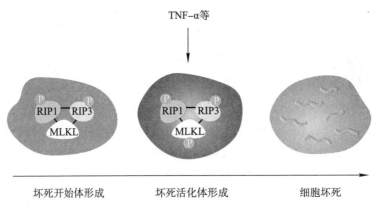

图 3-12-3　通过细胞信号转导引起的细胞坏死

　　2. 细胞凋亡　相关知识将在第三节详细介绍。

　　3. 细胞自噬性死亡　细胞自噬性死亡指的是细胞通过自噬的方式导致自己死亡。所谓自噬(autophagy),是指细胞质内受损或功能退化的细胞器(如线粒体)或蛋白质等大分子物质被包裹分隔,最后与溶酶体融合、内容物被消化分解的过程。自噬普遍存在于真核生物细胞中。自噬开始时,细胞质中会出现游离的膜性结构,称为前自噬体(pre-autophagosome)。前自噬体逐渐发展,慢慢包裹那些受损、衰老的细胞质,形成具有双层膜结构的囊泡状结构,称之为自噬体(autophagosome)。自噬体的双层膜怎么来的还有不同的看法,有人认为来自粗面内质网,也有人认为是胞质内新合成的。自噬体会慢慢向溶酶体靠拢,其外层膜与溶酶体的膜融合,内层膜和包裹的内容物进入溶酶体腔。这样的结构叫自噬溶酶体(autophagolysosome)(图 3-12-4)。自噬体内容物在自噬溶酶体内被消化分解,大部分分解物被细胞重新利用,极小部分无法分解者以代谢废物的形式长期留在细胞内。如果自噬现象过于强烈或过于频繁,则可严重破坏细胞内环境,导致细胞死亡。这种细胞死亡称作细胞自噬性死亡。

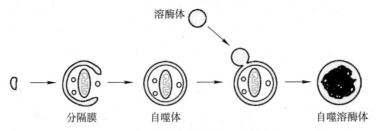

图 3-12-4　自噬溶酶体的形成过程

　　细胞自噬性死亡在生理上有重要意义。例如,它可以清除细胞内衰老的细胞质成分,有利细胞新陈代谢;通过自噬性细胞死亡的形式可以去除毒素和微生物感染。在肿瘤的发生过程中,自噬可能有正负两方面的作用,正面作用是细胞癌变前有些致癌蛋白等大分子物质经过自噬过程后被分解,从而丧失了致癌能力；负面作用是当癌变成为现实后，癌细胞通过自噬作用可获得急需的营养物质，促进其生长。还有报道说，自噬可以保护某些肿瘤细胞免受放疗及化疗的损伤。

近年来发现，帕金森病的发生与自噬也有较密切的关系。帕金森病患者脑内黑质纹状体区域的细胞，最显著的改变是胞质内堆积了一类称为 α- 突触核蛋白（α-synuclein）的蛋白质和以此蛋白质为主要内容物的自噬体。在正常情况下，该自噬体由自噬溶酶体途径和泛素蛋白复合体系统降解。由于某种原因，如编码 α- 突触核蛋白的基因突变，使 α- 突触核蛋白和自噬体进入自噬溶酶体过程受阻而在细胞内堆积，堆积物区域在病理上称为 Lewy 体（Lewy body）。

研究发现，有不少基因编码的蛋白质参与了自噬的过程。对哺乳动物来讲，最具代表性的是 *ATG* 基因编码的蛋白质。有些细胞信号通路也是自噬过程的调节者。目前比较公认的有 mTOR 信号转导通路。

◆ 拓展知识 3-12-2　细胞死亡的三种方式（微课）

第三节　细 胞 凋 亡

一、细胞凋亡的概念与特征

细胞凋亡的英文单词是"apoptosis"。这个词来源于希腊语，"apo"意为"分离"，"ptosis"指花瓣或树叶的脱落、凋零。从字面看，细胞凋亡意味着细胞像秋天的树叶从树上无声地落下来一样悄悄地死去。1972 年，Kerr 提出细胞凋亡的概念。对它的定义，现在较一致的看法是：细胞在一定的生理或病理条件下，由于基因本身活动规律而导致自己结束其生命的过程。由于细胞的这种死亡在很多情况下好像预先在基因密码中已经决定，所以细胞凋亡亦被称作细胞程序性死亡（programmed cell death，PCD）。但有些学者认为将两者完全等同并不合适，细胞凋亡与 PCD 有一定区别。PCD 主要是一个功能性概念，常指一个多细胞生物体中，某些细胞的死亡是个体发育中一个预定的并受到严格控制的正常生命内容。而凋亡是一个形态学概念，多指与细胞坏死不同的受到基因控制的细胞死亡形式。细胞凋亡并非都是程序化的。此外，细胞凋亡也可见于 PCD 之外的病理状态，如抗癌药所致的癌细胞死亡、循环负荷过重引起的细胞死亡等。

（一）细胞凋亡的形态学改变

细胞发生凋亡时，形态学的变化可以出现在细胞膜上或细胞质中，也可以出现在细胞核中，其中以细胞核的变化最为显著。

1. 细胞膜的变化　细胞凋亡时，如果该细胞表面有微绒毛、细胞突起等特殊结构，都将逐渐消失。细胞膜隆起了一个一个包，膜表面平坦光滑的地方很少。但细胞膜仍保持完整，开始阶段功能也没有明显受损，例如，细胞膜的选择通透性仍然保持。一些与细胞间连接有关的蛋白质从凋亡细胞的细胞膜上消失，但新出现了一些生物分子如磷脂酰丝氨酸（phosphatidylserine）等，这些分子可能与凋亡细胞的清除过程有关。随着凋亡的进展，细胞膜鼓包越来越大、越来越拥挤，细胞膜的功能也越来越差。

2. 细胞质的变化　细胞凋亡时因细胞膜的功能逐渐减退，细胞内的水出去多，细胞外的水进来少，所以细胞容易脱水。凋亡细胞的细胞质明显浓缩，其中的细胞器也发生不同程度的变化，尤其是线粒体和内质网较明显。凋亡早期，可观察到细胞内线粒体水肿，嵴增多，接着线粒体出现空泡化、嵴散乱。多数情况下，凋亡细胞内的内质网腔膨大，腔内电子密度降低。凋亡细胞原有的疏松、有序的细胞骨架结构也变得致密和紊乱。细胞骨架的改变是细胞膜起泡的基本原因，也是随后细胞碎裂的物质基础。

3. 细胞核的变化　凋亡细胞的细胞核会发生非常明显的形态学变化，最典型的代表是可以见到新月状、花瓣状等形态的核（图 3-12-5）。这种核形成的原因是 DNA 在核小体连接处断裂并形成核小体片段，片段向核膜下或中央部异染色质区聚集，浓缩成电子密度很高的染色质块，这些染色质常形成新月状等外观。染色质进一步聚集可使核膜在核膜孔处断裂，形成核碎片。

4. 凋亡小体　所谓凋亡小体指的是细胞凋亡以后形成的碎块,这些碎块被生物膜包裹,包裹的碎块内部既有细胞质成分,也有细胞核成分(图 3-12-6)。凋亡小体是细胞凋亡碎裂后特殊的表现形式。凋亡小体形成的机制可能有三种:①发芽脱落。凋亡细胞内聚集的染色质块形成大小不等的核碎片后,整个细胞通过发芽(budding)、起泡(zeiosis)等方式,形成一个球形的突起,并在根部绞窄脱落而形成凋亡小体。②分隔。在凋亡细胞内由内质网分隔成大小不等的分隔区,靠近细胞膜端的分隔膜与细胞膜融合并脱落形成凋亡小体。③自噬体形成。凋亡细胞内线粒体、内质网等细胞器

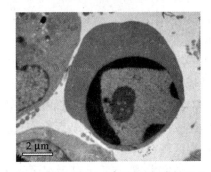

图 3-12-5　凋亡细胞的透射电镜照片
显示细胞核呈"新月状"形态改变, × 6 200

和其他细胞质成分一起被内质网膜包裹形成自噬体,自噬体在与凋亡细胞膜融合后排出胞外,形成凋亡小体。有些细胞不形成凋亡小体,而仅仅发生核固缩和胞质浓缩,成为单个致密的结构,这也被称为凋亡小体。在病毒性肝炎中见到的嗜酸性小体(councilman's body)就是凋亡小体的例子。

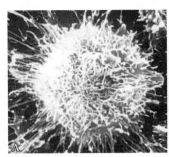
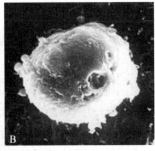
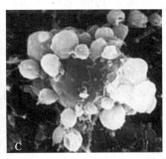

图 3-12-6　凋亡细胞表面变化的扫描电镜照片
A. 正常细胞；B. 凋亡细胞,微绒毛消失；C. 凋亡细胞,形成许多凋亡小体

(二) 细胞凋亡时细胞生化的改变

1. DNA 断裂成规律性片段　如同第十章细胞核中所介绍,DNA 分子会和组蛋白一起构成一个一个的核小体(nucleosome)。每个核小体包括约 200 bp 的 DNA、8 个组蛋白分子构成的八聚体及另一个分子的组蛋白(H1)。200 bp 中约用了 146 bp 去缠绕八聚体,缠了 1.75 圈。剩余的约 60 bp DNA 连接在两个核小体之间,途中,还结合着一个 H1 组蛋白分子。因此,1 个 DNA 分子会构成含有很多核小体的"核小体串"。细胞凋亡时,细胞的内源性核酸内切酶(endonuclease)活化,该酶能切断 DNA 分子,但切断的位置很特别,只特异地选择在两个核小体的连接区切断 DNA 链。这样一来,DNA 就会断裂形成长度为 180 ~ 200 bp 整数倍的片段。这些片段在进行琼脂糖凝胶电泳时,会表现出特征性的梯状条带,称为 DNA 梯状条带(DNA ladder)(图 3-12-7)。尽管不是所有凋亡细胞都会出现典型 DNA 梯状条带,人们仍把它作为细胞凋亡最典型的生化特征之一。

2. 细胞凋亡中的蛋白酶　细胞凋亡的发生和发展,主要是通过多种蛋白酶控制的,蛋白酶级联切割可能是凋亡最关键的过程。因此,有学者提出蛋白酶的作用是凋亡机制的核心部分。控制凋亡的蛋白酶有多种,如胱天蛋白酶、分裂素及钙蛋白酶等。现重点介绍胱天蛋白酶。胱天蛋白酶(caspase)又称半胱天冬酶、胱冬肽酶、胱冬酶等。胱天蛋白酶是一个酶家族,目前已发现了该家族中共有

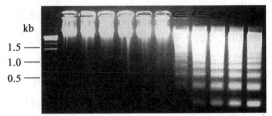

图 3-12-7　凋亡细胞 DNA 凝胶电泳时所见
"DNA 梯状条带"影像

15 个成员,分别以 caspase-1 到 caspase-15 标识。该酶家族的英文名 caspase 由来自半胱氨酸英文名 cysteine 的第一个字母、天冬氨酸英文名 aspartic acid 前两个字母及蛋白酶英文名 protease 第一个和后三个字母组合而成。该酶富含半胱氨酸,是一种很专一的蛋白酶。该酶被激活后能特异性地切断靶蛋白中天冬氨酸残基的肽键,达到分解蛋白质的目的。

在细胞中,该酶常以酶原形式存在,当细胞接受凋亡信号刺激后才被激活。一旦该酶被激活,细胞凋亡的信号便迅速在细胞内传递开来,产生难以逆转的凋亡效应。该酶的各个成员在凋亡过程参与的时间、机制不尽相同,但目标均一致,促进细胞凋亡。

3. 细胞质 Ca^{2+}、pH 的变化 细胞凋亡时,细胞质内 Ca^{2+} 升高较快且持续时间长。升高的原因一是胞内 Ca^{2+} 库释放 Ca^{2+},二是胞外 Ca^{2+} 内流增多。细胞凋亡时,胞内的 H^+ 也发生明显变化。用地塞米松诱导巨噬细胞凋亡时,可观察到胞质内的 pH 先是急速升高,之后又缓慢降低,胞质逐渐碱化。这表明胞质碱化和酸化均能影响细胞凋亡。前者可能与细胞凋亡的启动有关,而后者可能是细胞凋亡的必然结果。

有研究认为,Ca^{2+} 能通过两条途径诱导细胞凋亡。一是胞内 Ca^{2+} 库释放,胞外 Ca^{2+} 内流使胞质内 Ca^{2+} 持续升高,作为凋亡信号启动凋亡;二是 Ca^{2+} 的释放打破了细胞内结构的稳定,使细胞凋亡系统的关键成分与正常时不能接触到的基质发生反应,从而触发凋亡。胞内的 H^+ 和 Ca^{2+} 一样,其浓度对细胞的生理活动影响重大。

4. 线粒体生化的改变 细胞凋亡时细胞质中的细胞器也是凋亡的主要目标。尤其是线粒体,会发生一系列显著的变化:①线粒体呼吸链受损,能量代谢受到破坏,导致细胞凋亡;②线粒体释放细胞色素 c(cytochrome c,Cyt c),Cyt c 是前述的胱天蛋白酶家族的激活物;③线粒体产生很多超氧阴离子,并通过链式反应形成活性氧(ROS)。当 ROS 水平较高时,使得线粒体膜通透性转换孔(mitochondrial permeability transition pore,MPTP)开放,也可使 Cyt c 外漏,启动 caspase 的级联活化,催促细胞凋亡的发展。MPTP 是一种电位依赖性阴离子通道。线粒体内、外膜之间绝大部分并不接触,但在某些区域,两者之间互相靠拢并形成一条称之为 MPTP 的通道。MPTP 通道的开放可导致呼吸链解偶联。它的开放抑制剂,如环孢素,能够阻断细胞凋亡,表明该通道在凋亡过程中具有重要作用。

(三) 其他形式的细胞凋亡

1. 细胞失巢凋亡 失巢凋亡是又一种形式的细胞程序性死亡,是指细胞与细胞外基质和其他细胞脱离接触而诱发的死亡。正常的上皮或内皮细胞具有黏附依赖性,其存活依赖于细胞外基质及细胞与基质间的信号传递,称为锚定依赖。正常上皮细胞或部分不具备转移能力的实体瘤细胞,虽然从原位脱落进入血流或离开血管跑到了某器官、组织,但仍会引发细胞凋亡。这种在脱离原来生存环境的特殊情况下发生的细胞凋亡称为失巢凋亡。这种现象在某些分化生长周期短、组织更新快的细胞中表现更为明显。例如,小肠上皮是人体内更新最快的组织之一,小肠上皮细胞从基膜移动到上皮表面只需要 6~7 天的时间。小肠上皮细胞的生长和分化对基膜的依赖性也最明显。因此,一旦发生脱落,细胞就很容易发生凋亡。在体外培养的情况下,小肠上皮细胞也很容易出现凋亡现象,因此经常以小肠上皮细胞作为研究凋亡现象的对象。除上皮细胞和内皮细胞外,其他类型的细胞也出现失巢凋亡现象,如骨骼肌细胞、某些致瘤潜力低的黑色素瘤细胞,以及胚胎成纤维细胞等。失巢凋亡的意义在于它可以防止这些脱落的细胞种植、生长到不是它应该生长的地方。而肿瘤细胞,尤其是一些容易发生远处转移的恶性肿瘤细胞,具有极强的抗失巢凋亡特性,从瘤体上脱落进入循环系统后并不发生凋亡,从而完成转移过程。恶性肿瘤的这种抗失巢凋亡特性已经在肺癌、肠癌、卵巢癌等的癌细胞体外培养实验中得到证实。

2. 细胞焦亡 细胞焦亡(pyroptosis)时,细胞不断胀大,当超过细胞膜承受的极限时,细胞膜破裂,细胞内容物倾泻而出,产生强烈的致炎效应。这种自发性、细胞因细胞膜破裂死亡并导致炎症现象的细胞死亡叫细胞焦亡,又称细胞炎性坏死。细胞焦亡是机体的一种天然免疫反应,在抗击某些细菌性炎症中发挥重要作用。

(四) 细胞凋亡和细胞坏死的区别

通过前面的介绍,我们可以看出,细胞凋亡和细胞坏死虽然表现的形式都是细胞生命停止了活动,但机制是不同的。细胞凋亡是一种主动的、由基因决定的死亡,可以简单地理解为细胞"自杀"。在细胞凋亡过程中,细胞膜反折并包裹断裂的染色质片段或细胞器等,随后逐渐分离而形成众多的凋亡小体,并最终为邻近的细胞所吞噬。整个凋亡过程中,细胞膜的整合性保持良好,死亡细胞的内容物不会逸散到胞外环境中,因此并不引发炎症反应。细胞坏死是指细胞受到激烈的物理、化学刺激或严重的病理性刺激后,引起的细胞损伤性死亡可以简单地理解为细胞"他杀"。细胞坏死时,细胞膜发生渗漏,细胞内容物(包括膨大、破碎的细胞器以及染色质片段等)释放到胞外,导致炎症反应。两者的区别见表 3-12-2 并参考图 3-12-8。

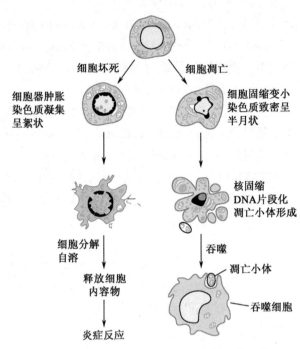

图 3-12-8　细胞凋亡与细胞坏死的形态比较

表 3-12-2　细胞凋亡和细胞坏死的区别

内容	细胞凋亡	细胞坏死
起因	生理或病理性	病理性变化或剧烈损伤
范围	单个散在细胞	大片组织或成群细胞
细胞膜	保持完整,一直到形成凋亡小体	破损
细胞核	固缩,DNA 片段化	弥漫性降解
染色质	凝聚在核膜下呈半月状	呈絮状
线粒体	自身吞噬	肿胀
细胞体积	固缩变小	肿胀变大
凋亡小体	有,被邻近细胞或巨噬细胞吞噬	无,细胞自溶,残余碎片被巨噬细胞吞噬
基因 DNA	有控降解,电泳图谱呈梯状	随机降解,电泳图谱呈涂抹状
基因活动	由基因调控	无基因调控
自吞噬	常见	缺少
蛋白质合成	有	无

二、细胞凋亡的影响因素

随着细胞凋亡在医学、生物学方面研究的深入,人们发现能诱导细胞凋亡的因素越来越多。目前,多数研究者认为,细胞凋亡的发生大致有两类因子调节。

(一) 抑制凋亡因子

1. 生理性抑制因子　如 *bcl-2* 原癌基因、突变型 *p53*、各种生长因子、细胞外基质、CD40 配体、一些中性氨基酸、锌及雌、雄激素。

2. 病毒基因　如腺病毒 E1B、杆状病毒（baculovirus）、牛痘病毒 *crmA*、EB 病毒 *BHRF1* 及 *LMP-1*、单纯疱疹病毒等。

3. 其他　线虫的 *ced-9* 基因、半胱氨酸蛋白酶抑制剂、calpain 抑制因子、促癌剂（如 PMA 等）。

（二）诱发凋亡因子

1. 生理性诱发因子　肿瘤坏死因子（TNF）及其家族中 Fas 配体（FasL）、转化生长因子 β（TGF-β）、神经递质（谷氨酸，多巴胺，N- 甲基 -D- 天冬氨酸）、Ca^{2+}、糖皮质激素等。

2. 与损伤相关的因子　热休克、病毒感染、细菌毒素、原癌基因（如 *myc*，*rel*，腺病毒 *E1A* 等）、抑癌基因（如野生型 *p53* 基因）、细胞毒性 T 淋巴细胞、氧化剂、自由基、缺血、缺氧等。

3. 与治疗相关的因子　化疗、放疗、生物治疗、中药治疗等。

4. 其他　某些细胞毒性物质，如乙醇、氧化砷、β- 淀粉样肽等。

三、细胞凋亡的分子机制

（一）凋亡相关基因

有关细胞凋亡的分子机制主要指相关参与的基因，人们将这些基因称为凋亡相关基因。随着科技的进步，这些基因被发现越来越多。目前主要的有以下几种。

1. caspase 家族　*caspase* 基因家族的情况前面已有介绍。

2. *bcl-2* 基因家族　*bcl-2* 基因是 B 细胞淋巴瘤 / 白血病 -2（B-cell lymphoma/leukemia-2, bcl-2）基因的缩写。*bcl-2* 基因不仅存在于 B 细胞淋巴瘤中，也见于许多正常组织和胚胎组织中，如神经组织、某些腺体的导管细胞、成年人和胚胎的皮肤，以及胚胎的肾与软骨组织等。*bcl-2* 基因家族包括两个作用相反的亚类：①促进细胞凋亡的，有 *bax*、*bacl*、*bcl-xs* 和 *bak*。②抑制细胞凋亡的，有 *bcl-2*、*bcl-xL*、*bfl-1*、*mbcl-x*、*bhrfl*、*1mn5-hl*、*nr-13*、*AL* 和 *mcl-1*。bcl-2 家族的蛋白氨基酸序列除了在 BH1、BH2 和 BH3 三个区段有高度保守性外，在氨基端还有一个比较保守的区段 S1，这可能是调节凋亡及蛋白质相互作用所必需的结构。大部分家族成员形成同源性或异源性多聚体，通过蛋白 - 蛋白之间的相互作用，调节细胞凋亡的结构基础，其中以 *bcl-2/bax* 的作用最重要。研究表明，bcl-2 蛋白能抑制许多因素引起的细胞凋亡，明显延长细胞的生长期，但不能刺激细胞的增殖，而 bax 的过度表达可抑制 bcl-2 功能，而促进细胞凋亡。因而认为 bcl-2 与 bax 之间的比值决定了细胞是否接受了诱导凋亡的信号，决定着接受刺激后细胞的生死。

在无凋亡信号刺激时，bcl-2 家族的大部分抗凋亡蛋白一般作为细胞器膜，如线粒体膜、内质网膜、核膜等的整合膜蛋白被隔离起来，而促凋亡蛋白则以非活性的形式定位分布于细胞基质或细胞质骨架上。当细胞受到凋亡刺激后，促凋亡蛋白在某些蛋白酶的作用下便发生构象变化，从细胞基质中易位到细胞器的膜结构上，尤其是线粒体外膜上，并与膜上或膜内的抗凋亡蛋白发生相互作用，使抗凋亡蛋白丧失了对细胞凋亡的抑制作用，引起细胞器功能丧失和各种促凋亡因子的释放，导致细胞凋亡。

3. *ced* 基因家族　有关 *ced* 基因家族参与细胞凋亡调控的研究，最早和最完整的是来自对线虫体细胞凋亡的研究。由于线虫成虫的体细胞仅有 1 090 个，在发育过程中共有 131 个体细胞发生凋亡，研究者们可以从其受精卵起追踪每一个胚胎细胞的发育、分化及凋亡过程。现在认为有 15 个基因与线虫的细胞凋亡有关，并可大致分为 4 组：第一组基因在线虫的凋亡调控中有重要意义，包含 *ced-3*、*ced-4* 和 *ced-9* 基因；第二组包含 7 个基因，即 *ced-1*、*ced-2*、*ced-5 ~ ced-8* 及 *ced-10*，它们与凋亡细胞被吞噬清除过程有关，但与细胞凋亡本身无关；第 3 组包含核酸酶基因 1（*nmc-1*），它能控制 DNA 活化，如果 *nmc-1* 发生突变，则 DNA 裂解受阻，但并不能抑制细胞死亡，这也表明 *nmc-1* 并非凋亡所必需；第 4 组是影响特异细胞类型凋亡的基因，包括 *ces-1*、*ces-2* 及 *egl-1* 和 *her-1*，它们与某些神经元和生殖系统体细胞的凋亡有关。

（1）*ced-3* 和 *ced-4* 基因　在线虫所有凋亡细胞中，均有 *ced-3* 和 *ced-4* 的表达，这两个基因的激活是线虫细胞凋亡起始或继续所必需的。一旦基因突变使 *ced-3* 或 *ced-4* 灭活，将阻碍正常凋亡的发生，使发育过程中本该凋亡的细胞也存活下来。哺乳类动物细胞中存在 *ced-3* 的同源物胱天蛋白酶家族。胱天蛋白酶家族有十余个成员，是凋亡过程最重要的影响因素之一，但不同成员在凋亡中起的作用不全相同。

(2) *ced-9* 基因　*ced-9* 基因的作用与 *ced-4* 基因相反。*ced-9* 能抑制胱天蛋白酶的活化，从而抑制线虫体细胞凋亡的发生，因此 *ced-9* 也被称为"抗凋亡基因"。*ced-9* 的显性突变可阻止那些要凋亡的细胞不发生凋亡，而其突变失活则导致正常情况下应存活的细胞发生凋亡。*ced-9* 与哺乳动物的 *bcl-2* 家族具有一定的同源性。*bcl-2* 家族的一些成员（包括 *bcl-2* 本身）与 *ced-9* 具有相似的功能，但另一些成员则能促进凋亡。

4. *p53* 基因　1979 年，人们在研究病毒转染的哺乳动物细胞时发现了相对分子质量为 53×10^3 的 P53 蛋白。1984 年，Parada 用克隆的鼠 *p53* 基因和激活的 *ras* 基因共同转染细胞，成功地诱发了肿瘤。但在 1989 年，Finlay 发现此前转染所用的是突变型 *p53* 基因，而野生型 *p53* 对细胞的生长有负调节作用，这个观点得到了不少学者的支持，从而比较公认 *p53* 是抑癌基因。*p53* 基因是肿瘤中突变频率最高的抑癌基因，它能引起细胞周期阻滞，诱导凋亡和促进细胞终末分化，与细胞凋亡存在密切关系。人类 P53 蛋白存在两种形式，即野生型 P53（wt P53）和突变型 P53（mt P53），两者均参与调节细胞凋亡。但前者对细胞增殖、转化有抑制作用，故能促进凋亡，抑制肿瘤的发生；而后者可灭活前者的功能，抑制凋亡并导致细胞转化和过度增殖而产生肿瘤。

有充分证据表明，化疗药物、放射线及多种细胞因子等诱导的肿瘤凋亡过程中需要 *p53* 基因的参加，而糖皮质激素、钙离子载体和衰老等引起的凋亡却无需 P53 蛋白的存在，其中的确切机制尚不清楚。目前认为，*p53* 基因产物 P53 蛋白是转录激活蛋白，作为"基因警卫"维持细胞基因的完整性、DNA 损伤的修复及细胞周期的正常运转。当 *p53* 基因缺失或异常时，*p53* 失去监视作用，使细胞带着损伤的 DNA 进入 S 期，结果细胞因遗传不稳定性而产生突变和畸变，从导致细胞癌变。可见，*p53* 基因产物诱导细胞凋亡可提供一种防护机制，使 DNA 损伤的细胞不能存活。

5. Fas 和 FasL　Fas 是一种受体，广泛分布于人和哺乳动物正常细胞和肿瘤细胞表面。它是肿瘤坏死因子受体和神经生长因子受体家族成员，接受细胞凋亡信号。Fas 的配体 FasL（Fas ligand）是肿瘤坏死因子家族成员。人和多种哺乳动物细胞均表达 Fas，而 FasL 仅表达于活化的 T 细胞。FasL 与其受体 Fas 结合将导致携带 Fas 的细胞发生凋亡。人的 *Fas* 基因位于第 10 号染色体的长臂上，*FasL* 的基因定位于第 1 号染色体，在结构上与 TNF-α 基因相似。

Fas/FasL 触发细胞凋亡，对免疫系统细胞的凋亡起重要作用，介导免疫"赦免"。例如，正常情况下，眼睛是免疫赦免区，因病毒感染而进入前房的炎症细胞将通过 Fas/FasL 系统出现凋亡。FasL 突变小鼠在受到感染时，眼内则会出现明显的炎症反应。Fas/FasL 还参与清除活化的淋巴细胞和病毒感染的细胞。而 Fas 和 FasL 功能丧失还可导致淋巴细胞积聚，进而形成自身免疫病。

6. *survivin* 基因　*survivin* 基因是 1997 年由 Ambrosini 等通过杂交筛选方法，在人类基因组文库中筛选并鉴定出来的。它是被发现的调节细胞凋亡的新成员，也可能是目前发现的最强的凋亡抑制因子。survivin 是由 142 个氨基酸组成的蛋白质，通常以二聚体形式存在。survivin 能强烈抑制细胞凋亡，可能是通过两个途径实现的：一是直接抑制凋亡终末效应酶 capase-3 和 capase-7 的活性，阻断各种诱导细胞凋亡的过程；二是与周期蛋白激酶 CDK4、CDK2 相互作用来阻断凋亡信号的转导通路。在正常细胞中，survivin 只有少量且暂时通过有丝分裂产生，但在恶性肿瘤中，survivin 蛋白呈现高表达，防止细胞凋亡，促进细胞分裂。

7. *c-myc* 基因　*c-myc* 基因可以产生两种翻译产物 c-myc1 和 c-myc2，两者的作用不同，有时甚至是相反的。c-myc 主要参与转录，在转录过程中可以激活并诱导细胞周期进程和分化，也可以阻止细胞分化或引起凋亡。因此，它既是凋亡的激活因子，又是凋亡的抑制因子。c-myc1 和 c-myc2 的作用不能一概而论，受细胞微环境、时间、位点及自身质和量的影响。

（二）细胞凋亡的信号转导通路

细胞凋亡与细胞生长、分化一样,其过程一方面受细胞内外多种信号的调控,另一方面也借多种生物信号在细胞间和细胞内的传递而得以实现。现有研究表明,死亡受体和线粒体介导的细胞信号转导通路在细胞凋亡中起重要作用(图 3-12-9)。

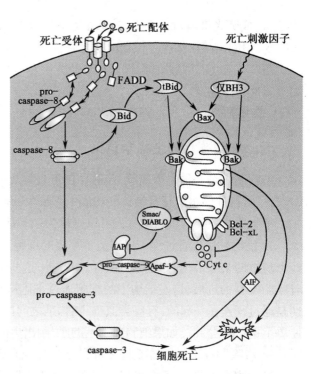

图 3-12-9　线粒体在细胞凋亡过程中的调控作用

1. 死亡受体介导的信号转导通路　有些受体与配体结合后能导致细胞凋亡,称为死亡受体(death receptor)。死亡受体多属于肿瘤坏死因子(TNF)和神经生长因子(NGF)受体超家族。死亡受体家族代表性成员有 TNFR-1 和 Fas/Apo-1/CD95。这些受体的胞质区含有死亡结构域。当死亡受体与相应的配体结合后,与死亡结构域一起形成三聚体,三聚体通过接头蛋白(adaptors)可激活特异的蛋白酶 caspase-8,活化的 caspase-8 可以进一步激活对细胞执行死亡任务的 caspase-3、6 及 7 等,进而导致细胞凋亡的发生。

2. 线粒体介导的信号转导通路　当细胞受到内部伤害,如 DNA 损伤,或受到外部凋亡信号分子,如药物、射线、活性氧等刺激时,可以引起线粒体的损伤和膜渗透性改变,凋亡调节蛋白 Bcl-2 家族成员插入线粒体膜形成通道,导致线粒体内的 Cyt c 释放,进入胞质的 Cyt c 可以与凋亡诱导因子 Apaf-1 一起与 caspase-9 的前体结合,从而导致 caspase-9 的活化,后者可以激活 caspase-3,引起细胞死亡。

越来越多的实验提示,线粒体在细胞凋亡的调控过程中可能起到中心环节的作用。因此,研究细胞凋亡,必须重视线粒体。而且,线粒体内可能还存在其他信号转导通路。

四、细胞凋亡的检测

目前,检测细胞凋亡可分为三方面:形态学检测、生化特征检测和流式细胞仪检测。

（一）形态学检测

形态学检测是鉴定细胞凋亡最可靠的方法之一,常用的工具是光学显微镜(光镜)和电子显微镜(电镜)。如果用普通光镜观察,需要对组织或细胞进行 HE 染色、甲基绿 – 派罗宁染色、Giemsa 染色等。如用荧光显微镜观察,则用荧光染料,如吖啶橙、Heochst33258 染色。用电镜观察时,细胞凋亡的最大特点是可见到凋亡小体,有时凋亡小体不典型,但染色质明显在核膜内侧聚集。电镜观察还可以区分细胞凋亡与坏死。

（二）生化特征检测

前面已提到,细胞凋亡时,内源性核酸酶被激活后能剪断核小体之间的 DNA 链,从而形成 180～200 bp 整倍数的寡核苷酸片段。经过电泳后,这些片段在电泳纸上呈现出梯状条带。这些梯状条带是凋亡细胞的最显著生化特征。目前,针对此寡核苷酸片段的检测,多采用琼脂糖凝胶电泳法、原位末端标记法(TUNEL)和 ELISA 法等。这些方法具有很高的特异性和敏感性,为凋亡的研究提供了强有力的工具和手段。

也有研究人员开发出用于检测细胞凋亡的试剂盒,既简单又方便,可节省很多劳动力。

（三）流式细胞仪检测

当细胞经过一定的处理(如荧光染色)后,流式细胞仪能检测快速通过的一个一个细胞的形态和功能状态。细胞凋亡时,细胞本身、亚细胞结构(如细胞膜、细胞器和细胞核等)和分子水平都发生了特征性改变,造成荧光染料对凋亡细胞 DNA 可染性(DNA stainability)特点也发生改变。流式细胞仪能探测到这些改变,识别出凋亡细胞。识别出来之后,还可以将其分类出来作进一步形态学和生化分析。

用流式细胞仪检测细胞凋亡有其他方法不可比拟的优越性,既可定性又可以定量,且具有简单、快速和敏感性高等优点。

◆ 拓展知识 3-12-3　细胞凋亡(微课)

五、细胞凋亡的生物学意义

细胞凋亡是一种生理现象,普遍存在于人类及多种动植物全部的生命活动中,是多细胞生物体个体正常发育、维持成体组织正常结构和功能不可缺少的。

细胞凋亡主要的生物学意义可以概括为一句话,即清除不需要的细胞。具体讲有以下几个方面:

1. 清除胚胎发育过程中出现但不需要的细胞　哺乳动物在胚胎发育过程中会出现祖先进化过程中曾经出现过的某些结构,如鳃、尾、前肾、中肾等,这些结构并不构成人类成熟胎儿实质性组织器官。因此,随着胚胎发育的进展,这些结构中的细胞通过细胞凋亡方式被清除。再比如哺乳动物手指和脚趾在发育早期是通过蹼连在一起的,有些类似鸡、鸭脚爪之间的蹼。一段时间后,指(趾)间的蹼通过细胞凋亡被清除,使单个指(趾)分开。如果细胞凋亡不彻底,刚出生的孩子则有并指现象。

2. 清除发育不正常的细胞　高等动物的胚胎早期,神经细胞的数量远远超过靶细胞。但后来近一半的神经细胞发生凋亡,研究发现只有那些与靶细胞建立起良好接触联系,并充分接受了靶细胞分泌的存活因子影响的神经细胞才能保留下来。

3. 清除已经完成功能的细胞　众所周知,出生的蝌蚪有尾巴,但随着发育成蛙的变态过程,蝌蚪的尾部逐渐消失。蝌蚪尾部的细胞在完成生命过程中阶段性任务后,不需再承担生理功能,机体就通过细胞凋亡的形式来清除。

4. 清除生理活动过程中衰老无用的细胞　以人体为例,据估计每天有 5×10^{11} 个血细胞进入衰老无用阶段。同时,机体每天会制造出相等数量的新血细胞出来,以替换那些衰老无用的血细胞。衰老无用的血细胞将以凋亡等形式被清除,以平衡骨髓中新生的血细胞。一旦正常的细胞凋亡过程受到破坏,将引起一系列的疾病,包括癌症、感染性疾病、自身免疫病等。

5. 清除病理活动中有潜在危险的细胞　如 DNA 受到损伤又得不到修复的细胞有癌变的危险。机体让这些危险的细胞通过凋亡途径被清除,可避免潜在危险发展。

六、细胞凋亡与疾病

如前所述,细胞凋亡是机体结构和功能稳态维持的一种生理机制。然而,这些正面效应的前提是细胞凋亡的发生恰到好处才行,也就是说,机体的健康需要细胞生生死死处于一个良性的平衡当中。一旦这种平衡被破坏,就会出现疾病。例如,如不该死的细胞死了,就会导致包括免疫能力降低在内的多种疾病出现。同理,如果该死的细胞没有死亡,就会使病变甚至癌变的细胞得以逃逸,导致肿瘤等重大疾病发生。下面介绍几种与细胞凋亡相关的疾病。

1. 细胞凋亡与肿瘤　肿瘤细胞的生物学特点是生长失控,过度增生。一般认为,这些特点并非一朝一夕形成的,而是经过一系列的"渐变过程"。这种"渐变过程"一般包括细胞接受肿瘤刺激因子的反复刺激、癌基因和原癌基因被激活、被激活基因的过度表达等环节。如果机体能在这些环节中的任何环节让这些细胞凋亡,癌变前或癌变后的细胞都可以被清除。

机体为什么不能通过细胞凋亡有效清除有些病变,特别是某些肿瘤细胞的发生发展呢?确切的原因还不很清楚,但可见到这些细胞中凋亡抑制基因和凋亡活化基因表达异常。如在人的肿瘤细胞中常常检测到 *p53* 基因的突变或缺失,使细胞对 DNA 损伤敏感性大大降低,细胞凋亡发生障碍,细胞进入无序、失控的生长状态。一般肿瘤细胞高表达 FasL,借以凋亡淋巴细胞,而又低表达 Fas,从而降低凋亡本身,这就形成肿瘤细胞有逃逸免疫及凋亡耐受的特性。

2. 细胞凋亡与自身免疫病 自身免疫病是一类免疫功能混乱、目前临床难以治愈的严重病患。系统性红斑狼疮(systemic lupus erythematous,SLE)就是自身免疫病系列中一个典型代表。现在认为,该病由于 Fas 表达缺陷,导致 T 淋巴细胞凋亡障碍。因此,在外周淋巴器官出现大量 CD_4^+、CD_8^+ 的 T 淋巴细胞,这些细胞具有自身反应性,从而引起 SLE 等自身免疫病。

3. 细胞凋亡与心血管疾病 有证据表明,某些患者的左心室发育不良是因心脏细胞过度凋亡造成的。急性心肌梗死也发现有大量凋亡细胞产生。人类的血管内皮细胞、平滑肌细胞和心肌细胞的凋亡是多种心血管疾病发生与演变的病理学基础。例如,血管内皮细胞凋亡过度可损伤内膜,促进血小板等在局部聚集和动脉内膜斑块形成,促进冠心病的发展。窦房结、房室结和希氏束细胞发生过多凋亡,可引起心脏传导系统阻滞而导致心功能不全。

4. 细胞凋亡与神经退行性疾病 中枢神经系统某些部位特殊类型神经元的不断丧失是各种神经退行性疾病的病理改变基础。细胞凋亡与神经元的丧失密切相关。现已发现,caspase-3 在神经退行性疾病的病理过程中担任重要的角色,它不仅起着凋亡的催化剂作用,还能直接与阿尔茨海默病(AD)、帕金森病(PD)、亨廷顿舞蹈症、脊髓小脑性共济失调等疾病的致病蛋白质分子相互作用,参与致病过程。AD 伴随 β 淀粉样蛋白在病灶中央进行性堆积,诱导神经元凋亡。已经在肌萎缩患者体内发现有与神经元凋亡抑制蛋白有关的基因突变,使神经元凋亡抑制蛋白缺乏,导致脊髓前角运动神经元凋亡,肌肉出现失用性萎缩。

🔷 **拓展知识 3-12-4** 细胞凋亡与医学(微课)

(罗深秋)

思考题

1. 如何理解细胞衰老与个体衰老的相关性?
2. 细胞凋亡与细胞死亡主要有哪些区别?
3. 细胞凋亡有哪些生理意义?

数字课程学习

📖 学习目标　　📥 教学 PPT　　📝 自测题

第十三章 **生殖细胞与受精**

地球上生物繁衍后代的方式有无性生殖(asexual reproduction)和有性生殖(sexual reproduction)两种方式。无性生殖的过程相对简单,所产生的子代在遗传背景上与母体是完全一致的。无性生殖现象仅见于一些低等的生物,高等生物则通过有性生殖繁衍后代。在有性生殖周期中,单倍体(haploid,含有单倍数目的染色体)和二倍体(diploid,含有两倍数目的染色体)细胞交替出现。在两个单倍体细胞融合成一个二倍体细胞时基因组组合,此后,二倍体子代细胞经过减数分裂而产生新的单倍体细胞。伴随着"单倍体、细胞融合形成二倍体和减数分裂再形成单倍体"的周期性出现,旧的基因组合可被打破,由此形成新的组合。具有新的组合的子代个体的基因组与其双亲基因组之间可出现差异的特性将有助于其个体(乃至整个物种)对外界环境的适应。因此,与无性生殖相比,有性生殖在进化上具有明显的优势。

通常把有性生殖过程中专门供两性细胞融合的单倍体细胞称为生殖细胞(germ cell, germ line)或配子(gamete)。大多数生物体内存在卵子(egg)和精子(sperm, spermatozoa)两种类型的配子(图3-13-1)。卵子通常是生物体内最大的细胞,而精子是最小的细胞。卵子和精子由原始生殖细胞形成。卵子不具有运动功能,它可提供胚胎早期发育的营养物质;精子具有很强的运动能力,以高效地完成受精过程。在受精过程中,精子间的竞争是非常激烈的。雄性个体在生殖期里可以产生上亿个精子,但只有少数可以使卵子受精。有性生殖过程在不同生物间有着很大的变异,本章将着重讨论哺乳动物的生殖细胞与受精过程。

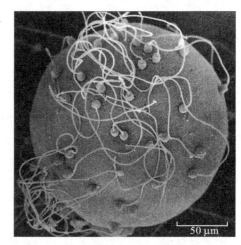

图3-13-1 生殖细胞的扫描电镜观察
许多精子附着在一个卵细胞的表面

第一节 精 子

一、精子的形态特征

精子是一个高度特化的细胞,它除了含有为精子运动提供能量的线粒体之外,不含核糖体、内质网和高尔基复合体等细胞器。典型的精子形似蝌蚪,可分为头部和尾部(图3-13-2)。精子的头部含有一个致密的单倍体细胞核,细胞核内的染色质DNA非常紧密地包裹在一起。在精子中,组成染色质的蛋白质为带有大量正电荷的鱼精蛋白,而不是体细胞中的组蛋白。在多数动物精子的头部靠近细胞核被膜的前端区域有一个特殊的分泌囊泡,称作顶体泡(acrosomal vesicle),顶体泡中含有大量的糖类和几种溶酶体水解酶,这些酶能溶解卵细胞外围的被膜,对受精起重要作用。

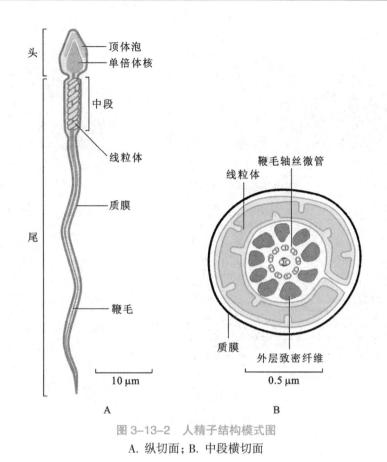

图 3-13-2　人精子结构模式图

A. 纵切面；B. 中段横切面

精子的尾部又称鞭毛。鞭毛可分为 4 段，即颈段、中段、主段和末端。鞭毛轴丝从细胞核后的基部发出，它由位于中央的两个独立的微管和其周围包绕的 9 个均匀排列的双联微管组成。一些生物（包括哺乳动物）精子的鞭毛，在普通鞭毛轴丝"9+2"的外围，还有 9 条致密的纤维包绕。这些致密的纤维坚硬并且不能够收缩，目前尚不清楚这些纤维在鞭毛自主弯曲运动中的作用。在精子鞭毛的中段含有很多的线粒体，它们能够提供给鞭毛高效的能量（ATP），以适应精子利用鞭毛推进自身在液态的介质中运动。鞭毛的运动由动力蛋白驱使，动力蛋白可以利用 ATP 水解后的能量使微管相互滑动。

二、精子的发生

睾丸是产生精子及分泌雄性激素的器官，其实质性结构是生精小管和生精小管之间的上皮样睾丸间质细胞。精子在生精小管中产生。生精小管是一种特殊的复层上皮管道，这种上皮被称为生精上皮。生精上皮细胞可分为两种，一种是形成精子的生精细胞，另一种是起支持、营养及分泌等功能的支持细胞（Sertoli cell）。生精细胞包括精原细胞、初级精母细胞、次级精母细胞和精子细胞，它们均是男性生殖细胞发育分化过程中不同阶段的细胞。精原细胞位于生精小管上皮的基底层，镶嵌于支持细胞间，其余生精细胞均依次沿着支持细胞的侧面往上迁移到支持细胞的表面，嵌附在支持细胞表面的大多数细胞是精子细胞及精子（图 3-13-3）。

精原细胞（spermatogonium）也称精原干细胞（spermatogonial stem cell），它由胚胎发育过程中原始生殖细胞（primordial germ cell，PGC）迁移和发育而来，是最幼稚的细胞。精原细胞通过有丝分裂不断增殖，在产生的子代细胞中，一些继续保持有不定向分裂和分化的能力（精原干细胞），其他子代细胞停止增殖并分化成初级精母细胞（primary spermatocyte），这些细胞进入减数分裂Ⅰ期，它们成对的同源染色体发生交叉互换，然后继续进行减数分裂Ⅰ期，产生两个次级精母细胞（secondary spermatocyte）。在人类，每个次级精母

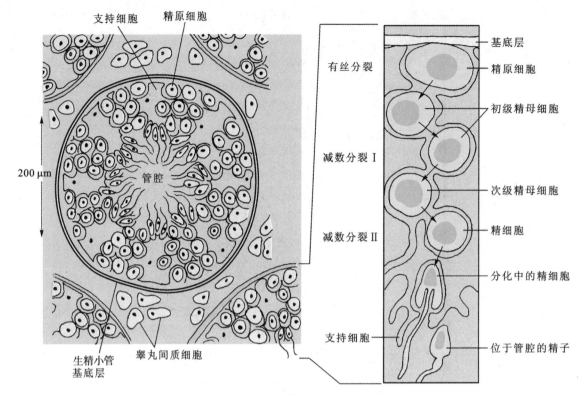

图 3-13-3　哺乳动物睾丸生精小管横断面的细胞分布与分化状态模式图

细胞包括 22 个已复制的常染色体和 1 条性染色体(或 X 或 Y 染色体)。2 个次级精母细胞经过减数分裂 Ⅱ 期产生 4 个精子细胞(spermatid),每个精子细胞含有一套单倍数目的染色体。单倍体的精子细胞经过复杂的形态变化演变成精子(图 3-13-4),随后进入生精小管管腔内进一步发育成熟。

　　在精子形成过程中,一个有趣的特点是:由一个精原细胞分裂和分化而来的大量子细胞克隆并不是完全分开的,而是通过细胞间胞质桥(cytoplasmic bridge)连接在一起的合胞体。这种细胞间胞质间桥一直保留到精子分化并被释放到生精小管管腔的最后时刻,说明成熟精子在生精小管的任何给定区域都是同步产生的。细胞间胞质间桥的存在意味着每个发育过程中的精子都是和它的邻居共同分享着一份相同的细胞质。通过这种方式,精子可以被补充一个完整的双倍体基因组所表达的全部成分。例如一个含有 Y 染色体的发育中的精子,可以被补充 X 染色体上基因编码的重要蛋白质。因此,双倍体基因组指导了精子的分化过程。

三、精子发生的分子机制

　　在内、中、外三胚层形成之前,上胚层(epiblast)中的局部区域可以分化为原始生殖细胞(primordial germ cell,PGC)。PGC 可以在一些趋化因素的作用下向生殖腺嵴方向移动。例如,生殖腺嵴周边组织分泌的细胞外基质,它可以与 PGC 表面的整联蛋白(integrin)等相互作用,使 PGC 产生变形运动。在 PGC 表面,有一薄层纤维衣(fibrillar coat),它在细胞运动中向前伸出的丝状伪足(filopodia)表面较明显,厚达 30 nm,借此 PGC 附着在细胞外基质或其周围的细胞上;生殖腺嵴能释放一些趋化因子,它们可以吸引 PGC 迁移并终止于生殖腺嵴。近年来,在斑马鱼的研究中发现,沿着 PGC 迁移路线表达的基质衍生因子 1α(stromal-derived factor 1α,SDF-1α)在 PGC 向生殖腺嵴的迁移过程中起重要作用。斑马鱼 PGC 表达 SDF-1α 的受体 CXCR4b,抑制 SDF-1α 或敲除 CXCR4b 基因都导致 PGC 迁移的异常。在人类,若未分化生殖腺没有得到 PGC,将导致塞托利细胞仅存综合征(Sertoli-cell-only syndrome)先天畸形,患者睾丸生精小管上皮仅有

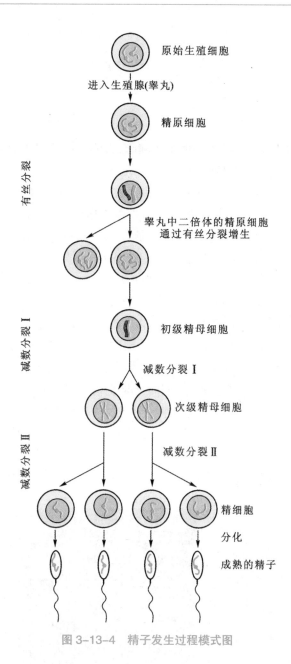

图 3-13-4 精子发生过程模式图

支持细胞而无生殖细胞,导致无精症和不育。

成熟睾丸中的精原细胞是不均一的细胞,根据精原细胞核的形态大小、染色质的致密程度、核仁的位置和数量、胞质中有无糖原等特点,一般将精原细胞分为 A、B 两型。A 型精原细胞是最原始的,它可分化为 B 型精原细胞,进而分化为初级精原细胞(详见第十四章第二节)。

睾丸中某些基因的特异性表达可能在精子发生中起重要作用。例如,从睾丸 cDNA 文库中获得的 *YRRM1* 基因定位于 Y 染色体,它仅在成人睾丸的精原细胞和初级精母细胞中表达;定位于人 Y 染色体的无精症缺失基因(deleted in azoospermia gene,*DAZ*),该基因在减数分裂前期生殖细胞——精原细胞中特异性表达,表明可能在精子发生的早期起作用。近些年从哺乳动物睾丸组织中发现的小 RNA——piRNA(长度在 26 ~ 31 nt 之间的单链 RNA),通过与 piwi 家族蛋白结合形成 piRNA 复合体(piRC)来调节精子形成过程中的减数分裂及减数分裂后事件的发生。当然,piRNA 的功能仍需要进一步阐明。

第二节　卵　细　胞

一、卵细胞的形态特征

卵细胞一般呈球形或卵圆形，是动物体内最大的细胞，大约是精子体积的 10 000 倍。不同动物卵细胞的体积差别很大，例如，人类和海胆卵细胞的直径约为 0.1 mm，蛙和鱼的卵细胞直径有 1～2 mm，而鸟类和爬行类动物的卵细胞直径可以达数厘米。卵细胞特别是在体外完成个体发育过程的卵细胞，其大的体积含有供胚胎发育的丰富营养贮备。卵细胞的营养物质是以胞质内卵黄（yolk）形式存在的，卵黄富含脂肪、蛋白质和多聚糖类，通常以分散的颗粒状结构（卵黄颗粒，yolk granule）存在。一些动物的卵黄颗粒由膜包绕，但也有的动物没有膜包绕。在母体外发育成成体的卵细胞，卵黄可占细胞总体积的 95%。哺乳动物的胚胎发育由母体通过胎盘供给营养物质，所以它们的卵黄很少。因此，哺乳动物卵细胞的体积虽大，但远不及蛙和鸟卵细胞体积的大小。

卵细胞的主要特征之一是，在其质膜外有一层卵外被（egg coat），这是一种特殊形式的细胞外基质，主要由大量的糖蛋白分子构成，由卵细胞自身分泌及周围细胞分泌沉积形成。非哺乳类动物（如海胆和鸡）的卵外被称为卵黄膜（vitelline membrane），而哺乳类动物的卵外被特称为透明带（zona pellucida）（图 3-13-5）。卵外被可以保护卵细胞免受机械损伤，同时又是受精过程中精子的种属特异性屏障，它只允许物种相近或相同的精子进入卵细胞。哺乳动物的卵细胞外包围着滤泡细胞，对卵细胞具有营养作用。

包括哺乳动物在内，许多卵细胞在质膜下靠近细胞质外侧的区域为皮质区（cortex），内含特化的分泌囊泡，即皮质颗粒（cortical granule）。皮质颗粒包含有消化酶、黏多糖、黏性糖蛋白和透明蛋白。当卵子被精子激活时，这些皮质颗粒成分通过胞吐作用（exocytosis）被释放出来，改变卵外被的性质，以阻止多精入卵。

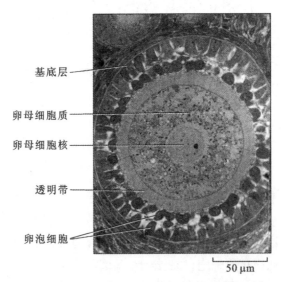

基底层

卵母细胞质

卵母细胞核

透明带

卵泡细胞

50 μm

图 3-13-5　兔卵巢内发育过程中的卵母细胞电镜照片

二、卵子的形成过程

卵子发生（oogenesis）的详细过程因物种的不同而有所差异，但总体上是相似的（图 3-13-6）：原始生殖细胞迁移进入生殖腺（如卵巢）后成为卵原细胞（oogonium），再由卵原细胞发育到成熟卵子。通常将发育过程中的卵细胞称为卵母细胞（oocyte）。在卵巢中卵原细胞通过有丝分裂不断增殖，并进一步分化成初级卵母细胞。在这个时期（通常为哺乳动物出生以前）减数分裂 I 开始：DNA 进行复制，结果是每条染色体由两条姐妹染色单体组成,同源染色体沿其长轴配对,配对的非姐妹染色单体之间可以发生交叉互换。此后,细胞停留在减数分裂Ⅰ的分裂前期(相当于有丝分裂周期中的 G_2 期),进一步的发育发生在性成熟以后。在性成熟期,初级卵母细胞合成卵外被和皮质颗粒,积累核糖体、卵黄、葡萄糖、脂肪,以及指导胚胎生长和发育所必需的蛋白质合成的 mRNA,使卵母细胞不断成熟。许多卵母细胞染色体结构的改变,如呈现特征性的"灯刷"现象等反映了细胞内 RNA 合成的旺盛状态。

在性成熟后,初级卵母细胞受激素的影响,完成减数分裂Ⅰ,其基本过程为:染色体再凝集,核膜崩解,复制后的同源染色体在分裂后期Ⅰ分离进入两个子代细胞核,每个子代细胞核内含有原来一半数量的染色体。在减数分裂Ⅰ的最后阶段,细胞质发生不对称分裂,产生两个大小不等的细胞:一个是小的极体(polar body),另一个是大的次级卵母细胞,即卵子的前体细胞。在这个阶段,每一条染色体仍然由两条姐妹染色单体组成。在大多数脊椎动物,卵子的发育被阻断在减数分裂Ⅱ的中期,直到受精之后,次级卵母细胞才完成减数分裂过程,大的次级卵母细胞的细胞质再次发生不对称分裂,产生成熟的单倍体卵子和一个小的第二极体。尽管在卵子形成过程中发生两次细胞分裂,但由于卵母细胞的胞质分裂是不对称的,所以成熟卵子仍然具有较大的体积,其余两个小的极体最终被降解。

三、哺乳动物精子发生和卵子形成的比较

在大多数哺乳动物,虽然精子和卵子的发生都经历减数分裂,但它们的产生过程有着很大的不同:首先,在发生与成熟的时间上不同。例如,在人类女性,卵原细胞仅在胎儿时期增殖,出生以前就进入了减数分裂Ⅰ期,并且停留在初级卵母细胞状态(这种状态的卵母细胞在卵巢内的存在

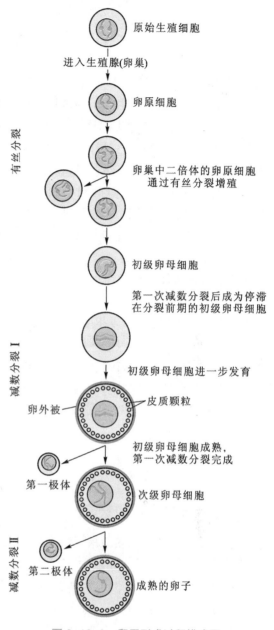

图 3-13-6　卵子形成过程模式图

可以持续 50 多年)。进入青春期后,初级卵母细胞可被周期性地从卵巢排出(通常每月排出一枚,即排卵)。这种被排出的卵母细胞已经完成了减数分裂Ⅰ,即已进入次级卵母细胞阶段。如果次级卵母细胞能够被受精,它便可完成减数分裂Ⅱ,这也意味着一个完整的减数分裂过程的完成。与女性相比,男性精原细胞的减数分裂和精子的形成直到青春期才在睾丸中开始。其次,在形成成熟生殖细胞的性质和数量上不同。在精子发生中的减数分裂为细胞的对称分裂,产生 4 个相同的精子细胞;而卵子发生的减数分裂是不对称分裂,形成 1 个卵子和第一、二极体(参见图 3-13-4 和 3-13-6)。

尚需指出的是,在精子和卵子的形成过程中,除以上介绍的染色体减数分裂等事件之外,还伴随着基因印记现象的发生。来自父方和母方的等位基因在通过精子和卵子传递给子代时发生了某种修饰,这种作用使其后代仅表达父源或母源等位基因的一种,这称为基因印迹(gene imprinting)。基因印迹的机制尚不清楚,目前认为它主要与 DNA 甲基化、染色质结构的变化、DNA 复制时机的变化与非编码 RNA 的调节作用有关。

第三节　受　精

受精（fertilization）是指来自父本的精子和来自母本的卵子相互作用产生合子的过程。精子和卵子的相互作用引发一系列生物连锁反应，标志着一个新的生命的开始。最初，受精的过程和机制，在海洋无脊椎动物海胆中被重点研究过，在这些生物中，受精过程发生在海水里，大量的卵子和精子被释放入海水中，这种体外受精比起哺乳动物的体内受精过程更容易研究。至20世纪50年代后期，哺乳动物体外受精实验的成功，开启了研究哺乳动物受精过程的细胞和分子事件的大门。

成熟的精子和发育中的卵子（处于减数分裂Ⅱ中期的卵母细胞）如果不发生受精，将会在几分钟或数小时内死亡。如果发生受精，则可挽救精子和卵子。该过程中发生了几个重要的事件，包括精子结合到卵细胞（次级卵母细胞）的透明带及随之诱发的精子顶体反应、精子穿过透明带、精-卵质膜融合（精子细胞核进入卵细胞质）、精-卵质膜融合后发生皮质反应（阻止多精入卵）等（图3-13-7）。为完成受精过程，精子必须首先被激活和获能。

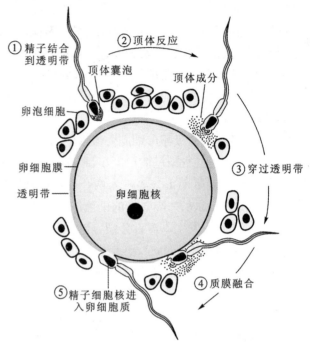

图3-13-7　哺乳动物受精过程模式图

一、精子的激活和获能

哺乳动物和人类成熟的精子脱离睾丸的支持细胞，进入生精小管的管腔中，开始它们的长途旅行，依此经过精直小管、睾网、输出小管进入附睾管和输精管，在附睾尾和输精管内储存、成熟，直到射精。性交时通过射精，它们进入雌性生殖管道，并开始获得活力——精子的游动和呼吸。精子获得游动和呼吸的能力是一种化学激活作用（chemokinesis），它是由精子所处的液体环境决定的。这种液体环境由精液和卵子发出的化学信号组成。精子通常像卫星一样围绕着卵子游动，其移动力的增加提高精子与卵子相互作用而接近的概率。性交后射出的3亿个人精子中，只有200个能够到达输卵管的受精地点。有证据表明，卵细胞周围的卵泡细胞释放化学信号来吸引精子到达卵子，但是这种化学信号分子的本质尚不清楚。研究发现，哺乳动物的精子进入雌性生殖管道后并不立即受精，而是停留一段时间，以获得对卵子授精的能力，这一过程被称为获能（capacitation）。在人类，精子的获能需要5~6 h。其获能的本质是精子被雌性生殖管道的"特殊条件"修饰。

精子获能的机制尚未完全阐明。较多的实验证据表明，在精子进入雌性生殖管道后，由于某种未知的原因造成精子内部的K^+外流，引起质膜静息电位改变，增加了质膜的不稳定性，致使膜胆固醇脱落，促使阴道中的HCO_3^-和Ca^{2+}进入精子细胞，进而激活了质膜上的腺苷酸环化酶。腺苷酸环化酶催化产生的cAMP信号起始与获能相关联的变化（图3-13-8）。获能改变了精子细胞膜的脂质和糖蛋白的组分，并使细胞膜处于超极化状态，从而提高精子的新陈代谢和运动能力。

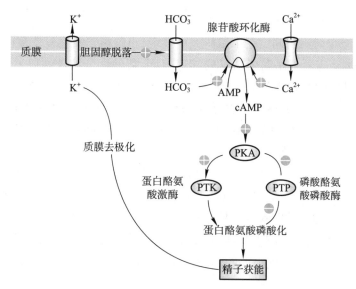

图 3-13-8 哺乳动物精子获能假说模型

二、顶体反应

精子获能后,便穿过卵泡细胞层,结合到透明带。透明带是受精过程的种属屏障,去除透明带就等于消除这个屏障。例如,如果将大鼠卵子的透明带经酶消化去除后,人类的精子就可以使其受精,当然,这样的杂合受精卵无法继续发育。哺乳动物卵子的透明带主要由 ZP1、ZP2 和 ZP3 这 3 种糖蛋白组成,它们均由生长中的卵母细胞产生。3 种 ZP 蛋白在透明带中的排列不是随机的,其中 ZP2 和 ZP3 聚集成长丝状,而 ZP1 则将这些长丝交联在一起成为三维的网络结构。在这 3 种蛋白质中,ZP1 仅具有结构功能,而 ZP2 和 ZP3 则同时参与配子间的相互作用。对小鼠 ZP3 蛋白的研究表明,ZP3 基因灭活的雌性小鼠产生的卵子缺少透明带,是不孕的。ZP3 介导精子与透明带种属特异性结合,其主要功能是作为精子的特异性受体。ZP3 受体的特异性由其肽链上的 O– 连接寡糖所决定。精子与透明带结合后,便引发顶体反应(acrosomal reaction),即精子的顶体成分通过胞吐作用被释放出来。在小鼠中,顶体反应是由透明带上的 ZP3 触发的,该过程包括 Ca^{2+} 向精子细胞质的内流,进而引起精子顶体的胞吐作用。

顶体反应对于受精是必需的,它释放的多种水解酶可以消化卵子的透明带,以帮助精子穿过透明带屏障;同时顶体反应也把某些能与 ZP2 结合的蛋白质释放到精子表面,使精子在进入卵子过程中与透明带紧密连接。ZP2 是受精过程中另一个重要的功能蛋白。研究发现,ZP2 不能与完整的精子结合,但可以和发生顶体反应的精子结合。在顶体反应期间,与 ZP3 结合的顶体前端发生胞吐作用,精子必须继续与透明带结合才能完成穿透过程,此过程是通过顶体内膜上的特殊蛋白与透明带中的 ZP2 结合而实现的。这表明,顶体反应后精子与透明带的结合由 ZP3 转到 ZP2,ZP2 作为精子的二级受体进一步加固精子与透明带的结合。此外,顶体反应暴露精子细胞膜上的蛋白质,这些蛋白质在精子与卵子细胞膜的结合和融合过程中起重要作用。

三、精 – 卵融合

精子在穿过卵子外层的卵外被(透明带)之后,其头部的质膜与卵子的细胞膜接触,开始融合过程,依次经过精、卵质膜融合,精子进入卵内,第二极体排出(次级卵母细胞完成减数分裂过程),雌、雄原核形成,两性原核结合并开始第一次卵裂等步骤。通过扫描电镜观察,卵子细胞膜表面覆盖有许多的微绒毛,精子首先作用于微绒毛顶端的细胞质膜,邻近的微绒毛随即迅速地伸长、聚丛,包绕着精子,从而保证精子与卵子紧密结合并发生质膜融合。当精子质膜与卵子质膜融合时,微绒毛被吸收,精子以头部先入的方式进入卵子细胞质中。

精-卵结合的机制至今尚不明确。在小鼠研究中发现,小鼠精子细胞膜上存在一种跨膜蛋白,称作受精素(fertilizin),它在顶体反应后被暴露于精子的细胞表面,帮助精子结合到卵子质膜并促进精-卵质膜融合。受精素由两个糖基化的跨膜亚单位 α 链和 β 链组成,α 链、β 链之间以非共价键形式结合。受精素的细胞外 N- 末端区域可以同卵子质膜上的整联蛋白(integrin)结合,使精子黏附在卵子的表面以便为精-卵质膜融合做准备。受精素 α 亚单位的细胞外部分还含有一个疏水区,它在结构上类似于介导病毒与感染细胞融合的病毒融合蛋白,该区域的人工合成多肽能够诱导试管内的精-卵质膜发生融合。

受精素缺失的雄性鼠是不育的,它们的精子同卵子质膜的结合能力比正常的精子低 8 倍,与卵子融合的能力只有正常精子的 50%。研究结果还表明,受精素缺陷的精子与透明带的结合及从子宫向输卵管(受精地点)迁移的能力更弱。因此,受精素在受精过程中的作用及其机制目前尚不十分清楚。一些体外实验发现,受精素缺失的精子仍然可以使卵子受精,这提示尚存在其他精子蛋白参与到精子与卵子质膜结合及融合过程中。新近研究表明,精子细胞膜上的 Izumo 蛋白及卵细胞膜上的 CD9(整联蛋白相关蛋白)在精-卵质膜融合中起重要作用。

卵子一旦受精后即为杂合子(zygote)。只有当两个单倍体的细胞核(即原核,pronucleus)融合在一起,并且它们的染色体"混合"成单一的二倍体细胞核时,受精过程才算完成。在哺乳动物,受精卵内的两个原核(雄原核和雌原核)并不像其他物种那样直接融合,它们彼此接近但是保持距离,这种状态一直持续到每一原核的核膜破碎,准备进行杂合子的第一次有丝分裂时为止。

多数动物包括人类,在受精时,精子为杂合子提供的不仅仅是 DNA,它还提供中心粒——一种人类未受精的卵子里不存在的细胞器。精子中心粒伴随着细胞核和尾端进入卵子,并在其周围形成中心体。在人类它进行复制并且组织杂合子第一次有丝分裂的纺锤体装配。这也解释了在多精入卵时为什么有多极现象和多余的纺锤体形成(由于多个精子的中心粒进入卵子)。新近研究表明,在受精时,精子中的微 RNA(microRNA)也被带入到杂合子细胞中,这些微 RNA 可能在合子细胞分裂中起重要作用。

表观遗传标记在受精过程中的作用,是近年来人们关注的热点领域。现有研究表明,受精后,受精卵中的雄原核就包装上组蛋白,但其组蛋白上缺乏 H3K9me2 和 H3K27me3,而此时雌原核则具有上述标记。最近来自斑马鱼的研究结果表明,斑马鱼受精后,父源 DNA 一直保持着精子的甲基化图谱;而母源 DNA 在 16 细胞期之前一直保持着卵子的甲基化图谱,而后卵子的甲基化图谱作为一个整体被抛弃,并重新编程。当胚胎发育到囊胚期时,母源 DNA 也变成了精子的甲基化图谱。研究发现大量调控胚胎发育、分化的信息都储存在精子的 DNA 甲基化图谱中,精子图谱信息指导着胚胎的早期发育。这意味着,在表观遗传学修饰的传代方面父方的作用更大。

◆ 拓展知识3-13-1　与众不同的受精卵有丝分裂

四、皮质反应

虽然有许多精子可以与卵子结合,但通常只有一个精子能够与卵子的细胞膜融合并向卵子细胞质内释放出它的细胞核和其他细胞器。如果多于一个的精子与卵子融合,则称为多精入卵(polyspermy),此时多极或过多的纺锤体形成,将导致细胞分裂时染色体的错误分配、非二倍体细胞的产生及发育的停滞。迄今研究表明,有两个调控机制可以确保只有一个精子细胞与卵子结合。在多数动物,卵子与第一个精子融合后引起卵子质膜的快速去极化,可以阻止其他精子细胞与已受精卵子的融合,这被认为是一个快速的早期阻止多精入卵机制。但是卵子质膜的极性在受精作用以后很快恢复正常,因此需要另外一个作用时间长的机制来阻止多精入卵,这便是卵子的皮质反应(cortical reaction),即卵子通过出胞作用将其皮质颗粒成分释放出来,改变卵外被的性质。卵子的皮质反应确保只有一个精子使卵子受精。

研究表明,卵子细胞中储存 Ca^{2+} 的释放与皮质反应直接相关。当精子与卵子质膜融合时,激活内质网

上存在的 Ca^{2+} 通道，引起内质网中储存 Ca^{2+} 的释放，导致卵子局部细胞质内游离 Ca^{2+} 浓度的增加，并形成钙波（calcium wave）传播至整个卵子。钙波激活卵子开始发育，启动皮质反应。如果人工增加卵细胞质内游离 Ca^{2+} 的浓度，例如直接注射 Ca^{2+}，包括哺乳动物在内的所有试验过的卵子都可以被激活。相反，通过注射 Ca^{2+} 的螯合剂 EGTA，可以阻止卵细胞质内游离 Ca^{2+} 浓度的增加，从而抑制卵子的受精活性。卵子皮质颗粒的内容物包括各种酶，这些酶通过皮质反应释放出来，改变透明带的结构，使透明带变硬，精子将不再能与之结合，从而阻止多精入卵的发生。透明带发生的主要变化是 ZP2 蛋白的裂解和 ZP3 蛋白受体的糖基水解（图 3-13-9）。

五、受精与医学

　　阐明哺乳动物的受精过程有着非常重要的意义。现在人们已能将未获能的精子放在人工配制的培养液中孵育，在体外使精子获能，继之，将获能的精子注入女性的阴道或子宫内，实现人工授精；也可将体外获能的精子与取出的卵子在试管内进行体外受精，然后把这种受精卵移植到与卵龄发育同步的母体子宫中，使其发育直至出生。基于这种技术所出生的婴儿，被称为"试管婴儿"。

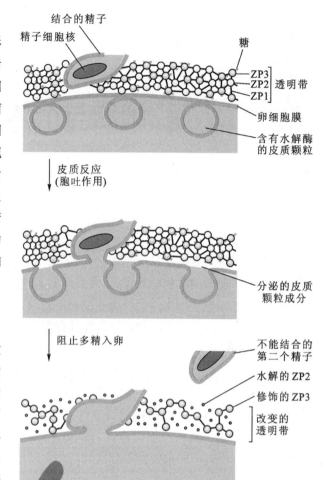

图 3-13-9　皮质反应阻止多精入卵机制示意图

　　受精是生殖的关键，是一个涉及激素、获能因子、特异性酶和受体，以及其他多种因素的复杂调节过程。从理论上讲，只要设法干扰受精过程中的某一环节，或者改变其中某一个调控因子，就能阻断受精，达到避孕目的。目前，人们寄希望于能发现受精所必需的基因及其表达产物，以便为无害避孕提供干预靶点。随着人们对哺乳动物受精过程的细胞与分子机制认识的加深，新的避孕措施将成为可能。

💎 **拓展知识 3-13-2**　卵胞浆单精子注射

💎 **拓展知识 3-13-3**　争议中的人类胚胎基因组编辑

（于鸿浩）

思考题

1. 有性生殖和无性生殖的生物学意义是什么？
2. 简述在卵子形成过程中，卵细胞停留在减数分裂 I 的分裂前期的机制和意义。
3. 受精过程中，精子和卵子都发生了哪些重要的变化？

数字课程学习

📖 学习目标　　📥 教学 PPT　　📝 自测题

第十四章　细胞与个体发育

人类的个体发育包括从受精卵开始到胎儿出生,再到其个体成熟,乃至衰老及死亡的全过程。个体发育是一个非常复杂的生物学现象,尽管目前对其许多细节及调控机制的认识还十分有限,但已经知道个体发育的过程实际上是细胞增殖与分化的时空行为的结果。而且也已经知道,这方面的知识对于肿瘤、衰老及先天畸形等一些人类疾病的防治研究具有重要意义。

第一节　细胞在个体发育中的时空行为

一个单细胞状态的受精卵能够发育成为一个具有高度复杂性的生物体,这本身就是细胞在时间上和空间上严密活动的结果。下面将就个体发育过程中目前认识较多的几个事件进行简单介绍,以期帮助理解细胞在个体发育中的重要性和复杂性。

一、"受精—卵裂"的过渡

受精(fertilization)是雌性配子(卵子)和雄性配子(精子)相互融合的过程。这一过程的发生,使受精卵细胞中的染色体恢复成为体细胞的二倍体状态,由此形成受精卵可以分裂增殖的结构基础。受精还有一个非常重要的生物学意义,即可以促进卵子发生过程中减数分裂的完成。在人类和哺乳动物中,卵子的发生开始于卵巢,而成熟于输卵管。其大致过程是:在卵巢中的卵原细胞可以分裂增殖,并生长增大为初级卵母细胞(这是二倍体细胞);当初级卵母细胞进入减数分裂程序时,首先发生的是第一次减数分裂(同源染色体彼此分离),由此产生 1 个次级卵母细胞(其体积很大)和 1 个极体(体积很小,即第一极体),并随即将其排出卵巢。由此可见,从卵巢排出的卵细胞实际上是一个次级卵母细胞。该次级卵母细胞可以通过输卵管的伞部而进入输卵管,并在其壶腹部与精子相遇而发生受精。受精的发生,可激活其次级母卵细胞的第二次减数分裂的发生(姐妹染色体彼此分离),形成 1 个卵细胞(体积较大)和 1 个极体(体积很小,即第二极体)。在此时的卵细胞(即受精卵)中,可见有两个细胞核的存在:一个是由卵细胞本来的核物质所形成的雌原核,另一个是来源于精子的核物质所形成的雄原核。随后,这两个核彼此相对移动,并在其移动过程中分别进行其基因组 DNA 的复制。当它们相互碰到一起时,其核膜便开始趋于裂解,已完成复制的基因组 DNA 也开始浓缩而逐步形成染色体,进而一并参与到纺锤体的形成,以致受精卵第一次卵裂的发生。所以,在受精卵中所见到的细胞核实际上是两个单倍体的核,即雌原核和雄原核,而真正的两倍体核则是在第一次卵裂后的二细胞期才能见到。

二、卵裂

人类和哺乳动物一样,其受精发生在输卵管壶腹部,也由此激发了其卵细胞(即次级卵母细胞)第二次减数分裂的完成,随后便开始连续的细胞分裂,即卵裂(cleavage)。随着卵裂的发生,所产生的细胞便开始逐步地有了空间上的排布(或组织)形式。当第三次卵裂发生后,刚产生的 8 个细胞实际上只是一个位置上相邻的松散的细胞团,每个细胞之间尚有一定的间隙,而没有结构上的直接联系。但在一个短暂的时间之后,它们便相互靠拢,并在其细胞团表层区域的细胞膜之间发生紧密连接,使之成为一个在结构上十分稳定的球状体。但在其球体内部区域的细胞膜之间则可形成间隙连接,以致其细胞之间可以发生小分子物质或离子的交换(图 3-14-1)。一般将发生在 8 细胞期后期由松散细胞团变为稳定球状体的这一现象叫做压缩(compaction)。处于压缩状态的细胞继续分裂,产生由 16 个细胞组成的球状胚胎。该胚胎形似桑葚,故称其为桑葚胚(morula)。桑葚胚的细胞已经可以分为两群,即外细胞(external cell)和内细胞(internal cell)。外细胞位于桑葚胚的外层,其细胞的数量较多,在后续的发育中可以分化为滋养层细胞。滋养层细胞是早期胚胎在子宫中着床所必需的结构,而且还可发育成绒毛膜,并可参与胎盘的形成。内细胞位于桑葚胚的内部,其细胞数目很少,此时一般只有 1 ~ 2 个。在后续的发育中,它可以分裂增殖形成内细胞团(inner cell mass,ICM),进而发育为胚胎。当卵裂到 64 个细胞之后,胚体中的内细胞团和滋养层在胚胎中的空间位置已经明显分开,而且各自有了截然不同的发育方向,即前者主要发育为胚体组织,后者发育为胚外组织。一般认为,这是哺乳动物个体发育过程中最早出现的一个分化事件。也由于这一事件的发生,使得胚胎细胞的空间排布可进一步发生明显的改变,即原来为实心的桑葚胚内部开始出现了一个充满液体的空腔,内细胞就位于其中的一侧。此时的胚胎可称为囊胚泡(blastocyst)或胚泡,其中的腔称之囊胚腔(blastocoel)。

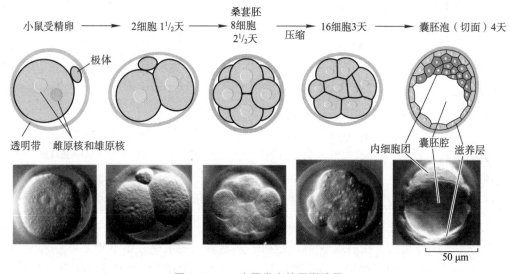

图 3-14-1　小鼠发育的早期阶段

　　发育生物学中,一般人为地将囊胚泡的形成界定为卵裂期的结束。在此过程中,有几个生物现象对于当今的干细胞生物学和表观遗传学研究是值得关注的:① 在早期 8 细胞时(即压缩发生之前),其中的每个细胞都具有发育成为一个个体的潜能,也就是说它们分别具有一个受精卵的基本生物学特性,即全能性;② 在 8 细胞后期阶段,细胞团发生压缩,随之就开始出现分化。这很可能是在压缩发生之后,各细胞之间开始有了相互影响,同时也暗示压缩在早期胚胎发育中的重要性;③ 在卵裂阶段,各个细胞的分裂并非同步进行,以致在某个时间点上的细胞数目可能会出现奇数的现象;④ 在早期胚胎中,细胞活动有一个从母性控制向合子控制转换的过程。已经发现,不同物种之间的差别很大,如小鼠和山羊在二细胞期就开始了这种转换,兔子是在八细胞期时开始,而两栖类动物(如爪蟾)则要在第 12 次卵裂之后才开始。

三、胚层分化

　　受精卵在输卵管中向子宫腔移行的过程中,逐步发育成了囊胚泡。当囊胚泡进入子宫后,它会以内细胞团组织相应的位置与子宫内膜接触,随即植入子宫内膜(即着床),以进入下一阶段发育。囊胚泡植入子宫内膜后,其中的内细胞团组织中的一部分细胞便可分化为下胚层(hypoblast)（图 3-14-2）。下胚层的细胞排列在朝向囊胚腔的一面,它们可以分化为胚外内胚层(extraembryonic endoderm),进而再分化为卵黄囊内胚层(yolk sac endoderm)。这一部分细胞不参与任何胚体组织的形成。在下胚层组织形成之后,其上方的内细胞组织叫做上胚层(epiblast)。上胚层细胞可分化为羊膜外胚层(amniotic ectoderm) 和 胚 体 上 胚 层 (embryonic epiblast)。在后续的发育中,羊膜外胚层将分化而形成羊膜囊(其中将充满羊水,以作为胚胎生长发育的环境),而胚体上胚层则将是真正的胎儿发育的起始细胞。在胚体上胚层中,其后部区域的细胞可以分化为原条(primitive streak),而其余的细胞则可分化为胚体外胚层(embryonic ectoderm)或简称为外胚层。原条细胞随后又可以分化为胚体内胚层(embryonic endoderm) 和胚体中胚层(embryonic mesoderm),它们可分别被简称为内胚层和中胚层。但有证据表明,从原条分化出来的中胚层并非完全参与胎儿的发育,而是有一部分组织将参与胎盘和脐带的发育。所以,也有人将参与胎盘和脐带发育的这部分中胚层组织叫做胚外中胚层(extraembryonic mesoderm)。

当囊胚植入子宫内膜后,其囊壁(即滋养层)可与从原条分化而来的胚外中胚层组织一起,共同发

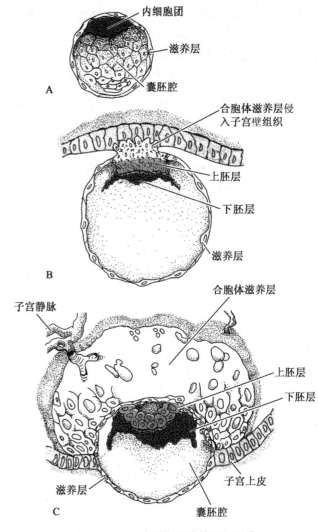

图 3-14-2　人早期胚胎的组织形成
A. 囊胚；B. 开始着床的囊胚；C. 已经着床的囊胚

育成为胎盘和脐带等胚外组织。在植入事件刚发生时,其滋养层的细胞开始不断地增殖,而形成一个叫做细胞滋养层(cytotrophoblast)的细胞层。这个细胞层通过一些黏附分子的作用而附着于子宫内膜,并分泌一些蛋白水解酶,以适当地消化子宫内膜组织,使其细胞层能够呈树根状地不断地向子宫内膜生长。有人发现,滋养层细胞分泌蛋白水解酶的功能可持续到妊娠的第 12 周。在细胞滋养层不断向子宫内膜生长的过程中,与子宫内膜组织相邻的滋养层细胞的增殖,会出现细胞核分裂而细胞质不分裂的特殊现象,以致产生大量的合胞体细胞,也由此而形成一个特殊的细胞层,即合胞体滋养层(syncytiotrophoblast)。与此同时,从原条分化出来胚外中胚层也会随同细胞滋养层和合胞体滋养层一起不断地向子宫内膜生长,与此同时分化产生的毛细血管也一并向子宫内膜延伸（图 3-14-3）。通过囊胚壁的滋养细胞和由原条分化而来的胚外中胚层组织的这种协同发育,就可以形成绒毛膜(chorion)。在绒毛膜上,有呈树根状的绒毛(villus),绒毛可与其对应的母体子宫内膜(此区域的子宫内膜被称为蜕膜)交织在一起而形成胎盘。在胎盘中,与胎儿相通的毛细血管(位于绒毛中)和母体的毛细血管(位于子宫蜕膜内)相互交织,由此形成胎儿从母体获取各种营养物质的界面。在此界面上,胎儿和母体的毛细血管之间只是空间距离上的十分靠近,而并没有结构上的直接相通,故胎儿与母体之间只有可溶性物质的相互交换,而无有形成分(如血细胞或白细胞等)的相互交换。

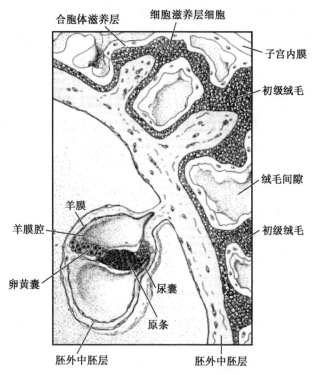

图 3-14-3　人原肠形成期胚胎与子宫壁之间的关系示意图

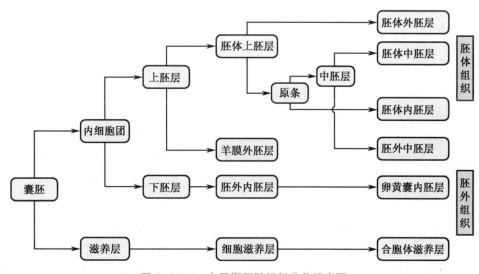

图 3-14-4　人早期胚胎组织分化示意图

在发育生物学中,将囊胚向胚胎的 3 个胚层(外胚层、中胚层和内胚层)和胚外组织的发育阶段称为原肠胚形成(gastrulation)。在此过程中,包含了非常复杂的分化行为,同时也伴随着非常剧烈的细胞运动,并由此实现了各种类型分化细胞的空间定位和各种胚层结构的形成(图 3-14-4)。

◆ **拓展知识 3-14-1**　胚胎发育

◆ **拓展知识 3-14-2**　胚胎发育过程

◆ **拓展知识 3-14-3**　胚胎发育过程及营养供应

四、器官发生

当胚胎经过原肠形成的发育阶段之后,所产生的外、中、内 3 个胚层便成为未来器官形成的结构基础。

这些胚层组织在后续的发育中,可按严格的时间顺序、在特定的空间位置上分化产生可形成未来器官的原始细胞群,即器官原基(organ primordium)。各种原基的进一步发育,就可形成机体的各种组织、器官和系统,这一发育过程叫做器官发生(organogenesis)。基于各胚层组织的器官发生大致情况为:① 外胚层,可以分化产生皮肤的表皮及其衍生物(毛囊、汗腺及皮脂腺、神经系统及晶状体);② 中胚层,可分化产生皮肤的真皮、肌肉、骨骼系统、心脏、血管、泌尿系统及脂肪组织等;③ 内胚层,可分化产生消化道及附属器官(唾液腺)、胰、肝、呼吸道(气管、支气管)和肺的上皮组织,以及尿道和膀胱的上皮组织等。值得注意的是,机体中的大多数器官都不是由一个胚层发育的,而是一个以上的胚层协同发育的结果,例如,皮肤的表皮来源于外胚层,其真皮层则来源于中胚层。

实际上,个体发育在进入器官发生的发育阶段之后,还有个体的成熟和其结构与功能维持的发育过程。这一过程的内容在随后的章节中将会有所涉及,此处不再专门描述。

关于器官发生的调控机制,目前已有许多来自不同物种的研究,但由于其复杂程度太高,故尚未形成一个系统的基本原理。然而,就其过程中所涉及的细胞行为则已有很多的认识。其中,最为基本的行为主要有:① 细胞增殖。通过增殖可以扩大细胞的群体。一个个体来源于一个单细胞(即受精卵),当其发育成熟后其细胞数量就多达 2×10^{14} 之多,这就是通过增殖来实现的。然而,处于不同的发育时间和不同的空间位置上的细胞的增殖速率则是不同的。例如,早在卵裂阶段的桑葚胚中,各个细胞的增殖速率就开始有了差异,更何况在后续的越来越复杂的分化过程中。② 细胞分化。通过分化,可以产生具有不同特性的细胞类型,人体中的 200 多个细胞类型就是细胞分化的结果。实际上,细胞分化和前面述及的细胞增殖在个体发育的整个过程(即生命的整个过程)中都是存在的,而只是它们在胚胎期表现得非常活跃和非常普遍而已。在个体发育中,细胞分化通常是逐步发生的,而且具有严格的空间位置特性,所以,细胞分化可以被理解为一个具有时空特性的立体系统。③ 细胞相互反应。在个体发育过程中,细胞的增殖或分化等行为需要细胞相互反应的协调。这种反应通常是两种或多种细胞各自分泌一些因子,而作用于相邻的细胞,并由此而影响相邻细胞的增殖或分化等行为。例如,在器官发生阶段中,已经形成的心脏组织(由中胚层发育而来),可以与之相邻的前肠组织(由内胚层发育而来)相互作用,以致其前肠组织发生肝向分化,并由此而形成肝发生的原基,即肝芽(liver bud)。④ 细胞运动或迁移。在发育过程中,细胞需要通过运动以实现其在结构上的空间定位,以及其相应组织器官的发育,或者功能活动的发生。例如,在神经系统的发生中,由外胚层所发育而来的神经嵴细胞就可以迁移到许多不同的其他部位,进而参与周围神经的发育。又如,在骨髓中分化形成的各种血细胞要远距离地迁移到身体的其他部位而发挥作用。

第二节　干细胞在个体发育中的作用

动物的发育过程是指由受精卵发育成一个动物个体的过程。从细胞水平来看,发育过程就是从受精卵细胞衍生出胚胎干细胞,胚胎干细胞再遵循一定的规律,逐步分化为不同组织的功能细胞,这一特定的程序称为动物的发育过程。

一个来源于母本的卵子细胞与一个来源于父本的精子细胞结合形成受精卵,受精卵的不断分裂形成包含内细胞团(inner cell mass,ICM)的桑葚样结构,进一步分裂形成空腔,称作囊胚泡(blastocyst)。囊胚泡中的内细胞团细胞可以分化形成了最初的 3 个胚层,并由此可进一步分化为人体发育的所有细胞类型。最后,产生各种特殊的组织,并形成器官和个体。

什么是胚胎最早期的细胞发育信号呢? 胚胎体的头尾、腹背等是怎样形成的呢? 由受精卵演变为胚胎体的这一复杂过程的细胞生物学基础是怎样的呢? 1998 年科学家们首次从人的囊胚内细胞团中分离出胚胎干细胞,并且实现了在体外的培养传代,建成了人的胚胎干细胞系,这一成果为探知发育生物学的奥秘提供了研究的方法和手段。

一、干细胞的基本特性

干细胞是一类具有自我复制（self-renew）和多向分化潜能的细胞，是各种分化细胞或特化细胞的初始来源。在个体发育过程中，出现于早期胚胎的干细胞被称为胚胎干细胞（embryonic stem cell，ES 细胞），它是人体胚胎各个胚层发育的基础。目前，早期实验室里得到的胚胎干细胞系都是直接来源于囊胚（或称胚泡）的内细胞团。随着个体的不断发育，胚胎干细胞可以分化成不同种类的组织特异性干细胞，如造血干细胞、神经干细胞和胰腺干细胞等，这些干细胞可统称为组织特异性干细胞（tissue-specific stem cell）或组织干细胞（tissue stem cell），也称成体干细胞（adult stem cell）。组织干细胞是维持个体正常结构和功能平衡的基础。

（一）干细胞的自我复制

在一定条件下，干细胞可以根据所处的内环境，通过自我复制的方式，以保持其自身数目的稳定。干细胞或者进行对称分裂（symmetric division），即两个子细胞都是干细胞或都是分化细胞；或者进行不对称分裂（asymmetric division），即产生一个子代干细胞和一个子代分化细胞（图 3-14-5）。大多数哺乳动物在其能够自我更新的组织中，干细胞分裂产生的两个子代细胞既可以是两个干细胞，也可以是两个特定的分化细胞。虽然没有直接的实验证据，但一般认为，在正常生理状态下，干细胞大多是以不对称分裂方式用于补充组织在自我更新过程中的衰老、脱落的死亡细胞；但在创伤等应激状态时，由于需要大量细胞的干细胞替代和补充坏死的组织细胞，干细胞的分裂方式可能就不再仅限于不对称分裂方式。因此，机体对干细胞增殖的调节具有一定的灵活性，以适应机体生理变化的需要。

对于干细胞增殖的调控机制目前已有大量的研究，其中细胞生长因子扮演着极其重要的角色。目前已经认识到，为使干细胞保持自我复制状态，相关的各种生长因子必须以特殊的方式保持平衡。如果平衡失调，干细胞就会开始分化。保持干细胞数目的稳定，对于维持机体组织的新旧更替是完全必要的。对于干细胞过度分裂所产生的多余子代干细胞，则可通过启动其细胞的凋亡程序，以实现干细胞在数量上的平衡。

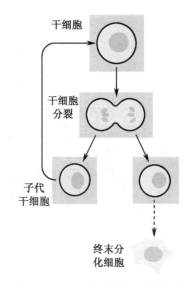

图 3-14-5　干细胞的不对称分裂

（二）干细胞的分化

干细胞的另一个重要特征是分化为多种功能的细胞类型。在人类或成年哺乳类动物的个体发育过程中，最初就是一个受精卵，但在发育成熟后，其细胞种类则多达 200 多种，如神经细胞（神经元）、皮肤细胞（上皮细胞）、血细胞（红细胞、单核细胞、淋巴细胞等）、骨细胞（成骨细胞）和软骨细胞等（图 3-14-6）。这个由 1 种细胞类型变为 200 多种细胞类型的发育结果，就是通过干细胞的分化机制来实现的。

在这一发育的过程中，最初表现为受精卵细胞在不断地分裂，处于八细胞期之前的每一个胚胎细胞（包括受精卵）都具有全能性，也就是说，将处于这种状态的任何一个细胞植入子宫后，它都可以发育为一个完整的个体。这种具有发育全能性的早期胚胎细胞，称之为全能干细胞（totipotent stem cell）。随着发育的进行，出现在胚泡中的内细胞团细胞（即 ES 细胞）具有分化为成熟个体中所有细胞类型的潜能，但没有形成一个完整个体的能力（因为它们不能分化为胎盘和其他一些发育时所必需的胚外组织），这种早期胚胎细胞被称为多能干细胞（pluripotent stem cell）。而出现在组织器官中的干细胞（即组织干细胞），通常只分化为可参与其相应组织器官组成的细胞，这类在器官的发育过程中起着重要作用的干细胞被称为单能干细胞（monopotent stem cell），或称组织特异性干细胞。干细胞的分化特性可在个体发育的自然过程中和实验室内培养的干细胞中观察到。

（三）干细胞增殖分化的调控机制

干细胞自我复制和多潜能分化在体内受到严格的调控，以保持干细胞和特定功能细胞在特定组织内

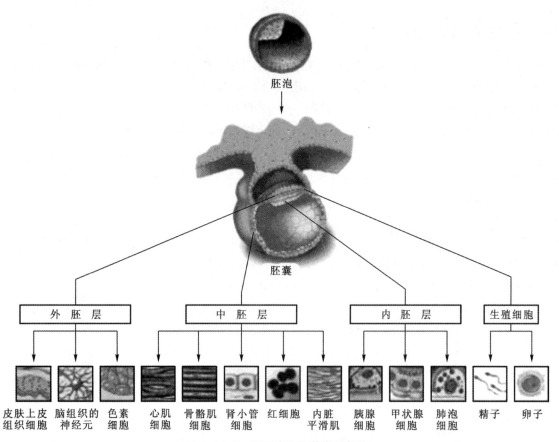

胚泡

胚囊

| 外 胚 层 | 中 胚 层 | 内 胚 层 | 生殖细胞 |

皮肤上皮组织细胞　脑组织的神经元　色素细胞　心肌细胞　骨骼肌细胞　肾小管细胞　红细胞　内脏平滑肌　胰腺细胞　甲状腺细胞　肺泡细胞　精子　卵子

图 3-14-6　干细胞分化潜能示意图

的平衡。调控的过程是干细胞与其所处内环境,包括周围细胞、细胞外基质及可溶性的信号转导分子的多重作用。在干细胞研究中,常常把干细胞所处的微环境叫做"巢"(niche)。干细胞增殖和分化的调控是通过干细胞和微区的相互作用而实现的。对于它们相互作用的分子机制目前还不太清楚,但和该调控过程密切相关的若干分子已经引起了人们的关注。

1. 胞内因素的调控　决定干细胞自我复制和多潜能分化的内部机制是什么? 目前认为最重要的分子包括 Oct-4,Nanog,BMI-1 及端粒酶等。Oct-4 和 Nanog 一样,都属于转录调控因子。它们只在囊胚的内细胞团及精原细胞表达,在分化细胞中几乎不表达。如果把 Oct-4 或 Nanog 的基因敲除,就没有内细胞团的产生,也就没有胚胎干细胞,受精卵就不能发育成动物。另外,Oct-4 通过调控成纤维生长因子 FGF4 的表达,对胎盘细胞的增殖也有促进作用。但最近发现在胎儿多种组织的组织干细胞中也有 Oct-4 的表达,说明 Oct-4 不仅对胚胎干细胞,对组织干细胞的自我复制和多潜能分化也有相当重要的作用。有人甚至提出,Oct-4 阳性的组织干细胞在人体多种组织的分布,可能是构成组织干细胞可塑性的细胞基础。最近发现,Nanog 是决定胚胎干细胞多潜能分化性状的另一重要转录因子。但有关它的功能机制还不是十分清楚。它有可能和另一个转录因子 Stat3 协同作用,共同调控胚胎干细胞的增殖和分化。

BMI-1 也是一种转录调控因子,属于和调节染色体结构有关的 polycomb 家族。人们已经知道 BMI-1 对造血干细胞的增殖有调控作用。后来发现 BMI-1 和神经干细胞的自我复制及多潜能分化也都有关系,认为是神经干细胞区别于神经前体细胞的标志之一。最近在其他的组织干细胞中也发现有 BMI-1 的表达,说明 BMI-1 的作用相当广泛,可能参与调节多种干细胞的自我复制和多潜能分化。

人们早就知道胚胎干细胞表达端粒酶,也知道端粒酶作为一种生物钟参与多种细胞增殖的调节。还有人提出,表达端粒酶是胚胎干细胞能够在体外永久性增殖的原因之一;在干细胞培养液中加入白血病抑制因子(leukemia inhibitory factor,LIF)的道理之一,就是激活细胞内的端粒酶活性。那么端粒酶有什么生理作用呢?

在细胞的染色体末端存在由寡聚核苷构成的亚显微结构称为端粒。端粒随着细胞分裂而相应的缩短。当它短到一定的程度,细胞便不再继续分裂,甚至走向凋亡。端粒酶的基本生理作用就是把核苷酸连接到端粒的末端,维持端粒的长度和稳定。因此,端粒酶对所有细胞的增殖,包括干细胞的自我复制,都具有关键性的作用。人们通过把外源的端粒酶导入神经干细胞,成功地建立了人的神经干细胞系,为神经干细胞的研究和应用提供了充足的细胞来源,也为其他难以在体外增殖的组织干细胞的培养,提供了新方法。

2. 胞外因素的调控　关于干细胞与其所在的微环境的相互作用,目前了解最多的是造血干细胞和皮肤干细胞。骨髓是制造血液细胞的工厂,也是造血干细胞存在的地方。由于骨髓和血液系统是连通的管道系统,除骨髓自身的骨髓基质细胞(stromal cell)、间充质干细胞(mesenchymal stem cell,MSC)和成骨细胞(osteoblastic cell)等外,它还包含各种血细胞及造血干细胞。那么,造血干细胞的微区是由哪种细胞构成的呢? 这个问题一直是一个谜,直到最近,才发现成骨细胞中 N- 钙黏蛋白(N-cadherin)阳性而 CD45$^+$ 的一个亚群(被称为 SNO 细胞,spindle-shaped N-cadherin$^+$ osteoblastic cell),构成了造血干细胞的微环境。SNO 细胞通过 N-cadherin 和造血干细胞的 β-catenin 直接作用,抑制造血干细胞的分化。造血干细胞分裂时,如果它与 SNO 细胞处于直接接触状态,那么,所产生的子细胞就可保持与亲本细胞完全一样的干细胞,完成干细胞的自我复制;但如果没有直接接触,其干细胞就可能产生进入分化程序的前体细胞。因此,造血干细胞根据是否与 SNO 细胞接触,做出自我复制还是走向分化的选择。另一方面,骨髓细胞还分泌骨形态生成蛋白(bone morphogenetic protein,BMP)。BMP 可作用于 SNO 细胞表面的 BMP 受体,传递信号给 SNO 细胞,改变干细胞微环境区域的大小,从而调节造血干细胞的数量。此外,跨膜蛋白 notch 对造血干细胞及其他类型的干细胞的增殖和分化也具有重要的调控作用。

细胞黏附分子 β-catenin 不仅参与造血干细胞的调控,同样也调控表皮干细胞的增殖和分化。表皮干细胞(epidermic stem cell)是表达角蛋白 -15(keratin-15)的一类上皮细胞,存在于表皮基底层的毛囊周围。表皮干细胞所在的微区由毛囊周围表达 α$_6$β$_4$ 整联蛋白(α$_6$β$_4$-integrin)分子的细胞和细胞外基质共同组成。表皮干细胞通过 β-catenin 和微环境的调控分子作用,抑制干细胞的分化;如果阻断 β-catenin 的信号转导,表皮干细胞走向分化途径,分化为毛囊细胞、皮脂腺细胞或表皮细胞。另一方面,细胞外基质还作用于表皮干细胞表面的 β$_1$ 整合素,通过 MAP 激酶信号参与调控表皮细胞的代谢。β$_1$ 整合素的表达对维持表皮干细胞的数量也起着重要作用。通过表皮干细胞和其微环境的相互作用,不同的细胞亚群维持其数量的动态平衡,保证表皮组织的不断更新。

当然,干细胞是自我复制还是走向分化,取决于多种因素的协同作用。有多种分泌因子参与了干细胞增殖和分化命运的调控。其中,TGFβ 和 Wnt 两大家族分子对多种组织干细胞的增殖分化起着重要作用。除了上述分泌因子外,细胞间的直接作用也起到了重要的作用。比如在神经系统,分布在细胞质内的蛋白因子 numb 可抑制跨膜分子 notch 的活性,从而阻断 notch 通过其 delta 配体对神经干细胞分化的抑制作用,促使神经干细胞走向分化。因此,干细胞增殖与分化的调控是多种因子共同参与的复杂过程,以适应人体内环境的微妙变化。

二、胚胎干细胞

根据来源的不同,胚胎干细胞可分为 ES 细胞、胚胎生殖细胞(embryonic germ cell,EG 细胞)和胚胎癌性细胞(embryonal carcinoma cell,EC 细胞)。其中,ES 和 EG 胚胎干细胞具有强的增殖能力和多潜能分化性。EC 细胞来源于畸胎瘤,有多向分化潜能,但有染色体异常等肿瘤细胞的特性。

(一) 小鼠 ES 细胞

小鼠 ES 细胞是最早被分离培养的干细胞,对其生物学特性的认识也最多。所以,对它的了解有助于对于干细胞基本生物学特性的认识。

　　ES 细胞是指来源于早期胚胎囊胚中的内细胞团的细胞。囊胚呈球形，其外层为滋养层细胞所包围，囊胚腔内充满液体，在中央内侧有一个细胞团，即内细胞团（inner cell mass, ICM）（图 3-14-7）。

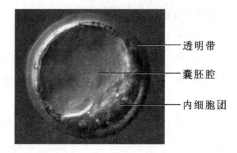

图 3-14-7　小鼠囊胚的显微镜照片

　　1. 胚胎干细胞的生物学特性　评价一种细胞是否为胚胎干细胞必须具备的条件是：① 来源于胚泡的内细胞团；② 在不分化的条件下能够进行无限制的对称分裂；③ 细胞维持着一种稳定的、二倍体的正常核型；④ 多潜能的 ES 细胞能够分化为从胚胎内、中和外胚层分化出的所有细胞类型；⑤ 在发育过程中，可以整合到任何一种组织中；⑥ 细胞具有克隆化的能力，并能够形成卵子和精子；⑦ 单一 ES 细胞形成的单克隆能够产生单一性质的细胞，或者与起源细胞具有相同性质的细胞；⑧ 表达转录因子 Oct-4 和 Nanog，它可以激活和抑制一系列靶基因并维持 ES 细胞的增生和正常分化状态；⑨ 可被诱导增殖和分化。ES 细胞大部分时间停留在细胞周期的 S 期。ES 细胞与分化的体细胞的不同之处在于，它不需要任何额外刺激就能启动 DNA 的复制。

　　2. 胚胎干细胞分化潜能的评价　多潜能的定义，是指 ES 细胞能够分化为从胚胎内、中和外胚层分化出的所有细胞类型，这是 ES 细胞独有的特性。我们如何确定 ES 细胞的真的多潜能呢？目前，评价小鼠 ES 细胞的多向分化潜能的实验手段主要有 3 种：

　　（1）嵌合体实验　将从胚泡内细胞团分离的 ES 细胞注入另一个胚泡的腔内，再将这种"结合"的胚胎移植到雌性未孕鼠的子宫内，观察其子代小鼠能否出现嵌合体（chimera）。进而，还可观察其评价细胞能否通过生殖系被传递到下一代。

　　（2）畸胎瘤实验　将 ES 细胞注入同种的或免疫缺陷性的成年小鼠（皮下和肾被膜），以观察在宿主动物体内，注入的 ES 细胞发展是否形成畸胎瘤。显微镜下进行镜检时，这些肿瘤细胞具有从胚胎内胚层、外胚层和中胚层来源的所有细胞类型，典型的畸胎瘤含有内脏样结构，如内皮细胞层和平滑肌；骨骼和心肌（可以本能地收缩）；神经组织；软骨、骨及头发。因此，可以在体外长期生长的 ES 细胞在体内具有多潜能分化的特性，它们通过分化为机体形成的各种细胞类型，参与正常的胚胎生成，并发育成为成年动物的各种组织。然而，正常小鼠的 ES 细胞并不能在体外形成滋养层。

　　（3）拟胚体实验　在小鼠胚胎成纤维细胞所铺成的饲养层上或在含有白血病抑制因子（LIF）的培养液中，小鼠 ES 细胞能够维持自我更新，并具有向多种细胞类型分化的能力。但如果在没有饲养层或撤掉 LIF 的培养条件下，并采用一种叫做"悬滴培养"的特殊技术进行培养，在 48 h 后，其培养物的细胞团块中通常可以观察到类似于内胚层、中胚层和外胚层来源的、各式各样的细胞类型的出现。从这种细胞团块的细胞类型的组成来看，它就很像处于刚着床于子宫壁阶段的早期胚胎，故将其称为拟胚体（embryoid body, EB）。拟胚体的形成，表明了 ES 细胞向 3 个胚层分化事件的发生。这一实验，对于 ES 细胞干性维持和分化的调控机制的研究非常有用。而且，也可以作为 ES 向特定类型的细胞（如神经细胞或肝细胞等）定向分化的过渡阶段。

　　3. 胚胎干细胞的体外分化　胚胎干细胞研究的目的之一是使其发育成某种特殊化的细胞，如神经元、心肌细胞、血管内皮细胞和类似于胰岛 B 细胞中的胰岛素分泌细胞。胚胎干细胞的直接分化，对于最后实现其在临床治疗中的应用具有实用意义。

　　目前，诱导分化最为普遍的方法是以特殊的方式改变细胞的生长条件，如加入多种生长因子到培养基中或者改变正在生长的 ES 细胞其表面的化学组分。用于培养小鼠和人 ES 细胞的塑料培养皿可用各种底物处理，使细胞或者黏附于培养皿的表面或者让其悬浮于培养液中。总之，黏附的基质可以阻止 ES 细胞相互作用和分化，细胞与细胞之间的相互作用对于正常的胚胎发育至关重要。让某些 ES 细胞在体内"自然"的相互作用的现象出现在培养皿中，是诱导鼠和人的 ES 细胞在体外分化的基本策略。另外，加入特殊的生长因子到培养基中,激活或失活 ES 细胞中的特殊基因,将会启动诱导细胞向特殊细胞类型分化的一系列分子途径。

诱导 ES 细胞直接分化的另一条途径,是采用转染或其他方式将特定的外源性基因导入 ES 细胞,通过导入基因的表达产物而引起细胞的分化。这种方式被认为是调节 ES 细胞分化的精确方式,但是只有确定某一特定分化性状的决定基因,以及这个基因必须被插入到基因组的正确定位,这一诱导分化方法才具有实用性。

近几年中,ES 细胞分化诱导体系的研究发展很快。大量的证据已经表明,胚胎干细胞可分化为各种类型的细胞,如脂肪细胞、星形胶质细胞、心肌细胞、软骨细胞、造血细胞、树突细胞、内皮细胞及胰岛细胞等。

(二) 人的胚胎干细胞

1. 人 ES 细胞　1998 年,J. Thomson 和他的同事,从患有不孕症的一对夫妇捐献的正常胚泡的内细胞团中分离出人的 ES 细胞,进而证明这些细胞在体外可连续地传代,并保持正常的核型和高水平的端粒酶活性,同时也能表达一系列特有的分子标志物。将这种细胞移植到免疫缺陷小鼠的体内,发现它们能够形成畸胎瘤。在这种畸胎瘤中,有 3 个胚层来源的各种细胞类型,由此证明了人 ES 细胞的多潜能性。

在 J. Thomson 的工作之后,世界上已有许多不同的实验室分别建立了人 ES 细胞系,并证明了人 ES 细胞确实是多潜能的,能够分化产生 3 个胚层来源的各种细胞,如胃肠的上皮(来源于胚胎的内胚层)、平滑肌和横纹肌(来源于中胚层)、神经管上皮和鳞状上皮(来源于外胚层)等。但由于伦理及技术条件等方面因素的限制,目前还未能验证人 ES 细胞产生原生殖细胞的可能性。

2. 人 EG 细胞　1998 年,Geahart 和他的同事分离和培养出了一种 EG 细胞。这些细胞是从 5~9 周选择性流产的胚胎生殖嵴中分离得到的。在正常发育过程中,生殖嵴可以发育性腺,并由此产生成熟的生殖细胞,即精子和卵子。他们将所得到的 EG 细胞在体外生长近 20 代,发现其细胞仍保持着正常核型;而且发现这些细胞可以分化,并能自然聚集,最后形成可代表 3 个胚层的细胞。同时,这种细胞也可表达一系列特殊的分子标志物。但是,人 EG 细胞的增殖能力较差,大多可以倍增 40 次左右。而且,在移植到免疫缺陷小鼠内时,不能形成畸胎瘤。这些特性表明,EG 细胞的基本生物学特性与 ES 细胞相比是存在差异的。

3. ES 细胞和 EG 细胞的比较　ES 细胞和 EG 细胞在许多方面是类似的。比如,它们都表达胚胎干细胞的系列标志,在体外都能够自我复制。在一定条件下,也都能自然分化为 3 个胚层来源的各种细胞。但是,ES 细胞和 EG 细胞在许多生物学特性方面还是存在一定的差别。比如,它们的组织来源不同;人 ES 细胞在体外可以无限制生长而保持非分化状态,而人 EG 细胞目前最多只能培养 70~80 代;如果注射到免疫缺陷鼠的体内,人 ES 细胞可以产生畸胎瘤,而 EG 细胞则不能。另外,目前为止,世界范围内,已有多家实验室建立了人 ES 细胞系,但只有一两家实验室使建立了人 EG 细胞系。因此,对于 EG 细胞还缺乏深入的认识。为了便于比较,现将小鼠 ES 细胞和人 EC 细胞也一并列表如下(表 3-14-1)。

表 3-14-1　几种胚胎干细胞分子标志物的比较

标志物	小鼠 ES 细胞	人 ES 细胞	人 EG 细胞	人 EC 细胞
SSEA-1	+	−	+	−
SSEA-3	−	+	+	+
SSEA-4	−	+	+	+
TRA-1-60	−	+	+	+
TRA-1-81	−	+	+	+
ALP	+	+	+	+
Oct-4	+	+	+	+
端粒酶	+	+	+	+

4. 人胚胎干细胞的应用潜能　人胚胎干细胞的应用潜能很多,讨论最多的是它们在移植治疗中的潜能,如替代和恢复由于疾病和损伤造成的组织破坏。

(1) 移植治疗　理论上讲,很多疾病包括帕金森病、糖尿病、创伤性脊髓损伤、Purkinje 细胞退化、迪谢内(Duchenne)肌营养不良、心力衰竭和骨发生不全,都有可能通过移植人的 ES 细胞或分化的 ES 细胞得到治愈。然而,治疗上述任何疾病大都需要将人的 ES 细胞分化成所需要的特殊细胞类型,为此已进行了大量的研究并取得了丰硕的成果。

与组织干细胞相比,移植治疗应用 ES 细胞的优势之一是 ES 细胞在体外有无限的增殖能力,并且通过直接分化能够产生更直接的细胞类型,最后在确定何时为移植分化细胞的理想阶段,以及证明移植的 ES 分化的细胞能够生存、整合,并在受体中具有功能是必要的。

(2) 其他应用潜能　人 ES 细胞除了应用于移植之外,还有其他的应用潜能。例如,人 ES 细胞可以用于研究目前无法解释的人类早期发育引起的先天性缺陷和胎盘异常导致的自然流产,通过体外人体干细胞的研究,有可能确定导致这些问题的遗传的、分子的细胞缺陷并确定预防它们的方法。

人 ES 细胞能够用于筛选治疗药物的候选化合物。目前,候选药物在用于人的自愿者测试之前,它们常常被进行一系列的临床前研究。这些研究,包括采用动物模型所进行的有效性验证和安全性评价。然而,动物和人在许多方面总是存在一定的差异,所以,将人的 ES 细胞定向地分化为特定的细胞类型或组织形式,并将应用于特定的药物筛选、有效性验证或安全性评价的细胞模型或组织模型的研究,对于医药研究领域的发展具有重要意义。

◆ 拓展知识 3-14-4　胚胎干细胞

三、精原细胞

精原细胞(spermatogonium)是最终分化为精子的干细胞。精原细胞可以通过连续增殖与分化,产生初级精母细胞。随后,初级精母细胞可以进入减数分裂程序,最终生成精子(spermatozoa)。

(一) 精原细胞的增殖与分化

精原细胞存在于睾丸的生精小管中,它紧贴于生精小管的基膜,呈圆形或椭圆形,直径约 120 nm,核大,细胞器不发达。根据形态特征,精原细胞可分 A 型和 B 型两类。从精子发生的角度来讲,它们是处于两个连续分化阶段的细胞,即 A 型精原细胞是较原始的精原细胞,B 型精原细胞是由 A 型精原细胞分化而来的精原细胞。根据各种精原细胞的形态特征及其在生精小管管壁内的空间排布特征,可以观察到的 A 型精原细胞有单体 A 型精原细胞(Asingle, A_s)、双合体 A 型精原细胞(Apaired, A_{pr})及链状体 A 型精原细胞(Aaligned, A_{al})三种。现在一般认为, A_s 是真正的精原干细胞,而 A_{pr} 和 A_{al} 仅为精子发生的前体细胞(progenitor cell)。 A_s 分裂可能有两种方式:一是其子细胞是互相分离的两个干细胞(即仍然是 A_s 型精原细胞)。通过这种分裂方式,可以保持干细胞数量的平衡,以维持其干细胞库的稳定性;二是其细胞核分裂,但其细胞质分裂不完全,成为以胞质桥(cytoplasmic bridge)相连的 A_{pr}。 A_{pr} 的形成,就标志着该细胞已经进入精子发生的程序。在此基础上, A_{pr} 便可以同样的方式进行多次分裂(即细胞核分裂而细胞质为不完全分裂),由此可以形成四合体细胞、八合体细胞、十六合体细胞,甚至三十二合体细胞。由于这些合体细胞中的核呈线性排列,其间是以胞质间桥连接,故将它们统称为链状体 A 型精原细胞。接下来,链状体 A 型精原细胞将连续分裂 6 次,所产生的子细胞依次称为 A_1、A_2、A_3、A_4、In(intermediate,中间型)和 B 型精原细胞。B 型精原细胞可进一步分裂形成初级精母细胞,进而通过减数分裂 I 形成次级精母细胞,再通过减数分裂 II 形成精细胞,进而演变为成熟的精子(图 3-14-8)。

(二) 精原细胞分化的调控

A_{al} 型精原细胞分化为 A_1 型精原细胞,是细胞连续分裂后精子生成过程中的控制环节。药物、放射性核素照射和维生素 A 缺乏等因素可在这一环节影响精原细胞的分化。目前已经建立的一些模型表明,精子的形成过程可被可逆性地抑制,为研究精原细胞的分化提供了有利的工具。在第一个模型中,连续 5 周给予对大鼠塞尔托利细胞有毒性的药物 2,5- 己二酮,7 周后发现精子生成过程中只是激活精原细胞的增生,而非使精原细胞分化。在第二个模型中,LBNF1 大鼠经过 X 射线照射后,精子生成细胞退化,精原干细胞可以修复这种损伤,然而 A 型精原细胞能够保持增殖能力直至照射达 15 周之久。令人吃惊的是,在这两种模型中,精原细胞的分化障碍都可通过促性腺激素释放激素(gonadotropin-releasing hormone,GnRH)的拮抗剂得以缓解。但至今还没有内分泌调控精原细胞分化的直接证据,而成功地应用 GnRH 治疗药物和放射性损伤精原细胞的分化障碍的结果表明,在激素水平修复精原细胞的损伤是有可能的。

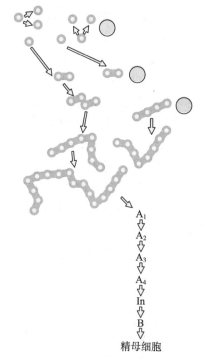

图 3-14-8 精原干细胞增殖与分化示意图

(三)精原细胞的凋亡

细胞凋亡是正常精子生成过程中不可缺少的环节。在生精上皮组织没有调节机制保证 A$_s$ 型精原细胞或非分化的精原细胞能够均一分布,因此,分化的精原细胞在生精小管不同部位数目差异很大,但由于不同部位分化的精原细胞通过凋亡机制选择性保留细胞,使原始生殖母细胞密度变化很小。另外,细胞毒性和辐射损伤的精原细胞也是通过凋亡机制被清除的。有关细胞凋亡的知识,详见第十二章。

四、组织干细胞

许多年来,科学家一直在寻求理解机体修复和替换一些器官的细胞和组织的能力。经过长期从事修复机制的研究,研究者现在把注意力放在组织干细胞上。人们知道,干细胞具有自我复制的能力,并能分化出多种细胞类型。目前的证据表明,与过去的观念相比,更多的组织和器官存在干细胞,而且这些细胞能发展成比以前的想象中更多种类的细胞。

(一)组织干细胞的概念

组织干细胞像胚胎干细胞一样,至少应具有两个基本的特性。其一是在增殖过程中能够长期自我复制,其二是它们能够分化成为具有特殊功能的成熟细胞。从细胞分化的角度上讲,组织干细胞可被认为是胚胎干细胞与各种组织器官中各种前体细胞之间的中间类型细胞。这种细胞在正常生理状态下,可以自我复制,以增加其干细胞的数量。也可以分化为所在组织中各种特化细胞相关的一种或多种前体细胞,进而分化为相应的特化细胞。

组织干细胞在组织中的数目是很稀有的,它们最初的功能是维持细胞的稳定状态(即动态平衡),而且这种功能也是非常有限的。例如,在骨髓中,估计只有一万分之一或者一万五千分之一的细胞是造血干细胞。组织干细胞分散在成熟动物的各种组织中,依据其周围的环境不同,行为表现也完全不一样。例如,存在于骨髓中的造血干细胞可以分化产生血细胞;肝干细胞可以分化产生成熟的肝细胞和胆管细胞;肠干细胞可以分化产生肠上皮吸收细胞、杯状细胞及肠内分泌细胞等。

前面描述的胚胎干细胞的起源是明确的,但组织干细胞的起源目前还缺少认识。但有人认为,组织干细胞是胚胎发育过程中停滞下来而未进入分化状态的细胞。但由于它受到所在组织微环境的影响和调控,故在一般情况下,它只分化产生其所在组织器官中的各种相应的成熟细胞(即特化细胞)。就目前来说,已经在许多组织器官中证实了组织干细胞的存在,其中包括骨髓、外周血、脑、脊髓、牙髓、血管、骨骼、肌肉、表皮、消化管、角膜、视网膜、肝和胰等。然而,这些资料大多来源于小鼠,关于人的资料近年来正在逐渐增多。

(二) 组织干细胞的可塑性

最初,一般认为组织干细胞一定是分化产生所在组织中的各种特化细胞。但在近年中,由于干细胞的活体内移植和体外诱导分化方法的应用,陆续出现了组织干细胞跨组织甚至跨胚层分化的报道。尽管后来就其真实性也出现过一些争议,但随后的大量研究表明,组织干细胞的这种特性确实是存在的,而且将其称之为可塑性。从理论上讲,组织干细胞可塑性的生物学意义和医学意义都很大,有兴趣者可进一步阅读相关方面的文献,并关注其发展。

北京大学医学部干细胞研究中心的研究人员,已从早期胚胎的软骨、成骨、皮肤、脐带血及中脑等部位分离出多种间充质干细胞,它们都为胚胎干细胞的细胞表面标志 Oct-4 阳性的间充质干细胞,可被定向诱导分化为特异的终末细胞。因此认为,这些细胞是一类与胚胎干细胞相类似的组织干细胞,它们停止在此发育阶段,当受到外界的特殊刺激时,便进入特异性分化的程序。同时,也认为,这种细胞也许就是组织干细胞可塑性的细胞基础。当然目前这还只是一个假说,有待进一步的深入研究。

(三) 几种组织干细胞

组织干细胞的种类很多,其研究的发展速度也很快,但因篇幅的限制,现仅介绍几种目前认识较多的组织干细胞,以期能够反映组织干细胞的基本生物学特性。

1. 造血干细胞 人们早已知道,造血干细胞(hematopoietic stem cell, HSC)存在于成人骨髓中。而且,利用骨髓中的造血干细胞治疗血液系统疾病的方法,已经在临床广泛应用。作为干细胞移植和再生医学的先驱,美国华盛顿大学医学院的 D.Thomas 教授为此获得了诺贝尔生理学或医学奖。尽管 HSC 的存在不存在争议,但对 HSC 的特异性标记和分离的方法却一直是一个难以解决的课题。对于人的 HSC 而言,其表面标志物主要有 $CD34^+$、$CD59^+$、$Thy1^+$、CD38low/-、$C-kit^-$/low 和 lin^- 等。所谓 lin^-,表示 HSC 不表达血液系统中各种血细胞亚型的特异标志物(lineage commitment markers)。这些表面标志物为分离和纯化 HSC 提供了重要的依据。但必须指出的是,没有任何一个表面标志物是绝对特异的。实际上,通过细胞表面标志物分离的细胞是以某一类干细胞为主的混合细胞群体。尽管这样,一般认为,造血干细胞是以 $CD34^+$/$Thy1^+$/lin^- 为标志物的细胞亚群。无论在体内还是体外,这一亚群细胞能够分化为血液系统的各种功能细胞,包括红细胞、粒细胞和各种淋巴细胞等。而且在临床应用中,按这样的标准分选的造血干细胞,移植后能够重建患者的造血系统。

尽管造血干细胞在体内持续进行自我复制和增殖,但它们在体外往往分化或死亡。人们多年来尝试在体外刺激造血干细胞的非分化扩增,比如在培养液中加入多种淋巴因子或细胞因子。两个研究最多的因子是粒细胞 – 巨噬细胞集落刺激因子 GM-CSF 和白介素 –3(interleukin-3)。造血干细胞的增殖和分化是细胞与其内环境之间,包括各种细胞因子、细胞外基质及不同细胞之间的多因素相互作用。直到人们对上述过程及其协同调节的机制弄清之后,才能做到理想的非分化增殖。

除骨髓中的造血干细胞外,人们还研究是否能从脐带血,甚至从脐带组织中分离造血干细胞。虽然已有人尝试用脐带血干细胞代替骨髓来源的造血干细胞重建造血系统,但对结果的评价存在相当多的争议。有两点需要注意,第一,脐带组织中的细胞种类是不均一的;第二,随着胎龄的不同,脐带血中的细胞成分会发生很大的变化。比如研究表明,25 周胎龄前的脐带组织中富含间充质干细胞,而足月胎儿脐带血中几乎不含间充质干细胞。因此,对于不同胎龄脐带血中造血干细胞的含量,以及脐带血中造血干细胞和骨髓造血干细胞的性状差异,也应该做进一步的研究。

在骨髓中,除含有造血干细胞外,也含有间充质干细胞(也称基质干细胞)。这两类干细胞都有其相应的分化潜能,如图 3-14-9 所示。

2. 神经干细胞 在胚胎和成人脑的多个区域中,都有神经干细胞的存在。神经干细胞能够分化形成多种神经组织特异性的前体细胞,其前体细胞又可进一步分化为神经细胞、星形胶质细胞和少突胶质细胞等。

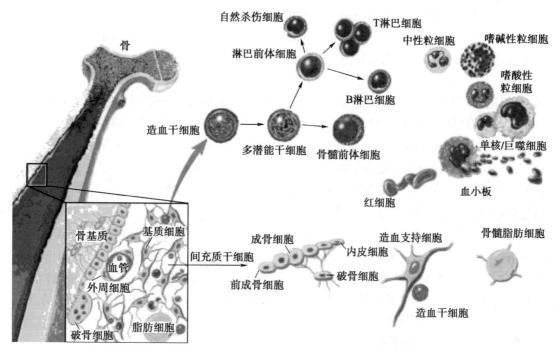

图 3-14-9 骨髓造血干细胞和间充质干细胞分化潜能示意图

（1）来源与分布 神经干细胞来源于胚胎发育时期的神经上皮。发育早期神经管由假复层柱状上皮细胞构成，这种上皮细胞叫做神经上皮细胞。这种细胞处于活跃的 DNA 复制和有丝分裂状态。在神经管闭合后，一部分神经上皮细胞从管壁垂直方向移行到神经管外膜下，分化为成神经细胞（neuroblast），它们实质上就是各种神经细胞的前体细胞，而神经上皮细胞就是神经干细胞（neural stem cell）。随着神经上皮的进一步发育，最内层分化为室管膜（ventricular zone，VZ）。在随后的发育过程中，神经干细胞从室管膜向外迁移，继续增殖分化形成脑室下区（subventricular zone，SVZ）。成年神经干细胞存在最丰富的区域是海马的齿状回、侧脑室的室管膜下区和嗅脑。

1992 年 Reynolds 和 Richards 先后在成年鼠的纹状体和海马中分离出神经干细胞，然后在中枢神经系统其他部位，如端脑、间脑、中脑、脑干和脊髓相继分离出神经干细胞或神经前体细胞。

（2）分子标志物 最早人们把巢蛋白（nestin）作为神经干细胞的标志物，但后来发现巢蛋白的表达不仅限于神经系统，在胰腺干细胞、成纤维细胞和肌细胞中也有表达。巢蛋白属于中间纤维骨架蛋白，因为在神经管发育阶段高表达，在成年神经元不表达，因此把它作为神经干细胞的标志物之一而提出。巢蛋白和 GFAP 双阳性的神经未分化细胞可能是神经干细胞。同样，转录因子 BMI-1 也在多种组织中表达，但也可以作为神经干细胞的标志物之一。其他一些转录因子（如 SOX1/2/3 等）也可以作为神经干细胞标志物，因为去除它们就没有神经上皮的形成。但它们在神经干细胞中的作用，还缺乏深入的研究。有人利用流式细胞分选技术筛选出 CD133+ 表面标志的细胞，并证明它们能够分化为神经元和胶质细胞。因此，CD133 抗原可能也是神经干细胞的表面标志物之一。到目前为止，神经干细胞还没有被人们普遍接受的单一的特异性标志物。

（3）生物学特性 神经干细胞在 bFGF 和 EGF 存在的情况下，往往形成聚集状球体而生长，这种生长方式称为神经球（neurosphere）样生长。英国科学家 Sevedson 最先建立了神经干细胞在体外的神经球样培养方法，但该方法的局限在于神经干细胞的增殖非常缓慢，且神经球内的细胞处于不均一的分化状态，很难获得大量均一的神经干细胞。神经干细胞在 bFGF 和 EGF 存在的情况下在体外同样可以贴壁生长，建立简单有效的大量培养神经干细胞的培养方法对其临床应用至关重要。

3. 间充质干细胞 间充质干细胞(mesenchymal stem cell,MSC)是来源于结缔组织的一类细胞,可以从皮肤、骨髓,软骨和骨组织中分离得到。这类细胞易于在体外扩增,并且在不同的诱导条件下,它们可向多种组织细胞分化,如神经细胞、心肌细胞、脂肪细胞、上皮细胞及肝细胞等。因此,提出了间充质干细胞的概念。

然而,间充质干细胞目前还没有准确的定义。一般来讲,它们表达一系列细胞表面分子,包括 CD44, CD71,CD90,CD117,CD147 等;但不表达血液细胞的标志物,如 CD34,CD45 和 MHC–I 类分子等。它们在 EGF 和 bFGF 等有丝分裂原的作用下在体外可以长期增殖,而且在一定条件下,具有相当的多向分化潜能。实际上,间充质干细胞是一个混合细胞群体,因为很难以一个表型对它进行筛选。而且,不同的培养条件、不同的培养时间、不同的种植密度都会影响其细胞表面一系列特异性抗原的表达。

骨髓是造血干细胞分化为成熟血细胞的地方,其中的骨髓基质细胞起到相当重要的调控功能;骨髓基质细胞具有很多不同于造血干细胞的特征。在体外,两种细胞类型易于区分。当骨髓被分离时,其所含有的多种细胞混合物低密度铺在培养皿中,基质细胞黏附在培养皿的表面,而造血干细胞则不能。在特殊的培养条件下,骨髓基质细胞从单一的细胞聚集形成集落,称为集落形成单位(colony forming unit)。这些来源于骨髓基质可贴壁且集落样生长的细胞,实际上就是人们通常所说的骨髓间充质干细胞,这也是实验室通常分离骨髓间充质干细胞的方法。

◆ 拓展知识3-14-5 干细胞的研究与应用

(张焕相)

思考题

1. 如何理解细胞在个体生长发育过程中的时空行为?
2. 如何从分化的角度理解个体中各种类型细胞之间的相互关系?
3. 如何理解干细胞在组织损伤修复中的作用和意义?

数字课程学习

📖 学习目标　　⬇️ 教学PPT　　📝 自测题

第十五章	**成体组织中细胞群体的动态平衡**

当人体的发育进入成熟个体的阶段后,体内各个器官的大小或质量就趋于稳定,其器官中各种组织的细胞群体的大小也相应地趋于稳定。而且,细胞群体的稳定性在随后几十年的成体阶段中也将一直保持。然而,就存在于各组织中的各种细胞而言,它们并非固定不变,而总是不断地有细胞的衰老和死亡,同时也不断地有新生的同类型细胞的产生,从而保证其细胞群体的动态平衡,以及其器官结构和功能的正常维持。对于组织中细胞群体动态平衡调控机制的了解,将有助于组织再生、个体衰老及肿瘤发生等生命现象发生机制的认识。

第一节　组织中细胞更替的现象及其发生机制

组织中的细胞更替(cell turnover)也称细胞更新(cell renewing),是指组织中已有细胞不断地衰老死亡和新生的同类型细胞不断地产生并参与相应组织的结构形成和功能活动的现象。这种现象是成体组织新陈代谢的表现形式,也是成体组织中细胞群体平衡性维持的细胞生物学基础。在成年个体的大多数器官中,细胞更替现象都是存在的,但由于不同器官的结构组成和功能活动,以及所处环境的不同,故其更替的速率和更替的方法常有明显的差异。以下仅就几个主要器官组织中的细胞更替现象加以介绍。

一、皮肤表皮细胞的更替

皮肤由表皮层和真皮层两部分组成。从形态学角度,表皮层可由深至浅分为基底细胞层、棘细胞层、颗粒细胞层和角质层(图 3-15-1)。由于组成表皮层的各种细胞都富含角蛋白(keratin),故也有人将它们统称为角质细胞(keratinocyte)。从皮肤发生角度上讲,表皮中的各个细胞层之间有一个渐进式的从里向外的分化趋势。其中,最里层的是基底细胞层,它附着在基膜上。这一层细胞具有活跃的增殖和分化能力,它们可以不断地产生新的分化细胞,以并入相邻的棘细胞层;最外层的是角质层,其中的细胞已失去增殖能力,实际上是一种衰老的、趋于死亡的细胞。和其他细胞一样,皮肤表皮细胞的寿命也是有限的,再加上皮肤是人体直接与外界环境接触的器官,所以,皮肤表皮细胞更替的速率是很快的。有人估计,在人的一生中,位于表皮最外层的角质层

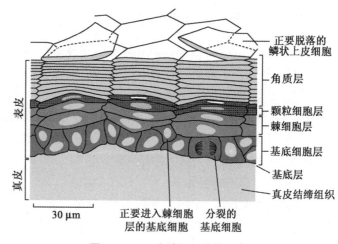

图 3-15-1　皮肤组织结构示意图

被更替的次数可能上千次。

现在一般认为,更替表皮细胞的细胞来源于基底细胞层。因为已经发现,基底细胞层中始终能保留一种干细胞。这种干细胞能够分裂增殖,以维持其干细胞库的规模。同时,它们也能根据需求产生一些进入分化程序的细胞。这些处于分化状态的细胞可以脱离基底细胞层,逐渐向外推移,以更新表皮,最后死亡脱落(图 3-15-2)。

离体实验的研究已证明了基底细胞层中有干细胞的存在。有人将基底细胞从完整的表皮中分离出来,进行体外培养,发现这种细胞能在体外增殖,并能产生新的基底细胞,也能分化为终末细胞。也有人对其单个细胞的增殖能力进行了分析,发现在所分裂的子代细胞中,有些根本没有分裂增殖,有些可

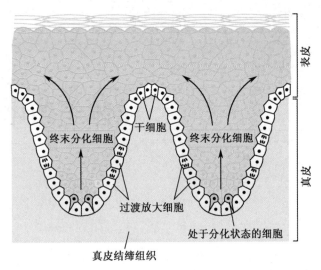

图 3-15-2　干细胞参与皮肤表皮细胞更替示意图

在分裂几次后就进入停滞状态,但也有一些则能够增殖分裂,并形成较大的集落(colony)。进而,也有人发现这种细胞的增殖潜能与整联蛋白(integrin)β_1 亚单位的表达水平直接有关,因为在完整的人体表皮基底层中,可观察到高水平表达整联蛋白 β_1 亚单位的细胞团。基于这些研究,故一般认为在基底细胞层中有干细胞的存在,而且它们就是表皮干细胞。细胞从基底层细胞变为表皮细胞看起来是一个简单的事件,但实际上是很复杂的。因为在此过程中,有许多环节受环境的控制:干细胞增殖分裂的速度、干细胞的子细胞将保持干细胞特性的可能性、过渡增殖细胞所经历的细胞分裂周期、从基底层向其他细胞层迁移的时间,以及细胞进入完全分化成熟过程直至从表皮脱落的时间等。这些环节的正常调节,便可使其表皮能够有效地适应因局部皮肤过度使用所导致的皮肤变厚生茧,或在各种因素损伤后的自身修复等。然而,在皮肤特殊性区域的表皮(如形成毛囊的表皮),则还存在着其他相关的干细胞,因为它需要更多的局部调节控制。

在不同的分化成熟过程中,要保证表皮细胞不断更新,每一个调控环节对于其向终末细胞方向的分化都是至关重要的。表皮组织内细胞的相互联系与表皮和真皮组织内的细胞相互联系,涉及 EGF、FGF、Wnt、Hedgehog、Notch、BMP/TGF 和整联蛋白信号转导通路。突变 Wnt 和 Hedgehog 信号转导通路中的蛋白质可导致上皮癌的发生,Wnt、Hedgehog、Notch、BMP 组分的错误表达将导致干扰毛发的形成或生成错位。Wnt 转导通路的激活有利于保持干细胞的特征,并抑制其转化;而表皮 Notch 信号通路具有相反的作用,它能够促进干细胞的分化。

二、感觉上皮细胞的更替

感觉上皮细胞(sensory epithelial cell)是覆盖在身体表面的另一类上皮细胞。这类细胞能够感受来自外界的视、听等各种刺激。在鼻、耳和眼中,就有感觉功能组织的存在,它们能精确地感受外来的信号,并能将其传导、过滤和集中到感觉细胞。每一个感觉细胞都可以被认为是一个传导器,它能将外界的信号转换为神经系统能识别的电信号。鼻的感觉传导器是嗅觉感觉神经元,耳的是毛细胞,眼的是光受体细胞。这些细胞都是神经元或神经元样的细胞,它们的顶点能够接受外来刺激,并转换这种刺激到膜上的特殊结构,进而将其信息传到大脑的特异部位。

(一) 嗅觉感觉神经元

鼻的嗅觉上皮组织由 3 类细胞组成,即嗅觉感觉神经元(olfactory sensory neuron)、支持细胞和基底细胞。其中,嗅觉感觉神经元就是鼻的感觉细胞,它具有感受气味、转换信号和传递信号的功能。在鼻腔的游离面有纤毛附着,并含有可感受气味的受体,在与之对面的一侧,则有单一的轴突从其基底部延伸到脑。在

嗅觉上皮组织中,每个嗅觉感觉神经元细胞通常都被支持细胞所包围,使得它们彼此分隔。在嗅觉上皮组织的表面有与游离面相连的腺体所分泌的液体而形成的湿润保护层。然而,由于每一个嗅觉感觉神经元一般只能生存 1~2 个月,所以,嗅觉感觉神经元更替的速率是很快的。现有证据表明,存在于嗅觉上皮组织中的基底细胞(basal cell)具有干细胞特性。在结构上,这种细胞位于感觉神经元的下部,能不断地分化产生新的嗅觉感觉神经元细胞,以替换不断衰老死亡的嗅觉感觉神经元细胞(图 3-15-3)。

(二) 毛细胞

感受听力的听觉上皮是人体内所有组织中最为精细的结构,它含有毛细胞(hair cell)和支持细胞。其中的毛细胞是听觉的感觉细胞,它们以单独的方式分别位于由支持细胞形成的凹槽内。毛细胞的游离端有许多纤毛(也称听毛),其基部与前听神经末梢形成突触连接。毛细胞的听毛可以接受外来声波的机械刺激,将其转换为电信号,然后再通过释放神经递质的方式将其信号传到相关的神经细胞(图 3-15-4)。

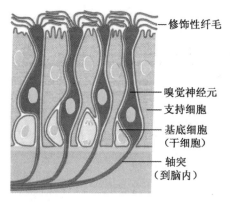

图 3-15-3　嗅觉上皮组织示意图

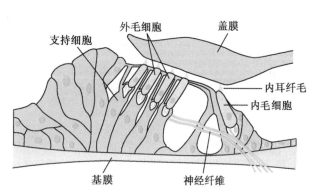

图 3-15-4　听觉上皮组织示意图

除人和哺乳动物以外的其他脊椎类动物,当其毛细胞受到损害时,支持细胞则可以表现出干细胞的特性,通过增殖分裂和分化,产生新的毛细胞来替换受损的毛细胞。有人估计,在这些动物的一生中,可有成千上万个新生毛细胞的增加。然而,人体和哺乳动物的毛细胞则好像不具有再生潜能,故由于疾病、毒素和过度嘈杂引起的毛细胞损伤,通常会导致永久性失听。很显然,充分认识听觉上皮细胞更替的发生机制非常重要,因为它将有助于人听觉表皮损伤修复的研究。最近有研究发现,notch 信号通路的激活对于毛细胞的发生和听觉上皮的再生有重要作用,而且也有人成功地从小鼠的内耳组织分离到了毛细胞,并实现了在体外的扩增培养。这些进展,无疑给人类听力障碍的临床治疗研究带来了希望。

三、小肠上皮细胞的更替

小肠上皮为单层柱状上皮,由吸收细胞、杯状细胞、内分泌细胞和帕内特细胞(Paneth cell)组成。小肠上皮可与其下的固有层一起向肠腔突出而形成许多细小的绒毛,也可以向下凹陷而形成肠腺(也称肠隐窝)。小肠上皮更替的速率非常快,有人估计,每隔 3~5 天小肠上皮就能被更替一次(图 3-15-5)。

现在已经知道,在肠腺的底部有干细胞的存在,它可以产生组成小肠上皮 4 种细胞的前体细胞。这些前体细胞可以进一步分裂和分化,最后形成与其相应的成熟细胞。在此过程中,新生的吸收细胞、杯状细胞和内分泌细胞可以发生从肠腺底部向绒毛顶部的位移。在小鼠中,它们在 2~5 天内便可达到绒毛顶部。当它们到达绒毛顶部时,其细胞通常已失去增殖能力,并趋于衰老和死亡,最后脱落到肠腔。然而,帕内特细胞产生的数量通常较少,它们只停留在肠腺的底部,且并不向绒毛顶部位移。它们也会不断地被更替,但其速率相对于绒毛上皮细胞要慢得多。在小鼠中,大约每 20 天可被更替一次。

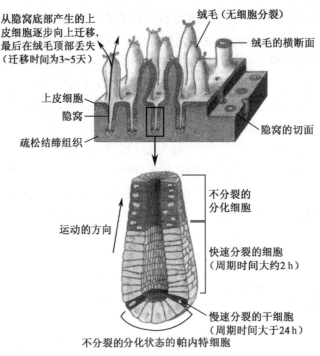

图 3-15-5　小肠上皮组织示意图

四、肝细胞的更替

肝细胞(hepatocyte)是组成肝的基本结构单位——肝小叶的主要细胞,约占肝组织所有细胞的 90%(图 3-15-6),肝细胞的寿命为 200 ~ 300 天。

现在一般认为,正常情况下的肝细胞衰老死亡后,可通过邻近成熟肝细胞的分裂所产生的新生细胞来补充。即使肝受到一些毒物(如四氯化碳)的损伤,在损伤发生后的一天内,存活的肝细胞可大量分裂增殖,产生新的肝细胞来补充丢失的肝细胞。成体肝细胞生成和死亡的平衡,并不完全依赖于细胞增生的调控,细胞存活的调控也发挥了重要作用。例如,用苯巴比妥处理大鼠,可刺激其体内肝细胞的增殖,并引起肝体积的增大;但当停用此药时,肝细胞的死亡急剧增加,肿大的肝在一周之内便可恢复到原来的大小。细胞存活的调控机制还不清楚,但是至少可以表明,肝细胞群体的平衡要依赖于其他细胞的信号。而且,来自于其他细胞的这些信号的正常水平可以维持一定数量的肝细胞。如果肝细胞的数量超过此标准,肝细胞的死亡就将自动增加,直到恢复至这个标准。至于这种动态平衡调节机制的细节,目前尚不清楚。

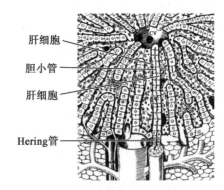

图 3-15-6　肝小叶结构示意图

五、血管内皮细胞的更替

血管内皮细胞以血管内膜的形式存在于动、静脉血管和毛细血管管壁的内侧,是血管的基本组成部分。血管内皮细胞具有很强的调节其自身细胞数量和新生血管形成的能力,以适应其局部生存环境的需要。机体中的血管网络延伸到机体组织的任何一个区域,由此形成一个适应性很强的生命支持体系。如果血管不能到达某一组织的某个区域,那么,这个组织就会失去生长和损伤修复的能力。在成年个体的大多数组织中,内皮细胞的寿命较长,被更替的速率也就相对较慢。例如,小鼠肝和肺的内皮细胞的寿命为几个月,其脑和肌肉的内皮细胞的寿命为数年。在成年个体中,血管内皮细胞还保持分裂增殖和运动迁移的潜能。例如,当大动脉管壁的内皮细胞衰老死亡或受到某些因素的损伤后,相邻的内皮细胞就可以发生分裂增殖,并位移到内皮细胞缺失或损伤位置,以恢复或修复其血管的内表面。另外,内皮细胞还有建立新血管系统的能力,但这种能力主要表现在一些特殊的生理或病理状态时。例如,在胚胎发育过程中,为适应器官体积的快速增大,血管体系会相应地扩大;在正常成体周期性组织重建(如成年女性个体子宫的月经周期)的过程中,就可能有血管体系的扩大;在正常成体组织损伤修复的过程中,就需要有新生血管的产生。在这样的情况下,血管内皮细胞可被激活而快速增殖,以产生大量的新生细胞。有研究表明,新生血管的形成是在毛细血管的基础上,通过毛细血管"出芽"(sprouting)的方式来实现的(图3-15-7)。进而,其新生的毛细血管也可以发育为更高等级的血管。

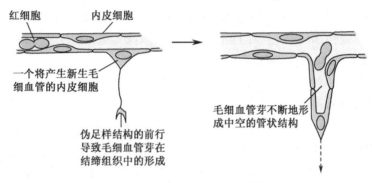

图 3-15-7　血管发生示意图

六、血细胞的更替

血细胞主要有红细胞和白细胞两大类。在人体中,红细胞的寿命平均为120天,而白细胞的寿命则因其类型的不同而有很大的差异,短者只有几天、几周,长者可为几年,甚至终身。所以,无论是在正常生理情况下,还是在某些特定的病理状态时,血液中总是有一些血细胞的衰老和死亡,同时,也一定有一些新的血细胞的补充。现在已经知道,在成年个体中,血细胞更替的细胞来源于骨髓造血干细胞,而且,造血干细胞具有分化产生血液中所有类型血细胞的潜能。造血干细胞的这一潜能,可以通过小鼠骨髓再殖(repopulation)实验得到证实。其实验的大致做法是:首先采用 γ 射线照射小鼠,以杀伤其骨髓中的各种细胞(包括造血干细胞。若不做进一步处理,该小鼠会死亡);再采取同品系正常小鼠的骨髓,并通过尾静脉将其注入接受了 γ 射线照射的小鼠;随后便可发现,其小鼠能够存活。而且,可在其血液中发现各种类型的成熟的血细胞,并可证明这些成熟的血细胞都是来源于新植入的骨髓干细胞(图3-15-8)。在活体中,衰老死亡的细胞数量是巨大的,仅红细胞每天的死亡数目就多达10^{11}个。这些衰老死亡的细胞,通常是由血液中巨噬细胞通过其吞噬作用而将其清除。

以上仅代表性地介绍了几种组织中的细胞更替。实际上,体内的许多组织都已被证明有细胞更替现象的存在,如呼吸道、骨骼肌、肾组织、睾丸生精小管、骨组织、子宫内膜及脑组织等。

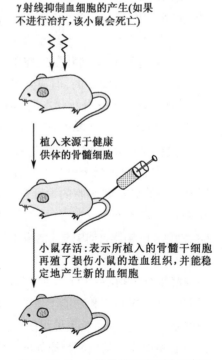

图 3-15-8　小鼠骨髓重建实验示意图

第二节　细胞群体平衡相关的生物医学问题

组织中细胞群体平衡性的维持,是机体维持组织器官的正常结构和生理活动的一个基本的生物学特性。它的发生,直接涉及组织中各类细胞的增殖与分化的能力或潜力,也涉及其组织器官的功能状态和各种环境因素的影响,更涉及一种目前知之甚少的组织器官发育模式和发育规模的内在调控机制。正因为其发生机制的复杂性,故在其漫长的平衡性维持的过程中,总会有一些特殊事件的发生。

一、组织再生

当组织器官受到某些外来因素的损伤或破坏时,机体可以启动一种修复机制,以使其受损的组织器官的结构和功能得以恢复。在此过程中,在其损伤组织的局部可有大量的细胞增殖,并可伴随有细胞的分化和组织的形成,从而使得损伤部位在空间结构上得到修复,以及其功能的恢复。机体修复组织器官损伤的这种现象就叫做组织再生(tissue regeneration)。

在成年个体中,组织再生的细胞生物学基础可有多种情况。其损伤较轻且其邻近的正常组织还有一定的增殖能力时,邻近组织的正常细胞就可以分裂而产生新生的细胞,以修复其损伤。但如果其损伤的程度很重,而且涉及多种组织的损伤,此时就可能启动分化等级更低的细胞(如过渡细胞、前体细胞,甚至是组织特异性干细胞)群体的增殖与分化程序。例如,若采用外科手术的方法,将肝的 2/3 切除,剩余肝的细胞可以快速分裂增殖,并在一周左右便可使其肝体积恢复到本来的大小。这一情况,说明成熟肝细胞也有强大的增殖能力,以使之能够适应各种有害因素所致肝急性损伤的修复。在此基础上,也有研究发现这种再生修复是通过成熟肝细胞的直接分裂来实现的,而并未直接涉及干细胞。因为有证据表明,若用倒千里光碱(retrorsine,一种生物碱)处理小鼠以抑制其成熟肝细胞分裂增殖,一个月后再采用手术的方法将其小鼠的 2/3 肝切除,随后便可在肝组织中 Hering 管的附近发现有胆管反应的发生。一般认为,在这些增殖性胆管中可能有肝干细胞的存在(图 3-15-9)。

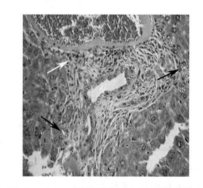

图 3-15-9　损伤肝组织中的胆管反应

进而,还可观察到肝再生现象的发生。这一现象暗示,尽管这种再生修复现象可能是通过成熟肝细胞的直接分裂来实现的,但成熟肝细胞更替的来源则还是干细胞。目前已有许多证据表明,在一般的组织中,都有处于不同分化状态的细胞群体的存在。如果从分化程度的角度来看,它们之间有一个潜在的从低到高的等级关系。其中,组织特异性干细胞处于最基础的位置,随后是过渡放大细胞(transit-amplifying cell),最后是成熟细胞。如果从时间顺序和空间结构的角度考虑,则可将它们比喻为一个"树枝"样的结构,位于基部的相当于组织特异性干细胞,处于树叶位置的则相当于成熟细胞。而且已经知道,从组织特异性干细胞到成熟细胞的发育过程中,其增殖能力和分化特性呈逐步降低趋势,到成熟细胞时,其增殖和分化的能力已经十分有限(成熟的肝细胞可以分裂 2~3 次),甚至已经完全丧失(人体内耳的毛细胞就不能增殖)。很显然,体内的其他组织器官也可能会有类似的修复机制,即根据损伤程度的高低,以启动其组织中不同分化等级细胞的增殖与分化程序,来实现其修复的需求。然而,不同的损伤程度和不同的组织类型的修复结果是不一样的。如果损伤程度较轻,而且邻近的正常成熟细胞还有一定的分裂增殖能力,其修复后的组织在结构和功能上可与原先的组织完全一样,这种修复在医学上称为"完全修复"。但如果损伤的程度很重,或者涉及多种组织的损伤,或者其邻近的正常成熟细胞已没有增殖能力,其修复后的组织在结构上和功能上都可能与原先的组织不同(如形成肉芽组织或瘢痕组织),这种修复在医学上称为"不完全修复"。

二、肿瘤发生

肿瘤的发生,可以认为是组织中某些细胞群体平衡性失调的一种表现。从细胞分化程度的角度来看,组织中同时存在有组织特异性干细胞、过渡放大细胞和成熟细胞。按照一般的概念,这3类细胞都有转化为肿瘤干细胞的可能性。但基于临床上细胞更新旺盛器官(如血液、呼吸道、肠道及皮肤等)的肿瘤发生率明显高于细胞更新缓慢器官(如肌肉等)的现象,以及"组织中干细胞是长期存在的"和"组织中过渡放大细胞和成熟细胞都是来源于其干细胞"的概念,目前有一个关于肿瘤的发生的观点,即肿瘤的发生可能与组织中的干细胞发生了特定的突变有关。因为在那些细胞更新旺盛的组织器官内,总是持续地需要有分化成熟细胞的补充,而这些分化成熟细胞是从所存在的其相应组织器官中的组织特异性干细胞分化而来的。这也就是说,在这些组织器官中的组织特异性干细胞总是处在一个高频率的增殖(以维持其干细胞库的动态平衡和后续分化细胞的补充)和分化(维持其组织器官结构的动态平衡)的状态。这也意味着,在这些细胞更新旺盛的组织器官中的干细胞发生突变和积累突变的可能性会很高,出现增殖和分化特性失控的异常干细胞系(即肿瘤干细胞系)的可能性也就相应地增大。而尽管存在于组织中的过渡放大细胞和成熟细胞也有恶变的可能性,但由于它们的增殖能力和存活寿命都比较有限,故相对于存在其组织中的干细胞来说,其突变累积到足够程度的可能性也就相对地较小。所以,肿瘤的发生被认为起源于其组织中的组织特异性干细胞的可能性较大。当然,就现有的知识和活体内实际情况的复杂性来看,肿瘤的发生是由其组织中的过渡放大细胞和成熟细胞转化而来的,但由其他因素所致的可能性还是不能排除的。

◆ **拓展知识 3-15-1** 干细胞与肿瘤的发生和复发

三、个体衰老

从第十二章中我们已经知道,细胞的衰老与死亡是细胞的一种基本生命现象。而这种现象在胚胎阶段、幼年阶段、成年阶段及老年阶段的整个个体发育过程中都是存在的,这就暗示个体的衰老有一个特殊的发生机制,而不能简单地用细胞衰老的机制来理解个体的衰老。

近些年中,对于组织中的细胞组成、分化关系,以及其组织器官结构和功能平衡性的认识有了很大的进展,人们开始意识到了个体衰老是由于组织器官中细胞群体平衡性失调的结果,而且比较明确地认为是其中的组织特异性干细胞的"老化"(aging)所致。

从个体发育的角度来看,干细胞首先出现在胚胎期,以参与组织和器官的形成。当个体发育至成体后,这些细胞主要作用为维持组织器官体积和结构的平衡,以保证其功能活动的正常性,同时,也要参与各种有害因素所致的组织器官损伤后的再生修复。正如前面所述,干细胞与其组织中同时存在的过渡放大细胞和成熟细胞之间,在分化上有一个潜在的从低到高的等级关系。其中,干细胞处于最原始状态,它通过分裂而产生进入分化程序的子细胞。这种子细胞产生以后,便可以通过一系列的分裂增殖(可将这些细胞统称为过渡放大细胞),逐步地分化为成熟细胞。一般地讲,成熟细胞的寿命总是有限的,故在个体发育的过程中,成熟细胞总是会不断地进入衰老状态,进而发生死亡。为了维持组织器官大小和结构的稳定性,其组织中的组织特异性干细胞便可不断地产生适当数量的进入分化程序的子细胞,进而分化为成熟细胞,以补充其组织中细胞更替的需求。也正是由于这样的机制,才维持了其组织中各种细胞群体的动态平衡。然而,随着年龄的不断增大,组织中的干细胞也会逐步地趋于老化(可理解为各种突变的逐渐增多和积累),以致产生进入分化程序的子细胞的潜能逐渐降低(包括数量和质量的降低),进而就会相应地影响成熟细胞的数量和质量。以往的许多研究都表明,当其组织中的干细胞老化达到一定的程度,而且超过了机体的内在调节能力后,机体就会不可避免地出现组织器官稳态性维持能力和损伤后修复能力的下降。从而表现为组织或器官的生理功能下降,同时也会出现老年期的一些生理异常或病理表现,如贫血、肌萎缩或骨质疏松等。其实,这些表现本身也提示其机体内组织细胞的平衡性发生了失调。同时,也暗示干细胞在组织细胞平衡性维持和组织再生发生中的重要作用。

有一个关于血液系统衰老的实验研究就从一个侧面说明了这一概念。2001 年 C.Kollman 等报道了关于美国国家骨髓供体计划中记录的 6 978 例成功配型的供者骨髓的多项参数(包括供者年龄、血清中巨细胞病毒情况、ABO 血型、种族和性别)的分析结果。他们发现,随着骨髓供体年龄的不断增大,受体的无病存活率明显下降。这些结果说明,随着年龄增长,人类造血干细胞的增殖和再生能力下降,而此类下降的干细胞活力大多数是源于细胞的内在原因。这一结论在小鼠的研究中也得到了进一步证实。有人就发现,正常品系的实验小鼠随年龄增大,其造血干细胞的数量呈逐步降低趋势。而且发现,年老小鼠造血干细胞的许多生物学特性也有缺陷,例如归巢和细胞动力学特性的改变、再殖能力的下降,以及淋巴细胞的形成潜力下降,而髓系细胞的形成潜力增高等。这一研究暗示造血系统衰老的两个重要的病理生理学特性,即免疫系统功能下降和髓系疾病发生率升高的细胞生物学基础。

(李冬娜)

思考题

1. 如何从时间和空间的角度理解组织中的组织特异性干细胞与其分化过程中的过渡细胞和成熟细胞之间的关系?

2. 为什么说组织干细胞是成体组织中细胞更替、组织再生、肿瘤发生及个体衰老等生命现象发生的重要因素?

数字课程学习

📖 学习目标　　📥 教学 PPT　　✒ 自测题

第十六章	细胞行为的微环境调节

细胞的存在不是孤立的,细胞与其所处环境之间存在着复杂的交互作用。我们通常将细胞所生活的环境称为细胞微环境(cellular microenvironment)。细胞微环境不仅参与所在组织结构有序性和稳定性的维持,而且还是机体细胞间相互作用的"纽带",同时也在细胞诸多生理与病理活动中扮演着重要的调控作用。

第一节 细胞微环境的组成与功能

对于多细胞生物来说,有序分化成多细胞有机体是其根本性特征之一。尽管已经明确,基因之外受表观遗传学调控所引起的基因差异性表达是细胞谱系分化的本质原因,但是对于这一过程中的表观遗传学调控机制仍然有很多待解之谜。其中一个重点就是环境因素对于细胞分化命运的决定作用及其机制。毋庸置疑,围绕发育过程中干细胞及其微环境之间的关系研究,在很大程度上也促进了我们对于细胞微环境的重要性的认识。1961 年,Till 和 McCulloch 等首先观察到在血液中存在能够增殖并分化为特定谱系能力的细胞,称之为造血干细胞(hematopoietic stem cell,HSC)。通过骨髓移植实验进一步发现,骨髓不仅与造血功能密切相关,还是 HSC 生存的重要地点。作为最早被认识的成体干细胞,HSC 的命运被发现与其所处的骨髓微环境间复杂而动态的分子信号交流密切相关。骨髓中许多外源性因素如邻近细胞产生的细胞因子、细胞外基质等对于 HSC 的自我更新和分化具有重要影响。例如,通过体外共培养实验和骨髓移植实验发现,造血干细胞所处周围环境中的某些蛋白质或邻近细胞的缺失,会导致造血干细胞丧失自我更新能力。1978 年,Schofield 进一步提出了干细胞龛(stem cell niche)的概念,用以描述 HSC 所处的骨髓细胞微环境。

◆ **拓展知识 3-16-1** *造血干细胞骨髓微环境生理结构特点*

随着对于细胞活动与其周围环境相互关系认识的不断加深,人们进一步认识到,任何细胞在机体中的存在同样受到其所处周围环境的作用和影响。而对于每一种特定的细胞来说,其所处的细胞微环境的组成有其特异性。概括起来讲,构成细胞微环境的组成成分主要包括细胞外基质、化学信号分子邻居细胞、及生物物理因素等四大类。

一、细胞外基质

细胞外基质及分布于其中的固态有形成分是细胞微环境基本组成成分,它们是细胞存活的支持体系,也是细胞生物学行为的重要调控因素。细胞外基质是一个主要由蛋白质和多糖大分子等所构成的精密有序的网状结构体,具有赋予组织结构强度及可塑性、固定细胞和富集细胞因子等作用。

(一) 细胞外基质为细胞的黏附提供支撑

大多数正常细胞只有黏附在细胞外基质上才能生长和增殖,这种现象称为贴壁依赖性生长(anchorage-dependent growth)。反过来,如果让正常的贴壁细胞不贴壁而保持游离悬浮状态,则会导致细胞死亡,即失巢凋亡(anoikis)。可以说,细胞的存活、增殖和细胞外基质的黏附密切相关,而整联蛋白(integrin)则是介导细胞与细胞外基质之间黏附的主要分子。整联蛋白可激活特定的细胞信号通路,进而调控细胞的内部活动。研究表明,当一种类型的细胞在适合的细胞外基质上黏附和铺展时,细胞外基质各成分与细胞表面不同类型的整联蛋白结合,通过不同的黏附蛋白等连接到肌动蛋白丝上,影响细胞骨架的组装和排列,从而赋予细胞不同的形状。通常,在软基质上培养的内胚层细胞呈圆形;在硬基质上培养的内胚层细胞呈多边形;随着基质硬度的增加,内胚层细胞还会由圆形逐渐伸展为多边形。由此可见,细胞与细胞外基质黏附与铺展的方式和程度影响细胞的形状。

(二) 细胞外基质影响干细胞分化

细胞外基质对干细胞分化具有重要的调节作用。例如,在体外培养的骨髓间充质干细胞环境中加入胶原、纤连蛋白和层粘连蛋白后,能够促进其向神经细胞分化。而层粘连蛋白和整联蛋白的紧密结合,可通过激活相关信号激酶和成骨相关转录因子 Runx2 的表达,从而使生长在含有层粘连蛋白培养基上的胚胎干细胞特异地向成骨细胞谱系(osteogenic lineage)分化。再例如,在条件性敲除整联蛋白 β1 小鼠中发现,移植造血干细胞后并不能归巢到骨髓。上述事实说明,微环境中的细胞外基质成分是干细胞发育和分化的重要调节者。

(三) 固着生化因子

细胞外基质不仅为细胞黏附提供支撑,同时也是一些生化因子富集的场所。很多可溶性因子(如生长因子、形态发生素等)都含有基质结合域(matrix-binding domain),借此黏附在细胞外基质上。例如,成纤维细胞生长因子(fibroblast growth factor)、血小板衍生生长因子(platelet-derived growth factor)、血管内皮生长因子(vascular endothelial growth factor)、转化生长因子(transforming growth factor)都含有肝素结合域,从而黏附在微环境的固态基质上。固着的生长因子能够增加其在黏附位置的浓度从而产生浓度梯度,并借此调整分子的空间构型,增强信号转导强度。例如,共价连接到基质中的表皮生长因子(epidermal growth factor, EGF)比游离态的表皮生长因子在 MEK/ERK 信号通路中的作用更显著。

(四) 细胞外基质赋予细胞和组织可塑性

细胞外基质将细胞有机联系在一起,赋予组织机械抗张性、抗压性以及黏弹性,为组织内细胞的相互作用提供了重要的结构基础。

二、化学信号分子

在细胞微环境中,通常包含多种不同类型的细胞,如组织所特有的实质细胞和各种间质细胞间的共存共生关系。这些细胞可自分泌或旁分泌一些化学信号分子,如生长因子、激素、神经递质等,由此形成一个适合于细胞生存活动的分子调控体系。在这个体系中所存在的信号分子,除可以由微环境中的特定细胞经自分泌和旁分泌所产生外,还可以由远程的其他组织器官经内分泌产生。需要说明的是,在任何一种特定细胞所生存的微环境中,其信号分子的组成都有它相应的特异性。此外,这种特异性也具有时空特征,即在不同的生理或病理状况下其组成会发生相应的改变。微环境中的信号分子可通过与相应靶细胞受体的结合,传递信息并进而调控靶细胞的生理功能。

三、邻居细胞

细胞周围的相邻细胞也是其细胞微环境组成的重要因素。所谓邻居细胞,就是指位于所关注目标细胞周围的其他细胞。它们可以是同一类型的细胞,也可以是其他类型的细胞,或者是来源于其他组织器官的细胞(如免疫细胞等)。邻居细胞可以通过与所关注目标细胞的直接接触或分泌特定细胞因子等方式来影响特定细胞的行为和功能。鉴于本文上一部分已经讨论过细胞通过旁分泌化学信号分子来调控关注目标细胞的相关机制,故此处仅重点描述相邻细胞之间通过直接接触发生相互作用的主要机制。

(一) 细胞连接

多细胞有机体借助紧密连接、锚定连接(黏着带、黏着斑、桥粒与半桥粒)等细胞连接方式与周围的细胞及细胞外基质建立和维持起一种机械联系,对于组织结构的完整性以及维持和协调细胞的生理功能具有重要意义。需要强调的是:一方面,借助细胞连接将邻近细胞联系在一起,本身为其他细胞膜表面的配体与受体的结合提供了可能和结构基础;另一方面,间隙连接和化学突触这两种细胞连接本身就是重要的在邻近细胞间进行通讯的有效方式。

(二) Notch 信号通路

Notch 于 1994 年在果蝇中被鉴定,由于该基因的部分功能缺失导致果蝇翅缘出现缺口(notch),这一现象早在 1916 年就被描述,故而将此基因命名为 Notch。经典的 Notch 信号通路由 Notch 受体、配体及细胞内效应器分子 3 部分组成。Notch 受体是一个多分区的 I 型跨膜蛋白,在哺乳动物中共有 4 种不同 Notch 受体(Notch1-4)。已鉴定的 Notch 配体共有 5 个,分别是 Jagged-1、Jagged-2、Dll1、Dll3 和 Dll4,均为 I 型跨膜蛋白,含有一个保守的 DNA 结合蛋白 CSL[CBF1/Su(H)/LAG1 family]功能区。Notch 蛋白是细胞膜受体蛋白,而它的配体则是邻近细胞的膜蛋白。通过该系统,可以直接介导细胞与邻近细胞之间的彼此结合和通讯。当 Notch 配体与受体结合后会活化 Notch 信号通路,切割 Notch 受体并形成 Notch 胞内段(notch intracellular domain,NICD),NICD 随后被转运至细胞核并与 CSL 结合形成复合物,发生去阻遏效应,进而激活 Notch 靶基因的转录活性。

Notch 信号通路在进化中高度保守,在各种无脊椎和脊椎动物的细胞发育及干细胞增殖、分化和凋亡过程中起着关键性的作用。例如,在干细胞微环境中,Notch 信号通路就直接参与了干细胞生物学行为的调控。研究发现,Notch1 和 Notch2 及它们的配体 Dll1 和 Jagged-1 在成骨细胞系中表达,而 Notch1 在成骨细胞中的稳定激活抑制了成骨分化,却能够促进成骨细胞的增殖。而在成骨细胞中激活 Notch2 则会通过诱导 NF-κB 受体活化蛋白配体(RANKL)的表达来促进破骨细胞的生成。此外,Notch 信号通路的活化还被证明与众多组织器官的发育(如耳蜗毛细胞的发生、血管形成)、肿瘤的发生发展、耐药性、复发转移、肿瘤干细胞等密切相关。

(三) VCAM-1/VLA-4 信号通路

迟缓抗原 -4(very late antigen 4,VLA-4)是细胞黏附分子整联蛋白家族成员,由 α4β1 异源二聚体组成,也称 CD49d/CD29,它可与免疫球蛋白超家族分子血管细胞黏附分子 -1(vascular cell adhesion molecule 1,VCAM-1)及纤连蛋白相结合,其与 VCAM-1 的亲和力大约是与纤连蛋白的 4 倍,进而促进细胞在体内的迁移过程。VCAM-1 也称 CD106,主要表达于血管内皮细胞。阻断 VCAM-1/VLA-4 途径可以将造血祖细胞向骨髓腔归巢效率降低约 50%。条件性基因敲除 VCAM-1,可以有效地抑制造血干细胞迁移到骨髓腔中并影响其分布。

(四) 同型黏附分子

细胞黏附分子(cell adhesion molecule,CAM)是参与细胞与细胞之间及细胞与细胞外基质之间黏附的重要分子。除了上述类似 VCAM-1/VLA-4 这样由不同黏附分子通过相互结合介导细胞间的异型嗜同种或异型嗜异种黏附外,还存在一种经由相同分子以一种互为配体与受体关系介导的同型嗜同种细胞间黏附,称同型黏附(homotypic adhesion)或同嗜性相互作用(homophilic interaction)。研究发现,一些细胞膜表面分子,如神经性钙黏着蛋白(neural calcium-dependent adhesion protein,N-cadherin)、血小板内皮细胞黏附分子 -1(platelet endothelial cell adhesion molecule 1,PECAM-1)、CD171、信号淋巴细胞激活分子家族(signaling lymphocyte activation molecules family,SLAMF)等。

N-cadherin 最早于 1982 年由 Grunwald 等在鸡的神经视网膜中发现。作为一种细胞黏附分子,主要通过与其他 N-cadherin 分子以同型嗜同种的方式相互结合来发挥生物学功能。基于基因敲除实验发现,缺乏 N-cadherin 表达的小鼠在妊娠初期便死亡,这些胚胎表现为心脏发育不全、神经管与体节畸形。N-cadherin 也可以与其他 cadherin 分子以异型嗜同种或异型嗜异种的方式结合。例如,N-cadherin 与 FGF 受体直接相互作用,参与调节轴突的生长、突触的形成及可塑性。

SLAMF 家族成员是一类分布于细胞表面的糖基化蛋白,共包含 9 个成员,其中 SLAMF-1、3、5、6、7、8 和 9 以自身互为配体与受体结合发挥作用,SLAMF-2 和 SLAMF-4 可以相互结合发挥作用。SLAMF 家族成员基于这种反式相互作用,在调节免疫细胞间的相互作用及通讯方面发挥着重要作用。

四、生物物理学因素

细胞微环境中的因子,除了有生物化学的多样性和特异性外,还具有生物物理学的多样性,如组织细胞及生物大分子的结构和力学特性。这些生物物理学特性同样可以影响生活在其中的细胞与组织的生物学特性。比如,脂肪组织与骨组织在刚度和硬度上的差异,就与它们所处的微环境的生物物理学特性有关。在细胞的微环境中,各种因子之间的联系在本质上是动态的,如关节弯曲、肌肉收缩、组织应变及血液循环等生物学现象,都显示了细胞微环境的生物物理学特性可与其组织器官的功能状态相适应的特性。在胚胎发育过程中,细胞黏附的能力就与其微环境各种组成因素的物理学属性的变化有关。因此,除了前述细胞外基质、化学信号分子与邻居细胞外,微环境中的生物物理因素同样对于细胞的生长和分化发挥着重要的调控作用(图 3-16-1)。

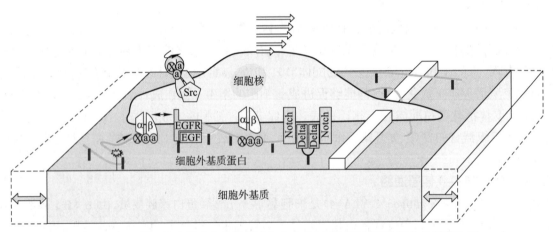

图 3-16-1 微环境中的生物化学因素和生物物理学因素对细胞行为的调节作用

(一)表面弹性模量

组织和细胞表面有一定弹性,表现出兼具液体和固体的属性。组织表面抗压能力有显著区别,脂肪和脑组织抗压能力小于 1 kpa,肌肉抗压能力约为 10 kpa,骨骼抗压能力可达 10 Mpa。这种由组织和细胞表面所能承受的压力和张力所构成的微环境通常被称为表面弹性模量(elastic modulus)。大量研究显示,微环境细胞外基质的弹性模量会影响干细胞的分化。例如,基质的硬度可决定间充质干细胞分化为成骨细胞还是神经元细胞,肌球蛋白 -2(myosin-2)可通过消除基质表面弹性和硬度来影响间充质干细胞的分化。

(二)流体剪切力

微环境剪切流(shear flow)最初在循环系统中被发现具有重要作用,血管中血流所形成的流体剪切力对于促进表皮祖细胞的聚集和成熟具有重要作用。微环境流体剪切力主要指流体与细胞间的摩擦力。近来的研究发现,剪切流可以调节胚胎干细胞和间充质干细胞特异性分化为表皮细胞和心肌细胞。流体剪切力可以增强组蛋白 H3K14 的乙酰化和 H3K79 的甲基化,进而上调心血管系统相关基因的转录。在模式动物小鼠和斑马鱼的胚胎发育过程中,流动的血液对造血干细胞的发育也是必需的。

(三) 表形特性

表形特性(topography)是指细胞所依附微环境中表面物质的形状等属性特征。例如,骨髓中孔隙,骨膜上的缝隙或凸起,甚至空间三维结构等。事实上,微环境的三维空间属性及空间的不对称性,都会影响微环境中组织和细胞的生物学行为和功能。研究表明,在间充质干细胞无法分化为成骨细胞的微环境下,如果将细胞接种在 70~100 nm 直径的纳米管中则可以诱导其分化为成骨细胞。近年来,各种模拟体内环境三维细胞培养(three-dimensional cell culture,TDCC)体系的建立与发展,使细胞在具有三维结构不同材料的载体上生长和迁移,已成为再生医学领域重要的手段。

(四) 氧气浓度

氧气是细胞赖以生存的重要成分,同时也是一种重要的细胞外环境成分,分布于细胞外周。以人体为例,不同组织器官的氧气浓度水平是存在广泛差异的,主要分布在 3.1%~8.75%(24~66 mmHg)区间。例如,皮肤组织氧气浓度最低,约为 1.1%;气管部位的氧气浓度最高,约为 19.7%;大脑组织的氧气浓度约为4.4%;小肠组织的氧气浓度约为 7.6%。分布于细胞外周的氧气浓度不仅与细胞的能量代谢活动密切相关,也与干细胞的增殖分化命运,以及病理状态密切相关。研究表明,低氧浓度的存在有助于维持胚胎干细胞、造血干细胞、间充质干细胞及神经干细胞的未分化状态。而在肿瘤组织中,因为肿瘤细胞过度增殖与营养供应之间平衡被破坏,常表现为明显的低氧状态,称肿瘤缺氧(tumor hypoxia)。缺氧是恶性肿瘤生长非常普遍的一个标志,被认为是造成肿瘤细胞耐药、复发和转移的重要环境因素。

此外,也有越来越多的证据提示,细胞外环境中的 Ca^{2+} 浓度、pH 等对于细胞的行为也具有重要的影响和调控作用。

第二节　细胞微环境稳态与疾病

机体中任何一个细胞的存在都是建立在相应的微环境基础之上的。细胞与其所处的微环境之间是一种相互作用、相互影响的动态平衡关系,这种状态通常被称为微环境内稳态(microenvironmental homeostasis)。在正常生理状态下,细胞微环境的内稳态是由其微环境中的各种组成因素的相对平衡性所决定的。然而,当受到其他细胞或其他系统来源的因素(如激素、生长因子、免疫因子、免疫细胞等)的影响时,其内稳态就有可能被打破。在内稳态被打破之后,其微环境中的各种因素又可形成新的平衡,借此周而复始维持其内稳态。同样,在内稳态重建的过程中,细胞也在不断与微环境产生通讯和交流,并不断形成和维持这种动态平衡。反过来,一旦细胞与其微环境之间的这种稳态被破坏或者不能维持,则会对细胞的生存、正常生理功能的发挥造成严重影响,甚至导致疾病的发生。

一、微环境与细胞衰老

细胞衰老是随着时间推移细胞增殖与分化能力和生理功能所表现出来的一种逐渐衰退的变化过程。除了遗传因素在细胞衰老过程所扮演的重要作用外,端粒缩短、自由基等有害代谢物的累积、DNA 损伤等内外因素在细胞衰老进程中均被发现发挥着重要作用。研究发现,在体外培养条件下生长的正常细胞,其增殖能力往往与供体年龄密切相关。例如,体外培养的平滑肌细胞的增殖与迁移能力,会随着捐献者年龄的增加而显著降低。然而,尽管老龄化的角膜细胞的迁移能力降低,但如果在培养体系中加入表皮生长因子,则会显著增强角膜细胞在胶原蛋白基质中的迁移能力。我国学者胡以平教授团队针对肝细胞衰老的相关研究揭示:如果把分离自老年小鼠衰老的肝细胞移植到年轻小鼠肝进行连续多次体内传代后,肝细胞原本的衰老表型被发现会得到逆转,细胞增殖能力能够得到恢复,八倍体肝细胞所占的比例下降,端粒酶的活性得到恢复。上述事实说明,细胞所处的微环境的差异对于细胞衰老及其逆转发挥着重要作用。

二、微环境与伤口愈合

伤口愈合是一个复杂的过程,主要包括止血、炎症、细胞增殖和重新塑形等四个阶段,涉及多种不同类型的细胞、细胞外基质、黏附分子及众多的细胞因子参与。止血阶段涉及血小板的募集与凝血系统的活化,期间释放的大量血管活性物质与趋化因子会进一步募集白细胞和巨噬细胞到伤口处抗菌消炎,同时产生大量的细胞因子,如 TGF-β、PDGF、成纤维细胞生长因子、表皮生长因子、肿瘤坏死因子等。而在细胞增殖和纤维组织形成阶段,会进一步形成基质并涉及血管内皮、成纤维细胞、上皮细胞等的参与。在此过程中,炎症细胞、成纤维细胞和大量毛细血管构成的肉芽组织(granulation tissue),通过所分泌的细胞因子和细胞外基质,趋化细胞沿着新形成的基质迁移至伤口处,同时促进上皮细胞的生长,角蛋白从上皮周围移动并穿过伤口表面。而在重新塑形期,伤口中的成纤维细胞会不断增加和成熟,并进一步合成大量胶原来增强伤口的组织机械强度。伤口塑形的控制是一个复杂的调节过程,还涉及细胞外基质和胶原的翻转,最后形成一个有力稳定的瘢痕,这个过程可持续长达 2 年时间。

伤口愈合过程涉及多种细胞及诸多细胞因子等的复杂相互作用,任何不足均可能导致伤口愈合出现问题,如巨噬细胞的缺少会严重影响伤口愈合。尽管如此,我们依然能够发现所修复的伤口与正常皮肤在很多地方存在差异。在正常真皮层中,胶原蛋白可以重建形成规则的网状排列,而在结缔组织伤口处,胶原蛋白难以重建形成规则的平行的网状排列。而这也从一个侧面说明,伤口愈合过程所涉及的细胞微环境不同于正常的皮肤发育过程。

三、微环境异常与肿瘤发生发展

肿瘤作为一种恶性增殖性疾病,其存在并不是孤立的。肿瘤是一个由肿瘤细胞、多种基质细胞(如成纤维细胞、免疫和炎性细胞、脂肪细胞、血管内皮细胞等)、细胞外基质及细胞因子等构成的复杂体系。在这个体系中,尽管肿瘤细胞是核心,但其周围的其他细胞及非细胞组分所构成的"肿瘤微环境"在肿瘤的发生与发展的进程中扮演着极为重要的角色。肿瘤也不断通过自分泌、旁分泌等方式维持和改变肿瘤微环境朝向有利于肿瘤生长的方向发展。

(一) 微环境中肿瘤细胞与其他间质细胞的相互作用

肿瘤主要由实质(肿瘤细胞)和间质两部分组成。肿瘤间质一般由结缔组织和血管等组成,含有多种类型的细胞,对于肿瘤的生长起到支持和营养的作用(图 3-16-2)。

1. 成纤维细胞 成纤维细胞是组织微环境中主要的基质细胞。肿瘤细胞邻近的成纤维细胞常被活化成为肿瘤相关成纤维细胞(tumor-associated fibroblast, TAF)。肿瘤相关成纤维细胞是乳腺癌、胰腺癌、大肠癌等实体肿瘤中最丰富的宿主细胞成分,可产生大量的生长因子和细胞因子,影响肿瘤细胞的生物学行为。同时,肿瘤相关成纤维细胞也是蛋白水解酶的重要来源,可通过降解细胞外基质,促进肿瘤迁移。研究表明,癌变的上皮细胞可导致邻近的成纤维细胞转化成肿瘤相关成纤维细胞,肿瘤相关成纤维细胞富含平滑肌肌动蛋白,其增殖、迁移、分泌功能较正常成纤维细胞显著增强,并可通过旁分泌形式分泌表皮生长因子和转化生长因子来促进肿瘤细胞增殖。成纤维细胞也可以自身发生变异,导致肿瘤微环境失调,变异的肿瘤成纤维细胞分泌出细胞因子促使邻近的上皮细胞进一步发生变异,并通过直接接触和分泌信号分子如血管内皮细胞生长因子、基质金属蛋白酶等,在肿瘤血管内皮细胞的活化与增殖、肿瘤细胞迁移中起到关键作用。例如,在乳腺癌微环境中,乳腺癌细胞通过 Smad3 通路使正常细胞向肿瘤成纤维细胞转化,肿瘤成纤维细胞通过分泌 CXCL12 并激活其受体,使内皮祖细胞向肿瘤方向生长,促进血管形成及肿瘤细胞迁移。

2. 免疫细胞 传统意义上,机体的免疫系统会通过免疫监视作用的发挥来清除或抑制肿瘤的发生和发展。然而,在免疫系统和肿瘤对抗的过程中,肿瘤细胞会充分利用肿瘤微环境来逃避宿主的免疫攻击,

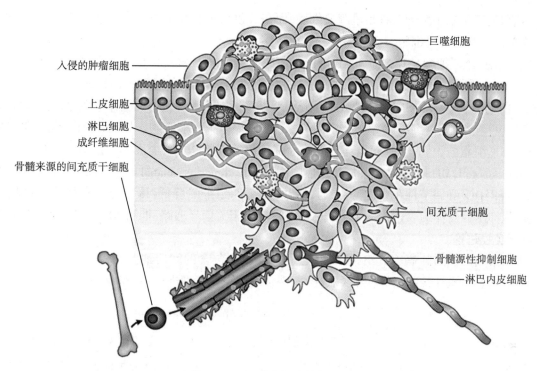

图 3-16-2　肿瘤细胞的微环境

基于免疫系统自身的所有负调控机制来建立免疫抑制网络,使机体的抗肿瘤免疫监视功能失调。

(1) 巨噬细胞　在肿瘤微环境中,存在大量的巨噬细胞,其被肿瘤细胞吸引到周围,与肿瘤细胞发生复杂的交互作用,这些细胞被称为肿瘤相关巨噬细胞(tumor-associated macrophage,TAM)。肿瘤相关巨噬细胞是肿瘤组织中浸润的炎症细胞中数量最多的细胞群体。与正常巨噬细胞相比,肿瘤相关巨噬细胞通常分泌高水平的表皮生长因子、IL-8、TGF-β 等,同时分泌大量前列腺素和组织蛋白酶等,可通过促进细胞外基质的降解,增强肿瘤周围血管和淋巴管的形成,在肿瘤细胞侵入周围组织过程中发挥促进作用。

(2) T 淋巴细胞　T 淋巴细胞在针对肿瘤的免疫监视中发挥着至关重要的作用。正常情况下,T 淋巴细胞可通过针对肿瘤细胞表面存在的肿瘤抗原的识别来激发免疫应答,最终达到清除肿瘤的目的。T 淋巴细胞通过 TCR 识别并结合肿瘤细胞的主要组织相容性抗原(MHC)分子而被激活,MHC I 类分子向 CD8+ 细胞毒性 T 细胞呈递抗原,使细胞毒性 T 细胞活化,并进一步依赖肿瘤坏死因子相关凋亡诱导配体(TRAIL)或穿孔素 / 颗粒酶来执行杀灭肿瘤细胞功能;而 MHC II 类分子能向 CD4+ T 细胞呈递抗原,进而发挥抗肿瘤免疫作用。然而,肿瘤细胞却可以通过以下多种方式来使 T 淋巴细胞的功能失效:①下调或缺失 MHC I 类分子在肿瘤细胞的表达;②上调抑制性协同刺激信号分子(如 PD-L1 等)表达,进而通过和 T 淋巴细胞表面抑制性共刺激信号分子受体程序性死亡 -1(programmed death-1,PD-1)的结合来抑制 T 细胞功能的发挥;③通过分泌 IL-10 等诱导调节性 T 细胞(regulatory T cell,Treg)的产生来抑制 T 淋巴细胞功能;④通过表达环氧合酶 2(cyclooxygenase-2,COX-2)及前列腺素 E_2(prostaglandin E_2,PGE_2)等来诱导 T 细胞无能。

(3) B 淋巴细胞　肿瘤组织中存在浸润的 B 淋巴细胞。肿瘤浸润 B 淋巴细胞通常被认为主要通过以下两种方式发挥作用:①可以产生一种 IgG 抗体来识别肿瘤组织中的某种抗原,进而通过抗体介导调理吞噬作用或抗体依赖的细胞介导的细胞毒作用来杀伤肿瘤细胞;②作为抗原呈递细胞,通过其表面的 B 淋巴细胞抗原受体与抗原分子表面的特异性表位结合,启动受体介导的内吞作用,被吞入的抗原分子经水解形成免疫原性多肽,与 MHC II 类分子结合后表达在细胞表面,并呈递给 CD4+ T 细胞。但最新研究表明,肿瘤浸润性 B 细胞可能是调节性 B 细胞(Breg),其存在会促进肿瘤的发生和发展。研究发现,如果给 B 淋巴细胞缺陷小鼠和免疫正常小鼠同时种植乳腺癌细胞,而在 B 淋巴细胞缺陷小鼠中,肿瘤的发展会受到明显抑制,提示肿瘤微环境 B 淋巴细胞参与了肿瘤发生和转移。

(4) NK 细胞　NK 细胞是独立于 T、B 淋巴细胞的第三类淋巴细胞亚群,对于肿瘤细胞具有天然的识别与杀伤能力,是维持机体稳定的第一道防线。在肿瘤的发生和发展的过程中,NK 细胞既可以通过"内识别"的方式,借助于 NKG2D、SLAM、DNAM 等分子来直接识别恶性转化癌细胞并被活化,也可以在辅助细胞(单核细胞、巨噬细胞、树突细胞等)的作用下被活化,进而杀灭肿瘤细胞。然而,肿瘤细胞会借助肿瘤微环境来躲避 NK 细胞的识别:①肿瘤微环境能诱导多种免疫细胞功能异常,如骨髓源性抑制细胞(myeloid derived suppressor cell,MDSC)、M2 型肿瘤相关巨噬细胞(M2-tumor-associated macrophage,M2-TAM)、树突细胞(dendritic cell,DC)和调节性 T 细胞等;②通过释放免疫抑制因子,降低 NK 细胞活化性受体的表达水平,提高 NK 细胞抑制性受体的表达水平来干扰 NK 细胞活化相关信号通路,抑制 NK 细胞的活化和抗肿瘤活性,造成肿瘤免疫逃逸。

需要强调的是,不同肿瘤因其组织结构特点的不同,所包含的间质细胞的种类与数量存在差异(表 3-16-1)。例如,在多发性骨髓瘤等骨相关肿瘤中,破骨细胞在其病理进程中扮演着重要的作用。

表 3-16-1　肿瘤微环境中间质细胞的表面标志物和功能

细胞类型	细胞表面标志物	在肿瘤微环境中的功能
肿瘤相关巨噬细胞(TAM)	CD11b$^+$CD14$^+$CD31$^-$CD34$^-$ CD45$^+$CD68$^+$CD117$^-$CD133$^-$CD146$^-$ CD204$^+$CD206$^+$CCR2$^+$CSF1R$^+$MHC II$^+$ VEGFR1$^+$VEGFR2$^-$(m/h) F4/80$^+$(m)CD23$^+$CD163$^+$CXCR4$^+$(h)	经典激活的 M1 型巨噬细胞通过产生细胞因子 1 和抗原呈递作用对肿瘤细胞有免疫抑制作用;M2 型巨噬细胞通过产生细胞因子 2,增强血管形成,从而促进肿瘤发生
骨髓源性抑制细胞(MDSC)	CD11b$^+$CD14$^{+/-}$ MHC I$^+$MHC II^{low}(m/h) GR1$^+$CD11b$^+$(m):can be further subdivided into LY6G$^+$LY6C^{low} CD11b$^+$ CD11c$^{+/-}$CD33$^+$CD34$^+$CD86$^-$(h)	MDSC 数量在几乎所有的肿瘤患者和实验动物模型中都增加。MDSC 抑制 T 细胞,其聚集与肿瘤的发生发展有关
间充质干细胞(MSC)	CD14$^-$CD29$^+$CD31$^-$CD34$^-$CD44$^+$CD45$^-$ CD51$^+$CD71$^+$CD73$^+$CD90$^+$CD105$^+$CD133$^-$ CD166$^+$CD271$^+$(m/h)	间充质干细胞促进肿瘤细胞迁移,并通过抑制 T 细胞增殖起免疫抑制作用
中性粒细胞(neutrophil)	CD11b$^+$CD14^{low}CD31$^+$CD66B$^+$CXCR2$^+$(m/h) GR1$^+$VEGFR1$^+$CXCR1$^-$(m) CD15$^+$CXCR1$^+$(h)	中性粒细胞的数量在结肠癌、胃癌和肺癌患者中增加。在肿瘤细胞侵袭区域数量尤为增多,促进血管形成和肿瘤细胞转移。增多的中性粒细胞与肿瘤治疗的不良预后相关
肥大细胞(mast cell)	CD43$^+$CD117$^+$CD123$^+$CD153$^+$(m/h) CD11b$^+$CD16$^+$CD34$^+$SCA1$^+$(m) CCR1$^+$CCR3$^+$CCR4$^+$CCR5$^+$CXCR1$^+$CXCR2$^+$ CXCR4$^+$(h)	肥大细胞在产生和维持先天性和适应性免疫反应中有重要作用。有报道多种肿瘤中有肥大细胞数量的增加,并与血管生成有关
内皮细胞(endothelial cell)	CD31$^+$CD34$^+$CD105$^+$CD106$^+$CD144$^+$(m/h)	内皮细胞为肿瘤内血管组成成分。微血管密度的增加经常与肿瘤治疗不良预后相关
内皮祖细胞(EPC)	CD13$^+$CD31^{low}CD45$^-$CD105$^+$ CD133$^+$CD117$^+$CD146$^+$CD144$^+$(VE-cadherin: E4G10$^+$Ab)VEGFR2$^+$(m/h)	内皮祖细胞有助于血管形成,在肿瘤细胞血管形成中有重要作用

细胞类型	细胞表面标志物	在肿瘤微环境中的功能
成纤维细胞（fibroblast）	Vimentin$^+$desmin$^+$ α SMA$^{+/-}$FSP1$^+$FAP$^+$（m/h）	成纤维细胞为微环境基质组成成分，在肿瘤的发生发展中有重要作用
血小板（platelet）	CD41$^+$CD42a$^-$dCD51$^+$CD110$^+$（m/h）	血小板在肿瘤转移中起保护作用。在恶性肿瘤中，激活的血小板增加
CD4$^+$ T 细胞	CD3$^+$CD4$^+$CD45$^+$（m/h）	辅助 T 细胞 1 型（Th1）对肿瘤细胞有免疫抑制作用，辅助 T 细胞 2 型（Th2）有助于肿瘤细胞逃离免疫系统
CD8$^+$ T 细胞	CD3$^+$CD8$^+$CD45$^+$（m/h）	CD8$^+$ T 细胞作为适应性免疫的效应细胞识别和杀伤肿瘤细胞
B 淋巴细胞	CD3$^-$CD19$^+$CD20$^+$CD45$^+$（m/h） CD45RA$^+$B220$^+$（m）	B 细胞有助于肿瘤的发生发展
自然杀伤细胞	CD11b$^+$CD27$^+$ CD3$^-$CD16$^{+/-}$CD56$^+$ CD3$^-$CD335$^+$NKp46$^+$（m/h）	自然杀伤细胞为先天免疫的效应细胞，对肿瘤细胞有杀伤作用和免疫监视作用。低水平的自然杀伤细胞增加癌症发生的风险

m:小鼠；h:人

（二）微环境与肿瘤转移

肿瘤转移是一个多因素、多阶段的过程。肿瘤转移也是一个肿瘤细胞和微环境相互影响的过程。作为肿瘤细胞赖以生存的场所，肿瘤微环境在肿瘤转移过程中起着至关重要的作用。一次成功的肿瘤转移，取决于肿瘤细胞对不同微环境的适应能力。在此过程中，肿瘤细胞至少需要对三种微环境做出良好的适应，即肿瘤原发组织微环境、循环的血液和组织液的微环境及肿瘤最终定植组织的微环境。每个特定的微环境在肿瘤转移中都有相应的作用。

1. 肿瘤转移的"种子和土壤"理论 1889 年，英国外科医生 Stephen 提出了关于肿瘤转移的"种子和土壤"假说。这一假说认为：肿瘤细胞即"种子"，种子只有遇到合适其生存的"土壤"即肿瘤转移的组织才能增殖。Stephen 关于肿瘤转移的"种子和土壤"理论是肿瘤研究史上的里程碑事件。人类的肿瘤细胞都有其倾向的转移器官，例如乳腺癌细胞倾向转移到肺、肝、骨和脑，黑色素瘤细胞倾向转移到肝、脑和皮肤，前列腺癌细胞和肺癌细胞倾向转移到骨、肝和脑。相比之下，一些组织却很少有肿瘤细胞转移，如肌肉组织。而有些组织的肿瘤细胞只能沿特定的路径迁移，如胰腺肿瘤细胞所表现出的嗜神经侵袭，而头颈癌细胞只侵袭到淋巴结。尽管造成不同类型肿瘤细胞转移差异的具体分子机制尚不完全了解，但组织微环境的不同显然是造成这种差异的一个重要原因。

肺组织是肿瘤转移最常见的靶器官，与肺组织的解剖结构和生物学特性密切相关：①肺毛细血管密集、含氧丰富，可为肿瘤细胞的增殖提供便利条件。②大量的肺泡巨噬细胞还可以分泌多种细胞因子、趋化因子等，促进细胞运动、侵袭及新生血管生成。同样，肝之所以是许多恶性肿瘤转移的靶器官，也与肝的特殊结构密切相关：肝血流丰富，转移的肿瘤细胞通过血液循环到达肝与肝血窦的微环境。肝血窦细胞能为肿瘤的存活和生长提供良好支撑。

2. 肿瘤原发组织微环境与肿瘤细胞转移 正常宿主组织由大量行使特定正常生理功能的细胞所构成，这些细胞有其存在的特定位置和数量的限制。肿瘤细胞通过癌基因和抑癌基因突变获得了突破这种生理限制的能力。伴随着肿瘤的发生和发展，肿瘤细胞基于自身不断增殖的需要，迫使营养供应、间质细胞的类型与数量、组织空间结构等微环境因素不断朝向有利于自己的方向发展，最终形成一个有利于肿瘤细胞向特定组织发生转移的微环境,这个新的微环境也被称为转移前微环境(pre-metastatic niches)。转移前微环境通常可被肿瘤细胞所分泌的多种细胞因子所调节。

3. 血液、淋巴液微环境与肿瘤细胞转移　肿瘤转移是指肿瘤细胞从原发部位,经血液、淋巴道等途径,到达远处继发部位继续生长的过程。肿瘤细胞转移到血液中,面对的是一个与原发肿瘤组织完全不同的环境。尽管每天可能有成千上万的肿瘤细胞进入血液循环系统中,但仅极少的肿瘤细胞能在这个环境中生存并继续转移。血液中流体剪切力的物理学伤害,免疫细胞特别是自然杀伤细胞的攻击使有潜在转移能力的肿瘤细胞难以在这个微环境中生存。通常肿瘤细胞会通过分泌特殊因子来增强其生存能力,同时利用宿主血小板作为屏障保护自身。肿瘤细胞会通过表达凝血因子受体来促使形成肿瘤相关的微血栓。而微血栓中血小板的聚集会保护肿瘤细胞免受自然杀伤细胞的攻击,增加了肿瘤细胞的生存机会。纤维蛋白凝块可以减弱流体剪切力的破坏,有助于肿瘤细胞在流体中稳定并产生黏附,使肿瘤细胞能向下一个定植位点转移。

肿瘤细胞转移到淋巴系统的过程和转移到血液系统的过程略有不同。淋巴结中存在有支持肿瘤细胞的基质,因此淋巴结更像一个中转站,肿瘤细胞被聚集在这样一个空间,不仅有利于存活,而且转移能力也会被增强。

4. 间质-上皮转换、上皮-间质转换与肿瘤转移　肿瘤细胞在转移的过程中,还会发生上皮-间质转换(epithelial-mesenchymal transition,EMT)和间质-上皮转换(mesenchymal-epithelial transition,MET)。上皮-间质转换原本广泛发生于组织器官发育过程中,是指上皮型细胞在特定生理情况下向间质细胞表型转变的过程。细胞发生 EMT 时的主要形态学特征有:失去典型的胞间连接结构,E-cadherin、密封蛋白(claudin)、闭合蛋白(occludin)等连接分子表达缺失;细胞极性被破坏,重组细胞骨架,由多边形变为梭形的纤维细胞样形态;细胞发生 EMT 后变得孤立,运动能力增强,抗凋亡。通常认为,EMT 发生在肿瘤转移的起始阶段,除可赋予肿瘤细胞迁移和侵袭能力外,还可使肿瘤细胞获得干细胞特征,与肿瘤干细胞(cancer stem cell,CSC)的产生密切相关。反过来,肿瘤细胞发生间质-上皮转换则有助于侵入继发组织或器官基质的肿瘤细胞生长增殖形成转移瘤灶。研究表明,肿瘤微环境中的众多细胞因子及其介导的信号通路,如 TGF-β、Wnt/β-catenin、Notch、Hedgehog、IL-6/STAT3 及 NF-κB 等,以及缺氧等均可诱导间质-上皮转换,并借此调控肿瘤的转移。

(三) 微环境与肿瘤靶向治疗

鉴于肿瘤微环境在肿瘤发生发展进程中的重要性,靶向微环境治疗肿瘤也一直吸引着人们的关注和重视,并为临床肿瘤治疗实践带来新的思路与策略。

1. 靶向缺氧治疗肿瘤　缺氧是实体肿瘤的一个显著特征。肿瘤细胞过度增殖所导致的氧气供应不足,以及新生血管结构与功能异常是引起肿瘤组织缺氧的主要原因。而缺氧会进一步对肿瘤细胞的增殖、代谢、转移特性产生重要影响,导致肿瘤细胞对治疗不敏感、耐药及易复发和转移。鉴于此,肿瘤缺氧这一特征也被作为一个重要的靶点应用于肿瘤治疗实践。一批能够被缺氧微环境激活并进而释放出细胞毒性成分用于杀灭肿瘤细胞的缺氧激活前体药物(hypoxia-activated prodrug)先后被设计出来,如 PR-104、TH-302、TH-4000 及 CH-01 等,并被用于肿瘤治疗的实验研究,在临床前以及临床实验阶段取得良好的效果。

2. 靶向肿瘤异常代谢治疗肿瘤　区别于正常细胞主要通过有氧呼吸来获取能量的细胞代谢方式,肿瘤细胞即使是在氧气充足的情况下也偏好通过糖酵解方式获取能量,即 Warburg 效应。同时,肿瘤细胞代谢对于谷氨酰胺、甲硫氨酸、色氨酸、精氨酸、赖氨酸等也有较高需求,导致上述氨基酸缺乏,造成免疫细胞因为缺少上述氨基酸而引起功能抑制。肿瘤细胞还可通过高表达吲哚胺 2,3-双加氧酶(indoleamine 2,3-dioxygenase,IDO),作为色氨酸代谢限速酶,与 T 细胞竞争代谢原料来抑制其功能。此外,色氨酸代谢产物如 3-羟基喹啉酸还可直接诱导 T 细胞发生凋亡。因此,可以通过靶向抑制 IDO 来抑制肿瘤代谢进而达到治疗肿瘤的目的。目前,IDO 抑制剂 epacadostat 和 indoximod 的疗效已在临床试验中得到确认。

3. 以免疫检查点为靶点的肿瘤免疫治疗 肿瘤细胞通过形成免疫抑制微环境来促进免疫逃逸。其中，肿瘤细胞可利用免疫系统中存在的抑制性信号通路，如 PD-1 及其配体（programmed death-ligand 1, PD-L1）、细胞毒性 T 淋巴细胞相关抗原 -4（cytotoxic T lymphocyte associated antigen 4, CTLA-4）、淋巴细胞活化基因 -3（lymphocyte activation gene 3, LAG-3）、CD160 等来使肿瘤微环境中的 T、NK 细胞功能受到抑制，造成肿瘤免疫抑制。例如，PD-L1 可在肿瘤微环境因素作用下高表达于肿瘤细胞表面，进而通过和 T 细胞表面对应受体 PD-1 的结合来抑制 T 细胞活化。目前，靶向免疫检查点 PD-1/PD-L1 和 CTLA-4 所开发的抗体类抑制剂，已经成功应用于非小细胞肺癌、肾癌、膀胱癌、黑色素瘤等多种肿瘤的免疫治疗。

◈ **拓展知识 3-16-2** 靶向免疫检查点 PD-1 治疗肿瘤

（胡劲松）

思考题

1. 何谓细胞微环境？细胞微环境有哪些重要组成部分？
2. 举例说明微环境如何影响干细胞的分化？
3. 以肿瘤为例，说明微环境稳态与肿瘤发生发展之间的关系。

数字课程学习

📗 学习目标　📥 教学 PPT　📝 自测题

第四篇
细胞与生物工程

生物工程(bioengineering)是指应用生命科学和工程学的基本原理及其相关技术对微生物、动物或植物等生物体进行人工操作或改造,以实现人类某些特殊需求的综合性技术体系。若从技术层面上讲,生物工程也可称为生物技术(biotechnology)。

生物技术的发展与人类社会的进步和发展密切相关,它的出现和利用可以追溯到史前时期。我国在其发展中有过巨大的贡献。据传,在旧石器时代,就开始种植谷物。在新石器时代,就出现了发酵技术。到了周代后期,又出现了豆腐、酱油和醋的制作技术,并沿用至今。在西方,生物技术的利用也有很长的历史。公元前6000年前,苏美尼尔人和巴比伦人已开始制作啤酒。公元前4000年,埃及人开始制作面包。到19世纪60年代以后,发酵技术开始科学化。当今仍在广泛使用的青霉素,就是在20世纪20年代发现的。当然,20世纪中叶分子生物学的兴起,对生物技术发展的推动作用则是前所未有的。因为在这一时期知道了遗传物质的化学本质是DNA,出现了DNA分子结构的双螺旋模型,破译了遗传密码,产生了"中心法则"。而且在20世纪70年代初,又出现了遗传工程(genetic engineering),或称基因工程。近年来,人类基因组、干细胞、基因组修饰及动物克隆等领域的快速发展,将来生物技术的应用范围扩大到了整个生命科学,乃至整个人类社会。

然而,生物技术的发展速度是不平衡的。在相当长的一个历史阶段中,它只是表现为生产劳动中的经验积累和简单利用,对社会的影响是有限的。只是到了现代,生物技术的内容开始明显扩大,而且成为人类社会发展的重要因素。因此,习惯上将旧时期就有的各种传统工艺(如酱、醋、酒、面包、奶酪等食物的制造)称为传统生物技术(traditional biotechnology),而将20世纪上叶之后出现的各种生物技术统称为现代生物技术(modern biotechnology)。

现代生物技术是在现代生命科学中众多学科或研究领域的基础上发展起来的一门综合性的新兴学科。根据操作对象和涉及技术的不同,现代生物技术可分为细胞技术、基因技术、基因组技术、组织工程、基因酶技术、发酵技术及蛋白质技术等。如果从生产应用的角度考虑,则可将它们称为细胞工程、基因工程、基因组工程、组织工程、酶工程、发酵工程及蛋白质工程等。

由于各种生物工程都要利用细胞的理论知识及相关的实验技术,所以,细胞生物学是现代生物技术的重要基础。考虑到篇幅的因素,本篇仅就细胞工程、基因工程和基因组工程加以简要介绍,以期能够有助于对细胞与现代生物工程相关性的理解。

第十七章　细胞工程

细胞工程(cell engineering)也称细胞技术,它是在细胞水平上,采用细胞生物学、发育生物学、遗传学及分子生物学等学科的理论与方法,按照人们的需要和设计对细胞的遗传性状进行人为的修饰,以获得具有产业化价值的或特别实用价值的细胞或细胞相关产品的综合技术体系。广义的细胞工程包括微生物细胞工程、植物细胞工程和动物细胞工程3大类。由于动物细胞工程与生物医药领域的关系最为密切,故本章仅就动物细胞工程的知识加以简要地介绍。

第一节　主要相关技术

细胞工程涉及的技术很多。要按照人们的意愿定向改造细胞的遗传性状,至少应涉及基因操作、细胞的遗传修饰、细胞的表型分析及工程化细胞的应用等方面的相关技术。现就最为常用的大规模细胞培养、核移植和基因转移的基本技术加以介绍。

一、大规模细胞培养

许多有重要价值的蛋白质等生物物质,必须借助于动物细胞的培养来获得,例如病毒疫苗、干扰素、单克隆抗体等,大规模的细胞培养开始于20世纪60年代,经过多年的研究,人类对动物细胞培养技术进行了大量的研究开发,取得了很大的进展。尽管如此,目前的技术水平还远不能满足细胞生物产品研究和生产的要求,随着动物细胞培养技术的应用日趋广泛,其已显示出广阔的发展前景。

(一)基本策略

1. 增加培养容积　要实现细胞的大规模培养,首先要考虑的因素就是培养的容积。一般地说,培养的容积越大,细胞的产量就越高。所以,细胞培养的容积已经从最初的几升,逐步地扩大到几十升、几百升,甚至上千升。这对于具有悬浮生长特性的细胞(如SP2细胞及BHK21细胞等)来说,培养体积的扩大是提高其细胞产量的重要因素。当然,随着培养体积的扩大及数字化技术介入,与细胞生长营养条件维持相关的调控设备也在不断地发展和改进。

2. 扩大细胞的附着面积　绝大部分哺乳动物细胞均具有贴壁生长的特性,如何扩大细胞的附着面积也是提高所培养细胞产量的一个重要因素。目前的基本方式是在细胞培养的容器中添加细胞附着生长的支持物。常用的支持物主要有微载体(microcarrier)、中空纤维(hollow fiber)、微胶囊(microcapsule)等。

(1) 微载体　为对细胞无毒的高分子物质所制成的微细实心颗粒,其直径在$100 \sim 300 \ \mu m$(图4-17-1A)。制备微载体的材料有很多,如交联葡萄糖、胶原、细胞培养微载体(cytodex)、左旋糖酐、明胶及玻璃等。但目前大多使用以交联葡萄糖为材料的微载体。微载体增大细胞附着面积的效果十分明显,如1g由交联葡萄糖制成的微载体面积可达$6\ 000 \ cm^2$。在培养中,细胞可以附着在微载体的表面,借助于培养系统的温和搅拌,附着有细胞的微载体颗粒可以均一地悬浮于培养液中,此系统结合了单层培养和悬浮培养的特点,不仅提供细胞生长所需的附着表面,同时也保持匀相的悬浮培养,很适合于放大生产。从目前的应用和发展来看,微载体是大规模培养方法中最有使用价值的支持物。

(2) 中空纤维　由具有半透性的高分子物质拉成的、两端有开口的中空纤维,其直径约为 200 μm,相当于人头发的粗细(图 4-17-1B)。制备中空纤维的材料有很多,如羟甲纤维素、海藻酸盐纤维、胶原纤维、甲壳素纤维等。在培养中,通常是将成束的中空纤维置于培养的容器中,细胞可以附着于纤维管的外表面,纤维管的内部可以有培养液的通过。由于其管壁是半透性的,故其管壁也可允许小分子物质自由通过,但对大分子物质有阻滞作用。该系统有利于表达分泌型蛋白的纯化,但不易放大培养。

(3) 微胶囊　微胶囊为一种由半透性膜所围成的囊,细胞生长在囊的内壁上,囊的直径一般为 200 μm 左右(图 4-17-1C)。将大规模培养的细胞,悬浮在藻酸钠之类的天然高分子物质的溶液中。再经过特殊的方法,使其含有细胞的溶液变成固态的微球体。然后,以化学的方法,使微小球体的外围形成一层半透膜,并以一定的方法使微球体的内容物液化。细胞可附着在微囊的内壁上生长,各种营养物质和细胞的表达产物可以通过扩散的方式出入微囊。目前已有商业化的微胶囊造粒仪,其可以直接将细胞包埋在海藻酸钠中形成微胶囊。利用微胶囊进行细胞培养的优点是细胞密度大(10^8/mL)、产物在单位体积中的浓度高、分离纯化相对简单。

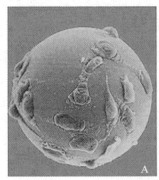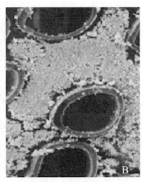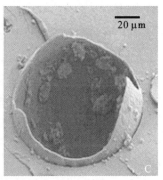

图 4-17-1　细胞附着支持物的扫描电镜照片

A. 微载体(可见细胞附着于表面); B. 中空纤维; C. 微胶囊(可见细胞附着于内表面)

3. 抑制细胞的凋亡　大规模细胞培养的后期,维持细胞的高活力是一个富有挑战性的问题。研究表明,细胞凋亡是导致培养器中细胞死亡的主要原因。因此,如何预防并控制细胞凋亡是重点需要解决的问题。目前普遍认为,在大规模动物细胞培养条件下,细胞凋亡或死亡多是在营养成分耗尽、有毒代谢产物增多时发生。而且发现,有一种叫做"细胞静止"(即使细胞长时期地处于 G_1 期)的方法可以有效降低营养成分消耗和代谢毒物产生,提高细胞目的蛋白的产率。例如,向细胞中导入 *p21* 基因或 *p27* 基因,就可使细胞周期的 G_1 期延长(即细胞静止),但其细胞的活力仍然正常,而且可以有效抑制细胞凋亡。细胞静止的方法,对于提高培养细胞表达外源基因所编码蛋白质的产量是一种有效的手段。

4. 无血清培养　当进行大规模细胞培养时,若其目的是为了生产某种特定的蛋白质,那么,其培养基中就应尽量地避免其他蛋白质的存在,这样可以在很大程度上降低所生产蛋白质纯化的难度。然而,在一般的细胞培养基中都加有动物血清(如胎牛血清),由于动物血清的蛋白质成分相当复杂,所以,在以生产某种特定的蛋白质(如疫苗、单克隆抗体或生物活性蛋白等)为目的的大规模细胞培养中,最好采用无血清培养基。更为重要的是,无血清培养基可通过延长细胞的 G_1 期或迫使细胞处于 G_0 期,由此使得培养细胞较长时间地维持高细胞密度的状态,从而便可较长时间地、高效地表达目的产物。另外,无血清培养基还相对地降低培养细胞的死亡率,这对于维持所表达的目标蛋白的稳定性是有利的。而含血清的合成培养基,往往不能较长时间地维持细胞高密度培养,衰老死亡细胞的频率也相对较高。这会将蛋白酶释放到培养基中,进而导致目的蛋白的降解,这对于蛋白质类生物制品的生产是极为不利的。由于无血清培养基较传统培养基具有一些特殊的优点(表 4-17-1),所以,人们正尝试着用由生长因子组成的无血清培养基来代替含血清的培养基。

表 4-17-1　血清培养基与无血清培养基的比较

	血清培养基	无血清培养基
质量的稳定性	存在批次的差异	有明确的质量标准,避免批次差异
培养基的成分	影响细胞生长的因子多、复杂程度高、不明确因素多	成分明确,培养基可针对不同的细胞株进行成分优化,以达到最佳培养效果
与产品纯化的关系	血清中蛋白质含量 > 45 g/L,成分复杂,且易被病毒或支原体污染,不利于下游纯化工作,产业化成本高	下游产品纯化容易,产品回收率高,不存在病原体污染问题,易于产业化
实用性	适用细胞谱系较宽	适用细胞谱系窄。对于具体的某种细胞的培养,通常需摸索其培养条件。由于培养基的黏度小,其细胞在培养过程中易受机械损伤

无血清培养基由 3 部分组成:① 基础培养基,常用的有 RPMI1640、MEM、DMEM、Ham's F12、DMEM-F-12 等。② 生长因子和激素,常用的生长因子、激素(包括胰岛素)、表皮生长因子、成纤维细胞生长因子及生长激素等。③ 基质,常用的基质有纤维粘连蛋白(fibronectin)、血清铺展因子(serum spreading factor)、胎球蛋白(fetuin)、胶原及多聚赖氨酸等。采用无血清培养液,在悬浮培养的条件下,其细胞密度可达 $10^6 \sim 10^7$/mL。但是,并非任何细胞在这种培养基中培养都能达到这样的细胞密度,因为不同类型的细胞有可能需要不同生长环境。

(二) 基本培养系统

就目前来说,大规模细胞培养的技术体系和设备类型都很多,它们都是由以下 3 种基本的技术体系发展而来的。

1. 悬浮培养系统　对于所有的培养系统来说,这种系统的细胞产量是最高的,但它仅适合于可在培养液中悬浮生长的细胞。传统的悬浮培养系统(suspension culture system)是将细胞生长在高度和直径比从 1:1 到 3:1 的不锈钢发酵罐中,并用搅拌器进行温和的搅拌(这种搅拌器是一种带有一个或多个叶片的圆盘或是类似螺旋桨样的叶片),使细胞均匀地悬浮于培养液中,进行不断地分裂增殖。在培养的过程中,还需调节发酵罐中氧气和二氧化碳的浓度,以及培养液的 pH。然而,当这类装置工作时,搅拌器的运动及其所产生的气泡都会引起细胞或组织的机械损伤,故在实际应用中存在一定的局限性。20 世纪 90 年代初,美国宇航局(NASA)约翰逊航天中心(Johnson Space Center)发展了一种叫做"旋转细胞培养系统"(rotary cell culture system,RCCS)的悬浮培养装置(图 4-17-2)。这种培养装置模拟失重条件(实际上是微重力条件),其圆柱状培养容器中的培养物(即培养基和所培养的细胞或组织材料),由电机驱动沿水平轴旋转,由此使得细胞或组织块(直径可达 1 cm)悬浮于培养液中。由于其培养基、细胞及组织颗粒随同容器一起旋转,它们的相互碰撞力很弱,故可有效地降低细胞或组织在培养过程中的机械损伤,并可使所培养的细胞或组织保持类似于活

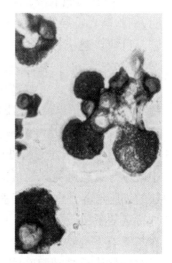

图 4-17-2　RCCS 培养的结肠癌组织

体内三维空间的生长特性,故这种培养实际上也是一种三维
细胞培养系统。如果采用这种系统,卵巢肿瘤细胞可以长成
直径 0.4 cm 的、类似患者肿瘤组织的细胞团。实际上,该系
统也适用于贴壁生长细胞的培养,但在培养物中需加入微载
体,以提供细胞生长的支持物。该系统在生物医药领域具有
广泛的应用前景。例如,通过该系统培养的软骨,其密度很
高,可用于关节损伤治疗。

2. 气流驱动培养系统　气流驱动培养系统(airlift
culture system)最初被用于微生物细胞的大规模培养,后来
在动物细胞的大规模培养中也获得成功,被成功培养的细
胞也是可悬浮生长的细胞,如 HeLa、BHK21、人类原始淋巴
细胞及植物细胞。在这种培养系统中,混合气体通过位于

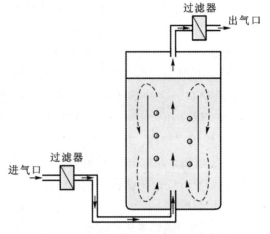

图 4-17-3　气流驱动培养系统示意图

中心气流管底部的喷射装置进入培养容器,其气体的流通会减少中心气流管中的液体容积密度,使之较管
外的液体密度低,从而导致了培养物在培养容器的循环流动,最后剩余气体从培养物的表面排放出来(图
4-17-3)。在该系统中,气流的注入不仅可以提供培养物循环的动力,而且还会给培养物提供氧气。有证据
表明,凡适合在搅拌悬浮培养体系中生长的细胞都可以在该培养体系中生长。如用于制备单克隆抗体的
杂交瘤细胞,既可以在气流驱动体系中生长,也可以在搅拌体系中生长。目前还没有发现,基于该种技术
体系的反应器类型对细胞的增殖动力学和抗体产率有任何影响。气流驱动发酵技术的主要优势在于它简
化了设计,因为它不需要搅拌器中的发动机和搅拌装置。

3. 微载体培养系统　微载体培养系统(microcarrier culture system)是微载体与搅拌悬浮培养相结合的
一种培养体系。它是将细胞生长在微载体的表面,再借助搅拌器的作用,使附着有细胞的微载体颗粒均匀
地悬浮于培养液中,并使其细胞在微载体上生长。在这种培养体系中,由于微载体的应用,使得单位培养
容积所提供的细胞附着生长的表面显著增加,所以,这种培养体系非常适合于具有贴壁生长特性细胞的大
规模培养。

4. 灌注培养系统　灌注培养系统(perfusion culture system)是将细胞生长在一种容器中,其系统能自
动地将"旧"的培养液排除,又同时能自动地将新的培养液以其相同的速率补入到细胞生长的容器中。这
一系统的特点在于:① 可以保持细胞始终处在一个比较好的营养状态和生存环境;② 可以在排除的"旧"
培养基中连续收集培养细胞分泌的某些产物;③ 在连续灌注培养的过程中,可以根据特殊的要求,通过改
变培养液的组成,以实现对于细胞状态的人为调控。所以,这种系统比较适合于目的是收集某种特定分泌
蛋白(如单克隆抗体、疫苗或药用蛋白质)的大规模细胞培养。例如,一个 5 L 的发酵器处于连续工作状态
时,每天可以生产 0.375 g 鼠兔疫球蛋白 M。此产量比上述 3 种传统的培养系统提高了 5.4 倍。这个系统
也有一些缺点,如其设备的复杂性很高,需要持续提供大量的培养基质,细胞的状态不稳定,以及容易被污
染等。

(三) 细胞培养的方式

动物细胞无论是贴壁培养还是悬浮培养,均可分为分批式、流加式、半连续式、连续式等多种培养
方式。

1. 分批式培养　先将细胞和培养液一次性装入培养体系内进行培养,细胞不断生长,同时产物也不断
形成,经过一段时间的培养后,终止培养。

在细胞分批培养过程中,不向培养系统补加营养物质,而只向培养基通入氧,能够控制的参数只有
pH、温度和通气量,因此细胞所处的生长环境随着营养物的消耗和产物、副产物的积累时刻都在发生变化,
不能使细胞自始至终处于最优的条件下,因而分批培养并不是一种很好的培养方式。

2. 流加式培养　指先将一定量的培养液装入培养体系,在适宜的条件下接种细胞,进行培养,使细胞不断生长,产物不断形成,而在此过程中随着营养物质的不断消耗,需不断地向系统中补充新的营养成分,使细胞进一步生长代谢,直到整个培养结束后取出产物。

3. 半连续式培养　指在经过一段时间的分批式培养后,取出部分培养液,再补充加入等量的新鲜培养基,继续培养。这种反复两次的分批培养,比较适用于应用微载体培养体系。例如,用微载体培养体系培养基因工程 rCHO 细胞,反复收获细胞反应产物——乙肝表面抗原(HBsAg),用于制备乙肝疫苗。

4. 连续式培养　指在培养体系中,不断地取出培养液,又不断地加入新鲜培养基,一直保持反应条件处于恒定状态。在取出培养液的过程中,采用的培养体系主要是灌注培养体系,因此也被称为灌注培养法。连续式培养可以保持细胞在优化状态下生长,既有利于细胞及目的蛋白的连续生产,也有利于研究细胞的生理及代谢规律。

(四) 影响细胞生长的因素

在大规模的细胞培养中,细胞的生长与增殖仍然服从于基本的细胞生物学机制,而且可以同样表现出与在实验室中小规模培养的一些基本的生长特性,如停滞期、对数增长期和平台期。在某些状态时,也同样存在细胞死亡的现象。对于细胞停止生长甚至死亡的原因,主要是生长因子耗竭和毒性成分堆积。另外,也可能存在着细胞分泌的激素信号对细胞发生了某些作用等因素。

影响大规模培养条件下细胞生长的因素除营养条件外,还与其生存的环境有关。优化大规模细胞培养的培养液,通常先要在实验室里进行研究,因为在实验室里可以同时检测分析许多变量,而且可以节省许多成本。有时候,这项工作可以从很小的培养皿(甚至 96 孔的细胞培养板)中开始,然后逐渐地将其体系扩大,最后通常都要在 1 L 的反应器中进一步完善。

二、核移植

核移植(nuclear transplantation)是指利用显微注射装置,将一个细胞的核植入于另一个已经去核的细胞中,以得到重组细胞的技术。目前一般意义上的核移植,是指将一个二倍体的细胞核植入另一个已经去核的细胞(受精卵或处于 MⅡ 期的卵母细胞)中,得到重组细胞,并使其在一定环境中生长发育,以得到新的个体的综合技术体系。核移植是获得各种克隆动物的关键技术。

(一) 技术路线

在过去的几十年中,核移植技术一直处于不断发展的过程中,再加上不同物种的生长发育又具有一定的特殊性,所以,核移植的技术路线在不同的实验室或对于不同的物种都可以有很大的不同。为了反映核移植的基本做法,以及这一领域的前沿状态,现以哺乳动物核移植为例来加以说明。图 4-17-4 显示核移植的基本技术路线,同时也显示目前的一些最新发展。

1. 受体细胞的选择　在核移植发展的早期,多采用受精卵(合子)细胞作为受体细胞。但后来发现,处于 MⅡ 期的卵母细胞更适合作受体细胞。再后来,在猪的克隆中,则结合使用了上述两种受体细胞,最终才得到克隆个体。大量的证据表明,受精卵及处于 MⅡ 期卵母细胞的细胞质,可以使所植入的细胞核基因组的行为发生重编程,以致处于不同分化程度的供核细胞(如胚胎细胞或成年体细胞)的核得以去分化而恢复到全能性状态。由此获得的重构卵能够进入到正常的发育程序,从而可获得其遗传背景完全源于供核细胞的动物个体。

2. 供核细胞的选择　早期的核移植技术基本上采用胚胎细胞作为供核细胞。现在已经知道,除胚胎细胞外,未分化的原生殖细胞(primordial germ cell, PGC)与胚胎干细胞(embryonic stem cell, ES 细胞)、胎儿体细胞、成年体细胞甚至是高度分化的神经细胞、淋巴细胞等均可作为供核细胞的来源,且均能获得相应的克隆个体。对不同供核细胞来源的克隆研究结果表明,克隆效率一般随其供核细胞分化程度的提高而下降。

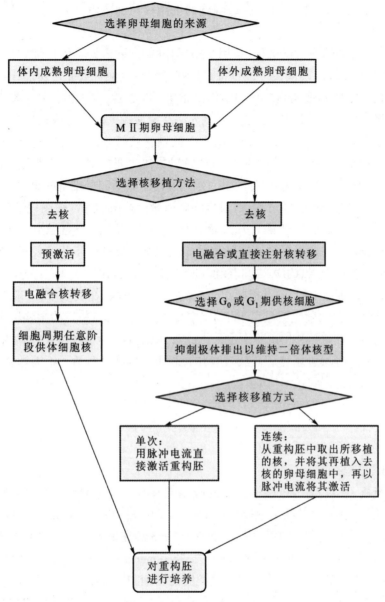

图 4-17-4　核移植技术流程

3. 去核　在核移植的实际操作中,上述受体细胞的核必须完全去除,这是细胞核移植能否成功的关键与前提。目前的去核方法主要有以下几种:

(1) 紫外线照射去核　通过一定剂量的紫外线照射卵母细胞,可破坏其中的 DNA 而成功去核,早期该法用于两栖类的克隆中,因对细胞损伤较大,目前基本上已废弃。

(2) 盲吸法去核　这是目前大多数核移植所采用的去核方法。它是根据 M Ⅱ 期卵母细胞中第一极体与细胞核的对位关系,在特定的时间段内,通过去核针直接将第一极体及其附近的胞质吸除,从而去除细胞核。该法的去核成功率可高达 80% 以上。

(3) 蔗糖高渗处理去核法　它是以 0.3 ~ 0.9 mol/L 的高渗蔗糖液处理卵母细胞一段时间后,通过去核针去除卵胞胞质中透亮、微凸的部分(约 30% 的胞质)。该法的去核成功率可高达 90%,且已成功获得克隆个体。

(4) 透明带打孔去核法　鉴于小鼠的质膜系统较脆,常规的盲吸法去核后,卵母细胞的存活率往往较低,因而预先以显微针在透明带打孔,然后以细胞松弛素处理后去核,可大大提高去核后卵母细胞的存活率。

（5）超速离心法　通过超速离心,可将卵母细胞的细胞核与细胞质分离开。因只在个别实验室成功,尚不具推广价值。

4. 重构胚的构建　目前的通常做法是:采用显微操作的方法,直接将供核细胞移植到已经去核的、处于 M Ⅱ 期的卵母细胞(或受精卵)透明带下,然后通过细胞融合(电融合或仙台病毒介导)的方式,使供核细胞与受体细胞发生融合,由此实现细胞核与细胞质的重组(图 4-17-4)。由于这种重组细胞实际上是一个一细胞的胚胎,故可将其称之为重构胚。实际上,该方法在家畜等大动物上取得成功的例子颇多。另一种做法是:以显微针反复抽吸供核细胞,从而分离出其中的细胞核部分,然后将细胞核直接注入已去除细胞核的受体细胞中(M Ⅱ 期卵母细胞),直接构成重组胚,这种方法主要被用于克隆小鼠的制作。

5. 重构胚的激活　正常受精过程中,会发生一系列的精子激活卵母细胞的事件。因而,在重构胚组合成功后,也必须要模拟体内的自然受精过程,对重构胚施以激活。激活通常采用化学激活与电激活方法。

（1）化学激活　以离子霉素(短暂诱导 Ca^{2+} 峰)处理 5 min,然后以 6-DMAP(蛋白激酶抑制剂,降低 MPF 活性)处理 5h。其间,应注意根据供核细胞与受体细胞细胞周期同步化的要求,维持重构胚二倍体的核型,并考虑是否添加细胞松弛素(CB)以抑制或促进第二极体的排出。

（2）电激活　在操作程序上同上述重构胚组合时的电融合方法,在实践中,一般在实现电融合的同时亦实现了电激活,但此时 Ca^{2+} 浓度应明显高于正常电融合时的浓度,该法目前主要用于胚胎细胞作为供核的核移植试验中,在兔的体细胞核移植试验中也采用此法,电激活的次数可能需要两次以上。

激活处理后的重构胚,经继续培养后,能够卵裂的,表明重构胚已激活。不能卵裂则表明激活失败,该重构胚是不能发育下去的,也表明核移植失败。

6. 重构胚的培养与移植　重构胚激活后,需经一定时间的体外培养,或放入中间受体动物(家兔、山羊等)的输卵管内孵育数日,待获得发育的重构胚(囊胚或桑葚胚)后,方可将之移植至受体的子宫里,待妊娠、分娩获得克隆个体。

（二）不同供核细胞的核移植

1. 胚胎细胞核移植　胚胎细胞核移植技术的应用已有半个世纪的历史,德国科学家 H. Spemann 于 1938 年最先提出并进行了两栖类动物细胞核移植试验。R. Briggs 和 T. J. King 于 1952 年完成了青蛙的细胞核移植,但细胞核后来没有发育。中国学者童第周于 1963 年在世界上首次报道了将金鱼等鱼的囊胚细胞核移入去核未受精卵内,获得了正常的胚胎和幼鱼。K. Illmensee 和 P. Hoppe 于 1981 年首先对哺乳动物采用细胞核移植的方法进行克隆研究,他们将小鼠胚胎的内细胞团细胞直接注射入去除原核的受精卵内,得到了幼鼠。两年后,D. Solter 和 D. McGrath 对实验方法作了改进,以二细胞期、四细胞期及八细胞期的小鼠胚胎细胞和内细胞团的细胞为供核细胞,并获得了克隆后代。他们的工作为哺乳动物的细胞核移植奠定了基础。S. Willadsen 于 1984 年得到了世界上第一只以未分化的胚胎细胞为供核细胞的核移植绵羊。

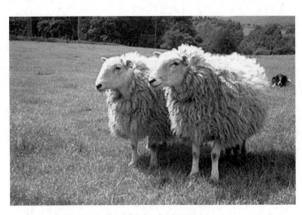

图 4-17-5　克隆羊 Megan 和 Morag

1995 年 7 月,英国罗斯林研究所的 I. Wilmut 等用已分化的胚胎细胞作为供核细胞,克隆了两只绵羊,分别命名为 Megan 和 Morag(图 4-17-5)。I. Wilmut 的工作表明,成熟卵母细胞比受精卵更适于用作细胞核移植的受体细胞,且发育至桑葚胚的细胞核,经显微注射法植入去核的成熟卵母细胞而得到的重建胚,仍具有发育的全能性。迄今为止,胚胎细胞核移植技术已在两栖类、鱼类、昆虫和哺乳类等动物中获得成功。其中,在进化上界于两栖类和哺乳类之间的爬行类和鸟类等卵生动物的胚胎细胞核移植则尚未见有报道。

2. 成体细胞核移植 1962 年,英国科学家戈登用紫外线照射方法,使一种非洲爪蟾的未受精卵细胞的核失活,然后将来自同种爪蟾的小肠上皮细胞的核植入其中,并使其在适当的环境中生长发育。结果发现,约有 1% 的重组卵发育为成熟的爪蟾。这一成功,标志着由体细胞核培育动物的技术体系在两栖类获得成功。1997 年 2 月 23 日英国罗斯林研究所正式宣布,由 I. Wilmut 等采用一个 6 岁绵羊的乳腺细胞作为供核细胞,成功地培育了克隆羊"多莉"(Dolly,图 4-17-6)。但实际上,"多莉"于 1996 年 5 月就已出生。1997 年 7 月,I. Wilmut 等又以同样的方法产生了以培养的皮肤成纤维细胞(该细胞的基因组中带有人的基因)为供核细胞的克隆羊"Polly"。体细胞核移植的成功是 20 世纪生物学突破性成就之一,尤其是在理论上证明了即便是高度分化的成体动物细胞核在成熟卵母细胞中仍然能被重编程,而且表现出发育上的全能性。

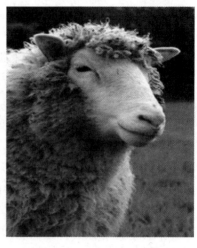

图 4-17-6 克隆羊"多莉"

◆ 拓展知识 4-17-1 核移植所用受体细胞与供核细胞的周期状态的相关性

三、基因转移

基因移转是实现细胞表型定向改造的基本技术之一。目前已被有效使用的方法有很多,它们被归为物理转化法、化学转化法和生物学方法 3 大类。在实际工作中,可根据受体细胞的种类及其目的等因素选择适当的方法。

1. 物理转化法 利用物理和化学方法转化动物细胞的主要优点是转基因体系不含任何病毒基因组片段,这对于基因治疗尤为安全。但转基因进入细胞后,往往多拷贝随机整合在染色体上,导致受体细胞基因灭活或转化基因不表达。目前在动物转基因技术中常用的物理转化法包括以下几种。

(1) 电穿孔法 这种方法利用脉冲电场提高细胞膜的通透性,在细胞膜上形成纳米大小的微孔,使外源 DNA 转移到细胞中。其基本操作程序如下:将受体细胞悬浮于含有待转化 DNA 的溶液中,在盛有上述悬浮液的电击池两端施加短暂的脉冲电场。使细胞膜产生细小的空洞并增加其通透性,此时外源 DNA 片段便能不经胞饮作用直接进入细胞质。该方法简单而广泛运用于培养细胞的基因转移,基因转移效率最高可达 10^{-3}。

(2) 显微注射法 主要用于制备转基因动物。该法的基本操作程序是,通过激素疗法使雌鼠超数排卵,并与雄性小鼠交配,然后杀死雌鼠,从其输卵管内取出受精卵;借助于显微镜将纯化的 DNA 溶液迅速注入受精卵中较大的雄性原核内;将注射了基因的受精卵移植到假孕母鼠输卵管中,繁殖产生转基因小鼠。该方法转入的基因随机整合在染色体 DNA 上,有时会导致转基因动物基因组的重排、易位、缺失或点突变,但这种方法应用范围广,转基因长度可达数百 kb。

2. 化学转化法

(1) 脂质体包埋法 将待转化的 DNA 溶液与天然或人工合成的磷脂混合,后者在表面活性剂存在的条件下形成包埋水相 DNA 的脂质体结构。当这种脂质体悬浮液加入到细胞培养皿中,便会与受体细胞膜发生融合,DNA 片段随即进入细胞质和细胞核内。该方法基因转移效率很高,据报道最高时,100% 离体细胞可以瞬时表达外源基因。

(2) 磷酸钙共沉淀法 受二价金属离子能促进细菌细胞吸收外源 DNA 的启发,人们研发了简便有效的磷酸钙共沉淀转化方法。此法将待转化的 DNA 溶解在磷酸缓冲液中,然后加入 $CaCl_2$ 溶液混匀,此时 DNA 与磷酸钙共沉淀形成大颗粒;将此颗粒悬浮液滴入细胞培养皿中,37℃下保温 4~16 h;除去 DNA 悬浮液,加入新鲜培养基,继续培养 7 天即可进行转化株的筛选。在上述过程中,DNA 颗粒也是通过胞饮作用进入受体细胞的。

（3）DEAE- 葡聚糖吸附法　最早的动物细胞转化方法是将外源 DNA 片段与 DEAE- 葡聚糖等高分子糖类混合，此时 DNA 链上带负电荷的磷酸骨架便吸附在 DEAE 的正电荷基团上，形成含 DNA 的大颗粒。后者黏附于受体细胞表面，并通过其胞饮作用进入细胞内。这种方法对许多细胞类型的转化率极低。

3. 生物学方法　通过病毒感染的方式将外源基因导入动物细胞内是一种常用的基因转导方法。根据动物受体细胞类型的不同，可选择使用具有不同宿主范围和不同感染途径的病毒基因组作为转化载体。目前常用的病毒载体包括：DNA 病毒载体（腺病毒载体、腺相关病毒载体、牛痘病毒载体）、反转录病毒载体和慢病毒载体等。用作基因转导的病毒载体都是缺陷型的病毒，感染细胞后仅能将基因组转入细胞，而不能产生具有复制能力的病毒颗粒。

病毒载体也具有一些缺点，如所有的病毒载体都会诱导产生一定程度的免疫反应，或多或少存在一定的安全隐患、转导能力有限，以及不适合于大规模生产等。

四、细胞重编程

由于细胞生物学、发育生物学、遗传学、分子生物学及生物信息学等学科领域的理论和技术的综合应用，目前已经能够采用明确的因子（转录因子或小分子化合物），有效地将一种类型的细胞重编程（reprogram）为另一种类型的细胞（图 4-17-7）。最早的例子是日本京都大学山 S. Yamanaka 实验室（2006 年）将 4 种转录因子（Oct3/4、Sox2、c-Myc 和 Klf4）在成纤维细胞高表达，发现可诱导其细胞转化为具有多潜能性的胚胎干细胞样的细胞，并称之诱导多能干细胞（induced pluripotent stem cell），即 iPS 细胞。iPS 细胞的出现，对细胞分化的传统理论形成了挑战，也对细胞在生物医药领域的应用提供了全新的理论基础，被认为是整个生命科学具有里程碑意义的重大进展，日本科学家 S. Yamanaka 也因此而获得了 2012 年诺

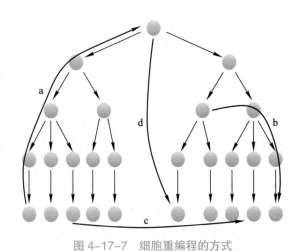

图 4-17-7　细胞重编程的方式
a. 去分化；b. 转决定；c. 转分化；d. 直接诱导分化

贝尔生理学或医学奖。2012 年 7 月，北京大学邓宏魁教授又实现了用小分子化合物也可有效地将已分化细胞重编程为多潜能干细胞。2014 年 1 月，美国麻省理工学院 C. A. Vacanti 又发现采用低 pH 处理的方法，也能将淋巴细胞重编程为多潜能干细胞。这些方法避免了外源转录因子的使用，为人类重大疾病细胞治疗的细胞来源带来了一个新的选择，也为细胞分化调控机制的研究提供了新的线索。

值得注意的是，随后又出现了组织干细胞或成熟细胞的直接重编程（direct reprogramming）技术，也称直接转分化（direct transdifferentiation）技术。采用这种技术，可以将处于分化状态的一种细胞谱系的细胞重编程为另一种细胞谱系的干细胞或成熟细胞。目前，已经出现了将成纤维细胞重编程为造血干细胞、神经干细胞、肝干细胞（第二军医大学胡以平教授实验室）及成熟肝细胞（中国科学院上海生物化学与细胞生物学研究所惠利健研究员实验室）等成功例子。已有的研究表明，采用直接转分化方法得到的组织干细胞或成熟细胞，具有活体内的自然干细胞或成熟细胞的基本生物学特性，而且没有致瘤性。这意味着，直接转分化技术体系，在人类疾病的干细胞治疗、基本细胞模型的制备及新药研发等领域中应用的特殊价值。

除以上各种方法以外，细胞工程涉及的技术还有许多，如细胞诱变、细胞融合、细胞拆和及染色体转移等。

第二节　动物细胞工程的应用

细胞工程是生物工程的重要组成部分,在医学实践中有着极为广泛的应用,研究人员通过细胞工程技术生产了大量的医药产品、医学材料,建立了一些新的疗法。更为令人振奋的是,细胞工程仍有广阔的领域有待开拓和深入,随着细胞工程研究的深入,人们对疾病的认识将不断加深,将会获得更多更有效的医疗产品,人类的健康水平必将会得到提高。本节对细胞工程当前的主要应用领域加以介绍。

一、医用蛋白质的生产

1. 单克隆抗体　自 1975 年 Kohler 和 Milstein 建立 B 淋巴细胞杂交瘤技术以制备单克隆抗体以来,针对各种抗原的单克隆抗体已被广泛应用于生命科学的各个领域。

B 淋巴细胞杂交瘤技术将淋巴细胞产生单一抗体的能力和骨髓瘤无限增生的能力巧妙地结合起来,而且还可以通过进一步的筛选而获得所期望的专一性性抗体。单克隆抗体最主要的优点在于它的专一性、均质性、灵敏性及无限量制备的可能性。

单克隆抗体在生物工程技术中占有很重要的地位,已作为商品进入市场,前景不亚于基因工程产品。其用途有以下几方面:① 单克隆抗体作为体外诊断试剂。其最广泛的商品用途,目前仍然是用作体外诊断试剂;② 单克隆抗体作为体内诊断试剂。用放射性核素标记的单克隆抗体,在特定把特定的药物特异地送到特定的组织中成像的技术,可用于肿瘤、心血管畸形的体内诊断;③ 单克隆抗体作为导向药物的载体。利用单克隆与配体特异性结合的特性,可将其作为特定药物靶向传递的载体,把特定的药物特异地送到特定的病变部位。有人认为,靶向药物(特别是抗癌药物、抗生素等)可能是医药研究中的一个重要的领域;④ 作为治疗用的单克隆抗体。它必须具有专一性高、稳定性好、亲和力强、分泌量大、针对非脱落抗原在靶细胞上的分布密度高等特点,但这是很难获得的。

2. 复杂人体蛋白质　由于微生物缺乏蛋白质翻译后的加工修饰系统,故许多人体蛋白质必须用真核动物细胞表达。第一个由重组哺乳动物细胞规模化生产的医用蛋白质是一种叫做"组织型纤溶酶原激活物"(tPA)的溶血栓药物。该药物可用于脑卒中、心肌梗死等血栓疾病的溶栓治疗。目前,用大规模培养重组 CHO 细胞的方式生产的 tPA 已经商品化。另一个由哺乳动物细胞生产的人重组蛋白是凝血因子Ⅷ,临床上的血友病 A 就是由于该因子的缺乏。人凝血因子Ⅷ是一种需要修饰才有活性的蛋白质,故必须采用重组哺乳动物细胞进行生产。此外,生物活性严格依赖于糖基化修饰的人促红细胞生成素也必须用动物细胞生产,用于治疗因肿瘤化疗或肾疾病所致的红细胞减少症。促红细胞生成素是最成功的生物制品之一,其年销售额居所有基因工程产品之首。表 4-17-2 显示的是通过哺乳动物细胞工程生产的药用人体蛋白质。

表 4-17-2　哺乳动物细胞工程生产的药用人体蛋白质

药用蛋白质	功能	糖基化的类型
组织型纤溶酶原激活物(tPA)	降解血栓纤维蛋白	$N-$ 连接
促红细胞生成素(EPO)	抗贫血	$N-$ 连接、$O-$ 连接
凝血因子Ⅶ、Ⅷ、Ⅸ、Ⅹ	促血液凝固,治疗血友病	$N-$ 连接、$O-$ 连接
促卵泡激素(FSH)	不孕症的治疗	$N-$ 连接、$O-$ 连接
白介素 2(IL-2)	抗癌、免疫调节	$O-$ 连接
干扰素 α(IFN-α)	抗癌、免疫调节	非糖基化
干扰素 β(IFN-β)	抗癌、抗病毒	$N-$ 连接

续表

药用蛋白质	功能	糖基化的类型
干扰素 γ（IFN-γ）	抗癌、免疫调节	$N-$ 连接
粒细胞集落刺激因子（G-CSF）	抗癌	$O-$ 连接
单克隆抗体	治疗、诊断	$N-$ 连接

二、基因工程动物的产生

基因工程动物（genetically engineered animal）是通过遗传工程的手段对动物基因组的结构或组成进行人为的修饰或改造，并通过相应的动物育种技术，最终获得修饰改造后的基因组在世代间得以传递和表现的工程动物。利用这一技术，可以在动物基因组中引入特定外源基因，培育出转基因动物（transgenic animal），以用于各种研究性或生产性的目的。

1. 疾病动物模型　几乎所有的人类疾病（除外伤外）都有一定的遗传背景，在一定程度上都可以看做是遗传病。因此，利用基因工程动物制造出各种实验动物模型，给研究人类疾病带来了极大的方便。由于小鼠与人类基因的同源性很高，再加上易于饲养和繁殖，而且对小鼠进行遗传操作的技术体系也十分成熟，因此，目前常以小鼠作为人类疾病的模型动物。例如，可以通过"基因靶向"技术，排除其他基因的干扰，以检测一个特定遗传改变所产生的效应，从而确定致病基因的功能和致病机制。现已培育成功了包括动脉粥样硬化、镰状细胞贫血、阿尔茨海默病、前列腺癌等多种遗传疾病的模型小鼠，也成功获得了病毒性疾病模型如脊髓灰质炎病毒受体转基因小鼠、乙型肝炎病毒携带者模型和肿瘤转基因动物模型如 MMTV-c-myc 乳腺癌转基因小鼠，APC（min/+）转基因肠道腺瘤小鼠模型等。

2. 动物生物反应器　把目的蛋白基因导入动物体内，以产生相应的转基因动物。并通过一定的方式，筛选其目的基因的表达可达到理想水平（即具有产业化价值）的转基因动物个体。由于这种动物可以产生目的蛋白，整个个体就相当于一个传统的发酵罐，故将其称之为动物生物反应器（bioreactor）。在这种动物中，目的蛋白可以在某些组织（如其乳汁、血液或尿液等）中高水平地或特异性地表达，这些组织就可以作为分离目的蛋白的材料来源。如果目的蛋白是在乳腺中特异性地表达，这种转基因动物个体也可称之为乳腺生物反应器。

3. 人类移植用器官　一些实验室正在探讨通过转基因猪来获得用于人类移植的器官的可能性。目前，转基因猪肝已用于无法接受肝移植手术患者的离体灌注治疗。这些猪都经过了遗传工程改造，可以表达能够封闭某些补体的蛋白质，从而减少急性排斥反应。然而，这样的器官还只能作短期代用，不能永久移植，但它已经显示出了很好的发展前景。

◆ 拓展知识 4-17-2　转基因动物的建立（视频）

三、基于细胞的组织工程

组织工程是指应用工程学和生物学的原理和方法来研究正常或病理状况下哺乳动物组织的结构、功能和生长的机制，进而开发能够修复、维持或改善损伤组织的人工生物替代物的一门学科。

在近几十年中，由于细胞大规模培养技术的日臻成熟，以及各种具有生物相容性和可降解的材料（如常用的聚交酯就是一种已经广泛应用于临床的人工合成的可降解物质，其降解发生的时间可被控制在几周或几年之后）的开发与利用，使得制造由活细胞和生物相容性材料组成的人造生物组织或器官的愿望成为可能。目前，在体外构建基于活细胞的工程组织的核心方法是，首先分离自体或异体组织的细胞，经体外扩增达到一定的细胞数量后，将这些细胞种植在预先构建好的聚合物骨架上，这种骨架提供细胞三维生长的支架，使细胞在适宜的生长条件下沿聚合物骨架迁移、铺展、生长和分化，最终发育形成具有特定形态及功能的工程组织。这一技术的关键是在细胞进行体外培养过程中,通过模拟体内的组织微环境,使细胞得以正常生长和分化。此过程通常包含 3 个关键步骤:① 大规模扩增从体内分离获取少量细胞;② 在聚合物骨架上种植这些细胞,通过对骨架内部结构与表面性能的优化设计,在"细胞—支架材料"及"细胞—细胞"的相互作用下,诱导细胞进行分化;③ 采用灌注培养系统,保持稳定的培养环境,长期维持工程组织正常的生长分化状态。采用这些方法已成功地在体外培养了人工软骨、皮肤、膀胱和血管等多种组织。

1. 组织工程皮肤　目前正处于研发阶段的组织工程产品有很多,而获得美国食品药品管理局(Food and Drug Administration,FDA)批准的组织工程产品只有人造皮肤。与传统的治疗方法相比,由活细胞和生物可吸收材料组成的人造生物皮肤具有以下优点:① 细胞背景明确,产品质量可控,可有效防止异源皮肤移植时可能导致的疾病传染。② 来源充足,可克服自(异)体移植物来源匮乏的缺点。③ 免疫原性弱,移植排斥反应轻微。④ 贮存运输方便,可低温保存,使用方便。⑤ 能为自体细胞修复伤口提供良好的微环境。

人工皮肤基本上可分为 3 个大的类型:表皮替代物、真皮替代物和全皮替代物。表皮替代物由生长在可降解基质或聚合物膜片上的表皮细胞组成。真皮替代物是含有细胞或不含细胞的基质结构,用来诱导成纤维细胞的迁移、增殖和分泌细胞外基质。而全皮替代物包含以上两种成分,既有表皮又有真皮结构。

2. 组织工程膀胱　早在 1917 年,Neuboff 就成功应用筋膜对犬进行了膀胱扩大术实验,开辟了膀胱替代术的新路径。而进一步集中深入对膀胱组织工程重建进行研究是从 20 世纪 90 年代初才开始。1994 年 Cilento 等成功进行了体外泌尿系统移行上皮细胞的大规模扩增。2006 年,美国科学家 Atala 等成功再造了有 3 层细胞组织结构的组织工程膀胱。组织工程膀胱的制备有 3 大要素:种子细胞、支架材料和组织工程膀胱构建。种子细胞主要来源于自体细胞、同种异体细胞和异种异体细胞。如膀胱平滑肌细胞、膀胱移行上皮细胞、骨髓间充质干细胞、膀胱移行上皮和平滑肌混合细胞等。目前较为理想的支架材料主要是 ECM 生物材料,它具有良好的生物相容性和可降解性,使材料与种子细胞较好地结合,能够消毒并进行外科缝合重建。组织工程膀胱的构建所要面临的主要困难仍是早期进行血管化。有研究利用内皮细胞将组织工程膀胱进行预血管化,植入体内后与宿主本身血管进行吻合,或将自身带有血管的移植物制备成带血管蒂的脱细胞支架应用于宿主能增加成功概率。

3. 组织工程骨　骨组织工程是指将分离的自体高浓度成骨细胞、骨髓基质干细胞或软骨细胞,经体外培养扩增后种植于一种天然或人工合成的、具有良好生物相容性、可被人体逐步降解吸收的细胞支架(scaffold)或称细胞外基质上。这种生物材料支架可为细胞提供生存的三维空间,有利于细胞获得足够的营养物质,进行气体交换,排除废料,使细胞在预制形态的三维支架上生长。然后,将这种细胞杂化材料(hybrid material)植入骨缺损部位,在生物材料逐步降解的同时,种植的骨细胞不断增殖,从而达到修复骨组织缺损的目的。组织工程骨是最有前景的新型骨修复材料,世界各国都在进行深入研究。美国、意大利、德国都已经有临床应用的报道。

组织工程骨的种子细胞主要有骨膜或骨髓来源的成骨细胞。组织工程骨的支架材料包括:羟磷灰石(hydroxyapatite)及其与磷酸三(b–氯丙基)酯(p—TCPP)、PLA、PGA 等的复合材料。也可将人或者动物骨骼去脂,脱细胞,去抗原,经冷冻干燥制备成生物衍生骨,与成骨细胞复合后移植。

4. 组织工程血管　血管组织工程是指利用血管壁的正常细胞和生物可降解材料来制备、重建和再生血管替代材料的科学。目前国内外已经进行了较多的研究以期研制出无免疫原性、抗血栓形成、组织和细胞相容性高、具有一定强度和生长性能并广泛应用于临床的血管替代物,以期解决临床上治疗血管狭窄或闭塞导致的缺血性疾病自体血管移植及血管来源有限的问题。组织工程血管的种子细胞可以来自血管内皮细胞或平滑肌细胞、间充质干细胞、胚胎干细胞。组织工程血管支架材料包括天然生物材料、人工合成高分子材料两大类。天然生物材料有甲壳素、胶原蛋白、葡聚糖明胶、多聚氨基酸、透明质酸等。常用的人工合成的可降解高分子材料有聚羟基乙酸(PGA)、聚乳酸(PLA)及聚乙醇酸(PLGJA)等。

四、细胞治疗

细胞治疗是将体外培养的、具有正常功能的细胞植入患者体内（或直接导入病变部位），以代偿病变细胞所丧失的功能。而且，也可采用基因工程技术，将所培养的细胞在体外进行遗传修饰后，再将其用于疾病的治疗。

（一）细胞替代治疗

许多疾病都是由于细胞功能缺陷或异常造成的。通过植入功能正常的细胞，恢复其丧失的功能可以从根本上对疾病进行治疗。干细胞研究所取得的进步，尤其是人胚胎干细胞的成功建系，有望能在体外大量地收获胚胎干细胞及由其分化而来的成体干细胞和功能细胞，对细胞替代治疗的发展起了极大的推动作用。

1. 神经系统疾病　为数众多的神经系统疾病是由于神经细胞死亡，而成熟神经细胞无法分裂加以补充所致。例如帕金森病是由于制造多巴胺的神经元死亡导致的；脊髓灰质炎是由于支配肌肉运动的神经元死亡的结果。其他一些神经系统疾病如阿尔茨海默病、脑卒中、癫痫、泰－萨克斯病、脑外伤及脊柱损伤等都涉及神经元的死亡。因此，细胞替代在治疗神经系统疾病方面有广阔前景。例如，从小鼠神经组织中分离获得的神经干细胞，在体外进行培养增殖，并将其诱导分化为合成多巴胺的神经细胞，然后，再将它们移植入帕金森病模型小鼠的脑中，其小鼠控制运动的能力得到了明显的改善。

2. 肿瘤　肿瘤患者经亚致死量照射后，射线可以杀灭肿瘤细胞并摧毁其造血系统，然后通过造血干细胞移植的方法重建患者的造血功能，当前造血干细胞移植是治疗血液系统恶性疾病、先天性遗传病及多发性和转移性恶性肿瘤疾病的最有效方法之一。早在 20 世纪 50 年代，临床上就开始应用骨髓移植（bone marrow transplantation，BMT）方法来治疗血液系统肿瘤。到 80 年代末，外周血干细胞移植（peripheral blood stem cell transplantation，PBSCT）发展成熟，在提高治疗有效率和缩短疗程方面优于常规疗法，且有令人满意的效果。近年来随着脐血干细胞移植技术的不断改善，它可能会代替目前自体外周血干细胞移植，为血液病及恶性肿瘤患者带来福音。

3. 其他疾病　细胞治疗在其他疾病，如烧伤、心脏病、糖尿病、风湿性关节炎等领域同样有巨大的应用前景。例如，2008 年 9 月美国北卡罗来纳大学的华裔科学家张毅教授及其同事首次将来自人类皮肤的细胞转化为了能够生成胰岛素的细胞，这一研究成果为成千上万的糖尿病患者带来根治疾病的希望。

（二）基于工程化细胞的基因治疗

干细胞和一些永生化细胞可以作为基因治疗的载体。大致的做法是，采用常规的基因工程手段，对体外培养的细胞进行遗传修饰，并由此筛选出可以稳定地、高水平地表达其外源基因的细胞系，进而将其细胞在体外扩增，再将其扩增细胞植入患者体内，或者直接植入病变部位，从而达到基因治疗的目的。但由于免疫学上的原因，所用的细胞必须是同体细胞，即用于遗传修饰的细胞必须来源于患者本身。2001 年，Martinez Serrano 利用温度敏感性 HiB5 永生化细胞，建立了高效神经生长因子分泌细胞系，该细胞系含有神经生长因子基因的多个拷贝。这种细胞在移植到被完全切断穹隆的鼠纹状体及中隔后，仍能持续分泌神经生长因子，并使 90% 的胆碱能神经元得到恢复。同时，移植细胞能很好地在脑组织中存活，并在结构上已经整合于宿主的脑组织中。而且发现，所移植的工程化细胞还能分化为神经胶质细胞，并能在其移植点周围 1.0～1.5 mm 的范围迁移，但未发现其植入细胞的过度生长或产生肿瘤的现象。虽然这是一个动物实验，但它显示了基于工程化细胞的基因治疗在临床上应用的可能性。

神经干细胞作为外源基因的载体还可应用于颅内肿瘤的基因治疗。目前神经胶质瘤的基因治疗已受到病毒载体的限制，临床试验性治疗中常需要在肿瘤周围进行多点注射。而神经干细胞植入大脑后可发生迁移，能够弥补病毒载体的不足，所以神经干细胞可能成为颅内肿瘤治疗的更理想载体。

除神经干细胞外，骨髓间充质干细胞也有可能是基于工程化细胞基因治疗的一个较为理想的候选细胞。因为不少的证据都表明,骨髓间充质干细胞具有大范围的跨系分化能力,再加上骨髓间充质干细胞的来源和分离培养都比较容易。如果真是这样,便有可能在一定程度上降低其工程化细胞来源的个体限制性。当然,这还有待于骨髓间充质干细胞生物学研究的发展。

◆ 拓展知识 4-17-3 iPS 细胞治疗(微课)

五、试管婴儿

试管婴儿(test-tube baby)是细胞工程技术在医学上应用的一个成功例子。1978 年,在英国诞生了世界上的第一例试管婴儿。试管婴儿的大致做法是,利用体外受精技术(in vitro fertilization,IVF)使卵子与精子在体外受精,培养发育成早期胚胎,此种胚胎再植回受体子宫内发育直至婴儿出生。全球目前已有大约400 万试管婴儿。"试管婴儿之父"罗伯特·爱德华兹因 IVF 荣获 2010 年诺贝尔生理学或医学奖。

试管婴儿技术包括 3 种:一是常规体外受精胚胎移植技术(俗称第一代),适用于女方问题,如输卵管性不孕、排卵障碍、子宫内膜异位症、宫腔内人工授精失败、抗精子抗体的免疫因素、原因不明的不孕等,主要解决女性不孕。它是应用最广泛且最成功的技术。第二种是单精子卵细胞胞质内显微注射授精技术(俗称第二代),是帮助少、弱、畸精子的受孕,解决的是男方问题,为严重男性因素不孕夫妇提供了有效的治疗方式。这项技术主要针对常规的试管婴儿受精失败的男性。第三种是胚胎植入前遗传学诊断技术(俗称第三代),是针对单基因遗传病如珠蛋白生成障碍性贫血、血友病,以及染色体异常等疾病,在胚胎分裂成 8个细胞时做遗传缺陷诊断,可以保证胚胎质量并预防遗传病。

试管婴儿技术整个流程主要包括:① 促排卵治疗:由于不是每个卵子都能受精,而每个受精卵又未必都能发育成有活力的胚胎,因此,要从女性体内获得多个卵子,才能保证有可以移植的胚胎,这就需要对女性进行促排卵治疗。② 取卵:医生在 B 超引导下应用特殊的取卵针经阴道穿刺成熟的卵泡,吸出卵子。取卵通常是在静脉麻醉下进行的,因此妇女并不会感到穿刺过程导致的痛苦。③ 体外受精:当女性取卵时,男性进行取精。精液经过特殊的洗涤过程后,将精子和卵子放在特殊的培养基中,以期自然结合。或利用显微注射技术,直接将精子注射入卵母细胞胞质内使其结合。④ 胚胎移植:受精后数日,应用一个很细的胚胎移植管,通过子宫颈将最好的胚胎移入母体子宫,根据年龄、胚胎质量和既往 IVF 的结局,决定移植胚胎的个数,通常移植 2~3 个胚胎。近年来,为了降低多胎妊娠率,一些中心选择单胚胎移植,或最多移植2 个胚胎。⑤ 妊娠的确定:在胚胎移植后 14 天测定血清 HCG,确定是否妊娠。在胚胎移植后 21 天再次测定血清 HCG,以了解胚胎发育的情况。在胚胎移植后 30 天经阴道超声检查,确定是否宫内妊娠,有无胎心搏动。

六、类器官

类器官(organoid)是体外培养的由干细胞及干细胞分化的后裔细胞所形成的具有一定空间结构的细胞复合体。类器官具有一些与其干细胞来源器官相似的结构特征和功能特性,而且能够在体外 3D 培养体系中稳定扩增。

基于体外 3D 培养体系制备类器官的关键,首先是要了解体内干细胞微环境的组成和特性,然后模拟类似于体内微环境的 3D 培养体系,并诱导其干细胞增殖分化,进而形成特定空间特征的组织或器官。目前的类器官体系一般由两部分构成:①与维持干细胞自我更新和增殖分化有关的细胞生长调节因子(细胞因子或某些小分子),比如 EGF,Noggin 和 R-spondin 等。根据培养的组织不同,常添加额外的调节因子,如人小肠类器官的培养需要额外添加胃泌素、烟酰胺、TGF-β 抑制剂和 p38 抑制剂。②模拟干细胞生长微环境的细胞外基质,比如将细胞培养在基质胶(matrigel)形成的立体空间中,基质胶可以取代传统培养体系中的饲养层细胞(feeder cells),为干细胞增殖分化提供三维环境,促进 3D 培养的细胞聚集及产生细胞排列的极性。类器官培养所需要的干细胞可以经流式分选纯化或者直接培养含有干细胞的组织块。类器官培养的主要流程是将获取的干细胞或包含干细胞的组织块包被于基质胶中,待其固化后添加合适的培养基,培养数天后便可形成与目的器官结构和功能相类似的细胞复合体。迄今为止,已可以培养肠道、肝、胰、肾、前列腺、肺、视杯及大脑等类器官。

　　类器官为生物医药研究提供了一个具有时空特性的研究体系。就目前类器官的基本生物学特性来看,它至少可以作为一些生物医药问题的研究模型,如细胞分化行为、组织结构异常相关疾病、肿瘤发生机制的研究,以及药物的研究和发展。也有可能作为组织器官损伤疾病临床治疗的生物材料。随着类器官制备的技术体系的不断发展和完善,它在未来生物医药领域中的特殊意义将会更加充分地显现。

（李红枝,毛建文）

思考题

1. 影响体外大规模培养的哺乳动物细胞产量的主要因素有哪些?
2. 改变体外培养哺乳动物的遗传形状的主要方法有哪些?
3. 如何理解细胞工程在生物医药领域未来发展中的作用?

数字课程学习

📖 学习目标　　📥 教学 PPT　　📝 自测题

第十八章 基因工程

基因工程（genetic engineering）也称遗传工程或 DNA 重组技术。最初，基因工程是泛指所有根据人们的需求，通过对特定基因的直接操作或改造，并在适当的表达系统中进行表达，以获得其相应的蛋白质产品或其相关产物的技术体系。然而，目前一般则狭义地指"基于需求、对特定基因进行直接操作，并将其在体外培养细胞中或生物体（动物或植物）内进行表达，以获得所操作基因的蛋白质产品或其相关产物"的技术体系。按照这一概念，该体系可分为上游技术和下游技术两大组成部分。上游技术指的是基因的分离与重组、表达的设计与构建（即重组 DNA 技术）；而下游技术则涉及基因工程菌或细胞或基因工程生物体的大规模培养及基因产物的分离纯化过程。这些技术环节的实现，都要利用细胞的基本生物学特性，而且大多数是在细胞中进行的。

基因工程兴起于 20 世纪 70 年代初。1972 年，美国斯坦福大学的 P.Berg 把猴病毒（SV40）DNA 和 λ 噬菌体 DNA 片段用限制性内切酶消化后，经噬菌体 T4 DNA 连接酶连接，在体外获得由 SV40 DNA 和 λ 噬菌体 DNA 的重组 DNA 分子。1973 年，斯坦福大学的 S.N.Cohen 和 H.W.Boyer 将来自于大肠杆菌质粒 pSC101 和 R6-5 的 DNA 片段在体外重组为杂合 DNA 分子后，再将其转入大肠杆菌中进行无性繁殖，结果发现存在于该重组质粒中来源于两个质粒的标志基因都能表达。这些研究奠定了基因工程的基础。

第一节 目的基因的分离与重组

基因工程的基本目的是要通过对优良性状相关基因的重组，以期获得具有实用价值的工程化物种。为此，必须从现有生物群体中，根据需要分离出可用于克隆的兴趣基因（这样的基因通常称之为目的基因）。然后，再采用 DNA 重组技术，将其重组为可在适当细胞（包括细菌、酵母、植物和哺乳动物细胞）中高效表达的载体。

一、目的基因的分离

（一）从 cDNA 文库中分离

细胞中的基因表达时，可转录出相应的 mRNA 分子。如果将 mRNA 分离出来，利用反转录酶进行反转录，便可产生相应的 cDNA。这样的 cDNA 只含对应于基因外显子的序列，而不含启动子和内含子等调控序列。从特定的细胞材料（如某种状态下的人肝、肾或脑组织细胞等）中分离的 mRNA（其 mRNA 的种类很多，但对于不同材料而言，所得到 mRNA 的种类及其含量可能不同），经反转录产生相应的 cDNA（为各种 cDNA 的混合物），再将其与适当的克隆载体连接，通过转导（转化），便可使所得到的 cDNA 随载体一起存在于某种受体菌的群体之中。在这个细菌群体中，每一个细菌中仅含一个 cDNA 载体。这样的细菌群体就称为一个 cDNA 文库。采用分子杂交等方法，可从 cDNA 文库中筛选到含有目的基因的菌株，然后便可将其目的 cDNA 片段从细菌细胞中分离出来。若要对其 cDNA 片段进行表达,则需将其与适当的启动子和终止子等调控元件重组。

(二) 从基因组 DNA 文库中分离

包含某种生物基因组全部遗传信息的一系列 DNA 片段,通过克隆载体(如 λ 噬菌体载体)储存在某种受体菌的群体之中,这个群体称为这种生物的基因组文库。通过分子杂交等方法,便从基因组文库中分离到目的基因。构建基因组 DNA 文库的方法基本上与 cDNA 文库相似,主要区别是用限制性内切酶直接对基因组 DNA 进行部分酶切,以产生一系列大小不等的 DNA 片段,再与适当的克隆载体连接,并将其转化受体菌。在基因组文库的细菌群体中每一个细菌中仅含一个带有基因组 DNA 片段的载体。有时,为了能克隆到含有基因结构较为完整的大片段 DNA,用作文库构建的载体也可采用黏粒(cosmid)载体。因为 cosmid 载体可容纳 30 kb 左右的外源 DNA 片段(前面提及的 λ 噬菌体载体的容量仅 15 kb 左右)。含有目的基因的 DNA 片段的分离,通常也是采用分子杂交的方法。

(三) 直接从基因组 DNA 中分离

最为常用的是聚合酶链反应(polymerase chain reaction, PCR)方法。这是一种体外酶促反应。通过变性、低温退火及适温延伸 3 个基本步骤组成一个反应周期。当对 DNA 分子中一个目标区域进行扩增时,在发生几个反应周期后,理论上就可获得 2^n 个双链 DNA 分子,以实现其特定 DNA 区域的大量扩增。它的基本原理是以 DNA 分子中的一条链为模板,在聚合酶的催化下,通过碱基配对使寡核苷酸引物向 3′ 方向延长合成模板的互补链。其反应过程为双链 DNA 变性($90 \sim 95℃$)成为单链 DNA,引物复性($37 \sim 60℃$)同单链 DNA 互补序列结合,DNA 聚合酶催化($70 \sim 75℃$)使引物延伸。如此经过 $25 \sim 30$ 次循环,所产生的特异性 DNA 片段通常足够用于进一步实验和分析。鉴于此技术具有广泛应用价值,PCR 的发明者 K. Mullis 于 1993 年获得诺贝尔化学奖。PCR 是目前分离筛选目的基因的一种有效方法。若已知目的基因两侧的 20 个以上的核苷酸序列,就可设计并通过人工合成一对寡核苷酸引物,扩增出含目的基因的 DNA 片段。

实际上,分离目的基因的方法还有一些,此处所介绍的仅是最基本的几种。

二、目的基因的重组

目的基因被分离后,还需进行适当的修饰加工,使之成为具备无性繁殖或表达的条件。若为了无性繁殖,只要将其插入适当的工具载体即可。通过无性繁殖,便可得到大量的目的基因的拷贝数,从而为后续的基因操作准备足够的实验材料。若为了目的基因的表达,则需将其重组为一个结构上基本完整的基因。当然,这个基因一定是位于一个适当的载体上,这样的载体可称之为表达载体。目的基因的表达是基因工程的基本目的,所以,目的基因的重组是基因工程中十分关键的一步。在实际工作中,要得到一个理想的表达载体,通常需要考虑以下几个问题:① 启动子的有效性,为了使目的基因能够在受体细胞中高水平地表达,应选用具有较强功能的启动子,除非目的基因本身已具备在受体细胞内有功能的强启动子。② 基因操作的方便性,所选用的载体应便于含目的基因的 DNA 片段的插入。③ 与后续步骤的吻合性,如拟采用的表达系统及选用相应的克隆载体(因为用作受体细胞的不同生物类型有各自适用的克隆载体)等。

第二节　目的基因的表达

得到目的基因的表达载体后,还需将其导入适当的细胞,使其利用受体细胞中的转录和翻译系统,从而实现目的基因的高效表达。然而,在不同来源的受体细胞中,其酶学系统的差异可能很大,如哺乳动物细胞中就有原核生物细胞中没有的修饰酶系。所以,要实现目的基因的理想表达,以得到产量高、活性高、成本低的基因工程产品,就需要选择适当的表达系统。

一、大肠杆菌表达系统

大肠杆菌表达系统属于一种原核生物表达系统。它是以大肠杆菌为宿主细胞,将表达载体转入其中,以实现目的基因的表达。这是最早使用的表达系统,整个技术体系也比较成熟。这一表达系统具有操作简单、产量高和成本低等特点,因此,一直被认为是目的基因表达的首选系统之一。目前市场上不少的基因工程都是通过这一表达系统生产的。

在利用该系统表达目的基因时,其表达载体上的启动子、终止子等表达元件都应当具有大肠杆菌的可识别性。就其启动子来说,目前常用的启动子有 Lac 启动子、trp 启动子、tac 启动子及 λ PRPL 启动子等。

这些启动子的启动效率及其活动方式都有所不同,在实际选用时需要综合考虑。利用大肠杆菌表达系统,其目的基因的表达形式可有如下两种。

1. 胞内表达　在大肠杆菌中,当外源目的基因的表达量达到 20% 以上时,其蛋白质产物通常是以不溶性的聚合体形式存在,这种聚合体习惯上被称之为包涵体(inclusion body)。包涵体的形成原因可能是表达部位的外源蛋白浓度的局部性升高,由于其分子结构的特性(如半胱氨酸的含量高、电荷低或无糖基化等),使得外源蛋白与其周围的内源蛋白或其他胞内成分之间形成分界,由此便造成所表达的外源蛋白分子的相互融合。在利用大肠杆菌生产蛋白质时,通常要求目的基因的表达水平要高(一般要在 20% 以上才有产业化价值),因此,在绝大多数情况下,其表达产物都是以包涵体形式存在的。包涵体的提取有一套特殊方法,一般包括细菌收集、洗涤和破碎,然后采用离心方法收集包涵体(取离心后的沉淀部分)。在此过程中,由于使用 DNA 酶和 RNA 酶,故在所得到的沉淀中,主要成分就是包涵体;但也可能混杂一些细菌胞体的碎片或其他有形成分。包涵体的粗抽提物还需纯化,其大致做法是:采用变性剂使包涵体蛋白变成可溶性的溶液,再以一定的方法进行纯化,以得到目的蛋白的单体。一般情况下,这种蛋白质单体需要复性后才会有活性。复性的基本方法是将其蛋白单体溶液置于透析袋中,用一定的缓冲液进行透析。复性是高活性蛋白质获得的关键性步骤,其技术性很强,而且不同的蛋白质具有不同的技术参数。迄今为止,人们还没有找到真正理想的复性方法。

2. 分泌性表达　在构建表达载体时,如果在目的基因的前端(即 5′ 端)加上一段编码信号肽的 DNA 顺序,其表达产物便可穿过细胞膜和细胞壁分泌到培养基中。表达产物的这种存在方式的最大优点是:① 稳定性高,因为避免了宿主细胞中各种蛋白酶的水解。② 分离纯化容易,因为培养基的成分简单,而且便于操作。

二、酵母表达系统

酵母表达系统属于真核生物表达系统的一种。酵母菌是一类单细胞真核生物,人类对它的利用具有悠久历史。将它作为外源基因的表达系统时,它具有原核生物生长快和操作简便的特点,而且也具有哺乳类细胞翻译后加工和修饰的功能,因此,特别适合于真核生物来源的目的基因的表达。采用酵母表达系统,已成功地生产和分泌了人类、动物、植物或病毒来源的异源蛋白,获得了一些以传统方法无法得到的异源蛋白。

酵母作为表达高等真核生物重组蛋白的宿主有很多优点:① 作为单细胞生物,能够像细菌一样在廉价的培养基上生长,能方便地操作外源基因;②具有真核细胞对翻译蛋白的加工及修饰过程(如二硫键的正确形成和前体蛋白的水解加工),故其表达产物与天然蛋白相同或类似;③可将异源蛋白基因与 N 端前导肽等信号肽融合,指导新生肽分泌。在分泌过程中,其表达蛋白可进行被糖基化等加工和修饰;④采用如 MOX、AOX、Lac4 等高表达基因的强启动子,可对表达进行诱导调控;⑤酵母还能像高等真核生物一样移去起始的甲硫氨酸,避免作为药物使用可能引起的免疫反应问题。

酵母表达系统常用的宿主有酿酒酵母(*Saccharomyces cerevisiae*)、乳克鲁维酵母(*Kluyveromyces lactis*)、粟酒裂殖糖酵母(*Schizosaccharomyces pombe*)、烷烃利用型耶鲁酵母(*Yarrowia lipolytica*)、西方许旺酵母(*Schwanniomyces occidentalis*)、多形汉逊酵母(*Hansenula polymorpha*)和巴氏毕赤酵母(*Pichia pastoris*)。

常用的表达载体主要有整合体载体和附加体载体两种:

1. 整合体载体 该载体被导入酵母宿主细胞后与酵母细胞染色体基因组 DNA 整合,故其稳定性较高,但其基因的拷贝数较低。若要提高拷贝数,可采取如下措施:① 用酵母转座子产生多个插入拷贝;② 将重组片段插入到核糖体 DNA(rDNA)簇中,在宿主的XII染色体上以 150 串联重复序列存在;③ 用特殊质粒(如 pMIRY2)转化可产生上百个整合拷贝,整合的 pMIRY2 在无选择压力下分裂时保持稳定;④ 以人工构建串联重复的多拷贝基因,然后再转化酵母宿主细胞,形成多拷贝基因的重组子。此类载体适合于巴氏毕赤酵母、多形汉逊酵母和乳克鲁维酵母中的表达。

2. 附加体载体 该载体在酵母宿主中的拷贝数量大,但是在传代过程中易丢失,影响重组菌的稳定性和表达量。此类载体多适合酿酒酵母和乳克鲁维酵母中表达。

酵母表达载体均为大肠杆菌和酵母菌的"穿梭"质粒(shuttle plasmid),因为其中有来自酵母的基因序列,同时也有细菌的基因序列。其细菌部分主要包括可以在大肠杆菌中复制的复制起点序列(ori)和特定的抗生素抗性基因序列,供在大肠杆菌中进行增殖和筛选;酵母部分包括与宿主互补的营养缺陷型基因序列(如 his4 基因序列)或特定的抗生素抗性基因序列(如抗 Zeocin 的基因序列)、编码特定蛋白基因的启动子和终止子序列。

外源目的基因在酵母中的表达,需由酵母的启动子来启动,否则不能表达。目前已发现多个可以利用的强启动子。如酿酒酵母的强启动子 PGK1、PHO5、CUP1 等,以及巴氏毕赤酵母启动子 AOX1 等。如果要实现目的基因的分泌型表达,以保证其表达产物的翻译后修饰加工,那么,就需要构建分泌型的表达载体。基本的做法是在目的基因的前端(5′ 端)加上一段编码分泌信号肽的 DNA 序列(如 α1 因子前导序列)。

外源目的基因在酵母细胞中的表达产物的存在形式也有两种:①胞内表达。当其表达产物的前端无分泌信号肽时,这种蛋白质就不能被分泌到细胞外,而只能积累于细胞质中。积累形式存在于细胞质中的蛋白质通常缺乏翻译后的修饰和加工。②分泌型表达。当其表达产物的前端带有分泌信号肽时,其产物便可被分泌到细胞外。这种被分泌出来的蛋白质通常处于一种修饰加工后的状态(如各种类型的糖基化),对于那些修饰后才有活性的蛋白质来说,这一步是很重要的。

三、哺乳动物细胞表达系统

哺乳动物细胞含有完整的蛋白质翻译后加工的酶系,用它作为外源目的基因的表达系统,使其表达产物的正确修饰(如糖基化、磷酸化及二硫键和多聚体的形成等)及其功能活性的发挥比较有保证。因此,它对于一些复杂蛋白质(尤其是药用蛋白质)的生产应当是首选。要使外源目的基因在哺乳动物细胞中表达,其表达载体的构建十分重要。对于一个理想的哺乳动物细胞的表达载体,应当要具备如下一些条件:① 具有哺乳动物细胞的复制点,使表达载体能在细胞内复制,从而增加外源基因表达拷贝数;② 具有可供选择的标志基因,以便筛选出转染有表达载体的转化克隆;③ 具有外源基因表达所必需的全部表达调控顺序的启动子、增强子、内含子剪切位点、转录终止子,以及多聚腺苷酸信号等;④ 在启动子下游有多种单一内切酶位点,可供插入外源基因;⑤ 含有细菌质粒复制起始点和抗性基因,以便能够在细菌中扩增和选择。

由于人们对病毒基因的复制与表达的认识比较深入,故目前使用的哺乳动物细胞基因表达载体中的元件大多来于动物病毒的基因。如 CMV 增强子/启动子、SV40 增强子/启动子及 LTR 增强子/启动子等。当然,也有一些元件来源于哺乳动物细胞,如金属硫蛋白基因启动子、β 肌动蛋白启动子及肌酸激酶(MCK)启动子等。目前所用的各种哺乳动物表达载体通常是既含有可在哺乳动物细胞中表达目的基因的结构单元(如增强子/启动子、目的基因编码区、终止序列、加 poly 信号等)及适合于转染阳性细胞筛选的标志基因(如新霉素抗性基因)等,同时也含有可在原核细胞(如大肠杆菌)中扩增的元件(如复制起始点和选择标志基因等)。因此,哺乳动物细胞表达载体实际上是一种穿梭载体(shuttle vector)。

用作外源基因表达的哺乳动物细胞系,可以是动物细胞,如猴肾细胞、小鼠 L 细胞、CHO 细胞(中国仓鼠)及 COS 细胞等;也可以是人的肿瘤细胞、Hela 细胞(子宫颈癌细胞)等。在实际工作中,具体选用什么细胞作为受体细胞,需要根据表达载体的类型及表达产物的特性等综合考虑。哺乳动物细胞的体外培养,不同类型细胞的培养方法和培养条件及其表达载体的导入方法都不尽相同。要实现某一基因的理想表达,相应技术体系的摸索和建立是十分重要的。

第三节 表达产物的分离纯化

采用基因工程技术的基本目的是要得到理想的蛋白质。如何将目的基因的表达产物有效地分离纯化,使之具有可应用价值,这是基因工程的关键环节之一。在过去一个较长的时间内,人们对这一环节并未引起足够的重视,以致许多基因工程产品的开发进展到这一步时发生困难。现在已经知道,这一步骤的技术难度和生产成本都是很高的,而且传统的分离纯化技术远远不能满足实际需要。因此,表达产物的分离纯化是基因工程技术体系中亟待发展的一方面。

就传统的方法而言,表达产物的分离纯化主要是利用目的蛋白与杂质的理化性质(如溶解度、分子大小、电荷性质、疏水性质等)的差异来进行分离的。常用的方法有沉淀、萃取和抽提、分子筛选凝胶层析和超滤、阳离子和阴离子交换凝胶层析及疏水凝胶层析等。这些方法对于表达水平高,而纯度要求不高的表达产物的分离纯化是可以的,但要使其达到符合医疗的标准则是很困难的。如用传统方法生产达到药品质量的胰岛素,整个过程就经过透析、疏水相互作用凝胶层析、透析、阳离子交换层析、透析、透析、分子筛选凝胶过滤等步骤。由此可见,这是一个相当复杂的过程。

近年来,亲和层析方法的应用使得分离纯化的水平有了明显的提高。亲和层析也叫做生物选择性吸附层析,它是以目的蛋白与其他分子的特异性和可逆性结合的能力为基础。目前,这一技术已经成为分离纯化的主要技术。在亲和层析技术中,亲和介质将亲和配基(配位体)通过化学反应方法固定在不溶性的基础介质上,当含有目的蛋白的混合物通过它时,目的蛋白便可特异性地与固定在基础介质上的亲和配基结合,然后再以特殊的方式进行洗脱和收集,由此便可得到纯度很高的目的蛋白。因此,这一技术为取得高纯度目的蛋白提供了一个非常有效手段。与传统方法相比,亲和层析技术具有如下特点:① 亲和层析可对目的蛋白选择性地吸附和解离,由此可以取得很高的纯化倍数,常常可达到 1 000 倍以上;② 蛋白质在纯化过程中可以得到浓缩;③ 结合到亲和配基上的目的蛋白的性质更为稳定,由此可以保证目的蛋白的生物学活性。因此亲和层析技术非常适用于处理大体积稀释的生物活性物质的分离纯化。如果用此方法分离纯化胰岛素,只需两步就可达到符合药品的质控标准。在亲和层析中,用单克隆抗体或天然的生物大分子配体来特异性地"捕捉"目的蛋白的做法是十分有效的。但在大规模药用蛋白的生产中,也存在着许多限制因素:① 对所用的抗体或天然大分子物质本身的纯度要求很高及其成本昂贵;② 生物学和化学性质不稳定,以至生产中难以维持其结合活性;③ 分离纯化系统不能经受医疗产品所必需的清洁和消毒,因而很难满足生产的要求。因此,近年来又出现了以稳定性高的小分子亲和配基代替单克隆抗体及天然生物大分子配体的新方法。这些小分子配基可能是化学合成的,也可能是小肽类物质,它们的稳定性好,可以重复使用。就目前的情况,这种方法可能是该领域发展的重要方向。因为它的许多优点是传统方法所无法比拟的:① 选择性吸附和洗脱,保证目的蛋白的高纯度;② 可浓缩被纯化的产品;③ 极大地缩短生产过程,可大大地降低生产成本。

基因工程经过 40 多年的发展,目前已经达到了相当完善程度,并已成为现代生物技术的重要组成部分之一。理论上讲,目前的技术能力已经可以满足任何蛋白质的生产,特别有意义的就是各种医用蛋白质的生产。采用基因工程技术,可以克隆编码特定蛋白质的基因,进而在一定的表达系统进行表达,以获得相应的蛋白质。由于这一技术的出现和应用,使得传统方法原本无法大量制造的、具有重要医用价值的人体蛋白质或其他动物蛋白均可在实验室用大肠杆菌或其他细胞来生产。这给医药企业的发展开辟了一条潜力极大的、全新的思路。自 1976 年在美国成立了第一家基因工程公司"Gene-Tech"以来,基因工程技术在制药方面的有效性已经得到充分的肯定。同时,基因工程技术使得许多植物具有了抗病虫害和抗除草剂的能力;在美国,大约有一半的大豆和四分之一的玉米都是转基因的。是否该在农业中采用转基因动植物已成为人们争论的焦点:支持者认为,转基因的农产品更容易生长,也含有更多的营养(甚至药物),有助于减缓世界范围内的饥荒和疾病;而反对者则认为,在农产品中引入新的基因会产生副作用,尤其是会破坏环境。无论如何,基因工程技术已经成为 21 世纪社会经济发展的重要因素之一。

◆ 拓展知识 4-18-1　重组 DNA 技术和限制性内切酶的发现

（张　军）

思考题

1. 在基因工程的技术体系中,哪些技术环节是细胞生物学知识体系的直接应用?
2. 可在体外大量扩增的哺乳动物细胞,是否都可用来表达任何基因工程的蛋白质? 为什么?

数字课程学习

📖 学习目标　　📥 教学 PPT　　✏ 自测题

第十九章　基因组工程

基因组（genome）一般是指单倍体细胞中的一个全套的染色体，即单倍体细胞核内的全部 DNA 分子。但由于线粒体中也含有 DNA 分子，而且也是一个基因组。所以，习惯上将前者称为核基因组（nuclear genome），后者称为线粒体基因组（mitochondrial genome）。在植物细胞叶绿体中的全部 DNA 分子也可称为叶绿体基因组（chloroplast genome）。

基因组工程（genome engineering）是指人为地对特定细胞或特定生物体的基因组的结构进行定点改造，以获得其基因组结构符合设计者需求的细胞系或生物个体的综合性技术体系。这一技术体系的兴起，使得对生物体基因组结构的定向改造成为现实。从技术上讲，目前已经具备了对基因组结构进行"任意"改造的能力，而且仍然处于快速的发展过程之中。对基因组的人为改造似乎很像软件工程师修改计算机程序一样，故有人将其称为"基因编辑"（gene editing）。采用基因组工程这一技术体系，可以在不改变基因活动的遗传背景及其细胞所处微环境的前体下，"真实地"观察目的基因的功能，探讨其基因活动的规律。也可以用于某些人类疾病的动物模型的制备。特别值得注意的是，这一技术体系已经显示出了对人类遗传疾病的遗传缺陷进行原位定点矫正的可能性。

第一节　基　本　策　略

要实现基因组结构的定点改造，首先需要考虑的关键问题是：①如何从复杂的基因组结构中精准地找到（即靶定）拟改造的位置。②如何将所靶定位置的 DNA 结构进行定向改造。就当今已有的技术能力而言，其基本的技术策略有两种，即基于外源 DNA 片段与内源基因组中同源 DNA 区域的同源重组，以及基于工程化核酸酶介导的定点切割和重组修复。

一、基于外源 DNA 片段与内源基因组中同源 DNA 区域的同源重组

这种策略出现于 20 世纪 80 年代，是最早出现的生物体基因组定点改造的基本策略。它的出现主要是由于当时有了小鼠胚胎干细胞的制备技术及其生物学特性的认识，以及先前就已知道的"在细胞内同源 DNA 片段之间容易发生重组"的生物学特性。基于这一策略的基因组改造，首先要知道基因组中拟改造区域的 DNA 顺序，并将其信息用于拟改造区域的定位。然后，需采用基因工程技术制备一个靶向载体。在这个载体中，含有两段与拟改造区域的 DNA 顺序同源（即顺序相同）的 DNA 片段（可称之为"同源臂"）。在两个同源臂之间，可以插入特定的 DNA 片段。其片段通常是具有特定用途的功能基因，如用作正向选择的抗性基因（Neo 基因），或用作遗传示踪的报告基因（GFP 基因或 RFP 基因等）。在此基础上，通常还要在下游同源臂的末端连接上一个用作负向选择的基因（如胸苷激酶基因 tk）。接下来，可用适当的限制性内切酶将重组的靶向结构从其载体中分离出来，并采用一定的方法（如电穿孔）将其转入拟改造基因组的 ES

细胞中。当外源的靶向结构进入其 ES 细胞后,其中的两个同源臂便可与 ES 细胞基因组中拟改造的同源 DNA 序列之间发生同源重组(这种重组特性广泛地存在于从低等的微生物到高等的哺乳动物的细胞中,但其机制尚不清楚),这就意味着两个同源臂之间的外源 DNA 序列被定点地插入了基因组中拟改造区域的位置上。当然,由于这种同源重组发生的频率很低,故在实际实验中通常还要采用一种正负选择方式将没有发生重组或发生了随机重组的细胞杀死,而将发生了同源重组的细胞特异性地选择

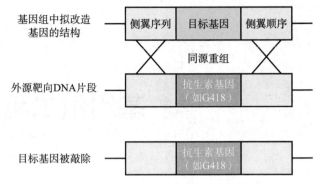

图 4-19-1 基于同源重组的基因敲除的示意图

出来,并分别将它们克隆。由此,便可得到其基因组已被定点改造的工程化细胞系(图 4-19-1)。

得到工程化的 ES 细胞后,便可将其应用于相应的动物品系的制备。其大致的做法是:首先,采用显微注射方法,将工程化的 ES 细胞(如来源于皮毛颜色为灰色的 129 小鼠)注入囊胚期胚胎(如来源于皮毛颜色为黑色的 C57BL/6 小鼠)的胚泡腔内,随后将胚胎移植入假孕小鼠的子宫内,使其生长发育,以期得到皮毛为灰黑掺杂的嵌合体小鼠。在此过程中,所注入的工程化 ES 细胞可以掺入胚泡中的内细胞团,并随内细胞团的生长发育而产生相应的组织或器官。如果所注入的工程化 ES 细胞参与了胚胎的发育,各种组织器官(包括皮毛和生殖系统)都有来源于所注入的工程化 ES 细胞的可能性。所以,习惯的做法是从所得到的新生小鼠中选出皮毛呈嵌合状态的小鼠个体,使其与野生型小鼠交配,以期得到皮毛为全灰色的子代小鼠。只要得到这种全灰色的小鼠,就意味着得到了其生殖系统是由工程化 ES 细胞所发育而来的小鼠个体。进而采用传统育种的方法,便可得到具有稳定遗传特性的、来源于工程化 ES 细胞的基因组工程小鼠。基于以上策略,可以通过对于两个同源臂之间的 DNA 序列的特定设计,以实现对于目标基因的定点改造,制备其特定基因结构被定点破坏的基因敲除小鼠,或在特定位置插入了特定 DNA 序列(如 GFP 或 RFP 基因的编码区)的基因敲入小鼠。

在随后的发展中,为了克服对于生长发育具有重要作用的基因被改造后的致死效应,又出现了诱导型基因敲除的技术体系。这套体系的基本做法是:首先,利用上述同源重组的原理,制备在拟敲除基因序列的两侧各引入了 loxP 位点(为一段 34 bp 的核苷酸序列,其中含有两个 13 bp 的反向重复序列,即重组酶 Cre 的结合部位)的小鼠品系。同时,制备一个可在特定组织或特定类型的细胞中特异性表达重组酶 Cre(为噬菌体 P1 所编码的 DNA 重组酶)的转基因小鼠。然后,将拟敲除基因序列已被 loxP 标记的工程小鼠与具有特异性表达 Cre 酶的转基因小鼠交配,以得到其基因组中的拟敲除基因序列已被两个 loxP 位点所"标记"的、同时含有可特异性表达 Cre 酶的转基因的工程小鼠。在这种小鼠中,敲除事件只发生在有 Cre 酶表达的细胞中。因为所表达的 Cre 酶可以特异性地识别拟敲除序列两侧的 loxP 位点,并催化它们之间发生同源重组,由此而实现目标 DNA 序列的定点敲除。而在那些不表达 Cre 酶的细胞中,尽管拟敲除基因序列也已被 loxP 位点所"标记",但由于没有 Cre 酶的存在,两个 loxP 位点之间不发生同源重组,故这种细胞中不会发生敲除事件。所以,采用这套体系可以有效地实现小鼠体内特定细胞或特定组织中目标基因的特异性敲除。

目前的基因敲除技术体系不仅可以实现在空间上对小鼠体内特定细胞或组织中特定基因的特异性敲除,而且还能在时间上人为地控制敲除事件在特定细胞或组织中的发生。大致的做法有两种:①利用诱导性启动子控制 Cre 基因的表达。例如,用病毒 Mx1 基因的启动子(对 α 干扰素敏感)来驱动 Cre 基因的编码区。需要敲除事件发生时,便可向小鼠腹腔注射 α 干扰素,以诱导 Cre 酶的表达,引起敲除事件的发生。除此之外,还有蜕皮素基因的启动子(对蜕皮素敏感)和四环素抗性基因的调控区(对四环素敏感)曾被采用过。②利用 Cre-ERT 基因。Cre-ERT 是雌激素受体(estrogen receptor,ER)的配体结合区突变体(ERT)

与 *Cre* 基因的重组基因。这种重组基因所表达的融合蛋白(Cre-ERT)在细胞质内本来是无活性的,只有在他莫昔芬(tamoxifen)的诱导下才可被活化,并进入核内发挥 Cre 重组酶的活性。所以,利用 Cre-ERT 的这种特性,通过他莫昔芬的注射,便可实现敲除事件在特定的时间点和特定的细胞内发生,即敲除事件的时空控制。

基于同源重组的基因组定点改造的最大优势是基因组中目标结构被定点改造的精准度高,可以认为不会发生"脱靶"效应。然而,它也有技术难度高、制备周期长等缺点。

◆ 拓展知识 4-19-1 利用胚胎干细胞引入特异性基因修饰

二、基于工程化核酸酶介导的定点切割和重组修复

这种策略是近十几年中发展起来的。它的出现主要是基于"细胞内在的对 DNA 双链断裂损伤具有重组修复能力"的特性,在技术上实现了具有"针对基因组中拟改造区域特异性识别"和"针对目标位点的 DNA 双链定点切割"的双重功能的人工合成。目前,已出现的可用于基因组工程的工程化核酸酶主要有锌指核酸酶、转录激活因子样效应物核酸酶和 CRISPR/Cas 核酸酶。

(一) 锌指核酸酶

锌指核酸酶(zinc-finger nucleases,ZFN)也称锌指蛋白核酸酶,是由"锌指结构域"和"Fok1 核酸内切酶催化结构域"所组成的融合蛋白。这种工程化核酸酶的出现和应用,主要是基于锌指蛋白(zinc-finger protein,ZIF)的研究发现。锌指蛋白普遍存在于真核生物细胞中,具有调控基因组中特定基因表达的功能。20 世纪 90 年代初,一种叫做 ZIF268 的锌指蛋白晶体结构的成功解析,发现这种蛋白对所调控基因 DNA 顺序的识别特性的结构基础是其分子中的"锌指结构域"。后来,又发现了锌指结构域的识别特性可以通过对其氨基酸组成的人为改变来定向设计,并实现了人工设计的锌指结构域与核酸内切酶(如 Fok1 核酸内切酶)催化活性结构域的融合,由此建立了制备工程化锌指核酸酶的基本技术体系。目前的一般设计是:首先,基于拟切割位点上游 DNA 正链的碱基顺序,将多个(如 5 ~ 6 个)特定的锌指结构(每个锌指结构可识别连续的三碱基顺序)串联在一起,并将其与一个 Fok1 核酸内切酶(海床黄杆菌表达的一种限制性内切酶,只有在二聚体状态时才有酶切活性)催化活性的结构域连接在一起,以构成左侧 ZF 核酸酶(L-ZFN)。同时,基于拟切割位点下游 DNA 负链的碱基顺序(与 L-ZFN 之间相距 6 ~ 7 个碱基),以同样的方式构建右侧 ZF 核酸酶(R-ZFN)。然后,将这两种锌指核酸酶单体的表达载体以适当的方式导入特定的细胞内,所表达的 L-ZFN 和 R-ZFN 便可分别识别基因组 DNA 中的靶向位置,并与之特异性结合。由于 L-ZFN 和 R-ZFN 的位置很近,它们可以形成二聚体,而表现出核酸内切酶的活性,将 DNA 的双链切断。进而便可诱发其细胞内在的 DNA 损伤后的重组修复机制。利用其重组修复机制,采用特殊的技术方法,便可实现基因组中目标基因的结构破坏(基因敲除)、外源基因的定点敲入及突变基因的定点矫正等人为改造(图 4-19-2)。

在理论上,锌指核酸酶很具有实用性,而且已有一些成功的例子。然而,由于锌指核酸酶的设计和制备的技术要求是很高的,而且又非常耗时,再加上其定点改造的精准度还有待提高,故其实用性仍然是有限的。

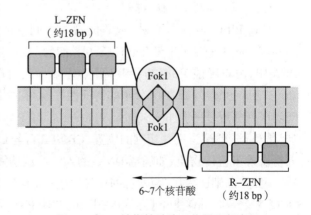

图 4-19-2 锌指核酸酶工作原理示意图

◆ 拓展知识 4-19-2 人类首例体内基因编辑治疗

(二) 转录激活因子样效应物核酸酶

转录激活因子样效应物核酸酶(transcription activator-like effector nucleases,TALEN)是由转录激活因子

样效应物(transcription activator-like effector, TALE)中的核酸识别单元与核酸内切酶(如 Fok1 核酸内切酶)催化活性的结构域的融合蛋白。TALE 是一种名为黄单胞菌(*Xanthomonas*)的植物细菌感染植物时所分泌的一种蛋白质,它能进入宿主细胞的核内,识别并结合于某些特定基因的启动子,以调控它们的表达,进而提高细菌在感染植物过程中的集落形成能力。TALE 对特定 DNA 顺序的识别特性是多个核酸识别单元的串联体,每个核酸识别单元由 33~35 个氨基酸残基组成,其中有 2 个特定的氨基酸残基决定 DNA 分子中一个碱基的识别。在不同的核酸识别单元中,这两个氨基酸残基是可以不同的,即不同的核酸识别单元中的这两个特定氨基酸残基可以不一样,故不同的核酸识别单元可以识别不同的碱基。所以,不同的核酸识别单元的串联体可以识别不同基因 DNA 中的特定碱基顺序。

基于这一概念,设计 TALEN 的基本思路是:首先,针对拟切割位点上游 DNA 正链的一段碱基顺序(通常 14~20 个碱基序列),设计一个可以识别其目标序列的核酸识别单元(每个核酸识别单元可识别 1 个碱基)的串联体,并将其与一个 Fok1 核酸内切酶催化活性的结构域连接在一起,以构成左侧 TALE 核酸酶(L-TALEN)。同时,基于拟切割位点下游 DNA 负链的碱基顺序(与 L-TALEN 之间相距 6~7 个碱基),以同样的方式构建右侧 TALE 核酸酶(R-TALEN)。然后,将这两种 TALEN 单体的表达载体以适当的方式导入特定的细胞内,所表达的 L-TALEN 和 R-TALEN 便可分别识别基因组 NDA 中的靶向位置,并与之特异性结合。由于 L-TALEN 和 R-TALEN 的位置很近,它们可以形成二聚体,而表现出核酸内切酶的活性,将 DNA 的双链切断。进而便可诱发其细胞内在的 DNA 损伤后的重组修复机制。利用其重组修复机制,并结合特殊技术方法,便可实现基因组中目标基因的结构破坏(基因敲除)、外源基因的定点插入(基因敲入),以及突变基因的定点矫正等人为改造(图4-19-3)。

TALEN 的最大优势,是没有锌指结构域连接那样的复杂而又耗时的技术程序。而且,其核酸识别单元与 DNA 分子中的碱基 A、T、G 和 C 的对应关系很恒定,故能设计并制备出可针对任意 DNA 顺序的 TALEN。然而,其目标靶向的精准度和技术体系的实用性仍然是被关注和研究的问题。

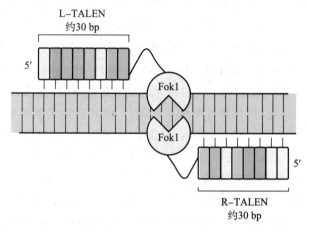

图 4-19-3　转录激活因子样效应物核酸酶工作原理示意图

(三)CRISPR/Cas9 核酸酶

CRISPR/Cas9 核酸酶是"成簇的规律性间隔的短回文重复序列"(clustered regularly interspaced short palindromic repeats, CRISPR)和"Cas9 核酸酶"复合体的简称。CRISPR 存在于原核生物(如细菌)的基因组 DNA 中,由长度很短的(20~50 bp)、碱基顺序具有高度保守性并具有回文特征的重复序列与"间隔顺序"(26~72 bp,来自外源 DNA 分子的特征性片段)相间排列而成。在"间隔顺序"的两侧,通常有高度保守的"原间隔序列邻近基序"(protospacer adjacent motif, PAM)的存在。PAM 为 NGG(N 为任意碱基)三个碱基的序列,是 Cas 核酸酶识别并切割的位置。CRISPR 可与 Cas 核酸酶(如 Cas9)共同参与一种获得性免疫系统组成,以抵御外来遗传物质(如病毒 DNA)的入侵。从功能角度讲,CRISPR 很像一个外源入侵信息的"记忆储存器"。如果以细菌为例,当外源的遗传信息(如病毒 DNA)入侵时,细菌可以将具有病毒特征性的 DNA 片段(长度为 26~72 bp)整合于细菌基因组的 PRISPR 中(即"间隔序列")。如果当其再次受到同样病毒攻击时,细菌基因组中相应的 PRISPR 便可转录并加工出 crRNA(CRISPR-derived RNA,含有对应于"间隔序列"的碱基顺序,也含有对应于该"间隔序列"邻近的"重复序列"的碱基顺序)和 tracrRNA(trans-activating RNA,仅含对应于"重复序列"的碱基顺序)。这两种 RNA 可以借助共有的"重复序列"的碱基互补性而形成部分双链的 RNA,并与 Cas 核酸酶结合而形成由 crRNA/tracrRNA/Cas 组成的复合体。基于 crRNA 中含有的对应于间隔序列的碱基顺序（与特定的外来 DNA 分子中同源碱基顺序相互补），其复合体便可特异性地与外来 DNA 分子相结合，在 Cas 核酸酶的作用下，将外来的遗传物质（即 DNA 分子）降解，以阻止外源遗传物质的入侵。

用于基因组改造的工程化 CRISPR/Cas9 核酸酶，实际上是做了一个"反向设计"，即将拟改造的基因组 DNA 当做"外源 DNA"。在技术上，目前一般的做法是：首先，利用 CRISPR 所转录的"crRNA/tracrRNA 双链 RNA"具有"靶向（或引导）Cas 核酸酶定点切割特定 DNA"的特性，构建两种表达载体：①"特异性 crRNA/tracrRNA 双链 RNA"表达载体。在此载体中，将表达 crRNA 和 tracrRNA 的序列连在一起，并将编码 crRNA 中的"间隔序列"替换成基因组 DNA 中拟切割位置上游的碱基序列作为"引导序列"（guide sequences）。在实际操作中，通常是在目标基因中选择一个 PAM（即 NGG 序列）上游区域（一般 20 bp）的序列作为引导序列。该载体在目标细胞中的表达产物，为一个同时含有 crRNA 和 tracrRNA 的线性 RNA 分子，而且其 crRNA 中还含有针对拟改造基因组 DNA 中的目标位置的互补序列，再加上它具有"将 Cas 核酸酶引导到基因组 DNA 分子中的目标位置、并在 PAM 处将其切割"的功能，所以，一般称这种 RNA 称为"单一引导 RNA"（single guide RNA，sgRNA）。② Cas 核酸酶表达载体。目前常用 Cas9 核酸酶，而且一般采用具有组成型表达特性的启动子来驱动。近年的研究发现，除 Cas9 核酸酶外，也有一些 Cas 核酸酶家族中的其他成员可能同样具有实用性，如 Cas3 和 Cas12a（也称 Cpf1）等。然后，以适当的方法将这两个表达载体同时转入目标细胞，使其表达。所表达的 sgRNA 可以形成特定部分双链结构，并可与所表达的 Cas9 核酸酶结合成 sgRNA-Cas 核酸酶的复合体。该复合体可以在所含有的入核信号的引导下而进入细胞核内，并通过 crRNA 中的引导序列将 Cas9 核酸酶引导到拟改造基因组 DNA 中的目标位置将其切割。进而便可诱发细胞内在的 DNA 损伤后的重组修复机制。利用其重组修复机制，再结合特殊技术方法，便可实现基因组中目标基因的结构破坏（基因敲除）、外源基因的定点插入（基因敲入），以及突变基因的定点矫正等人为改造（图 4-19-4）。

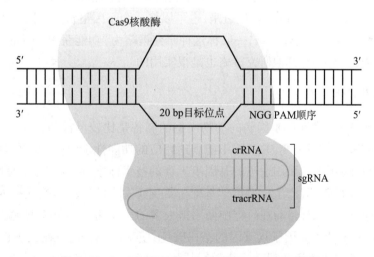

图 4-19-4 CRISPR/Cas9 核酸酶工作原理示意图

相对于前面两种工程化核酸酶，基于 CRISPR/Cas9 核酸酶的技术体系似乎更具有实用性和有效性，而且有取代前面所述技术体系的趋势。因为它具有技术要求不高、工程周期短，以及可同时针对基因组 DNA 中的多个位点进行改造等优点。当然，靶向精准度的提高和技术体系的优化等问题，仍然是需要关注和研究的。

上述基于工程化核酸酶所介导的基因组工程的三种技术体系，各自在工作原理、识别特异性、脱靶情况及传递方式等方面存在着一定的优势和缺点，这也反映了这个领域还需要发展。

拓展知识 4-19-3 基因组工程的伦理学讨论

<h2 style="text-align:center">第二节 医 学 应 用</h2>

基于"人体(也包括其他生物体)的生长发育及其组织器官结构和功能的稳态维持都是基因组中的所有基因有序活动的结果"的概念,认识和理解基因在"本来的"四维体系中的活动规律及其在各种生命现象(包括生理现象和病理现象)发生中的功能和关联则是生物医学问题(特别是高层次生物医学问题)研究的一个必不可少的视角。就目前的技术能力而言,基因组工程这一技术体系至少可以有效地应用于基因功能研究、疾病模型的建立,以及活体内遗传性疾病致病基因的原位定点矫正等方面。

一、基因功能研究

在活体内研究基因的活动规律及其在生命现象或疾病发生中的作用的最大优势在于"其整个研究是在没有改变所研究基因活动所处的遗传学背景,以及其细胞所处微环境系统的条件下"进行的。因此,这样的研究结果相对于离体系统的研究结果来说,可能要真实得多。

近年来,来自基因组学和蛋白质组学的大量证据表明,细胞或个体的任何一种生命现象或病理改变,都会涉及许多的基因或蛋白质。而且也发现,它们通常会涉及许多的信号转导通路。这也就是说,任何生命活动都不是各个基因活动的简单组合,更不可能是某个基因的单独行为,而一定是一组(一群)基因的协调活动。而且,这种协调性在空间上和时间上通常都具有严格的有序性。因此,要真正地认识基因的功能,理想的研究体系是将所要研究的基因置于一个类似于它本来存在和活动的系统中来进行研究。

基因组工程技术体系提供了建立这种"理想研究体系"的技术能力。例如,要认识某个基因的功能,便可采用小鼠来构建研究体系。即采用适当的基因组工程的技术体系,直接破坏小鼠基因组中的这个基因的结构(即基因敲除),进而从不同层面和不同角度研究这个基因被敲除后的改变或影响,一般称这种研究策略为"功能丢失"(loss of function,LOF)。反过来,也可以将一个基因整合到小鼠基因组中的一定位置上,进而观察增加了这个基因后的改变或影响,一般称这种研究策略为"功能获得"(gain of function,GOF)。当然,除 LOF 和 GOF 之外,还有一些其他研究策略也是很实用的。

二、疾病模型的建立

就现有的技术能力而言,隐性单基因病的动物模型的制备是比较可行的。因为这类遗传性疾病发生的生物化学基础是其基因发生了突变,其基因不能表达相应的功能性蛋白质,以致其相应的生理功能不能正常进行,进而表现为疾病状态。采用适当的基因组工程的技术体系,可以定点地将野生型动物基因组中的疾病相关基因的结构进行破坏,产生出遗传学基础与其疾病发生的遗传学基础基本相似的动物品系,用作其疾病研究的疾病模型。例如,目前在研究中使用得很多的血友病 B 小鼠模型,就是采用基因组工程的技术,直接将小鼠基因组中的凝血因子Ⅸ基因的结构破坏,使其不能表达凝血因子Ⅸ,进而导致小鼠个体凝血功能的障碍。这种基因组工程小鼠的遗传学基础和出血的表型与临床上患者的情况非常相似,所以,这种小鼠品系可以作为血友病 B 研究的实验动物模型。目前,成功产生的疾病模型已有很多,大多是小鼠模型。近年中,猪和猴子等大型动物模型的研究也有很大的进展。

三、活体内遗传性疾病致病基因的原位定点矫正

按照遗传学的基本知识,遗传性疾病的发生都是由于基因组或基因结构的异常所致,而基因组工程的基本目的就是"按照人们的需求对基因组结构进行定点改造",所以遗传病的真正"根治"可能要有赖于基因组工程技术体系的发展和应用。尽管基于基因组工程的遗传病治疗尚处于基本技术体系还不完善的早期发展阶段,但近年的发展确实令人兴奋。目前,已经在不少的遗传性疾病动物模型中实现了异常基因结

构的原位定点矫正。例如,利用基于锌指核酸酶的基因组工程技术,实现了血友病 B、艾滋病和黏多糖贮积症(mucopolysaccharidosis Ⅱ,MPS Ⅱ,也称 Hunter 综合征)的小鼠模型的基因治疗。而且,在癌症的治疗中也取得了正面的结果;利用基于转录激活因子样效应物核酸酶的基因组工程技术,实现了乳头瘤病毒相关恶性肿瘤(papillomavirus–related malignant neoplasm)的小鼠模型的基因治疗;利用基于 CRISPR/Cas9 核酸酶的基因组工程技术,实现了艾滋病、迪谢内肌营养不良(Duchenne muscular dystrophy,DMD)、肌萎缩侧索硬化症(amyotrophic lateral sclerosis,ALS)及遗传性酪氨酸血症 Ⅰ 型(hereditary tyrosinemia type Ⅰ,HTI)等小鼠模型的基因治疗。

拓展知识 4-19-4　著名细胞生物学家施履吉

基于基因组工程技术体系的基因组或基因结构异常的修复或矫正,在理论上都是可行的。然而,由于活体是一个具有空间和时间特征的四维体系,要在这样一个复杂的体系中进行定点的结构修复或矫正,其技术的复杂程度远比离体培养细胞中的修复或矫正要大得多。一个理想的直接活体内矫正的技术体系,应该是结构上的"原样修复",而且不留下任何明显的或潜在的"额外因素"。如果按照这样的要求,基因组工程技术体系本身,以及其相关的外源因素(或元件)进入活体内目标细胞的传送体系等方面的技术能力,则都还需要继续完善和提高。尽管如此,基因组工程的技术体系在近年快速发展的势头,则已经显示出基于基因组工程"真正治愈"人类遗传性疾病的愿望确实可能成为现实的发展前景。

(张　军)

思考题

1. 如何理解基因组工程是在对未来的细胞生命现象发生机制的认识,以及人类疾病动物模型的制备中发挥重要作用的?

2. 要使基因组工程应用于人类遗传性疾病的临床治疗,在技术体系上还存在哪些瓶颈因素?

数字课程学习

📚 学习目标　　📥 教学 PPT　　📝 自测题

主要参考书目

［1］国家自然科学基金委员会 . 自然科学学科发展战略调研报告:细胞生物学 . 北京:科学出版社,1997.

［2］中国生物技术发展中心 . 中国现代医学科技创新能力国际比较:细胞生物学 . 北京:中国医药科技出版社,2009.

［3］"10000 个科学难题"医学编委会 . 10000 个科学难题 . 北京:科学出版社,2011.

［4］刘祖洞,乔守怡 . 遗传学 . 3 版 . 北京:高等教育出版社,2013.

［5］傅继梁 . 基因:探究、思辨与创新 . 上海:上海科学技术出版社,2016.

［6］曾溢滔 . 转基因动物与医药产业 . 上海:上海教育出版社,2000.

［7］陈誉华,陈志南 . 医学细胞生物学 . 6 版 . 北京:人民卫生出版社,2018.

［8］安威 . 医学细胞生物学 . 北京:北京大学医学出版社,2013.

［9］左伋,郭锋 . 医学细胞生物学 . 上海:复旦大学出版社,2015.

［10］赵寿元,乔守怡 . 现代遗传学 . 2 版 . 北京:高等教育出版社,2008.

［11］杨抚华 . 医学生物学 . 6 版 . 北京:科学出版社,2007.

［12］王金发 . 细胞生物学 . 北京:科学出版社,2003.

［13］柳惠图,王永潮,桑建利 . 分子细胞生物学 . 北京:高等教育出版社,2012.

［14］翟中和,王喜忠 . 细胞生物学 . 3 版 . 北京:高等教育出版社,2007.

［15］易静,汤雪明 . 医学细胞生物学 . 2 版 . 上海:上海科学技术出版社,2013.

［16］孙开来 . 人类发育与遗传学 . 北京:科学出版社,2004.

［17］章静波 . 医学分子细胞生物学 . 北京:中国协和医科大学出版社,2002.

［18］韩贻仁 . 细胞生物学 . 2 版 . 北京:科学出版社,2001.

［19］Alberts B, Johnson A, Lewis J, et al. Molecular Biology of the Cell. 5th ed. New York: Garland Science, 2008.

［20］Goodman S R. Medical Cell Biology. 2nd ed. New York: Lippincott-Raven, 1998.

［21］Karp G. Cell and Molecular Biology: Concepts and Experiments. 3rd ed. New York: John Wiley & Sons, Inc., 2002.

［22］Lodish H, Berk A, Zipursky S L, et al. Molecular Cell Biology. 4th ed. New York: W. H. Freeman and Company, 2000.

［23］Gilbert S F. Developmental Biology. 3rd ed. Massachusetts: Sinauer Associates, Inc., 1991.

［24］Lanza R, Gearhart J, Hogan B, et al. Essentials of Stem Cell Biology. Amsterdam: Elsevier Academic Press, 2006.

专业名词中英文对照及索引